中华医学百科全书

公共卫生学

流行病学

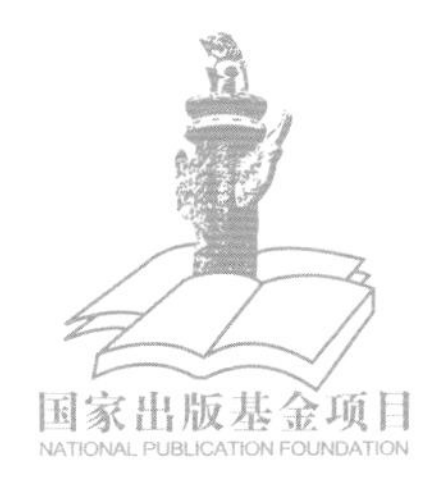

中国协和医科大学出版社
北京

图书在版编目（CIP）数据

中华医学百科全书·流行病学 / 李立明主编．—北京：中国协和医科大学出版社，2021.8
ISBN 978-7-5679-1744-6

Ⅰ．①流…　Ⅱ．①李…　Ⅲ．①流行病学　Ⅳ．① R18

中国版本图书馆 CIP 数据核字（2021）第 103892 号

中华医学百科全书·流行病学

主　　编：李立明
编　　审：张之生
责任编辑：李元君

出版发行：中国协和医科大学出版社
（北京市东城区东单三条 9 号　邮编 100730　电话 010-6526 0431）
网　　址：www.pumcp.com
经　　销：新华书店总店北京发行所
印　　刷：北京雅昌艺术印刷有限公司

开　　本：889×1230　1/16
印　　张：22.75
字　　数：628 千字
版　　次：2021 年 8 月第 1 版
印　　次：2021 年 8 月第 1 次印刷
定　　价：348.00 元

ISBN 978-7-5679-1744-6

《中华医学百科全书》编纂委员会

刘华生　刘志刚　刘克良　刘更生　刘迎龙　刘建勋　刘胡波
刘树民　刘昭纯　刘俊涛　刘洪涛　刘献祥　刘嘉瀛　刘德培
闫永平　米　玛　米光明　安　锐　祁建城　许　媛　许腊英
那彦群　阮长耿　阮时宝　孙　宁　孙　光　孙　皎　孙　锟
孙少宣　孙长颢　孙立忠　孙则禹　孙秀梅　孙建中　孙建方
孙建宁　孙贵范　孙洪强　孙晓波　孙海晨　孙景工　孙颖浩
孙慕义　严世芸　苏　川　苏　旭　苏荣扎布　杜元灏　杜文东
杜治政　杜惠兰　李　飞　李　方　李　龙　李　东　李　宁
李　刚　李　丽　李　波　李　勇　李　桦　李　鲁　李　磊
李　燕　李　冀　李大魁　李云庆　李太生　李曰庆　李玉珍
李世荣　李立明　李永哲　李志平　李连达　李灿东　李君文
李劲松　李其忠　李若瑜　李泽坚　李宝馨　李建初　李建勇
李映兰　李思进　李莹辉　李晓明　李凌江　李继承　李森恺
李曙光　杨　凯　杨　恬　杨　勇　杨　健　杨　硕　杨化新
杨文英　杨世民　杨世林　杨伟文　杨克敌　杨甫德　杨国山
杨宝峰　杨炳友　杨晓明　杨跃进　杨腊虎　杨瑞馥　杨慧霞
励建安　连建伟　肖　波　肖　南　肖永庆　肖培根　肖鲁伟
吴　东　吴　江　吴　明　吴　信　吴令英　吴立玲　吴欣娟
吴勉华　吴爱勤　吴群红　吴德沛　邱建华　邱贵兴　邱海波
邱蔚六　何　维　何　勤　何方方　何绍衡　何春涤　何裕民
余争平　余新忠　狄　文　冷希圣　汪　海　汪　静　汪受传
沈　岩　沈　岳　沈　敏　沈　铿　沈卫峰　沈心亮　沈华浩
沈俊良　宋国维　张　泓　张　学　张　亮　张　强　张　霆
张　澍　张大庆　张为远　张世民　张永学　张华敏　张宇鹏
张志愿　张丽霞　张伯礼　张宏誉　张劲松　张奉春　张宝仁
张建中　张建宁　张承芬　张琴明　张富强　张新庆　张潍平
张德芹　张燕生　陆　华　陆　林　陆小左　陆付耳　陆伟跃
陆静波　阿不都热依木·卡地尔　陈　文　陈　杰　陈　实　陈　洪
陈　琪　陈　楠　陈　薇　陈士林　陈大为　陈文祥　陈代杰
陈尧忠　陈红风　陈志南　陈志强　陈规化　陈国良　陈佩仪
陈家旭　陈智轩　陈锦秀　陈誉华　邵　蓉　邵荣光　武志昂
其仁旺其格　范　明　范炳华　林三仁　林久祥　林子强　林江涛
林曙光　杭太俊　郁　琦　欧阳靖宇　尚　红　果德安
明根巴雅尔　易定华　易著文　罗　力　罗　毅　罗小平　罗长坤
罗颂平　帕尔哈提·克力木　帕塔尔·买合木提·吐尔根

图门巴雅尔	岳伟华	岳建民	金　玉	金　奇	金少鸿	金伯泉
金季玲	金征宇	金银龙	金惠铭	周　兵	周永学	周光炎
周灿全	周良辅	周纯武	周学东	周宗灿	周定标	周宜开
周建平	周建新	周春燕	周荣斌	周福成	郑一宁	郑志忠
郑金福	郑法雷	郑建全	郑洪新	郑家伟	郎景和	房　敏
孟　群	孟庆跃	孟静岩	赵　平	赵　群	赵子琴	赵中振
赵文海	赵玉沛	赵正言	赵永强	赵志河	赵彤言	赵明杰
赵明辉	赵耐青	赵临襄	赵继宗	赵铱民	赵靖平	郝　模
郝小江	郝传明	郝晓柯	胡　志	胡大一	胡文东	胡向军
胡国华	胡昌勤	胡晓峰	胡盛寿	胡德瑜	柯　杨	查　干
柏树令	柳长华	钟翠平	钟赣生	香多·李先加		段　涛
段金廒	段俊国	侯一平	侯金林	侯春林	俞光岩	俞梦孙
俞景茂	饶克勤	施慎逊	姜小鹰	姜玉新	姜廷良	姜国华
姜柏生	姜德友	洪　两	洪　震	洪秀华	洪建国	祝庆余
祝蔯晨	姚永杰	姚克纯	姚祝军	秦　川	袁文俊	袁永贵
都晓伟	晋红中	栗占国	贾　波	贾建平	贾继东	夏照帆
夏慧敏	柴光军	柴家科	钱传云	钱忠直	钱家鸣	钱焕文
倪　健	倪　鑫	徐　军	徐　晨	徐云根	徐永健	徐志云
徐志凯	徐克前	徐金华	徐建国	徐勇勇	徐桂华	凌文华
高　妍	高　晞	高志贤	高志强	高金明	高学敏	高树中
高健生	高思华	高润霖	郭　岩	郭小朝	郭长江	郭巧生
郭宝林	郭海英	唐　强	唐向东	唐朝枢	唐德才	诸欣平
谈　勇	谈献和	陶广正	陶永华	陶芳标	陶·苏和	陶建生
黄　钢	黄　峻	黄　烽	黄人健	黄叶莉	黄宇光	黄国宁
黄国英	黄跃生	黄璐琦	萧树东	梅　亮	梅长林	曹　佳
曹广文	曹务春	曹建平	曹洪欣	曹济民	曹雪涛	曹德英
龚千锋	龚守良	龚非力	袭著革	常耀明	崔　蒙	崔丽英
庾石山	康　健	康廷国	康宏向	章友康	章锦才	章静波
梁　萍	梁显泉	梁铭会	梁繁荣	谌贻璞	屠鹏飞	隆　云
绳　宇	巢永烈	彭　成	彭　勇	彭明婷	彭晓忠	彭瑞云
彭毅志	斯拉甫·艾白		葛　坚	葛立宏	董方田	蒋力生
蒋建东	蒋建利	蒋澄宇	韩晶岩	韩德民	惠延年	粟晓黎
程　伟	程天民	程仕萍	程训佳	童培建	曾　苏	曾小峰
曾正陪	曾学思	曾益新	谢　宁	谢立信	蒲传强	赖西南
赖新生	詹启敏	詹思延	鲍春德	窦科峰	窦德强	赫　捷

蔡　威　　裴国献　　裴晓方　　裴晓华　　廖品正　　谭仁祥　　谭先杰
翟所迪　　熊大经　　熊鸿燕　　樊飞跃　　樊巧玲　　樊代明　　樊立华
樊明文　　樊瑜波　　黎源倩　　颜　虹　　潘国宗　　潘柏申　　潘桂娟
薛社普　　薛博瑜　　魏光辉　　魏丽惠　　藤光生　　B·吉格木德

《中华医学百科全书》学术委员会

盛志勇	康广盛	章魁华	梁文权	梁德荣	彭名炜	董　怡
程天民	程元荣	程书钧	程伯基	傅民魁	曾长青	曾宪英
温　海	裘雪友	甄永苏	褚新奇	蔡年生	廖万清	樊明文
黎介寿	薛　淼	戴行锷	戴宝珍	戴尅戎		

《中华医学百科全书》工作委员会

流行病学分卷编委名单

詹思延　　北京大学公共卫生学院
谭红专　　中南大学公共卫生学院
学术秘书
王　波　　北京大学医学部美年公众健康研究院

前　言

《中华医学百科全书》终于和读者朋友们见面了！

古往今来，凡政通人和、国泰民安之时代，国之重器皆为科技、文化领域的鸿篇巨制。唐代《艺文类聚》、宋代《太平御览》、明代《永乐大典》、清代《古今图书集成》等，无不彰显盛世之辉煌。新中国成立后，国家先后组织编纂了《中国大百科全书》第一版、第二版，成为我国科学文化事业繁荣发达的重要标志。医学的发展，从大医学、大卫生、大健康角度，集自然科学、人文社会科学和艺术之大成，是人类社会文明与进步的集中体现。随着经济社会快速发展，医药卫生领域科技日新月异，知识大幅更新。广大读者对医药卫生领域的知识文化需求日益增长，因此，编纂一部医药卫生领域的专业性百科全书，进一步规范医学基本概念，整理医学核心体系，传播精准医学知识，促进医学发展和人类健康的任务迫在眉睫。在党中央、国务院的亲切关怀以及国家各有关部门的大力支持下，《中华医学百科全书》应运而生。

作为当代中华民族"盛世修典"的重要工程之一，《中华医学百科全书》肩负着全面总结国内外医药卫生领域经典理论、先进知识，回顾展现我国卫生事业取得的辉煌成就，弘扬中华文明传统医药璀璨历史文化的使命。《中华医学百科全书》将成为我国科技文化发展水平的重要标志、医药卫生领域知识技术的最高"检阅"、服务千家万户的国家健康数据库和医药卫生各学科领域走向整合的平台。

肩此重任，《中华医学百科全书》的编纂力求做到两个符合。一是符合社会发展趋势：全面贯彻以人为本的科学发展观指导思想，通过普及医学知识，增强人民群众健康意识，提高人民群众健康水平，促进社会主义和谐社会构建。二是符合医学发展趋势：遵循先进的国际医学理念，以"战略前移、重心下移、模式转变、系统整合"的人口与健康科技发展战略为指导。同时，《中华医学百科全书》的编纂力求做到两个体现：一是体现科学思维模式的深刻变革，即学科交叉渗透/知识系统整合；二是体现继承发展与时俱进的精神，准确把握学科现有基础理论、基本知识、基本技能以及经典理论知识与科学思维精髓，深刻领悟学科当前面临的交叉渗透与整合转化，敏锐洞察学科未来的发展趋势与突破方向。

作为未来权威著作的"基准点"和"金标准"，《中华医学百科全书》编纂过程中，制定了严格的主编、编者遴选原则，聘请了一批在学界有相当威望、具有较高学术造诣和较强组织协调能力的专家教授（包括多位两院院士）担任大类主编和学科卷主编，确保全书的科学性与权威性。另外，还借鉴了已有百科全书的编写经验。鉴于《中华医学百科全书》的编纂过程本身带有科学研究性质，还聘请了若干科研院所的科研管理专家作为特约编审，站在科研管理的高度为全书的顺利编纂保驾护航。除了编者、编审队伍外，还制订了详尽的质量保证计划。编纂委员会和工作委员会秉持质量源于设计的理念，共同制订了一系列配套的质量控制规范性文件，建立了一套切实可行、行之有效、效率最优的编纂质量管理方案和各种情况下的处理原则及预案。

《中华医学百科全书》的编纂实行主编负责制，在统一思想下进行系统规划，保证良好的全程质量策划、质量控制、质量保证。在编写过程中，统筹协调学科内各编委、卷内条目以及学科间编委、卷间条目，努力做到科学布局、合理分工、层次分明、逻辑严谨、详略有方。在内容编排上，务求做到“全准精新”。形式“全”：学科“全”，册内条目“全”，全面展现学科面貌；内涵“全”：知识结构“全”，多方位进行条目阐释；联系整合“全”：多角度编制知识网。数据“准”：基于权威文献，引用准确数据，表述权威观点；把握“准”：审慎洞察知识内涵，准确把握取舍详略。内容“精”：“一语天然万古新，豪华落尽见真淳。”内容丰富而精练，文字简洁而规范；逻辑“精”：“片言可以明百意，坐驰可以役万里。”严密说理，科学分析。知识“新”：以最新的知识积累体现时代气息；见解“新”：体现出学术水平，具有科学性、启发性和先进性。

《中华医学百科全书》之“中华”二字，意在中华之文明、中华之血脉、中华之视角，而不仅限于中华之地域。在文明交织的国际化浪潮下，中华医学汲取人类文明成果，正不断开拓视野，敞开胸怀，海纳百川般融入，润物无声状拓展。《中华医学百科全书》秉承了这样的胸襟怀抱，广泛吸收国内外华裔专家加入，力求以中华文明为纽带，牵系起所有华人专家的力量，展现出现今时代下中华医学文明之全貌。《中华医学百科全书》作为由中国政府主导，参与编纂学者多、分卷学科设置全、未来受益人口广的国家重点出版工程，得到了联合国教科文等组织的高度关注，对于中华医学的全球共享和人类的健康保健，都具有深远意义。

《中华医学百科全书》分基础医学、临床医学、中医药学、公共卫生学、军事与特种医学和药学六大类，共计 144 卷。由中国医学科学院/北京协和医学院牵头，联合军事医学科学院、中国中医科学院和中国疾病预防控制中心，带动全国知名院校、科研单位和医院，有多位院士和海内外数千位优秀专家参加。国内知名的医学和百科编审汇集中国协和医科大学出版社，并培养了一批热爱百科事业的中青年编辑。

回览编纂历程，犹然历历在目。几年来，《中华医学百科全书》编纂团队呕心沥血，孜孜矻矻。组织协调坚定有力，条目撰写字斟句酌，学术审查一丝不苟，手书长卷撼人心魂……在此，谨向全国医学各学科、各领域、各部门的专家、学者的积极参与以及国家各有关部门、医药卫生领域相关单位的大力支持致以崇高的敬意和衷心的感谢！

《中华医学百科全书》的编纂是一项泽被后世的创举，其牵涉医学科学众多学科及学科间交叉，有着一定的复杂性；需要体现在当前医学整合转型的新形式，有着相当的创新性；作为一项国家出版工程，有着毋庸置疑的严肃性。《中华医学百科全书》开创性和挑战性都非常强。由于编纂工作浩繁，难免存在差错与疏漏，敬请广大读者给予批评指正，以便在今后的编纂工作中不断改进和完善。

劉德培

凡　例

一、《中华医学百科全书》（以下简称《全书》）按基础医学类、临床医学类、中医药学类、公共卫生类、军事与特种医学类、药学类的不同学科分卷出版。一学科辑成一卷或数卷。

二、《全书》基本结构单元为条目，主要供读者查检，亦可系统阅读。条目标题有些是一个词，例如“普查”；有些是词组，例如“抽样调查”。

三、由于学科内容有交叉，会在不同卷设有少量同名条目。例如《流行病学》《社会医学》都设有“自杀”条目。其释文会根据不同学科的视角不同各有侧重。

四、条目标题上方加注汉语拼音，条目标题后附相应的外文。例如：

xùfālǜ
续发率（secondary attack rate，SAR）

五、本卷条目按学科知识体系顺序排列。为便于读者了解学科概貌，卷首条目分类目录中条目标题按阶梯式排列，例如：

疾病监测 ……………………………………………………………………
　病因 ………………………………………………………………………
　　病因瘴气说 ……………………………………………………………
　　病因生源说 ……………………………………………………………
　病因模型 …………………………………………………………………
　因果关系 …………………………………………………………………

六、各学科都有一篇介绍本学科的概观性条目，一般作为本学科卷的首条。介绍学科大类的概观性条目，列在本大类中基础性学科卷的学科概观性条目之前。

七、条目之中设立参见系统，体现相关条目内容的联系。一个条目的内容涉及其他条目，需要其他条目的释文作为补充的，设为“参见”。所参见的本卷条目的标题在本条目释文中出现的，用蓝色楷体字印刷；所参见的本卷条目的标题未在本条目释文中出现的，在括号内用蓝色楷体字印刷该标题，另加“见”字；参见其他卷条目的，注明参见条所属学科卷名，如“参见□□□卷”或“参见□□□卷□□□□”。

八、《全书》医学名词以全国科学技术名词审定委员会审定公布的为标准。同一概念或疾病在不同学科有不同命名的，以主科所定名词为准。字数较多，释文中拟用简称的名词，每个条目中第一次出现时使用全称，并括注简称，例如：甲型病毒性肝炎（简称甲肝）。个别众所周知的名词直接使用简称、缩写，例如：B超。药物名称参照《中华人民共和国药典》2020年版和《国家基本药物目录》2018年版。

九、《全书》量和单位的使用以国家标准GB 3100—1993《国际单位制及其应用》、GB/T 3101—1993《有关量、单位和符号的一般原则》及GB/T 3102系列国家标准为准。援引古籍或外文时维持原有单位不变。必要时括注与法定计量单位的换算。

十、《全书》数字用法以国家标准GB/T 15835—2011《出版物上数字用法》为准。

十一、正文之后设有内容索引和条目标题索引。内容索引供读者按照汉语拼音字母顺序查检条目和条目之中隐含的知识主题。条目标题索引分为条目标题汉字笔画索引和条目外文标题索引，条目标题汉字笔画索引供读者按照汉字笔画顺序查检条目，条目外文标题索引供读者按照外文字母顺序查检条目。

十二、部分学科卷根据需要设有附录，列载本学科有关的重要文献资料。

目　录

gōnggòng wèishēng

公共卫生（public health） 预防疾病、延长寿命、促进健康的科学和艺术。通过有组织的社区行动来改善环境卫生、控制传染病、组织医疗服务进行疾病的早期诊断和预防、开展个体健康教育、发展社会体系，以保证每个人享有足够维持健康的生活水准。这是温斯洛（Winslow）在20世纪20年代给公共卫生下的定义，由于其全面性和远见性，世界卫生组织于1952年也采纳了这一定义。公共卫生与预防医学的区别，见预防医学。

2003年7月，时任卫生部部长吴仪在全国卫生工作会议上对公共卫生作了如下定义：公共卫生是组织社会共同努力，改善环境卫生条件，预防控制传染病和其他疾病流行，培养良好卫生习惯和文明生活方式，提供医疗服务，达到预防疾病、促进人民身体健康的目的。公共卫生建设是一项社会系统工程，需要政府、社会、团体和民众的广泛参与，共同努力。这一定义的内涵与温斯洛的定义基本一致，并对中国公共卫生体系建设和完善发挥了重要作用。

发展历史 公共卫生的历史，是人类为了生存与发展不断寻求有效的策略与措施预防疾病、改善健康的历史。

起源 在古希腊罗马时期，十分强调健康的生活行为，如个人卫生、饮食营养和锻炼身体，社区环境卫生也获得了重视，如城市供水排水系统、公共厕所、公共澡堂，甚至提供了污物处理和职业卫生等公共卫生服务。预防思想的萌芽，以及最早对环境与人群健康关系的认识，如希波克拉底关于气候、季节、外界环境与健康关系的表述，为这一时期的公共卫生措施的提出提供了理论指导。中世纪，在欧洲城市出现了更多的公共卫生实践，如饮用水源保护、传染病检疫隔离、食品卫生监督等。麻风病和鼠疫的大规模流行，促使人类认识到公共卫生的重要性。1485年，威尼斯建立了最早的国境卫生检疫制度。16～17世纪的近代科学革命为公共卫生的发展带来了深远的影响，孕育了现代公共卫生，如生命统计的应用、显微镜的发明、流行病学临床试验的出现、詹纳的牛痘接种法等。

1848年，英国通过了人类历史上第一个公共卫生法，标志着由政府主导的现代公共卫生时期的到来。1850年，伦敦流行病学学会成立，标志着流行病学学科的形成。1848～1854年，针对伦敦霍乱的流行，约翰·斯诺（John Snow）通过病例分布的标点地图法，提出了霍乱经水传播的著名科学论断，并通过关闭受污染水源的公共卫生措施成功地控制了霍乱流行，成为现代公共卫生和流行病学历史上的经典实例。19世纪末20世纪初，细菌学和免疫学有了重要发展。巴斯德发明了巴氏消毒法和狂犬病疫苗。科赫开发了细菌学基本技术并提出了著名的科赫法则，用于确认病原微生物与疾病的因果关系。20世纪30年代发现了磺胺类药物，40年代发现了青霉素和链霉素，之后又发现了大量其他种类抗生素。疫苗和抗生素的应用，为传染病的预防控制和治疗提供了强大的武器。这一时期以传染病防治为主要目标，被称为医学史上的第一次卫生革命。

20世纪中后期，多数传染病获得有效控制，慢性非传染性疾病成为严重威胁人类健康的重要公共卫生问题，有此开始了医学史上以防治慢性非传染性疾病为目标的第二次卫生革命。英国的理查德·多尔（Richard Doll）和奥斯汀·布拉福德·希尔（Austin Bradford Hill）关于吸烟与肺癌关系的研究和美国弗雷明汉心血管病研究发现了大量关于慢性非传染性疾病危险因素的重要信息，为公共卫生对慢性非传染性疾病的预防控制提供了坚实的证据。对健康的理解和健康决定因素的认识逐步加深。健康不仅是没有疾病，而是在生理、心理、社会适应上都处于良好状态。生物遗传因素、自然环境因素、社会行为因素和卫生服务因素都会影响健康，这也导致了20世纪70年代生物-心理-社会医学模式的提出。1999年，美国疾病预防控制中心总结了20世纪美国公共卫生的十大成就，反映了公共卫生对人类健康的贡献。这些成就分别体现为预防接种、交通安全、工作场所安全、传染病控制、心血管病死亡下降、更安全健康的食物、母婴健康、计划生育、饮水加氟和控烟。

中国公共卫生简史 新中国成立以前，公共卫生并未获得重视。在1949年之后，中国逐步建立起公共卫生体系，公共卫生事业取得了举世瞩目的成就。

新中国成立前的公共卫生 1912年，协和医学堂（北京协和医学院前身）开展了公共卫生教育，并在北京开办了第一卫生事务所。1915年，流行病学家伍连德和颜福庆倡导将健康教育作为中华医学会的使命之一。1917年东北鼠疫的暴发促成了中央流行病预防局的成立。1932～1938年，中国公共卫生先驱陈志潜在河北定县开展了中国公共卫生的早期实践，这也是中国近代医学史上公共卫生实践的典范。新中国成立之后，中国的公共卫生有了巨大的发展。

新中国的公共卫生体系　1949～1956年为机构创建阶段。自1953年起，全国开始建立省、市和县卫生防疫站，其职责为预防性、经常性监督和传染病管理。到1956年底大多数省及所属地、县已建立了三级卫生防疫站。同时，鼠疫、黑热病、疟疾、血吸虫病防治机构，结核病防治所（院）、麻风病防治院、传染病院等专业防治机构也相继建立，与卫生防疫站一起初步形成了中国以传染病预防控制为主的疾病预防控制体系。

1957～1976年为机构建设阶段。1964年，卫生部颁布的《卫生防疫站工作条例（试行草案）》明确规定卫生防疫站为卫生事业单位，其任务包括组织、指导、监督、执法4个方面。到1965年底全国共有各级卫生防疫站2 499个。尽管受到了“文化大革命”的影响，在此期间中国农村逐步形成了由县级医疗卫生机构、乡镇卫生院和村卫生室组成的农村三级医疗预防保健网和农村合作医疗制度，促进了疾病预防控制工作在农村地区的开展。

1977～1997年为恢复发展和调整阶段。1979年卫生部颁布的《全国卫生防疫站工作条例》对卫生防疫站的任务、机构设置、职责、队伍建设和工作方法等作出了原则性规定。1982年中国预防医学中心（后改称中国预防医学科学院）成立。在这一时期，由于政府投入不足和农村三级医疗预防保健网的解体，自20世纪80年代中期起卫生防疫站开展了有偿服务和计划免疫保偿制，以弥补政府财政投入不足和激励乡村医生开展计划免疫。

1997～2010年为体系改革和完善阶段。1997年，上海市对卫生防疫站和各级各类专业防治站（所）进行合并重组，率先在全国成立了上海市疾病预防控制中心和上海市卫生监督所。2001年4月，卫生部出台了《关于疾病预防控制体制改革的指导意见》和《关于卫生监督体制改革实施的若干意见》，明确提出中国疾病预防控制体制和卫生监督体制的改革目标、主要职责和机构设置。2002年1月，中国预防医学科学院更名重组为中国疾病预防控制中心，同时全国各省市及所辖部分地市卫生防疫站和各级各类专业防治站（所）更名重组为疾病预防控制中心和卫生监督局（所）。新型的疾病预防控制体系和卫生监督体系开始逐步形成。

中国公共卫生的成就　民众健康水平显著提高。人均期望寿命由1949年的35岁左右增加到2000年的71.4岁，总死亡水平从2000/10万左右下降到2004年的64.2/10万，婴儿死亡率从新中国成立初期的200‰左右下降至2004年的25.5‰，5岁以下儿童死亡率从1993年的55.2‰降至2003年的29.9‰，孕产妇死亡率从新中国成立初期的1 500/10万下降到2003年的51.3/10万。

卫生状况明显改善。20世纪80年代初期全国食品卫生监测合格率仅为61%，而2004全国食品行业卫生监督覆盖率达94.2%，合格率为88.3%；环境卫生工作进一步加强，公共场所卫生监督率97.9%，监测合格率93.8%，生活饮用水水源监督覆盖率25.2%，监测合格率83.9%；儿童、青少年身体功能和素质指标全面提高；职业病防治工作取得了显著成效，1998年较1990年报告职业病发病数下降55%，2003年全国生产作业场所卫生监督覆盖率83.6%，合格率为91.3%。

传染病、寄生虫病得到有效控制。新中国成立以前，传染病、寄生虫病是首位死因，严重威胁人民健康。经过60年的艰苦努力，中国传染病发病和死亡水平大大下降。疟疾年发病人数由20世纪40年代的3 000万以上下降到1999年的3万。血吸虫病患者由新中国成立初期1 200万左右减少至2004年底的84.3万，434个血吸虫病流行县（市、区）中262个达到了血吸虫病传播阻断标准。丝虫病患者在防治前达到3 000多万，至1997年全国已有6个省、自治区、直辖市达到消灭丝虫病标准。

地方病防治成效显著。通过采取食盐加碘的防治措施，中国的碘缺乏病防治获得了巨大的成就。截至1999年底，全国8～10岁儿童的甲状腺肿大率由过去的20%下降到9%，到2004年碘缺乏病监测县2 812个中累计消除（基本消除）县2 329个。地方性氟中毒严重危害中国农村和贫困地区人群的健康，通过改水、改炉灶等措施，近50%的病区人口脱离了氟中毒的威胁。

职能　公共卫生的基本职能是指影响健康决定因素、疾病防制、伤害预防、健康保护和促进、健康公平性的一组活动。以下为公共卫生的8项基本职能。

人群健康监测　连续地收集、分析与利用人群健康相关信息，建立并定期更新人群健康档案。人群健康相关信息包括社会经济状况、人群健康水平、疾病或健康问题、疾病或健康相关因素、公共卫生服务提供状况、公共卫生资源、公共卫生相关的科研和培训信息等。

疾病预防控制 对正在流行的疾病开展流行病学调查，采取预防控制措施；对可能发生的突发公共卫生事件做好应急准备（包括应急预案和常规储备）；对有明确病因或危险因素的疾病实施健康保护。

制定并执行健康的公共政策 制定和及时更新健康的公共政策、法律法规和卫生标准，以指导公共卫生实践、支持社区和个人的健康行动、实现健康的公平性和公共卫生服务的均等化；制定和及时更新卫生规划，以实现连续的健康改善；多部门协调与合作，确保健康公共政策的统一性；全面执行健康的公共政策、法律法规和卫生标准；开展卫生行政许可、资质认定和卫生监督；规范监督执法行为；通过教育促进对健康政策与法律法规的依从。

开展健康教育与健康促进 开发适宜的信息、教育与传播材料；设计和实施健康教育（见健康教育与健康促进卷）活动，以发展个体改善健康所需的知识、态度和行为；设计和实施学校、工作、社区等场所健康促进活动，以支持个体的健康行为。

社会动员 通过发挥社区机构和组织的作用，提高社区解决健康问题的能力；与合作伙伴建立健康联盟，共享资源、责任和收益，创造促进健康的支持性环境，从而促进人群健康。

保证卫生服务的可及性与质量 保证人群和个体卫生服务的可及性；多部门合作以实现卫生服务公平性，帮助弱势人群获得所需的卫生服务；制定卫生服务的质量标准；监督卫生服务的质量和安全性；持续地改善卫生服务的质量，提高安全性。

公共卫生体系建设 发展公共卫生人力资源队伍，开展专业培训，建立公共卫生岗位准入与考核分流机制，以保证公共卫生人力资源队伍的稳定和高效；发展公共卫生信息系统，建立公共卫生信息平台，整合公共卫生信息系统；建立公共卫生实验室，提高实验室检测能力；完善公共卫生组织机构体系，健全管理和运行机制。

研究、制定和实施有效的公共卫生措施 开展科学研究以调查公共卫生问题的原因和对策，制定有效的公共卫生措施；将研究结果和有效公共卫生措施应用于公共卫生实践，以解决公共卫生问题、促进人群健康。

特征 公共卫生具备以下特征：①以维护和促进健康为最终目标。②以人群为工作对象。③本质上是社会管理、公共政策与社会职能。④远超出了医学和卫生的范畴，需要多部门合作与广泛的社区参与。

（李立明）

gōnggòng wèishēng cèlüè

公共卫生策略（public health strategy） 参见《卫生事业管理学》卷。

gōnggòng wèishēng zīyuán

公共卫生资源（public health resource） 参见《卫生事业管理学》卷。

gōnggòng wèishēng rénlì zīyuán

公共卫生人力资源（public health human resource） 参见《卫生事业管理学》卷。

gōnggòng wèishēng xìnxī

公共卫生信息（public health information） 参见《卫生事业管理学》卷。

gōnggòng wèishēng zhèngcè

公共卫生政策（public health policy） 参见《卫生事业管理学》卷。

àiguó wèishēng yùndòng

爱国卫生运动（patriotic health campaign） 参见《卫生事业管理学》卷。

guójiā wèishēng chéngshì

国家卫生城市（national sanitary city） 参见《健康教育学》卷。

jiànkāng chéngshì

健康城市（health city） 参见《健康教育学》卷。

gōnggòng wèishēng kòngyān

公共卫生控烟（tobacco control for public health） 通过有组织的社会力量，采取一系列战略减少烟草供应、需求，保护人们免受烟草烟雾危害，控制与烟草相关的疾病和死亡，通常简称控烟。烟草已成为人类健康可预防的最大危险因素，据世界卫生组织报告，20 世纪烟草流行导致全球 1 亿人死亡，如果不及时采取有效的控烟措施，到 21 世纪末，将夺取 10 亿人的生命。世界卫生组织从 20 世纪 60 年代着手推动控烟运动，例如，1980 年被设定为国际反吸烟运动年，1988 年 4 月 7 日被确定为第一个世界无烟日，1998 年烟草依赖被作为一种疾病列入《国际疾病分类（第 10 版）》等，其内容主要包括：协助各成员国制订和加强控烟规划，提倡控烟立法，禁止各种直接或间接形式的烟草广告和促销活动，保护青少年免于吸烟危害，号召公共场所禁止吸烟，要求烟草包装印有“吸烟危害健康”等警语。2003年第56届世界卫生大会一致通过了《烟草控制框架公约》(*Framework Convention on Tobacco Control*，FCTC；以下简称《公约》)，它是迄今为止最为广泛认同的国际公约之一，旨在为全球或各国制订控制烟草健康危害的各种干预措施提供综合性指导。世界卫生组织《2008年全球烟草流行报告》，在总结179个成员国控烟履约的现状和经验基础上，进一步提出了6条有效控制烟草流行的MPOWER策略，其中字母M（monitor）代表监测烟草使用；P（protect）代表保护人们不接触烟草烟雾危害；O（offer）代表提供戒烟帮助；W（warn）代表警示烟草危害；E（enforce）代表确保禁止烟草广告促销；R（raise）代表提高烟草税。控烟形式已由个人、组织和国家的行为提升为全球范围内有组织、有计划的统一现实行动。然而，烟草流行受到多种因素的影响，控烟既要尊重个人的选择权，又要让多数人能够生活在清洁的无烟环境之中，必定是一个长期和复杂的过程。

（毛宗福）

gōnggòng wèishēng fúwù

公共卫生服务（public health service） 参见《卫生事业管理学》卷。

jīběn gōnggòng wèishēng fúwù jūnděnghuà

基本公共卫生服务均等化（equalization of basic public health service） 参见《卫生事业管理学》卷。

chūjí wèishēng bǎojiàn

初级卫生保健（primary health care，PHC） 参见《社会医学》卷。

jíbìng kòngzhì

疾病控制（disease control） 对人群中疾病的流行进行限制或调节，纠正或恢复到正常状态的实践。早期的疾病控制概念主要应用于传染性疾病流行的控制，随着社会的发展和科学技术的进步，疾病控制的概念不仅在疾病的范围上包括了传染性疾病和非传染性疾病，甚至包括突发公共卫生事件等；在理念和方法上也包括了疾病的控制和预防（disease control and prevention），因此，目前疾病控制和疾病预防控制在含义上是一致的；如美国主管疾病预防控制的业务机构为：疾病控制和预防中心（简称疾病控制中心或疾控中心），该中心的前身是1946年7月1日在美国佐治亚州亚特兰大成立的传染病中心（communicable disease center，CDC）；随着业务范围的不断扩大，1970年传染病中心更名为疾病控制中心（center for disease control，CDC）；1981年将机构名称中的center改为centers（centers for disease control），1992年又增加了“预防”（prevention），确定为现在的名称，即疾病控制和预防中心（centers for disease control and prevention，CDC或CDCP）。中国的疾病预防控制体系从新中国开始建立，1953年1月经国务院批准，在全国省（直辖市、自治区）、市（地区、州）、县范围内陆续建立了三级卫生防疫站，为卫生事业单位；其任务是：组织和指导本地区开展计划免疫、疾病控制、五大卫生（环境、劳动、食品、学校、放射）的监督监测、健康教育等；而中国疾病预防控制中心（Chinese center for disease control and prevention，CCDC）于2002年在北京成立；其前身是1983年由中国医学科学院分离出来的五个研究所和卫生部直属的工业卫生实验所组成的中国疾病预防中心（Chinese center for disease prevention），1986年更名为中国预防医学科学院（Chinese academy of preventive medicine，CAPM），设立8个研究所：流行病学微生物学研究所、病毒学研究所、寄生虫病研究所、劳动卫生与职业病研究所、环境卫生与卫生工程研究所、营养与食品卫生研究所、环境卫生监测所和食品卫生监督检验所；2002年在中国预防医学科学院的基础上，重组更名为中国疾病预防控制中心，随后全国省（自治区、直辖市）、地（市）、县卫生防疫站陆续重组更名为地方疾病预防控制中心。

疾病控制属于公共卫生范畴，因此采取的医疗卫生措施也是针对人群的。传染病预防控制策略和措施，见传染病流行病学；非传染病预防控制策略与措施，见非传染病流行病学。

（段广才　李立明　王　波）

shèqū wèishēng

社区卫生（community health，CH） 参见《社会医学》卷。

gōnggòng wèishēng zǔzhī

公共卫生组织（public health organization） 参见《卫生事业管理学》卷。

gōnggòng wèishēng jiàoyù

公共卫生教育（education of public health） 使人们获得和掌握保障和促进健康的医学及有关

学科知识和技能的社会活动。公共卫生教育总体上可以分为3类：一是社会公众的健康教育，旨在提高公众的卫生知识和技术水平，以便通过个人或社会的努力，达到预防疾病、促进大众健康的目的；二是医学工作者的卫生教育，旨在使其掌握必要的卫生知识和技能，在医疗卫生实践中得到运用，以防治疾病、提高大众健康水平；三是公共卫生专业人员的卫生教育，使其掌握完整、系统的预防控制疾病和促进健康的知识、理论和技能，满足从事公共卫生实践的职业需求。

发展历史 公共卫生教育在中国古代和西方国家早已存在。例如中国古代的养生和保健教育，但真正意义上的大众健康教育，尤其是高等公共卫生教育，则是近50多年来形成和发展起来的。1950年美国公共卫生教育学会认为：卫生教育是运用人类行为科学的知识，以促进健康行为的改变；强调卫生教育是一种专业。中国民国时期，医学界解释公共卫生教育为：教育者，用以促进或改变人生之本性及其状态，无论其为思想、为信仰、为行动，均能致其纠正之力；卫生者，籍以促进人类之健康；健康者，乃一种性能，使人获得一种生活，在生理与心理两方面同时并进，而无限制，使能达到完善而有完美之生活。

高等公共卫生教育是旨在提高公共卫生健康水平、预防和控制疾病发生和流行的高等专业教育。世界公共卫生教育的历史，从教育目标和重点看，早期的公共卫生教育起源于两个方面：一是德国为代表，着重卫生科学原理的创立，把公共卫生教育建立在科学研究的基础上，目标是培养公共卫生专家，重点是微生物学、流行病学、统计学等。二是以英国为代表，着重卫生立法和公共卫生管理，目标是培训公共卫生管理人员，重点是卫生立法、卫生服务组织与管理、公共卫生监督。近代公共卫生教育，特别是在美国，是上述两个方面的结合，以培养既能进行科学研究，又能从事公共卫生实践的预防医学（公共卫生）医师，重点是群体医学和卫生管理教育。

18世纪开始，人们开始重视公共卫生，特别是英国的产业革命以后，城市人口集中，卫生环境恶化；19世纪公共卫生和预防医学教育开始进入高等教育，1856年英国的大学率先开设了公共卫生课程；1918年美国约翰斯·霍普金斯大学成立第一个公共卫生学院，1921年哈佛大学建立第二个公共卫生学院，1924年伦敦热带医学与卫生学院成立。中国的公共卫生教育启蒙于20世纪10年代。1914年洛克菲勒基金会（简称洛氏基金会）派出医学考察团到中国了解医学情况，拟建立医科学校；当时有人提出：重点应当是公共卫生预防工作。因此，作为洛氏基金会资助建立的北京协和医学院，在建校之初就高度重视公共卫生；1921年洛氏基金会借聘兰安生（John B. Grant）为公共卫生教授主持协和公共卫生教育工作，此是中国历史上第一个公共卫生教授。1923年兰安生担任北京协和医学院公共卫生科主任，这是中国医学教育史上第一次有专门为医学院校本科学生教授现代公共卫生学的开端。协和的公共卫生教育课分为三大部分：讲授、考察和实习。根据临床教学要有医院、公共卫生教学要有实习基地的需求，1925年协和医学院在在北京创立了中国第一个公共卫生事务所——北京第一卫生事务所（简称一所），以4万~6万人的社区人群作为公共卫生课的实习基地，主要内容有生命统计、妇幼保健、公共健康服务等；1925年姚寻源（北京协和医学院1925年毕业生）在河北定县建立的农村建设实验区主持卫生部门的工作，于1929年建立县卫生院，作为协和医学院在农村的公共卫生教学基地，开展疾病调查和门诊医疗；1931年陈志潜（北京协和医学院1929年毕业生）继任，进一步健全了全县的医疗卫生体系，把医疗卫生工作深入到人民群众之中，进行生命统计、预防接种、卫生宣传、培养农村卫生员和新法接生员等。定县公共卫生实践教学模式不仅是中国医学生和护士学生公共卫生实践教育的开端，也是中国最早开展城市和农村公共卫生事业的典范；后来这一做法被美国及其他一些国家医学院校所效仿。北平大学医学院在建校之初，根据民国教育部1912年11月22日第25号《医学专门学校规程令》的要求，于1931年9月正式成立卫生学教研室，并把兰安生在协和医学院的讲稿翻译成中文，石印成册作为卫生学教材，这是中国第一部中文公共卫生教材。颜福庆1914年担任湘雅医学院（前身为湘雅医学专门学校）校长，随后建立公共卫生系，并教授公共卫生学课程；他于1927年参与创建国立上海医学院（前身是中央大学医学院），并担任首任院长，1928年创立公共卫生科，并主持该科的工作，同年创建上海吴淞卫生公所，作为公共卫生教学实验区。随后，中国公共卫生教育经历了曲折发展的过程。

新中国成立以后，中国采用苏联的高等教育模式，进行了全国范围的院校调整，设立单独的医学院校32所（其中药学2所）；至1955年，公共卫生专业教育在全国高校中设置6处，培养公共卫生本科生，其他高等医学院校对公共卫生专业以外的医学生开设公共卫生课程。1978年以后，多所医学院校增设本科卫生专业，学制5年，培养公共卫生高级专门人才；1981年中国公共卫生教育开始培养授予医学或理学学位的硕士研究生和博士研究生，学制均为3年，作为研究生教育的一个重要组成部分。1988年，全国将本科卫生专业改称预防医学专业，因此，公共卫生教育又称为预防医学教育；1997年国务院学位委员会发布授予博士硕士学科专业目录，在医学门类下设置公共卫生与预防医学一级学科，一级学科下设置流行病与卫生统计学、劳动卫生与环境卫生学、营养与食品卫生学、儿少卫生与妇幼保健学、卫生毒理学、军事预防医学6个二级学科；1998年普通高等学校本科专业目录仍在医学门类下设置预防医学本科专业；2001年北京大学等高校开始招收7年制预防医学专业学生，毕业获得医学硕士学位；2001年中国开始培养公共卫生专业硕士（Master of Public Health，MPH）。2011年教育部发布《学位授予与人才培养学科专业目录》仍在医学门类下设置公共卫生与预防医学一级学科。

公共卫生教育机构 可以分为中等卫生职业教育机构和高等公共卫生教育机构，前者主要培养社区公共卫生人员和社区护士等，如中国的卫生学校和卫生职业技术学校等；后者主要以培养公共卫生（预防医学）医师、高级公共卫生管理人员等。据世界卫生组织估计，目前全世界大约有400所公共卫生学院（校）。中国1950年提出了“预防为主”的卫生工作方针，国家卫生部在部分高等医学院校中开办了公共卫生专业。1954年8月，卫生部召开全国高等医学教育会议，确定公共卫生专业学制为5年，从1955年起执行。1955年初，卫生部决定将当时的9处公共卫生专业调整合并为6处。1955年秋，按全国六大行政区划分，设立北京医学院卫生系、哈尔滨医科大学卫生系、山西医学院卫生系、上海第一医学院卫生系、武汉医学院卫生系、四川医学院卫生系。1958年“大跃进”时期，全国17个省（市）的医学院校又先后建立卫生系17处，到1962年夏，17处卫生系都先后取消，仍保留原6处。1978年改革开放以后，公共卫生教育得到快速发展，不断有医学院校设置新的卫生专业。1985年哈尔滨医科大学在原卫生系基础上首先建成公共卫生学院，设有卫生、卫生检验、卫生管理、营养与食品卫生4个专业。继之，其他大学在卫生系的基础上也成立公共卫生学院，到1995年，全国共有公共卫生院（系）共41处。1981年，哈尔滨医科大学等原6处医学院的卫生系开始招收硕士以上研究生。随着研究生教育的发展，北京医科大学、上海医科大学、中国协和医科大学等相继成立了研究生院。至2008年，中国开设公共卫生与预防医学本科专业的高校（机构）有69所、硕士（科学）学位54所、公共卫生硕士（MPH）（专业）学位22所、博士学位31所。

此外，新中国成立以后，全国高等医学院校都逐步设立了公共卫生课程的教学机构，如预防医学教研室、卫生学教研室、流行病学教研室、公共卫生教学部等，承担全校医学生的公共卫生和预防医学课程的教学任务。

公共卫生教育组织 为了组织、协调和指导全国公共卫生与预防医学教育，保障教学质量，积极推进教育教学改革，中国相继成立了有关的政府组织和社会团体。如教育部高等学校预防医学专业教学指导委员会，成立于2007年，主要任务是组织开展预防医学教学领域的理论与实践研究，指导高等学校预防医学专业建设、教材建设、教学改革、实践基地建设和实验室建设等工作，研究预防医学专业教学质量标准，进行教学研讨和信息交流等工作。卫生部教材编审委员会，成立于1953年，当时的主要任务是编审各科教材、审订医学名词、编撰医学词典等。1978年后，卫生部又陆续成立了各专业的教材评审委员会，如临床医学专业教材评审委员会等。第一届预防医学专业教材评审委员会成立于1990年；第二届、第三届、第四届分别成立于1995年、2001年和2008年。中华预防医学会公共卫生教育分会，成立于1989年，主要任务是开展公共卫生教育领域的学术交流，探讨公共卫生教育发展有关问题等；中国高等医学教育学会预防医学教育研究会，成立于2005年，主要任务是开展预防医学教育科学研究及预防医学教育的学术交流等。

（段广才）

gōnggòng wèishēng 'ānquán

公共卫生安全（public health security） 全球为减少危及不同区域和范围公众健康的突发卫生

事件的危害而采取的预见性和反应性行动。公共卫生安全是公共卫生与公共安全两个范畴交叉衍生的概念。公共卫生是通过采取各种手段、利用各种资源，达到预防疾病、延长寿命、促进个体心理和身体健康的目的的科学和艺术。从公共卫生的角度分析，公共卫生安全强调各类可能对群体健康造成威胁的公共卫生事件，及其相应的预测、预防和应对机制。公共安全是大部分人的生命、健康和公私财产的安全。从公共安全的角度分析，公共卫生安全是一类非传统安全，威胁公共安全的主因是各类公共卫生事件(包括突发或非突发)。因此，公共卫生安全是在全球安全策略的框架下，对不同区域和范围内发生的危害公众健康的公共卫生事件的一系列预警和应急，高效或有效地保障相应区域乃至全球范围内公众的心理和身体健康的科学和艺术。公共卫生安全的目的是保障不同区域乃至全球范围内的公众健康，主要研究内容是公共卫生事件的形成、发展、预测与应对机制，以及公共卫生安全的保障。

发展历史 公共卫生安全这一概念是基于个体安全观的发展而发展的。安全是人的基本需求之一。人类的安全观经历了从共同体安全到个人安全，再到国家安全和公共安全的过程。个人安全观念发端于14~16世纪欧洲文艺复兴时期。文艺复兴倡导自由、平等、解放等精神，这一时期的个人安全内容涉及自由、权利、财产、生命、健康等方面。第二次世界大战后，随着现代社会殖民化结束和国家独立，国家作为一个包含丰富的组织结构的实体，各结构组成部分的分工和合作不断加强。因此，国家的发展成为了社会的共同目标。同时，强调社会性安全和群体安全的理念不断深入，在个人安全基础上，逐步形成了社会安全和国家安全的观念。1992年，随着苏联解体和冷战的结束，国家安全和国际安全等安全概念从传统的军事领域逐渐扩大延伸至经济、文化、科技和信息等领域。

其中，公共卫生问题是影响人群健康的主要因素，包括各类传染性疾病、慢性非传染性疾病和突发公共卫生事件等。建立公共卫生体系是应对公共卫生问题，保障与提升人群健康水平的主要手段。1998年，加拿大和世界卫生组织共同建立了全球卫生情报网。2000年，世界卫生组织正式建立了全球疾病暴发预警反应网络系统，并于2001年发布了《国家传染病检测和反应评估方案》。英国2004年制定了《卫生保护署法》，并在2005年建立了公共卫生保护署。中国的公共卫生体系建设始于新中国成立初期。1953年，国家政务院批准成立各省市、地区、县卫生防疫站，1954年颁布了《卫生防疫站暂行办法和各级卫生防疫站组织编制规定》。在过去的几十年中，中国公共卫生体系建设取得了较大进展，颁布了《中华人民共和国食品卫生法》和《中华人民共和国传染病防治法》等政策、法律和法规。2003年的SARS流行，进一步提升了中国政府对公共卫生问题的重视程度，分别于2003年5月和11月颁布了《突发公共卫生事件应急条例》和《突发公共卫生事件与传染病疫情监测信息报告管理办法》。自2019年12月以来发生的新冠肺炎疫情，是新中国成立以来传播速度最快、感染范围最广、防控难度最大的一次重大突发公共卫生事件，严重威胁了世界人民的生命健康安全。

研究内容 公共卫生安全的主要研究内容是明确公共卫生事件的特点及影响因素，掌握其发生发展规律，制订适宜的预警机制和应对措施，最终目的是保障公众健康。

公共卫生事件　指在不同区域和范围内，任何可威胁公众健康的事件。公共卫生事件的主要特点包括以下几个方面。

成因多样性　公共卫生事件的成因包括各类自然灾害如水灾、旱灾、火灾、地震，事故灾难如核泄漏、环境污染、生态环境破坏、交通事故，社会安全事件如战争、生物恐怖，还有致病微生物、食品药品安全、职业危害、动物疫情等。

时间、地点与人群分布各异性　由于公共卫生事件成因多样化，各类公共卫生事件的三间分布差异明显。如疫病的发生一般与某些自然灾害在一年中的某个特定时节较容易发生的时间关联明显。经济发达和发展中国家有可能发生因为化学物质污染生态环境而造成的环境污染问题，不发达国家更有可能发生因为卫生条件差而引发的传染病流行等健康问题。

传播广泛性　主要表现在公共卫生事件传播的跨国性、广泛性和全球性。由于世界经济、文化与旅游的全球一体化发展，公共卫生事件不仅在一个国家内的不同区域间蔓延，同时也会影响到其他国家，并最终导致对全球公共卫生安全构成威胁。

影响复杂性　公共卫生事件最先可能影响的是不同区域和范围内的公众健康，进一步恶化则使该区域的人口和经济发展受到损害，严重时对不同国家乃至全球的政治、经济、科学、文化等各方面的发展产生广泛影响。

治理综合性 由于公共卫生事件成因复杂，时间地点人群特征不一，传递快速且广泛，造成的影响复杂而深远。因此，公共卫生事件的治理强调针对原因，是跨领域、全社会多机构动员、全球合作的综合治理。治理的综合性主要体现在治理的多层面、多任务、多机构合作和多对象等方面。

按不同角度，可对公共卫生事件进行不同的分类。按事件类型，大致可分为：传染病、食品药品安全问题、职业危害、自然灾害、事故灾难和社会安全事件等。公共卫生事件由一个主要原因引起，其发生发展过程还受到多种因素的影响，主要包括：①人口特征与人类行为，人口特征包括人口数量、性别构成、年龄组成、人口素质、婚姻状况等统计学特征，人类行为包括本能行为如摄食行为、性行为、睡眠与攻击等，社会行为如社会交往、从众行为与文化适应行为等。②城市基础设施与卫生环境。③医疗卫生水平。④工业与技术发展。⑤公共卫生体系与应急机制。⑥地形与气候。⑦信息化发展水平。⑧政府的宏观管理和调控。⑨法律体系。

实践与发展 实现与保障公共卫生安全，关键是建立和发展完善的公共卫生体系。①应建立和完善公共卫生的基础体系，主要指卫生服务体系。构建完善的卫生服务体系的目的是尽可能使居民有均等的机会享有公平和充足的卫生资源和卫生服务。卫生服务包括两大类，即公共卫生服务和基本医疗服务。②应建立和完善突发公共卫生事件应急体系。一个科学的突发公共卫生事件应急体系有助于预防和控制各类突发性公共卫生事件，从而保障公众健康。突发公共卫生事件应急体系主要包括两部分内容，即预警和应急处理。③应加强相应的基础法律和法规的建设，以有效引导政府依法处理公共危机事件，提升国家抗公共卫生危机的能力。④还应加强社会环境和生存环境的建设，如通过采取优化生态环境、完善生活生产相关制度等措施，建立良好的社会秩序，减少某些公共卫生事件的发生概率，控制其可能造成的不良影响。

公共卫生国际合作是当今全球一体化发展趋势下，保障全球公共卫生安全的重要手段和主要发展方向。20 世纪末～21 世纪，依靠联合国和世界卫生组织（WHO）等组织，全球各国在对抗疟疾、艾滋病、禽流感等方面的合作取得了重要进展。具有代表性的公共卫生国际合作包括以下几项行动。

非洲抗疟行动 疟疾目前仍然是给非洲人民造成重大健康危害的主要疾病之一，而儿童与妇女是疟疾的主要受害者。2000 年 4 月非洲国家首脑通过了《阿布贾宣言》，确定了抗击疟疾的目标：①到 2005 年至少使非洲 60% 的疟疾患者得到及时、准确、可支付得起的治疗。②至少 60% 的危险人群，如孕妇和儿童得到预防疟疾的措施。③至少 60% 受疟疾威胁的孕妇得到有效防治。④到 2010 年使非洲的疟疾死亡率减少一半。许多国家和政府也对非洲的抗疟行动提供了大量的技术、资金、药品等物资支持。其中，WHO 在非洲抗疟疾行动中发挥了重要作用。自 2000 年开始，WHO 确立每年的 4 月 25 日作为非洲疟疾日。此外，WHO 还联合全球其他国家，对在非洲以及东南亚、南亚的抗疟行动加以系统的指导和规范，并制订了全球疟疾防治方案。其他参与抗疟并发挥重要作用的社会组织还包括世界银行、全球基金和联合国儿童发展基金会等。

全球艾滋病防治行动 从艾滋病病毒 HIV 的发现，到世界艾滋病日的确立，从 HIV 病毒致病机制的探索，到众多国家对艾滋病疫苗研究的投入，从美国华裔何大一的鸡尾酒抗病毒疗法到中国探寻艾滋病的中医药疗法，全球艾滋病防治行动已充分呈现高度合作的态势。近些年来，联合国和 WHO 在艾滋病重灾区的东南亚和非洲区域，推行了数项艾滋病的预防和治疗措施，以遏制艾滋病流行，取得了较好的效果，包括推行针头交换活动、100% 避孕套推广活动和艾滋病患者免费治疗活动。

禽流感的全球防治行动 禽流感于 1997 年袭击香港后，2003 荷兰禽流感暴发。进入 2007 年以来，禽流感在亚洲、欧洲和非洲等多个国家和区域肆虐。2004 年 3 月 2 日，东南亚等国在北京召开了中国东盟防治禽流感特别会议，这标志着禽流感全球防治行动的开始。2005 年 10 月下旬，全球流感预防部长会议在加拿大首都渥太华举行，包括中国在内的 30 个国家的卫生部长以及 WHO 等国际机构的高官与会。2005 年 11 月上旬，由 WHO 等联合举办的禽流感问题国际会议在瑞士日内瓦召开，并推出一项总额 10 亿美元的抗击禽流感全球行动计划。2005 年 12

月举行的亚洲禽流感防控合作部长级会议上，来自16个国家和6个国际组织的代表通过亚洲禽流感防控合作《昆明倡议》。2006年初，中国政府、欧盟委员会、世界银行共同发起的禽流感防控国际筹资大会在北京举行，并通过了《北京宣言》和《禽流感防控多边援助资金框架报告》。

与传统安全的区别 安全可分为两部分内容，即传统安全与非传统安全。传统安全强调的是国家的军事安全和政治安全，即独立权和完整权，主要包括国防问题、领土纠纷、主权问题、国家之间的军事态势等。非传统安全是人类、国际社会和国家的经济安全、社会安全、文化安全、环境安全、网络安全等，即生存权和发展权。它包含了传统安全之外的所有安全因素，如贸易安全、金融安全、货币安全、能源安全、生态安全、恐怖主义、毒品走私、跨国犯罪、难民流动等。

公共卫生安全属于非传统安全。非传统安全与传统安全存在以下几点不同：首先，传统安全主要研究国家与国家之间的安全问题；非传统安全则包括了国家内和跨国家的安全问题。其次，传统安全研究国家行为体之间的安全互动，并把国家视为主要的安全威胁主体；非传统安全着重于研究非国家行为体所带来的安全挑战。再次，传统安全侧重研究安全议题中的军事安全；非传统安全侧重研究非军事安全对国家和国际安全造成的影响。最后，传统安全倾向于将国家视为安全主体，强调安全问题的本质是国家安全；非传统安全将人类整体视为安全主体和实现安全的目的。

（陈 坤）

tūfā gōnggòng wèishēng shìjiàn

突发公共卫生事件 （public health emergency） 突然发生，造成或可能造成社会公众健康严重损害的重大传染病疫情、群体不明原因疾病、重大食物和职业中毒以及其他严重影响公众健康的事件。

突发公共卫生事件的分级 根据突发公共卫生事件性质、危害程度、涉及范围，突发公共卫生事件划分为特别重大（Ⅰ级）、重大（Ⅱ级）、较大（Ⅲ级）和一般（Ⅳ级）四级。

特别重大（Ⅰ级）突发公共卫生事件 主要包括：①肺鼠疫、肺炭疽在大中城市发生，并有扩散趋势，或肺鼠疫、肺炭疽疫情波及两个以上的省份，并有进一步扩散的趋势。②发生传染性非典型肺炎、人感染高致病性禽流感病例，并有扩散趋势。③涉及多个省份的群体性不明原因疾病，并有扩散趋势。④发生新传染病，或中国尚未发现的传染病的发生或传入，并有扩散趋势，或发现中国已消灭的传染病的重新流行。⑤发生烈性病菌株、毒株、致病因子等丢失事件。⑥对2个以上省（区、市）造成严重威胁，并有进一步扩散趋势的特别重大食品安全事故。⑦周边以及与中国通航的国家和地区发生特大传染病疫情，并出现输入性病例，严重危及中国公共卫生安全的事件。⑧发生跨地区（中国香港特别行政区、中国澳门特别行政区、中国台湾省）、跨国食品安全事故造成特别严重社会影响的事件。⑨其他危害特别严重的突发公共卫生事件。

重大（Ⅱ级）突发公共卫生事件 主要包括：①在一个县（市）行政区域内，一个平均潜伏期内（6天）发生5例以上肺鼠疫、肺炭疽病例，或者相关联的疫情波及2个以上的县（市）。②发生传染性非典型肺炎、人感染高致病性禽流感疑似病例。③腺鼠疫发生流行，在一个市（地）行政区域内，一个平均潜伏期内多点连续发病20例以上，或流行范围波及2个以上市（地）。④霍乱在一个市（地）行政区域内流行，1周内发病30例以上，或波及2个以上市（地），有扩散趋势。⑤乙类、丙类传染病波及2个以上县（市），1周内发病水平超过前5年同期平均发病水平2倍以上。⑥中国尚未发现的传染病发生或传入，尚未造成扩散。⑦发生群体性不明原因疾病，扩散到县（市）以外的地区。⑧发生重大医源性感染事件。⑨预防接种或群体预防性服药出现人员死亡。⑩一次食物中毒人数超过100人并出现死亡病例，或出现10例以上死亡病例。⑪一次发生急性职业中毒50人以上，或死亡5人以上。⑫境内外隐匿运输、邮寄烈性生物病原体、生物毒素造成中国境内人员感染或死亡的。⑬省级以上人民政府卫生行政部门认定的其他重大突发公共卫生事件。

较大（Ⅲ级）突发公共卫生事件 主要包括：①发生肺鼠疫、肺炭疽病例，一个平均潜伏期内病例数未超过5例，流行范围在一个县（市）行政区域以内。②腺鼠疫发生流行，在一个县（市）行政区域内，一个平均潜伏期内连续发病10例以上，或波及2个以上县（市）。③霍乱在一个县（市）行政区域内发生，1周内发病10~29例，或波及2个以上县（市），或市（地）级以上城市的市区首次发生。④一周内在一个县（市）行政区域内，乙、丙类传染病发病水平超过前5年同期平均发病水平1倍以上。⑤在一个县（市）行政区域内发现群体性不明原因疾病。⑥一次食物中毒人数超过100人，或出现死亡病例。⑦预防接种或群体预防性服药出现群体心因性反应或不良反应。⑧一次发生急性职业中毒10~49人，或死亡4人以下。⑨市（地）级以上人民政府卫生行政部门认定的其他较大突发公共卫生事件。

一般（Ⅳ级）突发公共卫生事件　主要包括：①腺鼠疫在一个县（市）行政区域内发生，一个平均潜伏期内病例数未超过10例。②霍乱在一个县（市）行政区域内发生，1周内发病9例以下。③一次食物中毒人数30~99人，未出现死亡病例。④一次发生急性职业中毒9人以下，未出现死亡病例。⑤县级以上人民政府卫生行政部门认定的其他一般突发公共卫生事件。为及时、有效预警，应对突发公共卫生事件，各省、自治区、直辖市人民政府卫生行政部门可结合本行政区域突发公共卫生事件实际情况、应对能力等，对较大和一般突发公共卫生事件的分级标准进行补充和调整，各地区修改后的分级标准要报本省、自治区、直辖市人民政府和国务院卫生行政部门备案。国务院卫生行政部门可根据情况变化和实际工作需要，对特别重大和重大突发公共卫生事件的分级标准进行补充和调整，报国务院备案并抄送各省、自治区、直辖市人民政府。

突发公共卫生事件的类型　包括重大传染病疫情、群体不明原因疾病、重大食物和职业中毒以及其他严重影响公众健康的事件。

重大传染病疫情（severe infectious diseases）　指某种传染病在短时间内发生、波及范围广泛、出现大量的患者或死亡病例，其发病率远超过常年的发病率水平的情况。近年来中国发生的重大传染病疫情有1988年上海发生的甲型肝炎暴发，2003年蔓延全国的严重急性呼吸综合征，2004年青海鼠疫疫情，2019年12月以来的新冠肺炎疫情等。

群体性不明原因疾病（group diseases without clear cause）　指一定时间内（通常指2周内），在某个相对集中的区域（如同一个医疗机构、自然村、社区、建筑工地、学校等集体单位）内同时或者相继出现3例以上相同临床表现经县级及以上医院组织专家会诊，不能诊断或解释病因，有重症病例或死亡病例发生的疾病。群体性不明原因疾病具有临床表现相似性、发病人群聚集性、流行病学关联性、健康损害严重性的特点。这类疾病可能是传染病（包括新发传染病）、中毒或其他未知因素引起的疾病。2007年2月卫生部印发了《群体性不明原因疾病应急处置方案》（试行），规范群体性不明原因疾病发生后的报告、诊治、调查和控制等应急处置技术，指导群体性不明原因疾病事件的应急处置工作。方案将群体性不明原因疾病事件分为三级。Ⅰ级特别重大群体性不明原因疾病事件：在一定时间内，发生涉及两个及以上省份的群体性不明原因疾病，并有扩散趋势，或由国务院卫生行政部门认定的相应级别的群体性不明原因疾病事件。Ⅱ级重大群体性不明原因疾病事件：一定时间内，在一个省多个县（市）发生群体性不明原因疾病，或由省级卫生行政部门认定的相应级别的群体性不明原因疾病事件。Ⅲ级较大群体性不明原因疾病事件：一定时间内，在一个省的一个县（市）行政区域内发生群体性不明原因疾病，或由地市级卫生行政部门认定的相应级别的群体性不明原因疾病事件。

重大食物和职业中毒（severe food and occupational poisoning accidents）　指由于食品污染和职业危害的原因而造成的人数众多者伤亡较重的中毒事件。食物中毒指摄入含有生物性、化学性有毒有害物质的食品或把有毒有害物质当作食物摄入后出现的非传染性的急性、亚急性疾病。食物中毒属食源性疾病的范畴，是食源性疾病中最为常见的疾病。根据有毒物质的不同性质，一般将食物中毒分为5类，包括细菌性食物中毒；真菌及其毒素食物中毒；有毒植物性食物中毒；有毒动物性食物中毒；化学性食物中毒。职业中毒指在劳动过程中，人体通过不同途径吸收了生产性毒物而引起的中毒。重大职业中毒发生的原因有用人单位不遵守《中华人民共和国职业病防治法》（以下简称《职业病防治法》），无视劳动者健康权益，作业场所环境恶劣，卫生防护设施差，职业卫生管理制度不落实；劳动者缺乏健康权益意识和自我保护意识，违规、违章操作等。目前列入《职业病防治法》目录的职业病共有115种。随着经济发展、新的材料更新和对其认识的加深，将会有新的职业危害病增入职业病目录。

流行病学研究意义　主要有：①利用流行病学的疾病监测技术，建立突发公共卫生事件的监测网，对突发公共卫生事件实施连续监测，有助于获得中国各类突发公共卫生事件的基线资料，了解中国突发公共卫生事件的流行状况，把握中国突发公共卫生事件的流行形势。动态观察各个地区突发公共卫生事件的发生频率和处理情况，还能够评价各个地区突发公共卫生事件的防制水平，进而调整全国突发公共卫生事件的工作重点。②运用流行病学的调查方法及分析的思维逻辑，对突发公共卫生事件进行调查研究，有助于从宏观的角度掌握突发公共卫生事件在中国的流行特征，分析突发公共卫生事件的时间分布、地点分布和影响因素，有助于尽快查明突发公共卫生事件的发生原因、发展规律，评估突发公共卫生事件造成的危害及引发的需求。③以流行病学的策略和措施指导突发公共卫生事件的预防和应急准备，有助于各地区根据自身特点和实际情况，选择合适的预防策略、应对预案和援救措施，从而提高中国突发公共卫生事件的预防和处理能力。

流行病学调查方法 包括以下几个方面。

暴发调查 突发公共卫生事件的发展过程是不均衡的，存在阶段性，可以表现出暴发形式。流行病学调查是处理好某一具体突发公共卫生事件的关键，决定着后续工作的成败与否。不同性质的突发公共卫生事件的调查方法不同，调查的手段、内容和侧重点也均存在差异。疾病暴发指在某局部地区或集体单位中，短时间内突然出现异常增多性质相同的病例，在采取有效控制措施后，病例迅速减少。这些病例多有相同的传染源或传播途径，对于传染病暴发来讲，大多数患者出现在该病的最长潜伏期内。还有一些未知原因造成了大量患者和众多死亡，其中很大一部分由细菌、病毒的变异引起，或以往寄生于动物身上的病原体传播到人类而造成疾病暴发；另有少部分暴发的疾病为非传染性疾病，如麻痹症、缩阳症、克山病、大骨节病和黑脚病等。疾病暴发通常起初原因不明且发展迅速，欲对其进行有效的控制需要获得及时、真实和足够的信息。全面、深入的暴发调查是整个工作的关键。暴发调查是突发公共卫生事件调查的基本形式之一。

卫生需求评估 许多突发公共卫生事件发生后，各种媒体中都会有大量有关的报道，这些报道往往会在一定范围内夸大事件的程度及后果，因此，通过卫生需求评估来掌握事件的实际情况是很有必要的。评估的主要目的是：①确定受害人群的多少。②预计所需投入人力、财力的数量。③考察可能存在的继发性危险和次生灾害。④向外部救援力量和国际救援组织提供有关事件的实际情况，从而使他们能够做出适当的反应。⑤为国内及国际宣传媒体提供客观事实，避免因不切合实际的报道而引起公众不必要的恐慌。

应急反应机制 包括以下几个方面。

突发公共卫生事件应急准备 从具体职能上讲，突发公共卫生事件应急准备指在突发公共卫生事件未发生前，通过政府主导和动员全社会参与，采取各种有效措施，来消除突发公共卫生事件隐患，避免突发公共卫生事件发生；或者在突发公共卫生事件来临前，做好各项充分准备，包括思想准备、预案准备、组织机构准备、应急保障准备等，来防止突发公共卫生事件升级或扩大，最大限度地减少突发公共卫生事件造成的损失和影响。突发公共卫生事件具有突发性、紧急性和危害性特征，决定了突发公共卫生事件应对也相应具有应急性、时效性和预防性等特征。突发公共卫生事件前的应急准备是应急管理成功的关键。

信息系统 信息系统建设是突发公共卫生事件应急反应机制建设的重要环节和纽带，国家疾病监测信息系统和突发公共卫生事件报告系统是公共卫生信息系统建设的重要组成部分，对今后的疾病控制事业有着非同一般的作用。突发公共卫生事件应急管理信息系统是以信息共享交互系统为平台，若干信息子系统集成的完整的系统体系。从管理的角度，突发公共卫生事件应急管理信息系统是以国家层级的信息中枢为核心，整合各相关信息子系统的有机结合体，并以突发公共卫生事件的全流程信息管理为基础，以危机的信息通信为途径，以危机信息管理机制为平台，再综合其他相关要素，构成全面整合的政府突发公共卫生事件应急管理信息系统。

预警系统 预警工作是突发事件预防和准备工作的关键环节，预警系统在临灾前发挥着至关重要的作用。一些部门和地方的突发公共卫生事件预警能力不足是造成突发公共卫生事件得不到及时、有效处理的主要原因。如2003年发生在中国的SRAS疫情的泛滥，2004年印度洋海啸与预警系统的缺失有着密切联系。近些年，突发事件预警系统建设得到各国政府组织的普遍重视，如美国建立了美国联邦危机管理局

（以下简称FEMA）是从中央到各州的标准化危机管理系统；日本常设了部一级的危机管理中心；印度政府专门设有危机管理小组。突发事件的预警需要有相应的组织机构和工作程序做前提，相应的法律法规做保障，更需要有相应的信息管理和信息服务做支持。《中华人民共和国突发事件应对法》规定，可以预警的自然灾害，事故灾难或者公共卫生事件即将发生或发生的可能性增大时，县级以上地方各级人民政府应当根据有关法律行政法规和国务院规定的权限和程序，发布相应级别的警报，决定并宣布有关地区进入预警期，同时向上一级人民政府报告，必要时可以越级上报，并向当地驻军和可能受到危害的毗邻或者相关地区的人民政府通报。

危险评估 卫生部门必须对本国或本地区可能遭受的突发公共卫生事件的危险情况有一个清楚的了解。该任务可由政府牵头，多学科合作，通过收集有关住房、生活条件、居住拥挤程度、基本卫生情况及地方病、自然疫源性疾病的信息或历史等，分析和预测发生灾害、事故和疾病暴发的可能性和危险性。同时卫生部门还应通过各专业机构所提供的资料评估基础设施（医院、卫生中心和行政管理用房等）受损的危险性及评价保证这些机构正常工作的命脉系统，如供水、供电、通讯运输等体系的应急处理能力与措施，并充分估计组织方面和物质方面的薄弱环节。

应急预案 指面对突发公共卫生事件的应急管理、指挥、救援计划等。为做好突发公共卫生事件的控制和处理，确保一旦发生疫情，能够及时采取有效的防治措施和迅速控制疫情。突发公共卫生事件应急预案应当包括突发公共卫生事件应急处理指挥部的组成和相关部门的职责；突发公共卫生事件的监测与预警；突发公共卫生事件信息的收集、分析、报告、通报制度；突发公共卫生事件应急处理技术和监测机构及其任务；突发公共卫生事件的分级和应急处理工作方案；突发公共卫生事件预防、现场控制，应急设施、设备、救治药品和医疗器械以及其他物资和技术的储备与调度；突发公共卫生事件应急处理专业队伍的建设和培训。

教育培训 该任务包括两个方面：培训专职人员组建一支机动能力强的专业救援队伍；教育群众、强化群众对突发公共卫生事件的预防和规避意识。突发公共卫生事件处理失败在很大程度上是由于不同部门之间的不协调以及卫生保健和公共卫生人员缺乏专门训练。专职人员的训练有利于提高对突发公共卫生事件的反应速度，提高紧急救援的工作水平；有利于队员明确总任务和任务的分派，从而相互默契配合；有利于提高对应急预案的执行水平。培训的内容有急救，搜索营救的专门技术和现场的公共卫生处理等。培训的途径有坚持制度化的连续培训；本科及研究生阶段或通过继续教育由多种机构组织的学术培训；多机构参与的模拟演习。公众教育的目的是普及突发公共卫生事件的自救知识，让群众意识到可能面临的危险，了解各种突发公共卫生事件的特点、应对方法和有关的法律政策。常见的方式有报纸、广播、电视、互联网、宣传册、公开会议和学校教育等。

处置伤员 严重的突发公共卫生事件会造成大量患者或伤员，因此在突发公共卫生事件发生的最初，最紧迫的任务就是进行及时的诊断和救治。对于传染性疾病的暴发，应组织专门的救护力量，设置定点医院集中收治病员。根据临床表现一般分为确诊病例和疑似病例两类，分别采取不同的治疗和管理措施。值得一提的是，在处理病因未明的疾病暴发时，要充分注意对医护人员的安全防护。必要的情况下，需要对与患者有密切接触的医护人员进行隔离，对收治患者的定点医院进行封锁。

公共卫生管理 在救治病员的同时，搞好紧急情况下的公共卫生管理，有助于防止疫情的蔓延或发生。常规的公共卫生管理工作包括：保证供水安全，增加余氯量和水压，当水源可能被污染时，应积极寻找备用水源；检测餐具、厨具，监督食品加工者的个人卫生，搞好食品原料的防鼠、防虫和防霉变工作；开展爱国卫生运动，使用杀毒剂消灭蚊、虫等传媒介质，对公共场所进行消毒；修建临时厕所、提供洗手、沐浴等基本卫生设备；设立临时垃圾处理场，清理废品、垃圾和各种散落在环境中的有毒物质，焚烧或掩埋动物尸体；加强疫苗接种，保护体弱多病者。如果出现重大传染病疫情，应采取一些特殊措施，来切断传播途径，防止传染源扩散和保护高危人群。突发公共卫生事件应急处理指挥部有权采取以下特殊措施：临时放假，关闭公共场所，暂停或延迟公共活动，控制人员流动，加强出入境检疫，封锁疫区，发放预防药物、防护设备，以及执行隔离、观察制度等。

（叶冬青）

yùfáng yīxué

预防医学（preventive medicine） 以人群为主要研究对象，以环境-人群-健康为工作模式，遵循预防为主的思想，运用基础医学、临床医学、卫生统计学、流行病学、环境医学、社会和行为科学，以及卫生管理学的理论和方法来调查自然环境因素（包括物理、化学、生物等）、生物遗传因素和社会行为因素（包括社会经济状况、职业、教育、文化、生活方式等）对人群健康和疾病的影响，以制订疾病防制策略与措施，最终达到预防疾病、保护和促进健康的目的的一门学科。

发展历史 早在公元前，中国已出现了预防医学的思想基础。《易经》中提出，“君子以思患而豫防之（豫同预）”。《黄帝内经》中提出，“圣人不治已病治未病”“夫病已成而后药之，乱已成而后治之，譬如临渴而掘井，斗而铸锥，不亦晚乎”。《淮南子》中提到，“良医者，常治无病之病，故无病；圣人者，常治无患之患，故无患”。

与早期时疾病所带来的恐惧与神秘相比（如鼠疫被认为是神的惩罚），古希腊罗马时期人类对疾病有了更多的认识。希波克拉底提出气候、季节、外界环境、不当饮食、个体锻炼和习惯等导致了疾病的发生。马库斯·特伦修斯·瓦罗（Marcus Terentius Varro）提出一些看不见的生物可以引起疾病。到了文艺复兴时期，医生们已开始观察疾病与人际接触、环境和季节的关系。随着医学的发展，疾病预防进入了实际应用阶段。如1388年英国通过了第一个卫生法案，1433年通过了以检疫为特征的首个鼠疫法令，1518年首次出现了对疾病流行的通告和对感染者的隔离。到17世纪，英国开始死亡统计工作。1665年，列文唐克发明了显微镜，人类开始认识生物病原。1700年，意大利发表了关于职业性疾患的论文，关注了职业因素与健康的关系。18世纪，詹纳发明了牛痘接种法以防治天花，被称为18世纪预防医学的重要成就，预防接种的方法从此被引入医学中。19世纪，人们对霍乱、伤寒、斑疹伤寒等传染病的传播有了更多的认识。

细菌能够引起感染，这一发现开启了现代预防医学的时代。除细菌之外，还发现跳蚤、苍蝇、蚊子等害虫也能引起疾病传播。1932年，磺胺药和抗生素为医学领域提供了预防和治疗细菌性疾病的新机遇。19世纪末~20世纪初，在与传染病斗争的过程中，群体免疫、隔离检疫、消灭动物传染源、垃圾粪便处理等群体性预防措施获得了广泛的应用。这个时期以防治传染病和寄生虫病为主要目标，被称为医学史上的第一次卫生革命。随着医学的发展，对健康的认识也逐步深入。无病就是健康的看法在20世纪30年代就被否定，1948年世界卫生组织提出，健康不等于没有疾病或不虚弱，而是在生理、心理和社会适应上都处于良好状态。20世纪后半叶，传染病的发病与死亡大幅下降，以心脑血管病、恶性肿瘤为代表的慢性非传染性疾病称为主要死因。对慢性非传染性疾病的防治，是医学史上的第二次卫生革命。慢性非传染性疾病具有多病因、发病机制复杂、病程长的特点，其综合防治具有全人群策略、高危人群策略与患者人群策略相结合、药物干预与非药物干预相结合、行为改变与环境、政策改变相结合、危险因素的整合管理的特点，这就要求医学模式由单纯的生物医学模式逐渐转变为生物-心理-社会医学模式。

研究内容 预防医学的内容包括流行病学、卫生统计学、环境卫生学、职业卫生与职业医学、营养与食品卫生学、社会医学、行为科学与健康促进，以及在临床医学中运用三级预防措施。其中，流行病学研究人群中疾病与健康状况的分布及其影响因素，并研究防制疾病及促进健康的策略和措施；卫生统计学应用概率论和数理统计学的基本原理和方法，研究医学卫生资料和信息的搜集、整理与分析；环境卫生学研究自然环境和生活环境与人群健康的关系；职业卫生与职业医学研究劳动条件对健康的影响；营养与食品卫生学研究食物、营养与人体健康的关系；社会医学研究影响人群健康的社会因素；行为科学与健康促进研究健康相关行为。

特征 ①以人群为主要研究对象。②主要着眼于健康人群和无症状的患者人群。③研究重点为环境因素与人群健康的关系。④目的是预防疾病和促进健康，所采取的策略与措施具有积极的预防作用。

与公共卫生的区别 公共卫生是预防疾病、延长寿命、促进健康的科学和艺术，通过有组织的社区行动来改善环境卫生、控制传染病、组织医疗服务进行疾病的早期诊断和预防、开展个体健康教育、发展社会机构，以保证每个人拥有足以维持或促进其健康的生活水准。尽管预防医学与公共卫生关系密切，目标均为维护和促进人群健康，两者却并不等同。在本质上，预防医学属于现代医学的重要组成部分，而公共卫生则属于社会管理、公共政策与社会职能；在工作内容上，预防医学通过研究自然环境因素、生物遗传因素和社会行为因素对人群健康的影响，提出防制疾病与促进健康的策略与措施；公共卫生通过有组织的社会行动（包括行政管理、健康教育、监督执法、卫生服务等）应用预防医学提出的策略与措施，监测人群健康、预防控制疾病、制定与执行健康的公共政策、开展健康教育与健康促进活动，从而维护和促进人群健康。

（李立明）

liúxíngbìngxué

流行病学（epidemiology） 研究人群中疾病和健康状况分布与影响因素，并研究防制疾病及促进健康策略措施的科学。流行病学的任务可划分为3个步骤：第1步为揭示现象，即揭示疾病流行或分布的现象；第2步为找出原因，即从分析现象入手找出流行或分布的规律和影响因素；第3步为提供措施，即合理利用前两步的结果，提供预防控制疾病、促进健康的策略与措施。

发展历史 流行病学是人类与疾病斗争过程中逐渐发展起来的，它的思想萌发于2 000多年前，但其学科的基本形成不过百余年，是一门既古老又年轻的学科。

学科形成前期 指人类自有文明史以来至18世纪。这一时期，尽管流行病学学科尚未形成，但其雏形已经出现。古希腊时期，希波克拉底（Hippocrate，公元前460~前370年）的著作《空气、水及地点》是全世界最早的关于自然环境与健康和疾病关系的系统阐述，他的著作中还出现了“流行”一词。15世纪中期，意大利威尼斯出现了最早的海港检疫法规，要求外来船只必须在港外停留检疫40天。1662年，英国的约翰·格朗特（John Graunt）首次利用死亡数据进行了死亡分布研究，并绘制了第一张寿命表，并提出了设立比较组的思想，将统计学引入了流行病学领域。

学科形成期 指18世纪末~20世纪初，大约200年的时间。这一时期，随着工业革命的出现和资本主义社会的迅速发展，人群在城市的聚居为传染病的大规模流行提供了可能，而正是传染病的肆虐使得流行病学的诞生成为必然。1796年，英国医生爱德华·詹纳（Edward Jenner）发明了牛痘接种以预防天花，为传染病控制开创了主动免疫的先河。

18世纪，皮埃尔·查尔斯·亚历山大·路易斯（Pierre Charles Alexandre Louis）为流行病学的定量研究、对比研究做出了重要贡献，他通过对比观察探索了放血疗法对炎症性疾病的疗效，利用寿命表研究了结核病的遗传作用，并与他的学生、英国统计总监威廉·法尔（William · Farr）在英国首创了人口和死亡的常规资料收集，通过对这些数据的分析提出了标化死亡率、人年、剂量反应关系、患病率等重要的流行病学概念，因而被誉为现代流行病学和生命统计领域的先驱。1850年，英国伦敦流行病学学会成立，这也是全世界第一个流行病学学会，标志着流行病学学科的形成。同年，伦敦流行病学中心成立，负责霍乱流行的医学信息发布，这标志着传染病流行病学的诞生。

学科发展期 学科发展期从20世纪40~50年代至今，又称为现代流行病学时期。这一时期的主要特点是：①研究范畴从传染病扩大为所有疾病和健康问题。②研究方法由传统的调查分析扩展为定量与定性相结合、宏观与微观相结合，分析方法逐渐完善，分析技术更加先进。③研究从流行发展为分布，由传染病的三环节两因素（见*传染病流行三环节*、*传染病流行两因素*）扩展到疾病的社会行为因素。④流行病学的分支学科不断涌现，使流行病学的应用范围更加广泛。按目前国际流行病学界比较公认的观点，现代流行病学又可分为3个阶段。

第一阶段 20世纪40~50年代，该阶段是慢性非传染性疾病研究方法产生的时期。经典实例包括英国的多尔（Doll）和希尔（Hill）关于吸烟与肺癌关系的研究和美国的弗明汉心血管病研究。前者不仅证实了吸烟是肺癌的主要危险因素，还通过队列研究开启了慢性病病因学研究的广阔天地；后者通过对同一批人群的长期随访观察研究了心血管病及其影响因素，改变了医学界和公众对慢性病起源的认识。在这一阶段，流行病学方法及病因学（见*病因*）研究也获得了长足的发展，相对危险度、比值比等影响深远的测量指标和著名的分层分析法得以提出。

第二阶段 20世纪60~80年代，该阶段是流行病学分析方法长足发展的时期。这些分析方法包括偏倚的识别、混杂和交互作用的区分、病例对照研究设计的实用性发展、多变量模型的应用等。杰罗姆·科恩菲尔德（Jerome Cornfield）在弗明汉心血管病研究中建立了第一个多变量模型逻辑斯谛（Logistic）回归模型，之后成为流行病学先进的分析手段。

第三阶段　20 世纪 90 年代至今，是流行病学与其他学科交叉融合、不断产生新的分支学科、流行病学应用领域不端扩大的时期。微观上产生了分子流行病学，即流行病学与分子生物学的交叉。宏观上提出了生态流行病学模式，强调从分子、个体和社会多个水平，以及历史、现在与未来多个维度研究疾病与健康的相关问题。作为一场震惊医学界的革命，循证医学和循证保健提出了在系统总结证据的基础上基于当前最佳的科学研究证据来制定临床和公共卫生决策的理念。

研究内容　流行病学的研究内容包括了疾病、伤害和健康状态 3 个层次。其中，疾病包括传染病、寄生虫病、地方病和非传染性疾病等一切疾病；伤害包括意外、残疾、智障和身心损害等；健康状态包括身体的各种功能状态、疾病前状态和寿命等，其内涵与世界卫生组织提出的健康概念一致，即身体、精神和社会适应各方面均处于完好状态，而不只是无病或虚弱。

研究方法　流行病学研究方法包括观察法、实验法和数理法，以观察法和实验法为主。观察法按是否设立对照可进一步分为描述性研究和分析性研究。因此，流行病学研究按设计类型可分为描述流行病学、分析流行病学、实验流行病学和理论流行病学 4 类。

学科特征　作为一门医学科学的基础学科和方法学，流行病学具有群体的特征、对比的特征、概率论和数理统计学的特征、社会心理的特征、预防为主的特征和发展的特征。群体的特征，是流行病学从人群中疾病与健康状态的分布入手，始终着眼于人群的疾病预防和健康促进。对比的特征，是流行病学研究中始终贯穿着对比的思想，只有通过对比才能发现疾病的病因或线索。概率论和数理统计学的特征，是流行病学多使用频率指标而不是绝对数来反映人群中发病的强度，正因如此，有人称流行病学是分母的学科。社会心理的特征，是流行病学在研究疾病的病因和影响因素时全面考察研究对象的生理、心理和社会生活状况，而不是仅关注疾病。预防为主的特征，是流行病学始终坚持预防为主的原则，着眼于疾病的预防。发展的特征，是流行病学的任务随着不同时期的主要卫生问题而不断发展，其研究方法也不断完善。

应用　随着流行病学研究范畴的扩展和流行病学研究方法的不断完善，其应用越来越广泛，已深入到医学和公共卫生的各个方面。

疾病预防和健康促进　预防疾病是流行病学的根本任务之一。预防不仅是阻止疾病的发生，还包括亚临床期对疾病的早期发现、早期诊断和早期治疗，以及疾病发生后阻止或延缓其发展、最大限度地减少疾病造成的危害，这就是疾病的三级预防。例如，通过接种麻疹疫苗来降低麻疹的发病，通过杀灭钉螺来消灭血吸虫病，提倡戒烟以预防肺癌，通过控制高血压、戒烟、限酒、合理膳食和积极的体育锻炼等综合措施来预防冠心病。除疾病预防以外，流行病学在健康促进上也有重要的作用，健康流行病学就是现代流行病学向健康状态研究领域的扩展。

疾病监测　疾病监测是疾病预防的重要手段。监测可以是长期的或短期的，可监测一种或多种疾病，既可以监测传染病也可以监测非传染性疾病或其他（如伤害和健康状态），既可以用于发现疾病流行也可以评价预防措施效果，因而监测通常是一个动态的过程。

病因和危险因素研究　寻找病因或危险因素，是彻底预防控制，消灭疾病的重要前提。流行病学的主要用途之一就是尽量查明疾病的病因和危险因素。在有些情况下，病因尚未找到，但已发现一些关键的危险因素，据此，防治疾病仍可收到很好的效果。例如，尽管并不清楚是烟草中的何种成分是肺癌的病因，控制吸烟仍能有效地预防肺癌。

疾病自然史　指疾病在个体的自然发展过程，如亚临床期、症状早期、症状明显期、症状缓解期、恢复期。通过流行病学方法研究人类疾病的自然史和发展规律，以进一步应用于疾病预防和健康促进。例如，通过自然史观察能够发现乙型肝炎可能通过孕妇垂直传播给新生儿，故应采用疫苗接种进行早期预防。

疾病防治效果评价　要评价防治策略或措施的效果，需要看是否降低了人群发病率，是否提高了人群治愈率和促进了人群的健康状态，因而只有关注人群疾病流行或健康状况分布的流行病学才能承担此任务。如要评价某种疫苗的预防效果，可用实验流行病学的方法比较接种人群和对照人群的发病情况；要评价某种药物的治疗效果，可用临床试验比较治疗组与对照组的治愈率或死亡率；要评价饮水加氟预防龋齿的效果，可用社区干预项目例如干预社区与对照社区龋齿的发

生率。

与有关学科的关系 流行病学是预防医学的骨干学科，也是现代医学的基础学科，几乎涉及社会科学、自然科学和医学科学的各主要学科。在流行病学的历史上，它的产生与发展伴随着卫生统计学、微生物学和免疫学以及传染病学。除了基础医学和临床医学，还与社会医学、心理学及其他预防医学学科（尤其是卫生管理学）建立了紧密联系。研究健康流行病学时，与生理学、生物化学、医学心理学、社会医学等尤为相关。

发展趋势 在过去的1个世纪，流行病学为疾病预防和健康促进做出了历史性的贡献。在今后的发展商，流行病学应宏观与微观并举，既充分利用分子生物学、遗传学和人类基因组学的研究成果发展微观流行病学，又重视宏观流行病学的发展，充分考虑其社会学特性；传染病和非传染性疾病并重，既警惕新发传染病的流行和某些古老传染病的死灰复燃，又努力探索慢性非传染性疾病的病因与危险因素；疾病预防、健康保护与健康促进并存，既要防治疾病，又要保护和促进健康；发展现场流行病学，探索突发事件的原因、发展规律和危害特点，为突发事件的预防和应对提供科学依据；强化流行病学在循证医学中的作用，为循证医学实践生产证据和评价证据，以有限的卫生资源得到最有效的利用。

（李立明）

jíbìng pínlǜ zhǐbiāo

疾病频率指标（indicators of disease frequency） 流行病学研究工作常涉及有关疾病和健康状况的测量，且多趋于定量的分析研究。准确应用疾病频率指标，能够为寻找和鉴别病因、监测疾病和评价措施效果打下坚实的基础，并用于反映生活中疾病的负担。

用途 包括以下几个方面。

描述疾病分布特征研究 流行病学最突出的特点是群体医学，首要任务就是描述疾病的人群、地区和时间分布特征，它是流行病学研究工作的起点。疾病的不同人群分布特征、不同地区分布特征及不同时间分布特征等疾病资料测量的结果在疾病的预防和公共卫生实践中均受到重视，其方法是将流行病学调查的资料和其他常规资料按不同人群、地区和时间分别进行测量、比较，发现差异，用不同频率指标从数量上加以描述和说明，为进一步深入研究病因提供线索。

临床流行病学研究 流行病学研究的基础任务是定量疾病的发生，其目的是描述疾病的分布、评价有关疾病病因及其结局的假设，从而将疾病的发生与人群特征及其所处的外环境联系起来。临床医疗实践中所获得的信息均来自对群体观察的结果，这些结果常用群体的数量来反映，以进行相互比较，发现差异，指导其诊断和治疗决策。临床医师只有在正确测量、准确应用和解释标准的流行病学测量指标后，才能作为鉴别病因，监测疾病趋势研究的基础，做出可能挽救患者生命的最好治疗决策。

临床疾病诊疗实践和疗效、预后的评价 疾病的频率指标常用于评价疾病的预防干预效果以及在临床诊疗实践中更好地做出临床决策、进行成本效益分析和科学的预后评价分析。但在应用这些频率指标时，需注意的是必须先对被研究对象进行质的分析，不能单凭频率数值的大小下结论，必须要考虑到流行病学现象的质的特殊性，否则会误入歧途。还应注意疾病的发生和转归及其流行规律受到许多社会因素的影响；此外研究设计的严密与否及调查中偏倚的存在等均会影响其结果和最终的结论正确与否。这些都应加以重视。

病因研究评价 流行病学验证假设的过程是建立在频率测量的基础上。疾病病因的研究，只有采用疾病发生的测量来代替病因的思考后，关于病因的科学知识才真正地发展起来。疾病的频率指标可用以揭示出自然因素和社会因素在疾病流行过程中的某些作用和意义，从而使流行病学研究更能正确地反映客观规律，帮助揭示疾病的病因和流行规律。因此，流行病学研究的基础任务就是定量疾病的发生，其目的就是评价有关疾病的病因及其结局的假设，从而将疾病的发生与人群特征及他们的外环境联系起来。

研究疾病负担 应用疾病频率指标，将主要疾病按其危害程度排序，可反映出某时期，某地区的重点疾病或不同时期的变化情况。为国家重点健康问题的确定提供科学决策的信息和依据。

对那些有较高发生频率和危害严重，且又可能被预防和被控制的疾病，应列为防治工作的重点予以优先考虑，以期控制疾病流行，减少危害程度，最终达到消灭的目的。对那些虽然危害严重，但至今尚无有效预防及控制措施的疾病，应列为研究工作的重点。

确定高危人群 可根据测量疾病频率的变化来确定优先防治

和需重点保护的人群。例如，有高血压、高脂血症、超体重，高盐饮食和吸烟习惯的人群是心脑血管病的高危人群。有癌前病变和受致癌因素影响的人群是好发恶性肿瘤的高危人群，近亲婚配人群是发生某些出生缺陷的高危人群。确定高危人群，明确重点保护对象是制订防治措施和控制疾病的关键所在。

临床医疗实践中所获得的信息也来自于对群体观察的结果，描述疾病在人群、地区和时间分布的特征是流行病学研究工作的起点，也是研究疾病的流行规律和探索疾病病因的基础。通过对疾病分布的描述，认识疾病流行的基本特征，是临床诊断很有价值的重要信息。对疾病分布规律和决定因素的分析为合理地制订疾病的防治、保健对策及措施提供科学依据。其方法就是将流行病学调查的资料和其他常规资料按不同人群、地区和时间分别进行测量、比较，发现差异，为进一步深入研究提供线索。

常用指标 这些对疾病分布的描述结果也常用群体的数量来反映，以进行相互比较，发现差异，指导其诊断和治疗决策。疾病负担可用一系列指标来反映和表示。常用测量疾病负担的主要指标包括发病指标、死亡指标和残疾失能指标3个方面。传统上常以发病率、死亡率和死因位次来描述疾病负担。随着流行病学研究范围的扩展，为评价疾病的危害和人群的生命质量，近年来出现了一系列新的指标。应用较多的有病残率、潜在减寿年数和伤残调整寿命年，并且以此为依据推论不同疾病在防治工作中的重要作用，以确定防治重点。

（王滨有）

jíbìng fùdān

疾病负担（burden of disease）

由于疾病所造成的早死或伤残和由此对患者与家庭乃至整个社会所引起不同程度的损失。疾病负担是研究疾病对人群包括生物、心理精神及对社会和经济等方面所造成的危害和影响。其研究结果可有助于研究社区的疾病状态和健康状况，帮助确定包括医疗和预防在内的卫生服务重点，决定受损害的人群和进行卫生干预的目标人群，是研究社区诊断的一种方法。借助对疾病负担的研究，不仅可帮助了解疾病对人群的危害程度和规律，借此用于评价其危害性；可为卫生干预、卫生规划、卫生部门评价及卫生计划提供一个可比较的衡量标准，为确定医疗与预防决策、合理分配卫生资源提供依据。

指标 疾病负担可用一系列指标来反映和表示。常用测量疾病负担的主要指标包括发病指标、死亡指标和残疾失能指标3个方面。可选择和应用一系列量化频率指标，测试各类疾病的疾病负担的严重程度，传统上常以发病率、死亡率和死因位次来描述疾病负担，并可作为依据推论不同疾病在防治工作中的重要作用，以确定防治重点，并为国家的基本健康问题抉择及疾病的有效防治和研究提供科学依据。

用途 疾病负担可从不同角度来研究。从社会宏观角度研究疾病负担可帮助了解不同人群和不同疾病给社会带来的负担。疾病负担这一研究方法的应用，在医疗实践和卫生管理工作中发挥着巨大的积极作用。近年来，人们又把这一研究方法的研究范围扩大到全球，研究世界各国及不同地区的疾病负担，并进行比较性的研究，这就是1993年首先由世界银行发展报告中提出的全球疾病负担（global disease burden，GDB）的概念，它被用于研究发展中国家及中等收入国家控制疾病的优先重点及确定基本的卫生服务。全球疾病负担现已成为热门的研究课题，引起人们的关注。

（王滨有）

fābìng pínlǜ zhǐbiāo

发病频率指标（indicators of incidence frequency） 描述疾病在人群、地区和时间分布的特征的指标。是流行病学研究工作的起点。其方法是将流行病学调查的资料和其他常规资料按不同人群、地区和时间分别进行测量、比较，发现差异，为进一步深入研究提供线索。在观察时间内某一疾病有可能发生，也有可能不发生。测量时需考虑人群中发病者的数量，还需考虑观察这个事件发生的时段及可能发生该疾病的人数，某疾病发生的危险性最常用的发病频率指标为发病率，其中包括罹患率、发病率密度、续发率等。

（王滨有）

fābìnglǜ

发病率（incidence rate） 在一定期间内，一定人群中某病新病例出现的频率。

计算公式 具体如下：

$$\text{发病率}=\frac{\text{一定期间内某人群中某病新病例数}}{\text{同时期暴露人口数}}\times K \quad (1)$$

式中：$K=100\%$，1 000/千，或10 000/万……

测量疾病在人群中发生的频率，仅计数受累的人数或人群比例是不够的，还必须考虑疾病发生所经历的时间。发病率的测量必须考虑某人群中发病的个体数和在疾病发病时段内人群中每个成员所经历的时间。观察时间单位可根据所研究的疾病病种及研究问题的特点决定，可为年、月、旬等，通常多以年表示。

某人群可以是某地的全部人口，也可是该地的特定年龄、性别、职业、民族等的人口。

分子与分母的确定　发病率的分子是一定期间内的新发病人数。若在观察期间内一个人可多次患病时，则应分别计为新发病例数，如流感、腹泻等。但对发病时间难确定的一些疾病可将初次诊断的时间作为发病时间，如恶性肿瘤、精神病等。

发病率的分母中所规定的暴露人口，理论上指应当只包括那些有可能患某种疾病的人群。因此，那些在研究开始前就已经患有所研究疾病的人或不可能患有所研究疾病的人（传染病的非易感者，已接种疫苗有效者），如已患麻疹者或有效接种麻疹疫苗者不应计入分母内。在非传染性疾病的研究中也存在这种情况。如在研究口服避孕药与子宫内膜癌的关系时，如果把许多没有子宫的妇女也包括在内，最终将导致低估真正的子宫内膜癌的发病率，这些人应该被排除在研究对象之外，因为他们没有发生子宫内膜癌的危险性，因此不属于研究人群。但在实际工作中通常不易实现。当描述某些地区、某集团的某病发病率时，分母多用该集团该时间内的平均人口。如观察时间以年为单位时，可为年初与年终人口之和的平均人口数或以当年7月1日的人口数表示。

种类　包括发病专率、标准化率、发病率的标化、累积发病率、发病率密度和罹患率等。

发病专率　发病率可按不同特征（如年龄、性别、职业、民族、种族、婚姻状况、病因等）分别计算，此即发病专率。

标准化率　经标准化校正后的率。率的标准化法△是在一个指定的标准构成条件下进行率的对比的方法。当对2个频率指标进行比较时，应该注意这两组（或2组以上）对象内部构成是否存在差别足以影响分析结果，如果存在的话，可应用标准化法加以校正。率的标准化法有直接法和间接法。

发病率的标化　由于发病率的准确度可受很多因素的影响，标化率常见的是年龄调整标准化率，把2个或几个不同人群，不同时间的年龄结构拉在相同的结构上进行比较，目的是排除一些不同人群间相互比较的影响因素。因为人类癌症发生在不同的年龄阶段的表现存在很大差别，一般的情况是发病率或死亡率都是随着年龄的增加而增加，所以在对比不同资料时，应考虑年龄、性别等的构成，应该进行标化后再比较。具体步骤如下：①直接法。第一步，将标准人口构成的各年龄组人数乘上原来相应年龄组的发病率，则得出各年龄组按标准人口计算的预期发病数。第二步，分别把各年龄组按标准人口计算的预期发病数相加，得出按标准人口计算的预期总发病人数，再除以标准总人口数，即标化发病率。②间接法。如果在观察人群中，不知道各年龄组的发病率，而是利用标准人口的年龄别率与观察人群中相对年龄组人数相乘，求出年龄组预期发病人数的总的预期数，再与实际数相比，得出标化发病比（standardized incidence ratio，SIR）；最后乘以标准人口总发病率，得出该人群的标化发病率，该计算法就称间接法。其计算公式为：

$$\text{标化发病比(SIR)}=\frac{\text{实际观察发病人数}}{\text{预期发病人数}} \tag{2}$$

$$\text{标化发病率}=\text{标准人口发病率}\times\text{SIR} \tag{3}$$

累积发病率　表示某病在一定时间内新发生的病例数占该固定人群的比例。指一组无病的人群中，在一定的观察期内发生某病所占的比例，它是无病的人群经过一定时期暴露于某种因素后发病的平均概率，因此，其取值为0～1。其流行病学意义有赖于对累积时间长度的说明。当研究人群的数量比较多，人口比较稳定，资料比较整齐的时候，无论其发病强度大小和观察时间长短，均可用观察开始时的人口数作分母，以整个观察期内的发病（或死亡）人数为分子，计算某病的累积发病率。

发病率和累积发病率不同。发病率的分子是一定期间内的新发病人数。若在观察期内一个人可多次患病时，则应分别计为新发病例数，主要应用于急性病。累积发病率主要应用于慢性病。

累积发病率的分子必须是该人群在随访期的全部病例，分母应是随访的起始人数。每一个个体在研究开始时必须未患此病，但有可能患此病。累积发病率的高低取决于随访期的长短，随访期越长，累积发病率越大。累积发病率可用于估计某一个体在一定的时期内发生某种疾病，而成为该种疾病患者的条件概率。累积发病率的优点是不需标化，即可直接比较，计算方便、直观性强，可用于纵向观察疾病与暴露因素的动态变化，以及干预措施的效果评价。累计发病率的计算公式如下。

$$某病 n 年累积发病率=\frac{\left[\frac{n 年内的新发病例数}{n 年内的平均暴露人口数}\right]\times 100\ 000}{10万} \quad (4)$$

发病率密度 在一定时间内发生某病新病例的速率。如果队列研究观察的时间比较长，就很难做到研究人口的稳定。如研究对象进入队列的时间可能先后不一；在观察结束前，可能由于迁移他处，其他原因死亡或其他原因退出，造成各种失访；研究对象出现终点结局的时间不同等原因均可造成每个对象被观察的时间不一样。此时以总观察人数为单位计算发病率是不合理的，因为提早退出研究者若能坚持到随访期结束，则仍有发病可能。此时，应考虑每个观察对象对总观察时间的贡献，通常需以观察人时为分母计算发病率，分母为人年数（person-year）（或其他人时数），其含义与传统的用人年数作分母的发病率相同。该指标在队列研究中常用。用人时为单位计算的发病率具有瞬时频率性质，因此，称为发病密度。时间单位可以是年、月或日，较常用的是人年发病率。发病密度的量值变化范围是从0到无穷大。累积发病率和发病密度不同，累积发病率指某一观察期间的人群发病比例，它的数值大小随观察期的长短而发生变化；而发病密度指单位观察时间（通常指一年）内人群的发病率。

罹患率 该指标和发病率一样，也是人群新病例数的指标。通常多指在某一局限范围，短时间内的发病率。观察时间可以日、周、旬、月为单位。适用于局部地区疾病的暴发，食物中毒、传染病及职业中毒等暴发流行情况。其优点是可以根据暴露程度精确的测量发病概率。罹患率的计算公式是：

$$罹患率=\frac{观察期间新病例数}{同期暴露人口数}\times K \quad (5)$$

式中：K 的取值常为 100%，1 000%。

应用 应用发病率测定疾病对某一人群的影响，不能直接地将发病率解释为人群中某个个体患某病的危险性。其本质是反映某一人群从无病状态转为患病状态的转变速度。发病率是有时间单位的。应用时必须加上时间单位。发病率值的范围在0至无限大之间。可超过1，因为它不是比例，是以时间为单位的。假若某病的发病率极低，在累积很长的时间后没有新病例出现，则该病在该人群中的发病率即等于0。发病率不受存活因素的影响。任何影响疾病持续时间和疾病严重程度的因素，均不会影响疾病的发病率。因为发病率是计算全部的新病例，而不是现存病例数。因此，疾病与暴露的关系非常明确。正因为如此，发病率也最适用于病因学的研究。在流行病学研究中，该指标可用作描述疾病的分布，它能反映疾病发生的比率，它的变化意味着病因因素的变化。这种变化既可能是某些自然发生的波动，也可能是采用某些有效预防措施的结果。所以，常通过比较不同人群的某病发病率来帮助确定可能的病因，探讨发病因素，提出病因假说，评价防治措施的效果。发病率的准确性取决于疾病报告，登记制度以及正确的诊断。应用发病率作为指标确定疾病负担，虽然有对所获得资料数据计算简便、结果直观、方法易于掌握等优点，但应用时也有不足之处。即发病率只能从发病的频数上反映疾病的危害大小，却难以真实地反映疾病所致的伤残程度和持续时间。因此在其应用中受到一定限制。

注意事项 包括以下几个方面。

观察时间与人时 一般情况下，观察时间以年为单位计算。如果人群某病暴发或流行时间很短，则观察时间包括疾病整个流行期，此时的发病率称为罹患率。在测量发病时，要考虑暴露的期限。在整个暴露于危险的人群中，每个人经历了不同的暴露时间，这样暴露时间的总和称为总人时（person-time）。

因为分子是一定期间内的新发病人数，所以明确病例的发病时间对于分子数的确定至关重要。要测量疾病在人群中发生的频率，就要记录人群的数量或人群受疾病影响的比例。同时也应考虑疾病发生的时间或疾病发生所经历的一段时期。在流行病学研究中，要测量个人生活事件及与其相关的主要参考事件的时间，例如使用年龄，其参照事件是生日，但也可以用开始记录的时间或暴露于其他参照事件的时间。参照事件对于每个人都是不一样的，如出生年月等。参照事件的时间决定了事件测量的起始点。

发病率的分母 应为可能发生某病的总人数，即暴露人口数，或观察地区中有可能患该病人口数。也就是说暴露人口中不应包括正在患病的和已获得对该病免疫的人口。但事实上在一个特定地区的人群中，对患病情况并不十分清楚，发病率的计算通常以

该地区的平均人口作为分母，即年中（7月1日）人口数或年初人口数加上年末人口数除以2。流行病学观察希望研究疾病的第一次发生或以后发生的次数，只计算在观察人群中疾病发生的总数，就不能区分第一次或其他次发病。既然一个个体可以多次发病，在计算率时分母中的时间就应累积起来。通常利用生物学差异可以区别初发和继发，然后分别测量它们。

发病率的分子 以某病新发生的人次来计算，在观察期间内，如一个人发生几次同一疾病则应分别计为几个新发病例。但实际上发病率的分子通常只包括第一次发病的人数。但有些疾病如癌症和心脏病等，其发病时间是很难掌握的。

（王滨有）

xùfālǜ

续发率（secondary attack rate，SAR）

在某些传染病最短到最长潜伏期之间，易感接触者中发病的二代病例人数占所有易感接触者总数的百分率。又称二代发病率。在一个家庭内、病房、集体宿舍、托儿所、幼儿园班组中第一个病例发生后，在该病最短与最长潜伏期之间出现的病例称为*二代病例*。家庭中首发的病例称为家庭原发病例。

$$续发率=\frac{一个潜伏期内易感接触者中发病人数}{易感接触者总人数}\times100\% \quad (1)$$

续发率可用于分析传染病流行因素，包括不同条件对传染病传播的影响（如年龄、性别、家庭中儿童数、家庭人口数、经济条件等）及评价卫生防疫措施的效果（如对免疫接种、隔离、消毒等措施的评价）。续发率是分析流行因素及评价防疫措施的重要指标。通过续发率的分析可以研究传染病的规律。可用于比较传染病的传染力的强弱，比较不同传染病的续发率，可了解条件相似的两种疾病相对传染力的大小；通过续发率的比较研究分析流行因素，评价防疫措施等。如家庭大小、经济、文化等条件对传染病传播的影响等。该指标常用作家庭、幼儿园的班组或集体宿舍中传染病的调查指标。应注意在进行续发率的计算时，须将原发病例从分子及分母中去除。对那些在同一家庭中来自家庭外感染或短于最短潜伏期或长于最长潜伏期者均不应计入原发病例。

引入率：家庭或某集体中发生感染经常是从外界带入的。在一定期间带病入家（或集体）的某身份成员数占其同等身份成员的比值。其公式为：

$$引入率=\frac{某身份成员带病入家(或集体)的人口数}{同等身份成员总人数}\times100\% \quad (2)$$

根据不同身份的成员的引入率，可以研究何种成员最容易将传染病带入家庭，以及从何处带入家庭。

（王滨有）

èrdài bìnglì

二代病例（second generation of cases）

在某特定范围内，如一个家庭、病房、集体宿舍、托儿所、幼儿园班组等，出现第一个传染病例后，在该病最短与最长潜伏期之间出现的病例。又称续发病例。

来自疫情流行国家的病例称为输入性病例，又称一代病例，如甲型H1N1流感，对中国是一种输入性疾病，被一代病例感染的本土患者是二代病例，其主要意义是用于专业人员分析传染源和传播链，以便追寻密切接触者。

二代发病率（secondary attack rate，SAR） 在某些传染病最短潜伏期到最长潜伏期之间，易感接触者中发病的人数占所有易感接触者总数的百分率，称为续发率。具体见*续发率*。

例如调查发生肝炎的家庭，肝炎在家庭内的发生情况，与家庭中的儿童数有关。家庭中儿童较多的时候，接触频繁，二代发病率高。

家庭二代发病率（secondary attack rate in family） 家中发生第1例传染病患者后，家庭成员中因受第1例患者的传染而引起的罹患率。它是分析流行因素及评价防疫措施的重要指标。如果同一家中发生的两例或多例是同一家庭外感染的，则不算为二代病例。同一家庭第1例与续发病例的发病间隔短于最短潜伏期，或长于最长潜伏期加最长传染期之和，则这些病例亦不一定是第1例的二代病例。家庭二代发病率计算公式：

$$家庭二代发病率(\%)=\frac{家中接触而发病的人数}{家中接触的人数}\times100\%$$

计算二代发病率所需要的资料：①第1例发病日期。②家中接触人数（或家中易感的接触人数）。③在观察期间家中发生的二代病例数。

观察相当户数后，根据累积资料，计算家庭二代发病率。家中各年龄人口可分别计算其二代发病率。如有可能最好将易感的接触者抽出，计算其二代发病率。

二代发病率的用途甚广。

①比较不同传染病的二代发病率，可以了解条件相似的两种疾病相对传染率的大小。②通过二代发病率的比较，研究年龄、性别、家庭大小、经济、文化等对于传染病传播的影响。③对初例不同病程的接触者的二代发病率进行比较，推算一种疾病的传染期。④通过二代发病率与社会中一般的发病率的比较，得知家庭在一个传染病的传播上所起的作用。⑤比较各季节的二代发病率，验证传染病的季节变化。⑥对预防措施如免疫接种、隔离、消毒等进行评价。

（王滨有）

huànbìng pínlǜ zhǐbiāo

患病频率指标（indicators of prevalence frequency） 用于描述疾病分布和疾病负担的重要频率指标。患病频率指在观察期间内，现患某种疾病的频率。和发病的频率指标一样。常用的患病频率指标包括患病率、感染率等。患病率可按调查时间的长短分成时点患病率（point prevalence）与期间患病率（period prevalence）。调查的病例数（即计算患病率时的分子），应包括调查时点或期间内，新发生的、正在患病的及在此期间内发病后病故的全部病例。

（王滨有）

huànbìnglǜ

患病率（prevalence rate） 某特定时间内总人口中某病新旧病例所占比例。又称现患率。是用来衡量某一时点（或时期）人群中某种疾病存在多少的指标。患病率可为卫生管理人员安排卫生保健服务提供依据，对某些疾病，患病率可能是唯一能够得到的疾病率，如克罗恩（Crohn）病和溃疡性结肠炎，其发病时间非常难确定，因为从出现症状至诊断需多年。

患病率的分子是特定时间内观察到的新旧病例数，它是在一横断面时间内进行疾病调查所获得的，其大小与观察时间长短有密切关系，因此对观察的期限应有明确要求。患病率的分母为同时期观察到的总人口数，计算期间患病率时通常用该地区的平均人口数作分母。

患病率与发病率的区别 发病率指在某一期间人群中发生的新病例，而患病率指在某一时点（或期间）人群中存在的所有病例，而无论他们是否为新发病例还是旧病例。发病率反映人群发病的危险（概率），而患病率反映人群中某种患者存在的多少。

影响因素 包括以下两方面。

影响患病率升高的因素 影响患病率升高的因素包括：①病程延长。②未治愈者的寿命延长。③新病例增加（即发病率增高）。④病例迁入。⑤健康者迁出。⑥易感者迁入。⑦诊断水平提高。⑧报告率提高。

影响患病率降低的因素 影响患病率降低的因素包括：①病程缩短。②病死率高。③新病例减少（发病率下降）。④健康者迁入。⑤病例迁出。⑥治愈率提高。

患病率与发病率、病程的关系 患病率取决于两个因素，即发病率和病程。因此患病率的变化可反映出发病率的变化或疾病结果的变化或两者兼有。例如由于治疗的改进，患者免于死亡但并未恢复，这可导致患病率增加。患病率下降既可由于发病率下降，也可由于患者恢复快或死亡快，病程缩短所致。如果病程缩到很短，尽管发病率增高，但患病率仍可减低。患病率如同一个蓄水池（如水库），当流出量一定时，水源（发病率）流入量大时，则蓄水池水量增高，即患病率增高。若流入量（发病率）减少时，则患病率降低。当流入量一定，而流储量增大（如死亡增加或痊愈及康复增快）时，则蓄水量（患病率）亦减低。可见患病率水平（所有病例）是随着发病率（新病例）增高而增高，并随着疾病恢复的加速或死亡的加速而下降。

当某地某病的发病率和该病的病程在相当长时间内保持稳定时，患病率、发病率和病程三者的关系是：患病率＝发病率×病程，即：$P=ID$

式中：P 为患病率；I 为发病率；D 为病程。

这可用于推算某些疾病的病程。如有人曾调查美国明尼苏达州癫痫的患病率是376/10万，发病率为30.8/10万，则病程为12.2年。

应用 患病率通常用来表示病程较长的慢性病的发生或流行情况，如冠心病、肺结核等。可为医疗设施规划，估计医院床位周转，卫生设施及人力的需要量，医疗质量的评估和医疗费用的投入等提供科学的依据。

患病率也可用人时单位进行计算。它与发病率计算时的主要不同仍然是患病率不需要确定分子的发病时间，只需确定分子是否处于患病状态。其分母通常包括所有的人群，而不必限定于受威胁的人群。时点患病率与期间患病率的含义应该是不同的，但实际上的区别有时并不明显。例如在几天时间内调查得到的分子、分母数通常与几个月期间内所得到的结果并无大出入；再如精神性疾病的期间患病率不但可以看作是时点患病率，甚至还可以看作发病率。

发病率与患病率各适用于不同的目的。在进行防治工作的评价时，特别是防治慢性病时，患病率是很重要的。患病率可以反映出人群对某一疾病的疾病负担程度。可依据它来计划人力物力及卫生资源的需要，可使人们易于分析影响疾病转成慢性的诸因素，也可利用患病资料，监测控制慢性病的效果，在缺少计算发病率条件的情况下，可用以代替发病率来估计人群中疾病的严重性。另外定期地分析时点患病率，即系列的现况调查，对追踪疾病表型的时间变化很有用。但是，系列的现况调查不能组成一个纵向的监测，即不能用现况调查和患病率做病因推断和估计疾病危险性的变化。发病率是直接估计疾病危险性的指标，是进行病因学研究的最主要工具，如果分析流行病学工作是用发病率和某些因素来作比较，则可推断出哪些因素可能影响疾病的发病及影响到什么程度。而患病率，特别是在现况调查时所获得的资料，很难判断疾病与可能的归因谁先谁后，因而无法分析它们之间的关联。

患病率不适于作病因学研究。因为：①疾病的病期影响疾病的患病率，任何影响存活的因素将影响疾病的患病率。因此用现患患者所进行的研究很可能仅反映影响存活的因素，而不是真正的病因。所以很少应用现患患者进行病因学研究。②疾病本身可能影响了暴露。即运用现患病例的研究，可能仅反映了疾病的结果。如现在吸烟史是发生心肌梗死的一个重要原因，假如用现患病例进行研究，其结果必然是现在吸烟作为发生心肌梗死的危险因素就被完全掩盖了。但是有些疾病因为很难知道其准确的发病时间，患病率可能是其仅有的资料。

（王滨有）

shídiǎn huànbìnglǜ

时点患病率（point prevalence） 当观察时间为某一具体时点（一日，一般不超过一个月）的患病率。时点患病率较常用。通常患病率时点在理论上是无长度的，一般不超过一个月。

$$时点患病率=\frac{某一时点一定人群中现患某病新旧病例数}{该时点人口数(被观察人数)}\times K$$

式中：K = 100%，1 000‰，10 000/万，100 000/10 万……

（王滨有）

qījiān huànbìnglǜ

期间患病率（period prevalence） 在一定观察期间（月、季、年，多超过一个月），人群中某病存在或流行的频度。期间患病率的分母用平均人口数，分子则是观察期间的现患病例数（旧病例数）与新病例数之和。

$$期间患病率=\frac{某观察期间一定人群中现患某病的新旧病例数}{同期的平均人口数(被观察人数)}\times K$$

式中：K = 100%，1 000‰，10 000/万，100 000/10 万……

期间患病率实际上等于某一特定期间开始时患病率加上该期间内的发病率。

患病率的高低主要受疾病发生率及患病病程两个因素的影响。慢性病发病率、患病率与病程三者间的关系是：时点患病率(P)= 发病率(I)×病程(D)。

（王滨有）

gǎnrǎnlǜ

感染率（infection rate） 在某个时间内能检查的整个人群样本中，某病现有感染者人数所占的比例。感染率的性质与患病率相似。

$$感染率=\frac{受检者中阳性人数}{受检人数}\times K$$

式中：K = 100%。

流行病学研究可通过检出某病病原体的方法来发现感染者，也可用血清学或其他方法证明人群处于感染状态。感染率常用于研究某些传染病或寄生虫病的感染情况和分析防治工作的效果，可用于估计某病的流行势态，也可为制订防治措施提供依据，是评价人群健康状况常用的指标。流行病学工作中对这一指标的应用甚为广泛，特别是对那些隐性感染、病原携带及轻型和不典型病例的调查较为有用，如乙型肝炎、乙型脑炎、脊髓灰质炎、结核病、寄生虫病等。

（王滨有）

sǐwáng pínlǜ zhǐbiāo

死亡频率指标（indicators of death frequency） 测量人群死亡危险最常用衡量目标的参数。可提供某病死亡在人群、时间、地区上的变化的信息，同样也是研究疾病负担的重要指标。常用的指标包括死亡率及病死率等。

（王滨有）

sǐwánglǜ

死亡率（mortality rate） 在一定期间内和一定人群中，死于某病（或死于所有原因）的频率。是测量人群死亡危险最常用的指标。其分子为死亡人数，分母为发生死亡事件的总人口数（通常为年中人口数）。常以年为单位。多用千分率、十万分率表示。

按其分子的构成情况，又分

为粗死亡率和死亡专率（某病死亡率）。死亡专率按疾病的种类、年龄、性别、职业、种族等分类计算的死亡率，表达某疾病对一定时间、空间范围内的全部人群生命威胁程度，可用于提供某病死亡在人群、时间、地区上的变化的信息，以及探讨病因和评价防治措施。

死亡率是一项很重要的指标，对于严重疾病，即病死率高的疾病如癌症、心肌梗死等的流行病学研究很有用途，因为它可以代替发病水平且不易搞错。但对于不致命的疾病进行死亡率的分析是不合适的。死亡率是一个相对稳定的指标。它不仅反映一个地区在不同时期的居民健康状况和卫生保健工作水平，而且为当地卫生保健工作的需求和规划提供科学依据。

$$死亡率=\frac{某期间内(因某病)死亡总数}{同期平均人口数}\times K$$

式中：K = 100%，1 000‰，10 000/万……

应用 死亡率是用于衡量某一时期，一个地区人群死亡危险性大小的一个指标，既可反映一个地区不同时期人群的健康状况和卫生保健工作的水平，也可为该地区卫生保健工作的需求和规划提供科学依据。

如一些发展中国家死亡率水平仍然相当高，儿童死亡率较发达国家可高出10倍；如果贫穷国家的儿童死亡率能降低到发达国家的水平，则每年可减少死亡儿童约1 100万。在这些可避免的死亡中，几乎一半因腹泻、呼吸系统疾病和营养不良。此外，每年约有700万成年人死于可防止的或用较低费用即可使其治愈的疾病，如仅结核就可致死200万人，约40万妇女死于妊娠及妊娠并发症。发展中国家母婴死亡率平均是发达国家的30倍。

某些病死率高的恶性肿瘤，其死亡率与发病率十分接近，其死亡率基本上可以代表发病率，而且其死亡率准确性高于发病率，因此可用作病因探讨的指标。

不足 死亡率的不足之处是只能反映死亡对健康的影响，不能反映不同疾病对人的社会价值或对社会生产造成的影响。单纯从死亡的角度上来看，某种疾病导致患者在20岁死亡与另一种疾病导致患者在60岁死亡并无不同。但实际上，两者的意义和产生的影响却远不相同，很显然，前者的社会损失明显大于后者。因此，发病率和死亡率只能片面地反映疾病负担的情况，同样在进行地区间比较时也需要先对死亡率进行标化。

（王滨有）

cū sǐwánglǜ

粗死亡率（crude death rate，CDR） 死于所有原因（在所有疾病患者）中死于该病患者的频率。死亡率说明综合因素对一定时间和空间范围内的全部人群生命威胁程度的统计量，粗死亡率是一种未经过调整的率。粗死亡率反映一个人群总的死亡水平，是用来衡量人群因病伤死亡危险（机会）大小的指标。它所提供的信息比较笼统、粗糙，因为它不能表明这个人群中各个构成部分的健康状况如何。它不能直接比较，必须进行年龄、性别、职业等方面的标化调整。计算公式如下。

$$CDR=D/P\times 1\ 000‰$$

式中：D 为某地区某时期全部死亡人数；P 为该地区该时期内的平均人口数；粗死亡率是人口度量中最基本的指标之一，它具有计算简便、所需资料易得等优点，能比较准确地反映死亡对人口总量增长的影响，是计算人口自然增长率的重要组成部分。

但是，粗死亡率指标具有很大局限性。由于粗死亡率没有考虑到人口年龄、性别结构的影响，在比较不同地区、不同人群的死亡水平差异时，用粗死亡率对比是不准确的。例如欧洲多数国家的粗死亡率比许多亚非国家要高，主要是因为人口老龄化造成，不能反映二者医疗卫生水平，所以需要其他死亡率作补充或进行率的标准化处理。

（王滨有）

biāohuà sǐwánglǜ

标化死亡率（standardized death rate） 用来比较两个不同群体之间死于该病患者的频率高低的指标。不同群体之间的特征不一样，无法直接进行比较，因此引用了标化死亡率的概念。其基本思想是寻找一个统一的分布作为标准组，然后每个比较组均按该分布标准计算相应的率，所得到的率是相对于标准组的，称为标准化率。常见的是年龄调整标准化率，是把两个或几个不同人群、不同时间的年龄结构拉在相同的结构上进行比较，目的是排除不同人群间相互比较时年龄构成对人群患病率、发病率和/或死亡率的影响，使得比较结果更为客观。这是因为癌症等疾病的发生率在不同的年龄阶段存在很大的差别，一般情况下发病率或死亡率都是随着年龄的增加而增加。

计算方法 死亡率计算时应注意分母必须是与分子相对应的

人口。对不同地区死亡率进行比较时，须注意不同地区人口构成不同，而存在差异，为消除年龄构成不同所造成的影响，通常按群体之间不同特征（如年龄、性别等）分别进行计算，将死亡率进行标化后才可进行比较。常用直接法标准化和间接法标准化两种方法。

注意事项 ①标注标准化法的适用条件。一般来说，满足下列两个条件时才用标准化：欲比较的两个群内部的年龄分布不同；每个群内容年龄别死亡率也各不相同。②标准化死亡率并不是被标化组本身的某一种真值，而是用标准人员作为平台，对各标化组进行的调整，其取值具有相对性。选择的标准人口不同，算得的标准化死亡率也不同。因此，在比较几个标准化死亡率时，应采用同一标准人口。③标准组应选择有代表性的、较稳定的、数量较大的人群。例如全球、全国、全省等，时间最好与被标化资料一致或接近。一般有3种方法来选择标准组：选择相互比较的人群之一作为标准组，一般选择人数较多者。将各个比较组的数据合并作为标准组。选择比较组之外的分布数据作为标准，如全球或全国人口的年龄分布。

（王滨有）

lěijī sǐwánglǜ

累积死亡率（cumulative mortality rate） 在规定时期内一个人群中死亡人口所占的比例。在一定时间内死亡人数占某确定人群中的比。它可包括所有的死因或仅包括某特定的死因。通常为了说明在某一年龄以前死于恶性肿瘤的累积概率的大小，有时累积死亡率可由各年龄死亡率相加获得。多用百分率来表示。如果并非所有的人均完成了随访，则该率的计算就要采用那些考虑结尾数据的方法。

（王滨有）

chāo'é sǐwánglǜ

超额死亡率（excess mortality rate） 一个地区某段时间超过预期死于该病患者的频率。如流感超过相近的几个非流行年同期的平均死亡率的部分。由此计算出的绝对死亡数称作超额死亡人数。由于类似流行性感冒的传染病发病率很不准确，病死率极低。为了测定其流行强度常使用超额死亡率。这时需要根据历年肺炎月别死亡率算出每月的死亡率平均值。然后把实际的流感流行期的月别肺炎死亡率与之相比较，所以超额死亡率能较准确地和清楚地反映流感流行的严重程度。此外，超额死亡率还有助于对比不同国家、不同地区的疾病流行严重程度。

（王滨有）

bìngsǐlǜ

病死率（fatality rate） 一定时期内（通常为1年），患某病的全部患者中因该病死亡者的比例。

$$病死率=\frac{某时期内因某病死亡人数}{同期患某病的患者数}\times K \quad (1)$$

式中：$K=100\%$。

如果某病处于稳定状态时，病死率也可用死亡率和发病率推算得到：

$$病死率=\frac{某病死亡率}{某病发病率}\times K \quad (2)$$

式中：$K=100\%$。

应用 病死率表示确诊疾病的死亡概率，它可表明疾病的严重程度，也可反映医疗水平和诊断能力，通常多用于急性传染病，较少用于慢性病。一种疾病的病死率在不同疾病流行中可因病原体、宿主和环境之间的平衡发生变化而变化。但是在比较不同医院的病死率时，须格外小心。因为医疗设备好，规模较大的医院接受危重型患者比较小的医院要多，因而大医院有些疾病的病死率可能高于小医院。所以用病死率作为评价不同医院的医疗水平时，要注意可比性。

在临床中经常会用错，如狂犬病的病死率为100%，而死亡率却很低，因此不能盲目认为死亡率为100%。同理，严重急性呼吸综合征（severe acute respiratory syndrome，SARS）流行的初期，有人将病死率约4%错误认为是死亡率为约4%。2003年中国大陆累计非典（SARS）病例总数为5 327例，死亡349人。全世界非典病例总数为8 098例，死亡774例，全球平均病死率约为10%左右。

（王滨有）

shēngcúnlǜ

生存率（survival rate） 接受某种治疗的患者（患某病的人中），经若干年随访（通常为1、3、5年）后，尚存活患者数所占的比例。

$$生存率=\frac{随访满\ n\ 年尚存活的病例数}{随访满\ n\ 年的病例数}\times 100\% \quad (1)$$

生存率反映了疾病对生命的危害程度，可用于评价某些病程较长疾病的远期疗效。在某些慢性病、癌、心血管疾病、结核病等的研究中通常应用。

如恶性肿瘤治疗效果的统计常用5年生存率，5年生存率系指某种肿瘤经过各种综合治病后，生存5年以上的比例。即一般以治疗后5年作为一个判断指标，例如，某一种癌症，手术后100例中，只有50例存活5年以上，因此这组患者的五年生存率为50%。

一般来说，恶性肿瘤疗后存活5年以上，疗后复发或转移之机会较少，但不等于治愈，因为也有不少病例，疗后年以后发生了转移。所以，对恶性肿瘤的疗效观察，一般不用治愈率，而用5年或10年生存率。

（王滨有）

cánjílǜ

残疾率（disability rate） 某一人群中，在一定期间内每百（或千、万、10万）人中实际存在的残疾人数。又称病残率。即通过询问调查或健康检查，确诊的病残人数与调查人数之比。可说明残疾在人群中发生的频率。也可对人群中严重危害健康的任何具体残疾进行单项统计。它是作为人群健康状况的评价指标之一。

$$残疾率=\frac{残疾人数}{调查人数}\times K \quad (1)$$

式中：$K=100\%$，1 000‰……

（王滨有）

yùqī shòumìng

预期寿命（life expectancy） 已经活到一定岁数的人平均还能再活的年数。人口学界用人均期望寿命，衡量统计当年人的寿命水平。又称期望寿命或人口平均期望寿命。在不特别指明岁数的情况下，人均期望寿命指0岁人口的平均预期寿命。

和人的实际寿命不同，人口平均期望寿命是根据婴儿和各年龄段人口死亡的情况计算后得出的，指在现阶段每个人如果没有意外，应该活到这个年龄。但实际上，死亡率是不断变化的，因此，平均预期寿命是一个假定的指标。

这个指标与性别、年龄、种族有着紧密的联系，人的寿命长短，决定于两个因素：一是自然因素；二是社会因素。自然因素中包括自然地理因素，生物遗传因素等；社会因素中包括社会历史、社会政治、经济和文化因素等。因此不同社会不同时期，人的寿命有很大差别，由于每个人的体质、遗传、生活习惯、受教育水平、各地区生活和卫生医疗水平不同，人与人的寿命长短也相差悬殊。

如今生活水平的提高为人们追求健康打下了良好基础，但工作过于紧张、压力大，疏于锻炼和饮食不合理，仍是影响人均健康期望寿命的不良因素。

计算方法 人口平均预期寿命的计算方法是：对同时出生的一批人进行追踪调查，分别记下他们在各年龄段的死亡人数直至最后一个人的寿命结束，然后根据这一批人活到各种不同年龄的人数来计算人口的平均寿命。用这批人的平均寿命来假设一代人的平均寿命即为平均预期寿命。事实上要跟踪同时出生的一批人的整个完整的生命过程有很大的困难，在实际计算时，通常可以利用同一年各年龄人口的死亡率水平，来代替同一代人在不同年龄的死亡率水平，然后计算出各年龄人口的平均生存人数，由此推算出这一年的人口平均预期寿命。因此，人口的平均预期寿命与同时代的死亡率水平有关。

意义 平均期望寿命的意义是在一定的条件下，预知每个人出生后可存活的年数。它反映了一定年代的社会政治经济条件、自然环境条件、医疗卫生水平、生活水平等状况，它可对总的健康状态提供了一个简便的衡量方法，是国际通用的评价居民健康水平的指标。

（王滨有）

qiánzài jiǎnshòu niánshù

潜在减寿年数（potential years of life lost，PYLL） 死亡所造成的寿命损失年。某病某年龄组人群死亡者的期望寿命与实际死亡年龄之差的总和，它以期望寿命为基础，计算不同年龄死亡造成的潜在寿命损失年，强调早死对健康的影响，定量地估计疾病造成早死的程度。

基本原理 PYLL是根据死亡年龄对期望寿命有明显影响，平均死亡年龄大时，对期望寿命影响较小；反之，当平均死亡年龄小时，对期望寿命的影响则较大这一原理提出的。在考虑死亡数量的基础上，以期望寿命为基准，进一步衡量死亡造成的寿命损失，强调了早亡对健康的损害。所以有人认为PYLL的计算应从1岁算起，以防止婴儿死亡对其影响太大。用潜在减寿年数来评价疾病对人群健康影响的程度，能消除死亡者年龄构成的不同对预期寿命损失的影响。可用来计算不同疾病或不同年龄组死者总的减寿年数。

计算方法 PYLL计算是对每例死亡计算死亡年龄与潜在生命上限之差，再取总和。

计算公式为：

$$PYLL=\sum_{i=1}^{e} a_i d_i \quad (1)$$

式中：e 为预期寿命（岁）；i 为年龄组（通常计算其年龄组中值）；a_i 为剩余年龄，$a_i=e-(i+0.5)$，意义为：当死亡发生于某年龄（组）时，至活到 e 岁时，还剩余的年龄，由于死亡年龄通常以上一个生日计算，所以尚应加上一个平均值 0.5 岁；d_i 为某年龄组的死亡人数。

应用 该指标自 1982 年提出后，现已在世界范围内广泛应用。PYLL 是人群中疾病负担测量的一个直接指标，也是评价人群健康水平的一个重要指标。可用于衡量某种死因对一定年龄组人群的危害程度，比较不同原因所致的寿命减少年数，即可反映出对各年龄组人群的危害大小。

目前，国外多用于综合估计导致某人群早死的各种死因的相对重要性，为确定不同年龄组重点疾病提供了科学手段。也适用于防治措施效果的评价及卫生政策的分析等。主要用途有：①可用于计算每个病因引起的寿命减少年数，并比较各种不同原因所致的寿命减少年数。②该指标可用于将某一地区（县）和另一标准地区（或省）相比较。③在卫生事业管理中，筛选确定重点卫生问题或重点疾病时，潜在减寿年数是一个很有用的指标，同时也适用于防治措施效果的评价和卫生政策的分析。

对不同疾病连续多年计算 PYLL 可了解疾病的趋势。每种疾病的平均死亡年龄不同，PYLL 的值亦不同。在对同一种疾病的死因构成与潜在减寿年数构成进行比较时，其顺位也常有差异。

优点和缺点 该研究方法的优点是计算简便、易于理解，结果直观。潜在减寿年数的分析不仅可用于了解居民过去和现在的卫生健康水平，对卫生防疫工作的设计、计量和估计也是必需的。每种疾病的平均死亡年龄不同，潜在减寿年数的值亦不同。由于各类事故死亡的平均年龄较小，所以潜在减寿年数构成比值明显高于死亡构成比值，潜在减寿年数构成顺位上升。心脏病、肿瘤等疾病的平均死亡年龄较高，潜在减寿年数构成比值明显低于死亡构成比值，潜在减寿年数构成顺位下降。

PYLL 在评价疾病负担时虽比传统的一些指标更客观、准确、合理些，但也有很大的局限性，如它只能反映疾病负担的一种形式或结局（如死亡）的情况，对超出期望寿命的死亡却难以评价其疾病负担。如计算老年人的死亡时，超过生命上限的老年人死亡对指标没有贡献，这与事实不符，而且和社会对老年人健康的重视及卫生资源对老年人的分配情况也不相符。另外，该指标只有在相同年龄个体的社会、经济价值相同的情况下才适用。

（王滨有）

shāngcán tiáozhěng shòumìngnián

伤残调整寿命年（disability adjusted life years，DALY）

从发病到死亡所损失的全部健康寿命年。包括因早死所致的寿命损失年（YLL）和疾病所致伤残引起的健康寿命损失年（YLD）两部分。DALY 是一个定量的计算因各种疾病造成的早死与残疾对健康寿命年损失的综合指标。是将由于早死（实际死亡年数与低死亡人群中该年龄的预期寿命之差）造成的损失和因伤残造成的健康损失二者结合起来加以测算的。因为流行病学是从宏观的高度和群体的角度来认识疾病和健康状况的分布及其机制，研究制订防治对策及评价其效果。在研究人类疾病负担的过程中，为了克服通常方法中存在的片面性、主观性及局限性，在世界银行和世界卫生组织的授意下，默里（Murray）及洛佩斯（Lopez）两人提出了 DALY 这一指标，并开始应用于全球疾病负担的分析。

疾病可给人类健康带来包括早死与残疾（暂时失能与永久残疾）两方面的危害，这些危害的结果均可减少人类的健康寿命。定量的计算某个地区每种疾病对健康寿命所造成的损失，便可以科学地指明该地区危害健康严重的疾病和主要卫生问题。这种方法可以科学地对发病、失能、残疾和死亡进行综合分析，是用于测算疾病负担的主要指标之一。

应用 ①从宏观的角度去认识疾病和控制疾病。可用于跟踪全球或一个国家或某一个地区疾病负担的动态变化及监测其健康状况在一定期间的改进，还可对已有的措施计划进行初步的评价，测定医疗卫生干预措施的有效性。②对不同地区、不同对象（性别、年龄）、不同病种进行 DALY 分布的分析，可以帮助确定危害严重的主要病种，重点人群和高发地区，为确定防治重点及研究重点提供重要信息依据。③可进行成本效果分析，研究不同病种，不同干预措施挽回一个 DALY 所需的成本，以求采用最佳干预措施来防治重点疾病，使有限的资源发挥更大的挽回健康寿命年的效果。

（王滨有）

jiànkāng shòumìngnián

健康寿命年（health life years，HeaLY）

将疾病的致死效果及致失能效果结合在一起新的测量疾病负担的指标。1998 年由海德（Hyder）等人提出。计算方法如下：

$$HeaLY = L_1 + L_2 \quad (1)$$

式中：L_1 为该人群中因患某种疾病死亡而损失的健康寿命年。L_1 为 $P \times I \times CFR \times [E(A_0) - (A_f - A_0)]$；$P$ 为人群的总人数；I 为该人群中某种疾病每年每千人口的发病率；CFR 为该病的病死率；A_f 为因该病死亡时的平均年龄；A_0 为因该病发病时的平均年龄；E（A_0）为年龄为（A_0）时的期望寿命，采用标准期望寿命。L_2 为该人群中因患某种疾病失能而损失的健康寿命年。L_2 为 $P \times I \times CDR \times D_e \times D_t$；$CDR$ 为患该病人群因该病失能的比例；D_e 为失能权重；D_t 为此病平均病程。

HeaLY 与 DALY 一样，均以发病为起点，以一种疾病发病后其疾病的自然史作为基本框架，来评价患病和死亡的综合效应，HeaLY 的计算公式更简化及易于理解。HeaLY 从疾病的发病开始，根据疾病的自然史考虑疾病引起死亡的情况及不同年龄组死亡的影响。同时更充分地考虑到发病期间失能对健康的影响，这对宏观地认识疾病和控制疾病有十分重要的意义。应用 DALY 和 HeaLY 时，其不足之处在于所需资料在发展中国家通常不易得到，此外，由于采用标准期望寿命，估计结果与实际常略有差异。

（王滨有）

zhìliàng tiáozhěng shòumìngnián

质量调整寿命年（quality adjusted life years，QALY） 一种调整的期望寿命，用于评价和比较健康干预。由于健康损害，伤残和/或出生缺陷等原因造成的慢性疾病可以通过健康调查，医院出院记录等资料进行评价。在实际应用时，反映剩余伤残严重性的权重可以通过患者或执业医师的判断来确定。

计算方法：将健康的生活了一年记为 1；死亡则记为 0；伤残则根据适当的标准记为 0~1 的数字，将生存时间权重加权后求和，从而得到质量调整生存年。

如果经过诊断，认为一位患者可以以现在有疾病的状态生存 10 年。假设这位患者可以选择完全健康但是生存的时间将会减少为 8 年，则该患者今后 10 年将被认为是 8 个质量调整寿命年（QALY）。

20 世纪 90 年代中期 QALY 主要用于成本效果分析，成为成本效果分析的参考标准。

QALY 的计算主要包括 3 个步骤：①描述健康状态。②建立健康状态的评分值，即健康相关寿命质量权重。③整合不同健康状态的评分值和相应寿命。每个步骤都有不同的方法，方法不同，最终获得的结果也不同。

（王滨有）

jíbìng liúxíng qiángdù

疾病流行强度（epidemic intensity of disease） 疾病在某地区一定时期内存在数量多少，以及各病例之间的联系程度。又称疾病的社会效应。也是疾病在人群中的数量变化。表示流行强度的术语有散发、暴发、流行和大流行。

散发（sporadic） 发病率呈历年的一般水平，各病例间在发病时间和地点上无明显联系。散发适用于范围较大的地区。确定散发时多与此前 3 年该病的发病率进行比较，如当年发病率未明显超过既往平均水平即为散发。

疾病分布出现散发的原因是：①该病因在当地常年流行或因预防接种的结果使人群维持一定的免疫水平，所以出现散发。如麻疹流行后，易感人群数减少或应用麻疹疫苗后人群中具有一定的免疫力，而出现散发。②有些以隐性感染为主的疾病，可出现散发，如脊髓灰质炎、乙型脑炎等。③有些传播机制不容易实现的一些传染病也可出现散发，如个人卫生条件好时，人群中很少发生斑疹伤寒。一些人畜共患疾病由于人与动物接触机会减少，很少发生，如炭疽。④某些长潜伏期传染病也易出现散发，如麻风。

暴发（outbreak） 在一个局部地区或集体单位中，短时间内突然有很多相同的患者出现。这些人多有相同的传染源或传播途径。暴发一般涉及人数较多，病例又常集中在一段时间内发生。大多数患者常同时出现在该病的最长潜伏期内，如水痘、麻疹与流行性感冒、流行性脑脊髓膜炎等传染病的暴发。在托幼机构，如易感者多，一旦传染源传入，就易引起暴发。一些毒物如食物中毒、农药中毒也能引起暴发。暴发可为传染病也可为非传染病。

暴发可根据暴露于病原体的性质和时间长短，蔓延和传播的方式以及暴发和流行的间期而分为 3 类：①同源暴发（common-source outbreak）指某易感人群中的成员同时暴露于某共同的病原体或污染源而引起的暴发。例如，一次会餐引起的食物中毒暴发；也可能是由于某媒介物受到污染；例如包装的食品、罐装的饮料或药物等。此时由于暴露（即消费）的地点和时间可能有所不同，因而在不同地点和时间引起暴发。②连续传播性流行（propagated epidemic）指致病性病原体从一个受感者转到另一个受感者。转移可通过直接接触或经中介的人、动物、节肢动物或媒介物而实现；还可以通过行为传播，如静脉内使用毒品者和同性恋者中的乙型肝炎和艾滋病的传播。③混合型（mixed epidemic）以上两型的结合。通常是先发生一次同源暴发，而后通过人与人的传播继续流行。例如经食物传播的伤寒、甲型肝炎等。

流行（epidemic） 一个地区某病发病率明显超过历年的散发发病率水平。通常某病在某地区显著超过该病历年发病率水平的3～10倍时即为流行。流行与散发是相对的，各地应根据不同时期、不同病种等做出判断。如在一个人群中，已经长期不存在的一个传染病，一旦出现一个病例或一个地区第一次发生过去尚未认识的疾病，就需立即进行报告及进行全面调查。在这种情况下，两个在时间和地点上有联系的相同病例就足以作为该病流行的证据。一个社区或地区某疾病例数、与健康有关的行为或其他有关的健康时间数明显超出平时的一般水平。这里所指的社区和时间均有精确的规定，发生多少病例就认为是流行，可因病因因子、暴露人群的大小和类型、既往是否暴露于该病及发病的时间、地点而异。所以，流行是与同一地区、同一季节特定人群中该病的常见频率相比较而言的。

有时在实际工作中使用暴发流行一词。它表示在一个地区某病病例突然大量增多，发病率常超过一般流行的发病率水平，来势较迅猛，流行持续时间往往超过该病的最长潜伏期。有些传染病隐性感染占大多数，当它流行时临床症状明显病例可能不多，而实际感染率却很高，这种现象称为隐性流行，如流行性乙型脑炎和脊髓灰质炎常具有这种现象。

大流行（pandemic） 大流行的判定应根据不同病种、不同时期、不同历史情况进行。有时疾病迅速蔓延可跨越一省、一国或一洲，其发病率水平超过该地一定历史条件下的流行水平，如流感、霍乱的世界大流行。

（王滨有）

jíbìng de fēnbù

疾病的分布（distribution of disease）

疾病的流行特征通过疾病在人群、时间、地区分布得以表现。流行特征是病因在特定的人群、时间、空间中，隐蔽而不断地得以实现的结果，是流行过程的可见形式。对于病因已知疾病，流行特征是判断和解释病因的根据。对于病因未明疾病，流行特征是病因的外在表现，是形成病因假设的重要来源。所以，不论是描述性或是分析性的流行病学研究，最初的着手处和着眼点都在于疾病的流行特征。离开流行特征，不可能进行流行病学研究。

（王滨有）

jíbìng rénqún fēnbù

疾病人群分布（population distribution of disease）

疾病按人群特点分布的现象。这些特点包括年龄、职业、收入、性别、民族、婚姻状况、宗教信仰、生活习惯等与疾病有关的一些人群特征，可成为疾病的危险因素。疾病的分布常随人群的特点的不同而有差异，可对其进行发病率、患病率和死亡率等水平的比较。除此之外，其分布差异也与人群不同行为及环境有关。探讨这种差异有助于了解影响疾病分布的因素、探索病因和为制订防制措施和实施防制工作提供依据。

（王滨有）

jíbìng niánlíng fēnbù

疾病年龄分布（age distribution of disease）

有关疾病的死亡率与发病率的分析存在明显年龄差异的现象。年龄与疾病之间的关联比起其他因素的作用都强，差不多所有的发病率与死亡率均显示出与年龄这个变量有关。作为一个混杂因素，在大多数疾病中因年龄出现的频率差异要比其他变量大。随着年龄不同几乎大部分疾病的发生频率都显著不一。有些疾病几乎特异地发生在一个特殊的年龄组中。

疾病与年龄的关联 一般来说，慢性病有随年龄增长，发病率随之增加的趋势。相反，对急性传染病来说，随年龄的增加发病率有减少的趋势。婴幼儿很容易患急性呼吸道传染病，母体内的抗体在胚胎时期可传给胎儿，直到出生后头6个月都可起到预防传染病的作用，到学龄时，其水平降到最低。在抗传染病的预防接种前，某些急性呼吸道传染病，如麻疹、百日咳、腮腺炎等主要发生于婴幼儿中，由于在人群中预防接种的程序不断发展，免疫形式也在发生变化，所以易感年龄也随之不断变化。如麻疹虽是学龄前儿童的主要疾病，但近些年来，其发病高峰延后，高发于5～15岁的大龄儿童，甚至在新入学的大学生、新入伍的军人中都有发生，且症状往往比年幼者严重或不典型。风疹则常见于青年人中，军团病则多见于老年人中。

同传染病一样，年龄与非传染病的死亡也有关。国外研究发现，意外伤害的高发生率是出现在一个特定的年龄组中，而且可以明确找出一个特定的有损健康的原因。卡尔瓦茨基（Karwacki）和贝克（Baker）注意到，1岁以下儿童在所有15岁以下车祸死亡者中居首位。其中头部外伤占最多，这主要原因是安全防护措施不够。应有婴儿独自的汽车安全装置，不要让孩子坐在母亲怀中。

对某些疾病的发生频率来说，年龄效应是特别明显的，如关节炎的发病在45~64岁人群是45岁以下人群的10倍，是65岁以上者的2倍。老年人由于牙齿原因带来一些相应牙齿与牙周的疾病，如65岁以上的老人中有1/3的人无牙齿，只有不到10%的人无牙周病。糖尿病的患病率随年龄增长增加也十分明显。

研究目的 ①分析疾病不同年龄分布的差异，有助于深入探索致病因素，为病因研究提供线索。②研究疾病的不同年龄分布，可帮助提供重点保护对象及发现高危人群，为今后有针对性地开展防治工作提供依据。③分析不同年龄分布的客观原因，有助于观察人群免疫状况的变化、确定预防接种对象和进行预防接种措施的有效实施，以保证预防接种的效果。

出现差异的原因 ①免疫水平状况。由于胎儿可经胎盘得到来自母体的现成抗体，获得被动免疫，所以6个月以内新生儿一般不易患病，人群易感性降低，故很少发生麻疹、白喉、猩红热等病。反之，当成年人免疫水平低下时则母体也可缺乏免疫，致使新生儿也成了易感者。同样，在边远的山区和农村，由于人口密度小，交往过少，受感染的机会也少，一旦有传染源进入该地，成人也可患儿童多见病。如1846年法罗（Faroe）群岛发生麻疹暴发，在此之前，该岛有65年没有发生麻疹，人群易感性较高。此次暴发中，从6个月以上的婴儿到65岁的老人几乎全部发病，发病率达78%。感染后机体产生免疫力的时间及其持久性也影响疾病的年龄分布。流感等病由于缺乏巩固的病后免疫力，所以各年龄组发病率趋于一致，不存在明显差异。呈隐性感染的疾病成人少见，但儿童发病高。②暴露病原因子的机会不同，可导致出现疾病年龄分布的差异。如水痘可见于同在一起学习或玩耍的小学生或托儿所、幼儿园中的婴幼儿。非传染病的年龄分布差异主要取决于暴露致病因子的机会。如食管癌高发区随年龄增高其发病率和死亡率也随之升高；死亡率越高的地区，年龄死亡曲线升高也越早。由于致病因素需要较长时间的积累，才可致疾病的发生，所以通常发病年龄较晚，如冠心病多在45岁以后发生。③有效的预防接种可改变某些疾病固有的发病特征，如麻疹在普遍接种麻疹疫苗前主要发生于幼儿及学龄儿童中，但推行了扩大的计划免疫之后，麻疹发病年龄的分布也发生很大的变化，现在麻疹多见于大龄儿童、少年及20岁以上的成年人中。

（王滨有）

niánlíng qījiān duìliè fēnxī

年龄期间队列分析（age period cohort analysis）

分析年龄、所处时代及队列暴露经历三者对疾病频率变化所起作用及其大小的方法。是对与特定人群年龄相关的发病率或死亡率进行列表和分析。此特定人群是在特定时间确定的，并对他们的一生（或一生的部分期间活过各不同年龄时）进行随访。在一定环境条件下，如移民人群研究，可根据在某国家移民的居住期限而不是出生年代进行队列分析，以便分析健康或死亡与暴露期限的关联。它可以明确地呈现致病因子与年龄的关系。队列指具有相同特征或共同经历的一批人。

（王滨有）

chūshēng duìliè fēnxī

出生队列分析（birth cohort analysis）

利用出生队列资料将疾病年龄分布和时间分布结合起来描述的一种方法。特定时间内出生并按此出生时期确定的一组人，即同一时期出生的人划归一组称为出生队列。可对其随访若干年，以观察死亡情况，这是死亡统计中很有用的一个资料。出生队列方法在评价疾病的年龄分布长期变化趋势及提供病因线索等方面具有很大意义。它可以明确地呈现致病因子与年龄的关系，有助于探明年龄、所处时代特点和暴露经历在疾病的频率变化中的作用。

由于年龄是多种疾病的重要危险因素，且也与诸多的暴露因素有关，通常横断面调查研究的调查对象年龄范围通常较大。对慢性病来说，从暴露到出现疾病的结局，要经历一段很长的时间，不同年代出生的人暴露过程和疾病的潜伏期均不相同，一个年龄大的人的健康状况可能与其以往多年的暴露经历有关，那么横断面分析的结果就是个表面的假象。不同出生队列所经历的暴露效应的差异在横断面分析研究中可能会将年龄与疾病的真实联系予以歪曲。

（王滨有）

jíbìng xìngbié fēnbù

疾病性别分布（gender distribution of disease）

不同性别的发病频率和死亡频率及其严重性等方面可有明显差异的现象。通常男性死亡率高于女性，但发病率通常女性较高。

疾病分布出现性别差异的原

因包括：①男女两性暴露或接触致病因素的机会不同。如对传染病来说，男女发生率不同是因感染机会不同所致，女性有较多的患病倾向。但传染病男性高于女性，可能男性在儿童时期较活跃，成年后社会活动范围较广，因此与传染源接触的机会多，但这种差异可因妇女参与社交活动而消失。以往森林脑炎多见于伐木工人、地质勘探人员、狩猎者、在林区的放蜂者，这些人多以男性为主，因此发病多见于男性。但现在妇女儿童采集野菜，木耳，蘑菇者逐渐增多，森林脑炎患者也在女性身上发生。同样在血吸虫病流行区过去以男性发病为高，现在由于女性参加农业劳动的机会增多，两性发病的差异也在逐渐消失。对慢性病来说，如肺癌，男女分布频率不同是由于男性吸烟者所占的比例多于女性所致。男性肝硬化多于女性是因为男性饮酒的机会多于女性的缘故。②疾病的性别分布差异也与两性的解剖、生理特点及内分泌代谢等生物性的差异有关。内分泌或生理因素可使不同性别易患疾病或被得到保护而不患病。如冠心病的患病率男性高于女性。有人推测这可能由于有些重要的内分泌因素对两性起作用，也可能因为女性在停经前受到雌激素的保护所致；而不能完全用血脂浓度、高血压、吸烟、糖尿病、肥胖等危险因素在两性中的差异来解释。此外，胆囊炎、胆结石、伤寒慢性携带者多见于女性，可能均与此有关。地方性甲状腺肿女性多于男性，可能与碘缺乏而不能满足女性较多的需求有关。③男女职业中毒发生率不同是由于妇女较男性更少受雇于从事一些危险性很大的职业有关。④两性生活方式、嗜好不同也可能出现疾病的性别分布差异。在进行人群中不同性别的发生率与死亡率比较时应注意到不同年龄组男女比例不同，所以应分别对不同年龄组进行标化后再直接比较。

（王滨有）

jíbìng zhíyè fēnbù

疾病职业分布（occupational distribution of disease） 不同职业的发病频率和死亡频率及其严重性等方面可有明显差异的现象。职业暴露不同的物理因素、化学因素、生物因素及职业性的精神紧张均可导致疾病分布的不同。在石棉工人中间皮瘤、肺癌及胃肠癌的发生多见；矿工、翻砂工易患尘肺；生产联苯胺染料的工人易患膀胱癌；林业工人、狩猎者易患森林脑炎；饲养员，屠宰工人、畜牧业者易患布鲁氏菌病；矿工，建筑工人及农民均有较高的发生意外伤害和死于外伤的比例。相反，从事某些职业对预防某些疾病的发生也有关。如从事某些体力劳动有起到预防冠心病的作用，反之脑力劳动者易患冠心病；神经高度紧张的强脑力劳动和严重消耗性体力劳动均可导致心血管、神经系统的早期功能失调和病理变化。

在研究职业与疾病的关系时应考虑以下几方面：①疾病的职业分布不同与感染机会或暴露于致病因素的机会不同有关。②暴露机会的多少与劳动条件有关。③职业反映了劳动者所处的社会经济地位和卫生文化水平。④不同职业的体力劳动强度和精神紧张程度不同，在疾病的种类上也有不同的反映。此外在研究不同职业人群中的慢性病发病率时还应注意到以往可能引起各种疾病的职业，不要为刚刚更换了的较为安全的工种所迷惑而被忽略。

还应注意的是，一般来说，有的人可终生在一个单位工作，有的人可多次更换职业，甚至有人即使在同一单位也有工种的改变，所以不能轻易地确定疾病与职业间的关联。同时还应注意职业的分布虽然取决于暴露机会的大小，但同样可以人为地改变这种情况以降低其分布频率。

（王滨有）

jíbìng mínzú hé zhǒngzú fēnbù

疾病民族和种族分布（ethnic and racial distribution of the disease） 不同民族和种族之间在疾病的发病频率和死亡频率及其严重性等方面有明显差异的现象。

分布差异原因 ①与不同民族、种族的遗传因素有关：民族是个相对稳定的群体，由于长期受一定自然环境与社会环境等因素的影响不同民族间不仅生活习惯不同，而且其群体的遗传基因表型的分布也有一定差异，这也是影响疾病分布出现差异的主要原因。如黑种人中镰状细胞贫血多见，是受遗传因素决定的，相反，尤因肉瘤在全世界的黑种人中均见不到。②与不同民族间的社会经济状况不同有关：美国由于种族歧视的存在，黑种人的社会地位较低。1989 年统计，黑种人中大多数疾病如高血压性心脏病、脑血管意外、性病、结核病、枪杀及意外伤害等的死亡率均明显高于白种人，而白种人中动脉硬化性心脏病、自杀的死亡率高于黑种人。黑种人中子宫癌显著高于白种人，成为黑种人中女性的主要死因。相反，白种人中乳腺癌发病率高。③与风俗习惯、生活习惯和饮食习惯有关：如新几内亚的福尔（Fore）部落，有食死者脑的葬俗而感染慢病毒患库鲁（Kura）病，其他部落因无此风俗而不发病或很少发病。朝鲜族有食用生鱼的习惯，故大多易患肝吸虫病。④与各民族所处定居点的地理环境、自然条件及社会条件的不同影响有关，使发病与健康状况也存在明显的差异。⑤与医疗卫生质量和水平不同有关：美国白人的生活水平、卫生状况包括居住条件和医疗服务等方面通常均较非白种人优越和有利，同时非白种人在心理和精神上多处于压抑和紧张的状态，这对疾病的发生与死亡均产生较大的影响。

在分析疾病患病的民族与种族差异时，不能单纯地从一方面去找原因，应综合起来去分析，特别是当种族差异同时伴有社会经济状况差别时。例如美国黑种人高血压及其并发症的患病率较白种人高，其原因可考虑为：①黑种人有较高的遗传易感性。②种族歧视的存在使黑种人有较大的心理、精神压力。③黑种人的社会地位及经济水平较低。④黑种人与白种人相比得不到应有足够的医疗保健，因而不能早期发现、早期诊断和治疗。

（王滨有）

jíbìng zōngjiào fēnbù

疾病宗教分布（religious distribution of disease） 不同宗教的发病频率和死亡频率及其严重性等方面可有明显差异的现象。不同宗教有其各自独立的教义、教规，因而对其生活方式也产生一定影响。不同人群因宗教信仰不同，其生活方式也有明显差异，这些也对疾病的发生和分布规律产生一定的影响，使疾病的分布频率也出现显著差别，如犹太教有男性自幼“割礼”的教规，其结果犹太人男性阴茎癌发病甚少，女性宫颈癌发病率亦低，这与丈夫割包皮有关。伊斯兰教信徒不食猪肉，所以免除了患猪绦虫病的危险。

宗教有时可成为少数民族的一个标志，所以政治、经济、文化背景与宗教信仰有很强的联系。因此，在讨论宗教对疾病的影响时还应兼顾到不同民族的生活条件、居住环境、饮食卫生习惯、风俗习惯及心理状态等因素的影响。

（王滨有）

jíbìng hūnyīn fēnbù

疾病婚姻分布（marital and family distribution of diseases） 不同婚姻状况的发病频率和死亡频率及其严重性等方面可有明显差异的现象。不同婚姻状况下人的健康常有很大的差别：国内外的许多研究证实，离婚者全死因死亡率最高，丧偶及独身者次之，已婚者最低，可见离婚、丧偶对精神、心理和生活的影响尤为明显，是导致发病或死亡高的主要原因。

婚姻状况对女性健康有明显影响：婚后的性生活、妊娠、分娩、哺乳等对女性健康均有影响。在已婚的妇女中宫颈癌多见，是因为过早的性接触和有过多的性伴侣所致。在单身妇女中多见乳腺癌，初孕年龄过晚也是其危险因素，原因可能是由于内分泌不平衡所致。

据研究报告，当前中国农村婚配范围有缩小的趋势，在边远山区和农村近亲婚配也较严重，这势必会使先天性畸形及遗传性疾病增加及造成流产、早产和子女的夭折早亡，严重影响人口素质，应引起极大的重视。

（王滨有）

jíbìng jiātíng fēnbù

疾病家庭分布（family distribution of diseases） 不同家庭环境的发病频率和死亡频率及其严重性等方面可有明显差异的现象。家庭是社会组成的一部分，随着社会的发展、时代的进步，家庭的组成形式及其成员也在发生变化，这将影响到疾病在家庭内分布发生改变。

家庭成员相互之间接触密切，均生活在同一环境中。研究疾病的家庭集聚现象及其规律，不仅可了解遗传因素与环境因素在发病中所起的作用，同时还可以查明疾病的流行特征，评价防疫措施的效果。家庭成员中因数量、年龄、性别、免疫水平、文化水平、风俗习惯、嗜好差异，疾病的分布频率也会产生影响。

（王滨有）

jíbìng liúdòng rénkǒu fēnbù

疾病流动人口分布（disease distribution of floating population） 本地非原住民人口对疾病的暴发流行起到加剧的作用，这对疾病的防制工作提出一个亟待解决的新问题。流动人口指在中国现行户籍制度下，以工作、生活为目的，离开户籍所在地到异地居住的成年育龄人口。国际上，类似的群体被称为国内移民（internal migration）。流动人口与迁移人口虽然都进行空间的位移，但流动与迁移不同，迁移是在永久变更居住地意向指导下的一种活动。

中国现阶段人口流动主要是从农村出来的剩余劳动力，由农村流向城市，由经济欠发达地区流向经济发达地区，由中西部地区流向东部沿海地区。其特点是数量巨大，职业多样，城乡流动和地区流动频繁。

流动人口可以分为流入人口和流出人口，流入人口指来到该地区的非户籍人口，流出人口指离开该地区到其他地方居住的户籍人口。

中国疾病流动人口分布 流动人口对疾病的暴发流行起到加剧的作用，这为疾病的防治工作提出一个亟待解决的新问题。中国曾因人口大流动引起一些传染病的暴发和流行。如1958年“大跃进”期间因机关干部、学校师生上山下乡参加农业劳动，曾在这些人群中暴发肝炎和钩端螺旋体病。“文化大革命”期间因大串联，在全国范围内发生流行性脑脊髓膜炎的大流行，发病304万多例，死亡16万多例。20世纪80年代以来，随着改革开放、市场经济体制的建立，人口大流动已成为相当长的一段时期的客观事实。

对疾病分布的影响 ①流动人口是传染病暴发流行的高危人群。在大型建筑工地、城市的城乡接合部，聚集着为数众多的民工，那里卫生防病条件极差，饮用水不合标准，食堂卫生条件低下，炊事人员未经健康检查及卫生培训，食品卫生不合要求，人群免疫水平低，卫生防护措施差，预防医疗组织不健全，所以这些人极易发生传染病的暴发流行，同时也对周围人群构成威胁。②流动人口是疫区与非疫区间传染病的传播纽带。疟疾、霍乱、鼠疫等的暴发和大流行不少是因流动人口的带入性和输入性病例引起的。③流动人口对传播性传播疾病起到不可忽视的作用。供销、采购、边境贸易、国际交流、服务行业等流动人口成为性传播疾病的高危人群。某市调查本市人群到外省市感染发病者占24%，而外省、自治区、直辖市和市来本市感染者占16%。④流动人口给儿童计划免疫的落实增加难度，使计划免疫适龄儿童预防接种出现免疫空白。

（王滨有）

jíbìng shíjiān fēnbù

疾病时间分布（time distribution of disease）

不同疾病的时间分布差异以及同一疾病可能表现为时间分布上的多种特征的现象。疾病发生的时间形式通常是一个能提供信息资料的极有意义的描述性特征。随着时间的推移，病因的种类或分布也发生变化，围绕人群的环境也在发生变化，这些变化势必要影响到个体的发育、成熟和衰老，同样也会改变人群的易感性。疾病的时间分布是流行过程的重要表现形式，它的背后隐藏着大量的流行过程的各种情况。显然、流行病学研究的深层次目的，是透视时间分布后面的那些事物，进入由表及里的过程。为此，必须抓住疾病发生的时间表现的各个方面，而不应有所忽略或者遗漏。

研究疾病的时间分布不仅可提供疾病病因的重要线索，也可反映疾病病因的动态变化，同时还有助于验证可疑的致病因素及其与该种疾病的关系。

时间分布的流行病学意义，取决于病因作用的强度。对于类似急性传染病、急性中毒类疾病等病因作用强烈的疾病，时间分布的意义是明显的、肯定的，可能提供关于病因、传播途径等问题的重要信息。相反，如心脑血管疾病、非职业性肿瘤之类的尚未发现明显致病因素的疾病的时间分布，其意义多是不明确的、不肯定的，在叙述和分析中，需要有许多的推测。

（王滨有）

duǎnqī bōdòng

短期波动（short-term fluctuations）

以日、周、月计数的短期观察数据的汇总。短期波动的含义与暴发相近，只是暴发常用于少量人群，而短期波动常用于较大数量的人群。

人群中大多数人在短时间内接触或暴露同一致病因素导致短期波动，因致病因素的特性不同，可导致潜伏期的长短不一致，接触致病因素的数量和期限也不同，这可使疾病发病时间出现先后，从暴露至最早发病的时间相当于最短潜伏期，反之为最长潜伏期。短潜伏期者先发病，长潜伏期者后发病，但多数病例发生于该病的最长潜伏期与最短潜伏期之间。同时可根据发病时间推算出潜伏期，从而可推测出暴发的原因及推知暴露的时间。

传染病常表现为暴发或短期波动，如食物中毒的暴发，多因大量人群同时食用相同的被污染食物引起，其潜伏期短，发病可在几天或几小时内达高峰。传染病的流行曲线多呈对数常态分布，曲线达高峰的速度与流行期限、传染性、潜伏期长短、人群中易感者的比例及易感人群的密度等因素有关。如疟疾的发病曲线的升高与蚊子的数量、外潜伏期的长短等因素有关。

非传染病也表现有短期波动或暴发现象，如1972年7~10月间上海市桑毛虫皮炎的暴发，有的单位罹患率可达51.1%。历史上1952年12月上旬伦敦大雾仅一周，支气管炎的死亡人数就较前一周高出9.3倍，全部死亡人数高出2.6倍。此外，如自然灾害及人为造成的环境污染等也会引起短期波动或暴发。

短期波动或暴发的原因很容

易查明，应不失时机地进行调查研究以便采取相应的防制措施。

（王滨有）

jíbìng jìjiéxìng

疾病季节性（seasonal variation of diseases） 疾病每年在一定季节内呈现发病率升高的现象。季节性升高是很重要的流行病学特征，在流行季节患者数可占全年的绝大部分，很多传染病可表现为以下几种明显的季节性特点：①严格的季节性。传染病发病多集中在少数几个月内，这种严格的季节性多见于虫媒传播的传染病。②季节性升高。虽一年四季均发病，但仅在一定月份发病升高，如肠道传染病，呼吸道传染病，全年均有发生，只是肠道传染病的发生多见于夏秋季升高，而呼吸道传染病在冬春季升高。

非传染病也有季节性升高的现象。如克山病有明显的季节多发现象。这是克山病流行病学显著的特点之一，在东北、西北病区，各型克山病患者多集中出现在冬季，11月~次年2月为高峰，其中多发月份为12月~次年1月，占全年总发病人数的80%~90%，而西南病区却以6~8月为高峰。

冠心病的发病和死亡均有季节性升高倾向，北京地区的急性心肌梗死死亡多发生于11月~次年1月及3~4月，与国外报道的冬季、春季两个高峰相一致，这主要与大气环流的季节性变化有密切关系。出生缺陷也有季节性波动的表现，国外有报道，英、美、德、以色列无脑畸形在冬季多见，而北京、天津地区研究报告中枢神经系统缺陷以9~10月份出现明显的高峰。

季节性升高的原因较为复杂，分析时应因病、因时、因地而异，常见的原因包括：①病原体的生长繁殖受气候条件影响，因季节而异。②媒介昆虫的吸血活动、寿命、活动力及数量的季节消长均受到温度、湿度、雨量的影响。③与野生动物的生活习性及家畜的生长繁殖等因素有关，如在北方，冬季不发生人间的黄鼠型鼠疫，原因在于黄鼠需要冬眠。如布鲁氏菌病以春季2~5月发病率最高，是因为春季动物产仔最多，流产也多集中于这一季节，所以该季节是动物和人群同时发病率最高的季节，又因该季节是动物的哺乳期，致使感染动物经乳排菌的机会增加，人因接触乳而被感染的可能性也加大。④受人们的生活方式、生产、劳动条件、营养、风俗习惯及医疗卫生水平变化的影响。⑤与人们暴露接触病原因子的机会及其人群易感性的变化有关。

（王滨有）

jíbìng zhōuqīxìng

疾病周期性（periodicity of diseases） 疾病发生频率经过一个相当规律的时间间隔，呈现规律性变动的状况。通常每隔1~2年或几年后发生一次流行。有些传染病由于有效预防措施的存在，这种周期性的规律也发生了改变，如中国麻疹疫苗普及应用前，城市中每隔一年麻疹就流行一次，1965年对易感者进行普种疫苗后，其发病率降低，周期性流行规律也不复存在。流行性感冒每隔10~15年出现一次世界性的大流行。了解疾病的周期性变化规律，不仅对致病因素的探讨至关重要，同时对预测疾病的流行及制订相应的防制对策也非常重要。疾病周期性的变化多见于呼吸道传染病。

产生原因 疾病周期性常见的原因及疾病出现周期性必备的条件是：①多见于人口密集，交通拥挤的大中城市。那里存在着传染源及足够数量的易感人群，特别是新生儿的积累提供了相应数量的易感者。当无有效的预防措施时，周期性便可发生。②传播机制容易实现的疾病，人群受感染的机会较多，只要有足够数量的易感者疾病便可迅速传播，如传播途径较难实现，则人群受感染的机会不一，且较少，所以便无明显的周期性表现。③由于这类疾病可形成稳固的病后免疫，所以一次流行后发病率可迅速下降。④周期性的发生还取决于易感者积累的速度及病原体变异的速度，它们也决定着流行间隔的时间。

周期间隔 传染病流行的间隔时间取决于下列几方面因素：①取决于前一次流行后所遗留下的易感者人数的多少。若易感者与免疫者人数的比例越小，则间隔时间越长。②取决于新的易感者补充积累的速度。速度越快，间隔则越短。③取决于人群免疫持续时间的长短。若免疫水平持续越久，则其周期间隔亦越长。在进行周期性的分析时还应注意，周期性并不是固定不变的。

（王滨有）

chángqī qūshì

长期趋势（secular trend，secular change） 是对疾病动态的连续数年乃至数十年的观察；在这个长时间内观察探讨疾病的临床表现、发病率、死亡率的变化或它们同时发生的变化情况，如有些疾病可表现出有经过几年或几十年的持续发病上升或下降的趋势。又称长期变异或长期变动。这种变化不仅在传染病中可观察到，在非传染病中也同样可观察到，如对流感流行的情况进行长期的观察发现其先后出现 H1N1，H2N2、H3N2 及新 H1N1 等亚型的流行。1918～1957 年 H1N1 持续了 39 年，1957～1968 年 N2H2 存在了 11 年。从 1968 年至今为 H3N2，1977 年 H1N1 再现，并与 H3N2 并存。流感不同亚型流行的发生取决于病毒的变异。

实例 猩红热在中国 19 世纪 20 年代，重型病例多见，病死率可高达 15%～20%，但近年来其发病率与死亡率均见有明显降低，几乎未见有病死者。这种变化与病原体的菌种，毒力，致病力的变异，机体免疫状况，诊治条件，药物疗效及病原体与宿主之间的相互关系发生变化等因素的改变有关。除此之外还与防治工作情况，是否采取有效的预防措施及应用新的治疗方法、手段等因素有关。

1930～1979 年，美国食管癌有升高趋势，1970 年后升高更为明显，而欧洲的丹麦、芬兰、瑞士等国则有下降趋势。中国林县自 1941～1970 年的 30 年间各年龄组标化死亡率无明显升高或下降趋势，动态变化不大，1959～1971 年其发病率和死亡率基本一致，十多年来变化不明显。这种死亡率变动不大的现象可能与该地区某种致癌物质或因素的持续作用有关。观察比较分析研究食管癌的发病，死亡的长期趋势可为揭示流行因素、考核防治效果、修正防治措施等提供重要的参考依据。但应注意由于各研究者采用的统计方法，诊断标准及其质量不同，致使食管癌的死亡率变化趋势的可靠程度难以估计。

北方 11 个省、自治区 1959～1984 年的 26 年间克山病的平均发病率为 19.15/10 万，其中 1959 年发病率最高达 60.18/10 万，1970 年前几乎均高于平均发病率，其后的 14 年间各年度的发病率均低于平均发病率，急性克山病者逐年减少，但自然慢型和潜在型新发病例还依然出现，提示这些地区的致病因子仍未根除。

上海市子宫颈癌发病率由 1972～1974 年的 26.8/10 万下降到 1982～1984 年的 5.3/10 万。有资料表明：28 个发达国家 1960～1980 年子宫颈癌死亡率下降约 30%。广泛开展子宫颈癌的普查，以便能早期发现，早期诊断，早期治疗，这是降低子宫颈癌死亡率的基本途径。医疗条件的改善，诊断治疗水平的提高也对子宫颈癌死亡率的降低起重要作用。

原因 长期变异出现的原因大致可归为：①病因或致病因素发生了变化，这为病因探讨提供了线索和依据。②抗原型别的变异，病原体毒力、致病力的变异和对机体免疫状况的改变，是传染病产生长期变异的主要原因。③诊断能力的改变、医生诊断经验和诊断技术的提高、新的诊断技术方法的引进及普及应用。④诊治条件，药物疗效及新的治疗方法、手段的进步和防疫措施的采取等因素对长期变异也起到重要作用。⑤登记报告及登记制度是否完善，疾病的诊断标准、分类是否发生改变。世界卫生组织对疾病分类编码（ICD）曾几经修改，可影响死因证明，死因编码和报告结果发生改变。⑥由于人口学资料的变化，如长期观察人群中随着时间迁移，其年龄分布也在发生改变，观察期间内该病的诊断标准和报告标准发生了变化，致使最终统计结果也发生了变化。如果考虑到疾病长期变化在某期间对年龄分布的影响，应采用出生队列的分析方法进行。

以上可能发生长期变异的原因也同时为长期变化的分析带来相应的困难，分析时也应重点注意上述各方面。

（王滨有）

jíbìng fēnlèi biānmǎ

疾病分类编码（international classification of diseases，ICD）

依据疾病的某些特征，按照规则将疾病分门别类，即是按照既定的统一标准将疾病、损伤和死因纳入相应的一定类目的一种系统分类，并用编码的方法来表示的系统。

做好疾病统计工作必须具备下列 3 项条件：①要有一个统一的、较完整的、得到人们公认的国际疾病分类，这样才能使疾病统计资料得以正确的整理，并使其资料更具可比性。②正确地规定疾病统计指标，以便从几个必要的方面反映疾病统计本身的一些特征。③正确地安排收集疾病统计资料的程序，以便保证取得完整可靠的原始资料。

ICD 可用于对记载在多种类型的健康和生命纪录上的疾病和其他健康问题进行分类。

ICD 的目的是允许对不同国家或地区及在不同时间收集到的死亡和疾病数据进行系统的记录、分析、解释和比较。ICD 可将疾病诊断和其他健康问题用字母数字进行编码，从而易于对数据进行储存、检索和分析，并可提供相应的其他健康状况信息。对于流行病学和许多健康管理问题来说，ICD 已成为国际标准的诊断分类。它适用于对各人群组一般健康状况的分析、对疾病发病和患病的监测以及与其他变量有关的健康问题。

虽然这种统一的疾病分类对不同地区间的疾病和死因资料的比较提供了便利和可能，但是随着科学的进步和发展，人们对疾病和死因的认识也在不断发生变化，新的认识、新的病种也在不断出现，这就增加了重新制定或修改分类标准的可能性与必要性。ICD 自创建以来，约每隔 10 年修订一次，目前全世界通用的是第 10 次修订本，并被统称为 ICD_{10}。

ICD_{10} 的创新之处在于其采用了一种字母数字编码方案，即在 4 位数水平上的第 1 位使用 1 个英文字母，后面跟着 3 个数字，第 4 位数在 1 个小数点之后，因此可能的编码数字范围从 $A_{00.0}$ 到 $Z_{99.9}$。其效果是使编码框架的容量比 ICD_9 扩大一倍多，并使绝大多数能使用唯一的 1 个或一组字母，每个字母可提供 100 个 3 位数类目。在可使用的 26 个字母中，已使用了 25 个，字母 U 被留下来为增加和更改使用。编码 U_{00}～U_{49} 用来暂时分配给某些病因不明的新疾病。编码 U_{50}～U_{99} 可用于研究，如为了一个特殊项目而检验一种替代的亚分类时。ICD_{10} 共分为 21 章。

为了量化失去健康寿命的全部损失，世界银行和世界卫生组织共同研究指出，可以以 ICD_9 为基础，找出 190 种主要疾病作为 DALY 的研究病种，这些疾病就几乎可以包括全部死亡和 95% 的伤残。

（王滨有）

jíbìng dìqū fēnbù

疾病地区分布（geographical distribution of disease）

各种疾病（包括传染病，非传染病及原因未明疾病）均具有地区分布的特点。不同地区疾病的分布不同，与周围的环境条件有关，它反映出致病因子在这些地区作用的差别，所以说疾病的地区分布不同，往往是一种表面的现象，根本的原因是致病的危险因素的分布和致病条件不同。几乎没有一种地区性高发的疾病只发生在某个高发区，而其他地区见不到，只要条件适宜，任何地区均可见同样的病例发生。

用途 研究疾病的地区分布也是流行病学研究的十分重要的任务之一。了解疾病的不同地区分布，不仅有助于为探讨病因提供线索，同时还有助于拟订防制策略，以便能有效地控制与消灭疾病。

原因 一般来说，影响疾病地区分布的不同主要有以下几方面原因，分析时应做全面考虑。①所处的特殊地理位置，地形及环境条件，如平原、山区、荒漠、林区、沼泽地、海拔高度、水源、土壤中微量元素等。②气象条件的影响，如温度、湿度、降雨量等。③当地人群的特殊风俗习惯及其遗传特征。④人群组成的社会文化背景，如政治活动、交通条件及文化水平等。

分布差异 疾病在不同国家及同一国家各地区的分布如下。

疾病在不同国家间的分布 ①有些疾病只发生于世界某些地区：如黄热病只在非洲及南美洲流行。②有些疾病虽在全世界均可发生，但其在不同地区的分布不一，且各有其特点：如霍乱，多见于印度，可能是因为该地区水质适合霍乱弧菌生长以及当地人群的生活习惯、宗教活动。③有些非传染病全世界各地虽都可见发生，但其发病和死亡情况不一：有报道，一些国家经比较，日本的胃癌及脑血管病的调整死亡率或年龄死亡专率居首位，而其乳腺癌、大肠癌及冠心病则最低。研究认为日本低脂肪的进食量与低血清胆固醇量和低冠心病率有关，而其高盐摄入量可能是高血压及脑卒中的主要病因。肝癌多见于亚洲、非洲，乳腺癌、肠癌多见于欧洲、北美洲，心脏病死亡率欧美各国较高。

疾病在同一国家内的不同地区分布也有差别 无论传染病及非传染性疾病，都可见到即使在同一国家，不同地区的分布也有明显差别。如中国血吸虫病仅限于南方的一些省份。鼻咽癌最多见于广东，食管癌以河南林县为高发，肝癌以江苏启东为高发，原发性高血压北方高于南方。疾病的这种分布的不均一性可能与某些地区存在着较强的致病因素，外环境的某些理化特点（如碘、氟含量的高低，可使某些疾病集中于一定的地区），生物媒介的分布及一定的社会因素和自然因素有关。如中国 HIV 感染者最多见于云南，是因为云南地处边境地区，贩毒及吸毒现象严重，绝大多数感染为吸毒所致。

（王滨有）

jíbìng biāodiǎn dìtú

疾病标点地图（spot map of diseases）

地理流行病学研究中的常用地图之一。对疾病学标点地图进行统计分析，充分利用标点地图所提供的信息，是地理流行病学和空间流行病学研究中的重要问题，它不仅揭示疾病（或卫生事件）的空间分布特征，也能够发现总体的空间异质性，是进一步进行统计推断的基础和前提，对探索疾病的流行特征具有重要意义，而且依据疾病或卫生事件的空间异质性可探讨其地理危险因素，可以基于此进行卫生服务资源的优化配置，为制订区域性的疾病防治策略和措施及评价疾病防治的效果提供科学依据。

将病例或具有某项特征的人按地理位置标定在地图上，是疾病暴发时通常使用的方法。根据标点地图，可以对疾病发生原因做出假设或者对病例分布不一致性做出解释，有助于暴发原因的查明。绘制标点地图时，可以用圆点代表一个病例，也可以用平行的直条代表若干个病例。早在1854年，英国约翰·斯诺(John. Snow)就用此法研究伦敦霍乱的流行情况。对霍乱流行与供水的关系做出了有力的解释。他将每个霍乱死亡病例以点子标在地图上，结果发现那些点子以在宽街的一口水井周围分布最密集，因而考虑是通过这口井水传播的。经过进一步调查，终于确认这次暴发是该水井被粪便污染引起的。在霍乱弧菌发现之前的30年，就已阐明霍乱经水传播的重要性。此后，标点地图得到了广泛的应用。

有时，标点地图可按患者的单位绘制，比按家庭住址标图看得更清楚。如一次在托幼机构的麻疹暴发，按单位标图能看到病例明显集中的趋势，而按患者的家庭住址标图则为散发。

美国马克西（Maxcy）在调查美国地方性斑疹伤寒时，将患者按家庭住址用标点图来分析，未发现病例有明显的地区局限性，而按患者的工作地点标图，则显示了本病在市商业区中心聚集的倾向。进一步调查发现，粮食仓库、杂货铺、饮食店及饭店工作人员中有较高的发病率，从而引导他提出家鼠可能为本病的贮存宿主，通过蚤、螨或蜱叮咬人而传播本病。

（王滨有）

jíbìng de chéngxiāng fēnbù

疾病的城乡分布（rural-urban distribution of disease） 城市与农村由于生活条件、卫生状况、人口密度、交通条件、工业水平、动植物的分布等情况不同而造成的疾病的分布的差异。这种差异就是由各自的特点所决定的。

城市分布 城市的特点是有其特殊的环境条件，即人口多、密度大、居住面积狭窄、交通拥挤，青壮年所占比例较多，出生率保持在一定水平，人口流动性较大，这使得城市始终保持一定数量的某些传染病的易感人群，因此可使某些传染病常年发生，并可形成暴发或流行，也常出现周期性，这些也多见于托儿所和幼儿园中。

城市工业较集中，车辆多，空气、水、环境受到严重污染，慢性病患病率明显升高，如高血压，城市高于农村。空气污染可引起呼吸系统疾病患病率升高，空气中致癌物质的含量较高，肺癌及其他肿瘤城市多见，发病率高于农村。

与空气污染或噪声有联系的职业性因素所致的病害，也多见于城市，而且疾病频率消长与环境有密切关系。

除此之外，城市的供水、排水设施完善，管理健全，饮用水的卫生水平较高，因此肠道传染病的流行受到限制，所以较少有经水传播的传染病的流行，若一旦发生也容易得到控制。

城市中食品种类丰富，医疗卫生水平高，设施集中，所以医疗保健及疫情控制均较及时、有力。城市中自然疫源性疾病罕见，虫媒传染病也较农村少。

农村分布 农村由于人口密度低，交通不便，与外界交往不频繁，呼吸道传染病不易流行，可是一旦有传染病传入，便可迅速蔓延，引起暴发，而且发病年龄也有延后的现象。农村还由于卫生条件较差，接近自然环境，所以肠道传染病较易流行。农村的虫媒传染病及自然疫源性疾病，如疟疾、流行性出血热、钩端螺旋体病等均高于城市。一些地方病如地方性甲状腺肿，氟骨症等也高于城市。

改革开放以来，农村经济也发生了大的改变，乡镇企业如雨后春笋迅速发展，但其防护条件和劳动条件较差，职业中毒和职业伤害也不断发生。农村人口不断流入城市，使农村常见的一些传染病不断流入城市，同时也把城市常见的传染病带回农村，如同人们所说“肝炎下了乡，疟疾进了城”。

（王滨有）

jíbìng de dìfāngxìng

疾病的地方性（endemic） 局限于某些特定地区内相对稳定并经常发生的或呈现发病率增高的状况。由于自然环境和社会因素的影响而使一些疾病，包括传染性和非传染病，存在于某一地区或某一人群，不需要从外地输入，只在该地区存在。

种类 疾病呈地方性存在情况大体上有3种：①自然疫源性。某些传染病如鼠疫、地方性斑疹伤寒、恙虫病、森林脑炎等，经常存在于某一地区，这是由于该地区存在本病的动物传染源、传染媒介及病原体生存传播的自然条件，致使病原体在野生动物间传播，而能在自然界生存繁殖。当人类进入这种地区时能受感染。这种疾病称为自然疫源性疾病。这类地区称为自然疫源地。②统计地方性。因为一些地区居民文化及卫生设施水平低或存在一些特殊条件及风俗习惯，而使一些传染病长期存在，如伤寒、痢疾等。这些病只是在统计上经常高于其他地方，与当地自然条件无关，称为统计地方性疾病。③自然地方性。一些传染病因传播媒介受自然环境影响，只在一定地区生存，使该病分布呈地方性，称自然地方性疾病。如疟疾、血吸虫病、丝虫病等，还有一些疾病如大骨节病、地方性甲状腺肿、地方性氟中毒等是由于该地区的自然地理环境中缺乏或过多存在一些微量元素造成的，这些疾病称为地方病。此外，本国没有而从国外传入的疾病，称为输入性疾病，如中国最初发生的艾滋病。如在一个国家内某种疾病由一地区传入另一没有该病或已消灭了该病的地区，则不称为输入性，而称为带入性疾病。

判断依据 判断一种疾病是否属于地方性疾病的依据是：①该地区的各类居民，任何民族其发病率均高。②在其他地区居住的相似的人群中该病的发病频率均低，甚至不发病。③迁入该地区的人经一段时间后，其发病率和当地居民一致。④人群迁出该地区后，发病率下降或患病症状减轻或自愈。⑤除人之外，当地的易感动物也可发生同样的疾病。符合上述标准的数越多，说明该病与该地区的有关致病因素越密切。

（王滨有）

jíbìng de dìqū jùjíxìng

疾病的地区聚集性（regional clustering of disease） 患病（死亡频率）集合于周围地区（高于平时）的情况。研究疾病地区分布的聚集性对探讨病因或采取相应的预防策略十分重要。

研究疾病的地区聚集性有两方面的意义：①地区聚集性的发生率可提示一个感染因子的作用。②地区聚集性可提示局部环境污染的存在，特别是当聚集发生在局部地区某些被怀疑的污染源时，如垃圾场或工厂。

在某些情况下，疾病的聚集性是非常明显的，但当发生水平很低，仅有少数病例存在及不明感染的来源时，判断疾病的地区聚集性是比较困难的。

（王滨有）

yímín liúxíngbìngxué

移民流行病学（migrant epidemiology） 通过观察疾病在移民国当地居民及原居住地人群间的发病率、死亡率的差异，并从其差异中探讨病因线索，区分遗传因素或环境因素的作用的一门流行病学分支学科。在疾病流行病学研究实践中，常需要综合地进行描述、分析其在人群、地区和时间的分布情况，以便全面获取有关病因线索和流行因素的资料。移民流行病学就是进行这种综合描述的一个典型。

所谓移民指由原来居住地区迁移到其他地区，包括国外或国内不同省、自治区、直辖市、市的现象。

移民由于居住地不同，加之气候条件、地理环境等自然因素出现明显变化，同时其生活方式风俗习惯等许多社会因素方面也存在很大差异，因此可对疾病造成影响。对移民疾病分布特征的研究，不仅是时间、地区和人群三者的结合研究，而且也是对自然因素、社会因素的全面探讨。

用途 移民流行病学常用于肿瘤、慢性病及某些遗传病的研究及进行病因和流行因素的探讨。

应用原则 移民流行病学研究应遵循下列原则：①若环境因素是引起发病率，死亡率差别的主要原因，则移民中该病的发病率及死亡率与原居地人群的发病率或死亡率不同，而与移居地当地居民人群的发病率及死亡率接近。②若遗传因素主要是对发病率及死亡率起作用，则移民的发病率及死亡率不同于移居地，而与原居地人群的频率相同。③在进行分析时还应考虑移民生活条件改变的程度和原居地及移居地的医疗卫生水平。④若环境因素对某病的发生有影响时，则离开原居地时的年龄对到新移居地后发病率的变化有影响，一般认为，幼儿到新移居地后，受新环境的影响较大，移民的世代数与疾病的发病率也有关，移民在新环境居住的世代数越多，越接近移居国居民的发病水平。

有人曾对日本人的胃癌进行过移民流行病学调查研究，发现胃癌在日本高发，在美国低发。在美国出生的第二代日本移民胃癌的死亡率高于美国人，但低于日本国内的日本人，说明环境因素对胃癌的发生有较大关系。

注意事项 进行移民流行病学结果的分析解释时，还应注意考虑移民移居他地的原因及移民本身的人口学特征，如年龄、职业、文化水平、社会经济状况、种族和其他人口学因素及其工作条件、生活环境的变化是否和非移民相同，这些均会影响到流行病学的研究结果。

（王滨有）

liúxíngbìngxué xiàoyìng

流行病学效应（effect in epidemiology） 在流行病学中，效应有两种含义：一是从定性的角度定义效应，认为任何一种疾病都是一种给定原因的效应，效应是因果机制的终点，即某种原因导致的结局，如结核是由结核杆菌感染导致的效应。二是从定量的角度定义效应，认为效应可以是某种特定因素导致的人群疾病频率的变化，如果疾病频率用发病率来测量，效应则是由某一特异因子引起的人群发病率的变化，如结核杆菌感染者，营养不良者与营养良好者相比，其一年内发生结核的风险可能由1‰增加到3‰，即由于营养不良，使感染者发病的概率增加了2倍，这就是营养不良的效应。当然，营养不良的效应绝非仅此而已，营养不良还可能使发生腹泻、呼吸道感染等的概率增加。上述效应是放到病因与疾病的框架内来考虑的；同时，该定义也可以放大到所有原因与事件的关系框架中来考虑，即由某种原因导致的事件，或由某种原因导致的事件的发生率的变化都可认为是效应。由于大多数事件都可能是多因素导致的，因此，从定量的角度定义效应更具有普遍意义，在流行病学中常用。另外，有一点需要注意，效应可能是负面的（如疾病发生率增加），也可能是正面的（如预防接种使传染病的发病率下降）。

效应的测量指标包括绝对效应和相对效应两类。绝对效应一般包括发病率、发病比例或发病时间等的差，而相对效应则是这些指标的比。

效应的测量是反事实定义，如对暴露效应的测量是以“如果不暴露”状况为参照的，在实际研究中常以暴露组或不同暴露水平组与不暴露的参考组相比较，这种不暴露的参考组被认定为是一种理想的参考状况，是反事实的，但实际上是不可能达到理想状态的（仅事实），因为不同个体之间是不可能完全可比的。因此，流行病学在研究效应时需要通过严密的研究设计尽可能地接近理想状态，如交叉设计等，尽量使暴露和非暴露人群除了暴露因素外，其他方面尽可能保持一致。

（谭红专）

liúxíngbìngxué liánxì

流行病学联系（association in epidemiology） 在流行病学中，两个因素之间存在统计学相关，当一个因素变化时，另一个因素将发生相应的改变的现象。如某因素与某疾病之间存在密切的数量关系时就可称为有联系，但不可贸然做出因果关系的推论。

联系可分为统计学联系和因果联系。统计学联系有狭义和广义之分，狭义的统计学联系指分类资料的相关，广义的联系等同于相关。因果联系是建立在统计学联系的基础上的，但不是所有的统计学联系都是因果联系。要确定因果联系，需要在统计学联系的基础上，排除选择偏倚、测量偏倚和混杂偏倚等这些系统误差的干扰后，再测量联系是否存在。如果在排除或控制了这些系统误差后依然存在统计学联系，则还要进一步分析是否间接联系，是否存在时间先后顺序。如果排除了间接联系，并有明确的先因后果的顺序，就说明存在真实的联系。此时，可以用因果判定标准进行综合评价，得出一定可信度的因果联系结论，包括判断有无因果联系或存在因果联系的可能性大小。

联系和效应是密切相关的，因为因果联系就是效应。两者的区别是：①效应强调的是暴露对个体或群体作用而产生的结果，而联系是暴露与疾病相关的一种现象，包括上述不同类型的联系。②效应指同一人群（假设）在不同观察条件下的比较，通常真正的效应是具有反事实性的，当不可能对效应进行直接测量时，则所测量的只是联系的测量。因此，常用联系的测量来估计效应的大小，在流行病学上，两者采用相同的测量指标。

（谭红专）

bìngyīn píngjūn wúbìng shíjiānchā

病因平均无病时间差（causal difference in average disease-free time） 为队列成员在暴露和非暴露两种条件下，经过同一期间间隔后，两组平均无病时间的差异。是流行病学绝对效应的指标。病因平均无病时间差的概念设计是基于流行病学的病因概念的泛化，即流行病学认为，导致疾病发生（启动）和促进疾病发生（加快）的因素都可认为是病因。因此，在测量某因素的效应时，不能只看发病率，还要分析发病时间。病因平均无病时间差正是基于这一理论而设计的。如果把疾病换成死亡，病因平均无病时间差则变成病因平均无死亡（生存）时间差，则该差值反应的是该病因对寿命的影响。

病因平均无病时间差可用公式和符号来表示：假设在一个规定的时间范围内，一个固定队列开始研究时的样本量为 N，并且队列中的所有被观察对象开始时均没患该病但均具有发病风险。进一步假设在整个研究期间内，如果每一研究对象都处于暴露状态，可产生 A_1 个病例，总观察人时为 T_1；若研究对象均未处于暴露状态，将产生 A_0 个病例，总观察人时为 T_0（研究对象一旦发病，则观察终止，不再贡献观察人时）。则病因平均无病时间差是：

$$\frac{T_1}{N}-\frac{T_0}{N} \quad (1)$$

假设在一项吸烟与高血压关系的队列研究中，研究开始时每组都是1 000人，研究结束时吸烟组的观察人时是9 700人年，对照组的观察人时是9 900人年，则从该研究得到吸烟与高血压关系的病因平均无病时间差为：

$$\frac{9\ 700}{1\ 000}-\frac{9\ 900}{1\ 000}=9.7-9.9$$
$$=-0.2$$

该结果提示，由于吸烟，观察期内（本研究为10年）该人群平均无高血压时间减少了0.2年。

（谭红专）

bìngyīn píngjūn wúbìng shíjiānbǐ

病因平均无病时间比（causal ratio of disease-free time） 队列成员在暴露和非暴露两种条件下，经过同一时间间隔后，平均无病时间的比。是相对效应的重要测量指标。

病因平均无病时间比和病因平均无病时间差在概念上是相同的，差异是前者是相对测量（比），后者是绝对测量（差）。采用相同的符号来表示。则病因平均无病时间比是：

$$\frac{(T_1/N)}{(T_0/N)} \quad (1)$$

假设在一项吸烟与高血压关系的队列研究中，研究开始时每组都是1 000人，研究结束时吸烟组的观察人时是9 700人年，对照组的观察人时是9 900人年，则从该研究得到吸烟与高血压关系的病因平均无病时间比为：

$$\frac{(9\ 700/1\ 000)}{(9\ 900/1\ 000)}=\frac{9.7}{9.9}=0.98$$

该结果提示，由于吸烟，观察期内（本研究为10年）该人群平均无病时间为不吸烟者的98%，即减少了2%。

（谭红专）

xiāngduì wēixiǎndù

相对危险度（relative risk, RR） 流行病学最常用的相对效应测量指标，通常包括病因率比（rate ratio, *RR*）或病因危险度比（risk ratio, *RR*）。危险度是暴露组的累积发病率（或危险度）是非暴露组的多少倍。

危险度通常指个体在一段时间内的发病概率。需要明确两方面：①一段时间是多长，通常是根据研究目的和实际观察时间长短来定的，可以是半年、1年、3年等，没有一致的规定，因此报告危险度大小时一定要报告时间长短，这样才有明确的流行病学意义。②个体的发病概率如何测量，通常是用群体的发病比来表示，因此，流行病学实际测量的是平均危险度。如果某人群大小为N，观察期内有A_1人发病，则其危险度为A_1/N。用危险度比表达的相对危险度是：

$$RR=\frac{I_e}{I_0}=\frac{a/n_1}{c/n_0} \quad (1)$$

式中：I_e和I_o分别代表暴露组和对照组的危险度，a和c分别代表暴露组和对照组的发病人数，n_1和n_0分别代表暴露组和对照组的观察人数。

在流行病学中，*RR*是评价因果关系及效应大小的最重要指标。*RR*值越大，表明暴露的效应越大，暴露与结局关联的强度越大。一般认为：*RR* = 0.9 ~ 1.0（1.0 ~ 1.1）表示无关联，*RR* = 0.7 ~ 0.8（1.2 ~ 1.4）表示弱关联，*RR* = 0.4 ~ 0.6（1.5 ~ 2.9）表示中关联，*RR* = 0.1 ~ 0.3（3.0 ~ 9.9）表示强关联，*RR* < 0.1（10.0~）表示很强关联。

假设在一项吸烟与高血压关系的队列研究中，研究开始时每组都是1 000人，吸烟组观察期间新发高血压患者50人；对照组观察期间新发高血压患者20人，资料整理为（表1）。从该研究得到吸烟与高血压关系的相对危险度：

$$RR=\frac{(50/1\ 000)}{(20/1\ 000)}=\frac{5\%}{2\%}=2.5$$

该结果提示：吸烟者观察期间发生高血压的危险是不吸烟者的2.5倍，吸烟与高血压之间有较强的联系。

上式算出的相对危险度是*RR*的一个点估计值，是一个样本值。若要估计该值的总体范围，应考虑到抽样误差的存在，需计算其可信区间，通常用95%可信区间。常用的Woolf法是建立在*RR*方差基础上的简单易行的方法。

$$Var(\ln RR)=\frac{1}{a}+\frac{1}{b}+\frac{1}{c}+\frac{1}{d} \quad (2)$$

式中：$b=n_1-a$；$d=n_0-c$。ln*RR*的95%可信区间是：

$$l_nRR\pm1.96\sqrt{Var(\ln RR)} \quad (3)$$

其反自然对数即为*RR*的

表1 队列研究资料整理表

	病例	非病例	合计	发病率
暴露组	a（50）	b（950）	n_1（1000）	$I_e=a/n_1$（5%）
非暴露组	c（20）	d（980）	n_0（1000）	$I_0=c/n_0$（2%）
合计	m_1（70）	m_0（1930）	t（2000）	

95%可信区间。上述例子的方差为 0.072，95% 的可信区间为 1.48~4.23。

（谭红专）

bìngyīnlǜbǐ

病因率比（rate ratio，*RR*）

暴露组的发病密度与非暴露组发病率的比。是流行病学相对效应的测量指标，是流行病学进行病因判断的重要指标之一。这里所说的率指事件发生的速度或密度，率的分母是人时。

病因率比可用公式和符号来表示：假设在一个规定的时间范围内，一个固定队列开始研究时的样本量为 N，并且队列中的所有被观察对象开始时均没患该病但均具有发病风险。进一步假设在整个研究期间内，如果每一研究对象都处于暴露状态，可产生 A_1 个病例，总暴露人时为 T_1；若研究对象均未处于暴露状态，将产生 A_0 个病例，总观察人时为 T_0。则病因率比可表达为：

$$RR=\frac{(A_1/T_1)}{(A_0/T_0)}=\frac{I_1}{I_0} \qquad (1)$$

式中：$I_j=A_j/T_j$，是在 j 条件下的发病率（$j=1$：暴露，$j=0$：非暴露）。

假设在一项吸烟与高血压关系的队列研究中，研究开始时每组都是1 000 人，吸烟组的观察人时是9 700 人年，观察期间新发高血压患者 50 人；对照组的观察人时是9 900 人年，观察期间新发高血压患者 20 人，则从该研究得到吸烟与高血压关系的病因率比为：

$$\frac{(50/9\ 700)}{(20/9\ 900)}=\frac{5.15‰}{2.02‰}=2.55$$

提示观察期内吸烟者发生高血压的危险是不吸烟者的 2.55 倍。

（谭红专）

bìngyīn bǐzhíbǐ

病因比值比（causal odds ratio，*OR*）

两组人群发病（或暴露）与不发病（或非暴露）的比值之比。简称比值比。所谓比值（odds）指某事物发生的可能性与不发生的可能性之比。通常用在病例对照研究中，指病例组中暴露与非暴露的比值与对照组中该比值之比，其流行病学意义类似于相对危险度。用公式表示为：

$$OR=\frac{(A/C)}{(B/D)}=\frac{AD}{BC} \qquad (1)$$

假设在一项吸烟与高血压关系的病例对照研究中，分别调查病例和对照各 200 例，结果病例中有 139 人过去吸烟，而对照中只有 80 人过去吸烟，获得的资料见表 1。

则该研究的 OR =（130×120)/(80×70)=2.79，提示吸烟者发生高血压的危险是不吸烟者的 2.79 倍，两者之间有中度关联。

如果将病因比值比用于队列研究中，则 OR 是表示暴露组中发病与不发病的比值与对照组中相同比值的比。假设在一个规定的时间范围内，一个固定队列开始研究时的样本量为 N，并且队列中的所有被观察对象开始时均没患该病但均具有发病风险。进一步假设在整个研究期间内，如果每一研究对象都处于暴露状态，可产生 A_1 个病例；若研究对象均未处于暴露状态，将产生 A_0 个病例。用 R_1 和 R_0 分别代表暴露组和对照组的发病风险，$S_1=1-R_1$ 和 $S_0=1-R_0$ 分别代表暴露组和对照组的不发病风险。则队列研究中的病因比值比为：

$$\frac{(R_1/S_1)}{(R_0/S_0)}=\frac{[A_1/(N-A_1)]}{[A_0/(N-A_0)]} \qquad (2)$$

应用条目相对危险度中的实例，则由该研究得到吸烟与高血压的比值比为：

$$OR=\frac{(50/950)}{(20/980)}=2.58$$

与相对危险度（$RR=2.50$）结果相近，提示吸烟者发生高血压的危险是不吸烟者的 2.58 倍，两者之间有中度关联；同时，该结果也提示，只要病例对照研究的抽样是独立于暴露的，则其 OR 可近似于队列研究的 RR。

（谭红专）

表 1　病例对照研究资料整理表

	病例	对照	合计
有暴露	a（130）	b（80）	n_1
无暴露	c（70）	d（120）	n_0
合计	m_1（200）	m_0（200）	t（400）

biāohuà sǐwángbǐ

标化死亡比（standardized mortality ratio，*SMR*）

实际死亡数与预期死亡数之比。当研究对象数目较少，结局事件的发生率比较低时，无论观察的时间长或短，都不宜直接计算率，而是以全人群死亡（发病）率做为标准，算出该观察人群的理论死亡（发病）人数，即预期死亡（发病）人数（E），再求观察人群实际死亡（发病）人数（O）与此预期死亡（发病）人数之比，得标化死亡（发病）比（$SMR=O/E$），这一指标在职业病流行病学研究中常用。

标化死亡比虽然是在特殊情

况下用来替代率的指标，但实际上不是率，而是以全人群的死亡（发病）率作为对照组而计算出的比，其流行病学意义与相对危险度类似。$SMR=1$，表明研究因素和疾病无关；$SMR>1$，表明研究因素可能是个危险因素；$SMR<1$，表明研究因素可能是个保护因素。

优点 应用该指标的优点是：①计算 SMR 不需要暴露者的年龄。②与标化率相比，SMR 与暴露人群各层中的率无关，因而受随机误差影响相对较小。该指标是统计学上较为稳定的指标。如果不能得到人群历年的人口资料，而仅有死亡数字、死亡日期和年龄，则可计算标化比例死亡比（standardized proportional mortality ratio，*SPMR*），其计算方法及含义与 *SMR* 相似，只是以全人群中某病因死亡占全死因死亡的比例乘以该人群实际总死亡数而获得预期某病死亡数。

实例 例 1 某厂 30～40 岁组工人有 500 名，某年内有 2 人死于肺癌，已知该年全人群 30～40 岁组肺癌的死亡率 2‰，求其 *SMR*。已知 $O=2$，$E=500\times2‰=1$，则：$SMR=2/1=2$，提示该厂 30～40 岁年龄组工人死于肺癌的危险达到相应一般人群的 2 倍。

如果不知道该厂历年人口资料，仅有死亡人数、原因、日期和年龄，则可改算 *SPMR*。

例 2 某厂某年 30～40 岁年龄组工人死亡总数为 100 人，其中因肺癌死亡 5 人，全人口中该年 30～40 岁组肺癌死亡占全死因死亡的比例为 2.2%，则

$$SPMR=\frac{5}{100\times2.2\%}=\frac{5}{2.2}=2.27$$

提示该厂 30～40 岁年龄组肺癌死亡的危险为一般人群的 2.27 倍。以上算出的都是点估计值，一般情况下，还需要估计总体 SMR 的可信区间。总体 SMR 可信区间的一个近似公式是：

$$\frac{L_p}{E(D)};\frac{U_p}{E(D)}$$

式中：L_p 和 U_p 表示按泊松（Poisson）分布所得死亡数可信区间的下限和上限；当实际死亡数 D 较大时（>50），可用正态近似法求得，当 $D\leqslant50$ 时，可用泊松分布查表法求得；$E(D)$ 为预期死亡人数。

如例 2 的 $SMR=2$，$D=2<50$，据此查泊松分布表，得知当实际死亡数为 2 时的 95%可信区间的下限和上限分别为：$L_P=0.242$，$U_P=7.220$，计算 *SMR* 的 95%可信区间为：下限 0.242/1＝0.242，上限 7.220/1＝7.220。判断其有无统计学意义应看该区间是否包含 1。该实例包含 1，可认为差别无统计学意义。

（谭红专）

guīyīn wēixiǎndù

归因危险度（attributable risk，*AR*）

暴露组发病率（危险度）与对照组发病率（危险度）相差的绝对值。又称特异危险度。是病因率差和病因危险度差的总称，是它表示暴露人群的发病危险特异地归因于暴露因素的程度。AR 是病因绝对效应的指标，用公式表示为：

$$AR=I_e-I_0=\frac{a}{n_1}-\frac{c}{n_0} \quad (1)$$

由于：$RR=\frac{I_e}{I_0}, I_e=RR\times I_0$

所以：$AR=RR\times I_0-I_0$

$=I_0(RR-1)$

RR 与 *AR* 都是表示关联强度的重要指标，彼此密切相关，但其流行病学意义却不同。*RR* 说明暴露者与非暴露者比较增加相应疾病危险的倍数；*AR* 则指暴露人群与非暴露人群比较，所增加的疾病发生数量，如果暴露因素消除，就可减少这个数量的疾病发生。前者具有病因学的意义，后者更具有疾病预防和公共卫生学上的意义。

以表 1 为例说明两者的区别，从 *RR* 看，吸烟对肺癌的作用较大，病因联系较强；但从 *AR* 看，吸烟对心血管疾病的作用较大，预防所取得的社会效果将更大。造成这种差异的原因是对照组这两种疾病的发生率的巨大差异。

表 1 吸烟与肺癌和心血管疾病的 *RR* 与 *AR* 比较

疾病	吸烟者（1/10 万人年）	非吸烟者（1/10 万人年）	*RR*	*AR*（1/10 万人年）
肺癌	50.12	4.69	10.7	45.43
心血管疾病	296.75	170.32	1.7	126.43

（谭红专）

bìngyīnlǜ chā

病因率差（cause rate difference）

暴露组的发病率（死亡率，或某事件的发生率）与非暴露组发病率之差。又称超额率（excess rate）。病因率差是流行病学绝对效应的指标。这里的率指事件发生的速度或密度，率的分母是人时，量值变化范围是从 0 到无穷大，而不是危险度。

病因率差可用公式和符号来表示：假设在一个规定的时间范围内，一个固定队列开始研究时的样本量为 N，并且队列中的所

有被观察对象开始时均没患该病但均具有发病风险。进一步假设在整个研究期间内，如果每一研究对象都处于暴露状态，可产生 A_1 个病例，总暴露人时为 T_1；若研究对象均未处于暴露状态，将产生 A_0 个病例，总观察人时为 T_0。则病因率差是：

$$\frac{A_1}{T_1}-\frac{A_0}{T_0} \qquad (1)$$

将病因率差的概念应用到队列研究中，则暴露组的观察人时是 T_1，对照组的观察人时是 T_0。假设在一项吸烟与高血压关系的队列研究中，研究开始时每组都是1 000人，吸烟组的观察人时是9 700人年，观察期间新发高血压患者50人；对照组的观察人时是9 900人年，观察期间新发高血压患者20人，则从该研究得到吸烟与高血压关系的病因率差为：

$$\frac{50}{9\,700}-\frac{20}{9\,900}=5.15‰-2.02‰=3.13‰。$$

（谭红专）

guīyīn wēixiǎndù bǎifēnbǐ

归因危险度百分比（attributable risk percent，*ARP*，*AR*%）

暴露人群中的发病或死亡归因于暴露的部分占该人群全部发病或死亡的百分比。又称病因分值 *EF*（etiologic fraction）。计算公式如下。

$$AR\%=\frac{I_e-I_0}{I_e}\times100\%$$

或

$$AR\%=\frac{RR-1}{RR}\times100\% \qquad (1)$$

以条目归因危险度中的实例计算吸烟人群中的肺癌归因于吸烟的归因危险度百分比

$$AR\%=\frac{50.12-4.69}{50.12}\times100\%=90.6\%。$$

说明吸烟者中发生的肺癌有90.6%归因于吸烟。

（谭红专）

rénqún guīyīn wēixiǎndù

人群归因危险度（population attributable risk，*PAR*）

总人群发病率中归因于暴露的部分。*AR* 是暴露组与对照组的比较，说明暴露对暴露组的致病作用有多大；而 *PAR* 则是暴露组与全人群（包括暴露者和非暴露者）的比较，说明暴露对全人群的危害程度，以及消除这个因素后可能使该人群发病率或死亡率减少的程度，它既与 *AR* 有关，又与人群中暴露者的比例有关。*PAR* 的计算公式如下：

$$PAR=I_t-I_0 \qquad (1)$$

式中：I_t 代表全人群的率，I_0 为非暴露组的率。其中 I_t 表示为：

$$I_t=(I_e\times P_e)+I_0\times(1-P_e) \qquad (2)$$

式中：I_e 表示暴露组的率，P_e 表示人群中有某种暴露者的比例。$I_e=RR\times I_0$。利用这些衍生的公式，即可直接从队列研究资料计算 *PAR*。从公式可看出 *PAR* 与相对危险度及人群中暴露者的比例的关系。

实例：假设在一项吸烟与肺癌的队列研究科中，已知 $I_0=4.69/10$ 万，$I_e=50.12/10$ 万，并假设人群中吸烟者的比例为40%（P_e），则：

$$\begin{aligned}PAR&=I_t-I_0=(I_e\times P_e)+I_0\times(1-P_e)-I_0\\&=(50.12/10\text{万}\times40\%)+4.69/10\text{万}\times(1-40\%)-4.69/10\text{万}\\&=18.17/10\text{万}\end{aligned}$$

从计算结果可知，吸烟导致的总人群中的肺癌发生率为18.17/10万。

（谭红专）

rénqún guīyīn wēixiǎndù bǎifēnbǐ

人群归因危险度百分比（population attributable risk percent，*PARP*/*PAR*%）

总人群发病率中归因于暴露的病例所占的百分比。又称人群病因分值（population etiologic fraction，*PEF*）。表示暴露对总人群发病率的影响。用公式表示为：

$$PAR\%=\frac{I_t-I_0}{I_t}\times100\%$$

或

$$PAR\%=\frac{P_e(RR-1)}{P_e(RR-1)+1}\times100\% \qquad (1)$$

式中：I_t 代表全人群的率；I_0 为非暴露组的率；*RR* 为相对危险度；P_e 表示人群中有某种暴露者的比例。以条目人群归因危险度中的实例计算肺癌归因于吸烟的人群归因危险度百分比。假设人群中吸烟者的比例为40%（P_e），已知 $I_0=4.69/10$ 万，$I_e=50.12/10$ 万，则：

$$\begin{aligned}RR&=(50.12/10\text{万})/(4.69/10\text{万})\\&=10.69\\PAR\%&=\frac{P_e(RR-1)}{P_e(RR-1)+1}\times100\%\\&=\frac{0.4(10.69-1)}{0.4(10.69-1)+1}\\&=79.49\%\end{aligned}$$

结果提示，该人群中的肺癌有79.49%是由于吸烟引起的，如果全民戒烟，人群肺癌将减少79.49%。

（谭红专）

bǎohùlǜ

保护率（protective rate，*PR*）

干预措施（实验组）减少的发病（或死亡）率占对照组发病（或死亡）率的百分比。是实验流行病学中用来评价某干预措施效果的最重要指标。保护率越大说明保护效果越好。用公式表示为：

$$PR=\frac{\begin{bmatrix}\text{对照组发病}\\\text{(或死亡)率}\end{bmatrix}-\begin{bmatrix}\text{实验组发病}\\\text{(或死亡)率}\end{bmatrix}}{\text{对照组发病(或死亡)率}}\times100\% \quad (1)$$

PR 的95%可信区间

$$=PR\pm1.96\sqrt{\frac{1}{p_1^{\ 2}}\times\frac{p_2q_2}{n_2}+\frac{p_2^{\ 2}}{p_1^{\ 4}}\times\frac{p_1q_1}{n_1}}\times100\% \quad (2)$$

式中：n_1、n_2 分别为对照组和实验组人数；p_1、p_2 分别为对照组和实验组发病率；$q_1=1-p_1$，$q_2=1-p_2$。

假设在一项乙肝疫苗预防乙肝的研究中，实验期内实验组乙肝的发病率为1‰，对照组乙肝的发病率为5‰，则：

$$PR=[(5‰-1‰)/5‰]\times100\%=80\%$$

提示乙肝疫苗注射可减少80%的乙肝发病。

（谭红专）

xiàoguǒ zhǐshù

效果指数（index of effectiveness，*IE*） 对照组的发病（或死亡）率是实验组（实施干预措施）的发病（或死亡）率的多少倍。是实验流行病学中用来评价某干预措施效果的一个重要的相对指标。效果指数越大，说明预防效果越好。用公式表示为：

$$IE=\frac{\text{对照组发病(或死亡)率}}{\text{实验组发病(或死亡)率}} \quad (1)$$

假设在一项乙肝疫苗预防乙肝的研究中，实验期内实验组乙肝的发病率为1‰，对照组乙肝的发病率为5‰，计算其效果指数为：

$$IE=5‰/1‰=5$$

结果提示，对照组的发病率是实验组的5倍，即实验组的发病率降低了4/5=80%，说明该疫苗效果良好。

（谭红专）

xiāngduì wēixiǎndù jiàngdī

相对危险度降低（relative risk reduction，*RRR*） 以对照组的发病（或死亡）率为参照，实验组（实施干预措施）的发病（或死亡）率降低了多少。又称相对危险降低度。是实验流行病学中用来评价某干预措施效果的一个重要指标。*RRR* 的量值变化范围是0~1，量值越大，说明预防效果越好。*RRR* 的百分率也就是 *PR*，因此，两者的流行病学意义是相同的。*PR* 主要用于预防实验中，而 *RRR* 主要用于治疗实验。用公式表示为：

$$RRR=\frac{\begin{pmatrix}\text{对照组危害}\\\text{事件发生率}\end{pmatrix}-\begin{pmatrix}\text{实验组危害}\\\text{事件发生率}\end{pmatrix}}{\text{对照组危害事件发生率}}=\frac{\text{对照组危害事件发生率}}{\text{对照组危害事件发生率}}-\frac{\text{实验组危害事件发生率}}{\text{对照组危害事件发生率}}=1-RR$$

假设在某新药治疗脑卒中的疗效考核实验中，新药治疗组（实验组）的病死率为10%，常规治疗组（对照组）的病死率为30%，计算其相对危险度降低为：

$$RRR=(30\%-10\%)/30\%=0.67$$

提示新药治疗脑卒中与常规方法比较，使其死亡的危险降低了0.67。

（谭红专）

liúxíngbìngxué yánjiū fāngfǎ

流行病学研究方法（methods of epidemiology） 以人群为对象，以疾病、健康状态等事件为观察和测量变量（指标），研究这些变量在不同特征人群、不同时间、不同地区的分布情况以及影响这些变量分布的因素，从而阐明疾病在人群中的流行规律及病因的一类研究方法的总称。又称流行病学方法。

发展历史 流行病学方法是从描述性研究开始形成和发展起来的，具体产生的时间虽无法考证，但从历史文献中可以看到，流行病学方法在古代就有应用。如中国唐代《晋书王彪之传》记载，永和末年（公元356年）多疾疫，旧制朝臣家有时疾（季节性流行病），染易（传染）3人以上者，身虽无疾，百日不得入宫。这是对传染病流行的朴素描述。1662年格朗特（Graunt）首次利用英国伦敦一个教区的死亡数据进行死亡分布及其规律的研究。1846年帕努姆（Panum）医师对丹麦附近的法罗群岛发生麻疹流行进行了调查和描述，岛上人口7 864人，发生麻疹6 100例，罹患率77.58%；该岛已65年未发生麻疹，是一名丹麦患者将麻疹带入该群岛，引起麻疹流行。1854年英国伦敦发生霍乱流行，斯诺（Snow）医师应用流行病学标点地图的方法，对该次霍乱流行的人群、地区分布进行了描述，并得出饮用宽街水井的水是霍乱流行的主要原因的结论，为控制霍乱流行做出了贡献，也为描述性流行病学方法的形成做出了贡献。此后，以描述传染病流行状况及人群、时间、地区分布特征的描述流行病学方法不断得到发展和完善，目前已有的描述流行病学方法有：现况调查（又称现患调查或现况研究，包括抽样调查和普查）、疾病监测、生态学研究、历史资料分析等。描述疾病的分布有两个目的，一是了解疾病流行强度和流行规律，二是提供病因线索。这些病因线索需要进一步的研究才能得到检验或验证，因此，分析流行病学方法就应运而生。

19世纪末20世纪初，统计学迅速发展，英国弗朗西斯·高尔顿（Francis Galton，1822~1911）创立了相关系数，卡尔·皮尔逊（Karl Pearson，1857~1936）发现了卡方分布等。这些统计学的进展为流行病学方法的发展创造了条件，进入20世纪后，用于分析病因的病例对照研究方法出现，至今仍被广泛应用。1920年博德斯（Borders）关于唇上皮癌与吸烟方式的关系研究，1926年莱恩（Lane Claypon）关于乳腺癌与生殖因素的研究，20世纪40年代阴茎癌与不良的性卫生习惯的研究，以及病毒性肝炎与输血关系的研究等。此后，分析流行病学的另一个重要方法——队列研究出现，为慢性非传染性疾病的研究开辟了新的途径。如美国弗明汉心血管病研究经过三代（1948~、1971~、2002~）研究者60余年的努力，确定了心脏病、脑卒中和其他疾病的重要危险因素。随着分析流行病学研究方法的发展，产生了一大批新的分析方法，如1951年康菲尔德（Cornfield）提出相对危险度、比值比等分析方法，1959年曼特尔（Mantel）和亨塞尔（Haenszel）提出分层分析；1960年代以来，米耶蒂宁（Miettinen）等对于匹配技术、偏倚、混杂、效应修饰和比值比可信限等都做出了贡献。20世纪80年代以后，多元回归分析及计算机分析等技术不断得到广泛应用和快速发展。

早在18世纪，实验流行病学方法的萌芽已经产生，如1747年英国海军医生詹姆斯·琳达（James Linda）提出维生素C缺乏是引起海员身体虚弱的坏血病的病因假说，并在“Salisburg”号船上将12名患病海员分为6组进行对比治疗试验。1948年奥斯汀·布拉德福德·希尔（Austin Bradford Hill）提出了具有划时代意义的临床随机对照试验（Randomized Controlled trials，RCT）。1954年由琼斯·爱德华·索尔克（Jones Edward Salk）组织开展的脊髓灰质炎疫苗现场试验覆盖了美国、加拿大、芬兰的150余万1~3年级儿童，证实了疫苗的保护效果，为人类最终消灭脊髓灰质炎奠定了基础。近些年来，越来越多的疫苗、药物及疾病防治措施都要通过实验流行病学研究来进行安全性和效果评价，尤其是随机对照试验方法的发展和应用，更是催生了循证医学的产生和发展。

应用数学模型分析疾病流行规律，尤其是传染病流行的规律，是20世纪初开始的。如1906年哈默（Hamer）提出：决定流行过程动态规律的两个因素是易感者和易感者与传染者之间的接触率。根据这一思想，1911年罗斯（Ross）建立了一个确定性数学模型研究传染病的传播和流行规律，这是历史上第一次把数学模型用于流行病学研究。1926年麦肯德里克（Mckendrick）应用随机处理方法描述疾病流行，1928年里德（Reed）和弗罗斯特（Frost）共同提出了里德-弗罗斯特（Reed-Frost）模型，来描述传染病的流行过程。1950年巴瑟特（Barthett）和麦克唐纳（MacDonald）等分别对已有的流行模型引入随机过程，使流行病学数学模型开始划分为确定性和随机性两大类。1960年代，阿米蒂奇（Armitage）和多尔（Doll）提出肿瘤形成的随机模型（如二阶段学说、多次突变理论等），开创了慢性非传染病的数理流行病学研究。1980年代以后，随着非线性理论的发展，基于混沌论、协同论、灰色理论等数学模型不断出现。

近年来，随着分子生物学理论与技术、计算机科学与技术、信息网络技术、数理统计等的发展，新的流行病学方法不断涌现，如分子流行病学方法、遗传流行病学方法、循证医学方法、基因组流行病学方法、人工神经网络在流行病学中的应用、结构方程模型在流行病学中的应用、地理信息系统在流行病学中的应用、网络技术在流行病学中的应用等。这些新的流行病学方法和现代科学技术在流行病学中的应用，不仅使流行病学得到了快速发展，也为基于人群的医学研究带来了方法学的变革。

分类 按照设计类型归纳，流行病学研究方法有三大类：观察法（observational method）、实验法（experimental method）、数理法（mathematical method）；在观察法中，又有描述性研究（descriptive study）和分析性研究（analytical study），前者没有预先设立的对照组，后者一般包括观察组和对照组，而且观察组或对照组根据研究目的可以设立一个或多个。因此，流行病学研究方法也可分为4个类别：描述性流行病学方法（简称描述法，descriptive method）、分析性流行病学方法（简称分析法，analytical method）、实验性流行病学方法（简称实验法，experimental method）和数理流行病学方法（简称数理法，mathematical method），相应的研究分别称为：描述流行病学（descriptive epidemiology）、分析流行病学（analytical epidemiology）、实验流行病学（experimental epidemiology）和理论流行病学（theoretical epidemiology）。

描述法 这一类方法的基本特征是对观察对象不施加任何人为的干预措施，客观观察或测量人群中某种（些）变量（事件）的存在或发生情况。主要方法有：①横断面研究（cross-section study）（如现况调查）。以个体为单元，观察或测量某种（些）变量（事件）在研究人群的一个时点或较短时期内的分布情况。②纵向研究（longitudinal study）。如疾病监测（公共卫生监测）是以个体为单元，观察或测量某种（些）变量（事件）在研究人群的一个较长时期内的分布变化情况。③生态学研究（ecological study）。又称相关性研究（correlational study）。以群体（或）社区为单元，观察或测量某种（些）变量（事件）在研究人群中的分布情况。以上这些方法都是基于统计学的定量研究方法，近年发展起来的流行病学定性研究方法也属于描述性方法的范畴。

分析法 这一类方法的基本特征：一是对观察对象不施加任何人为的干预措施，客观观察或测量人群中某种（些）变量（事件）的存在或发生情况；二是预先设立对照组，通过对研究组和对照组的对比分析，找出它们之间的差异。这一类方法主要包括：病例对照研究（即结局对照研究）和队列研究（即暴露对照研究或因素对照研究）；前者又衍生出巢式病例对照研究、病例队列研究、病例交叉研究等多种；后者又可分为同时性队列研究、历史性队列研究等。

实验法 又称干预法（intervention method），将研究对象随机分为实验（干预）组和对照组，在实验（干预）组人为施加（或去除）某因素，对照组不施加（或不去除）该因素，观察比较实验（或干预）组与对照组某事件（结局）的发生情况。这一类方法主要包括：①临床试验（clinical trial）。主要以临床患者为研究对象，评价药物或治疗方法的效果。②现场试验（field trial）。以自然人群为研究对象，评价疫苗、疾病预防控制措施等的效果。③社区试验（community trial）。又称社区干预研究（community intervention study）。将社区整体人群作为单元进行干预或实验，对照组不作干预，观察比较某项（些）健康相关状态在干预组和对照组之间的差别，评价干预措施的效果。如食盐加碘预防地方性甲状腺肿，将碘统一加到当地食盐中，实验（干预）社区人群均食用碘盐，而不是把碘盐直接给予每一个人。如改水降氟预防氟骨病，实验（干预）社区均饮用低氟水，而对照社区不作干预，评价水氟干预对人群健康的影响。

数理法 又称数学模型法，是在充分了解疾病分布规律及其影响因素的基础上，筛选主要变量，应用数学原理和方法建立疾病流行过程及其流行预测的数学模型，从理论上阐明疾病的流行规律及其决定因素。如2001年英国家畜口蹄疫流行期间建立的模型，由于其准确的模拟和预测，对于实际防控工作中策略和措施的修订起到了重要作用。流行病学数学模型的种类很多，常用的有催化模型、流行病学阈模型等。

应用 ①描述性研究：主要是对疾病、健康状态及影响因素的分布情况进行客观观测，描述疾病在人群、时间和地区分布上的特征及流行的严重程度，揭示分布规律，提出病因假设。②分析性研究：在描述性研究的基础上，通过比较疾病或健康状态在病例组与对照组之间暴露因素的差异或不同暴露水平的发病率差异，从而建立疾病与病因之间的关联，形成病因假设和检验病因假设。③实验性研究：在分析性研究初步检验病因假设的基础上，通过更加严谨的设计，验证病因假设，并评价疾病防治和健康促进干预措施的效果。④数学模型研究：一是可以直观明了地描述疾病的分布和流行情况；二是可以深入揭示疾病或健康状况的分布与影响因素之间的内在定量关系；三是可以对疾病流行进行预测预报，也可以检验疾病预防控制措施的效果。

基本特征 流行病学方法是基于人群的研究方法，因此有许多自身的特征：①人群特征。流行病学研究方法考察的对象是具有一定社会、环境、生理、心理等背景的一类人群，而不是一个自然人或一个社会人，这是其与基础医学和临床医学各研究方法的主要区别。②代表性特征。不管是描述性研究、分析性研究或实验性研究，流行病学研究方法都强调考察对象的代表性；这里的代表性主要有两层含义：一是直接考察的群体必须是来自研究结果所要应用的群体的样本；二是直接考察的群体必须具有一定的数量，即一定的样本含量。③概率特征（可能性特征）。流行病学研究方法所得出的结论，大多需要统计学检验，得出某种事件发生或不发生的可能性（即概率），而不是“一定是”或“一定否”；因此流行病学研究需要在不同人群、不同地区等进行多次重复才能获得肯定性结论。④对比特征。除单纯地描述性研究以外，流行病学研究方法几乎都需要设置对照组，以分析比较研究组和对照组的差别。⑤因果特征。流行病学研究方法不仅研究各变量之间的统计关系，而是要阐明他们之间的因果关系、效能关系。⑥伦理特征。由于流行病学研究方法都是以人群为研究考察对象，所以在整个研究过程中，包括设计、实施、结果应用等都要考虑伦理学的要求，尤其是实验流行病学研究。

（段广才）

miáoshù liúxíngbìngxué

描述流行病学（descriptive epidemiology） 利用常规监测记录或通过专门调查获得的数据资料，包括实验室检查结果，按照不同地区、不同时间及不同人群特征分组，描述人群中有关疾病或健康状态与有关特征和暴露因素的分布状况，在此基础上进行比较分析，获得疾病人群、地区和时间分布的特征，进而获得病因线索，提出病因假设的过程。又称描述性研究（descriptive study）。描述性研究在揭示暴露和疾病的因果关系的探索过程中是最基础的步骤，对任何因果关系的确定无不始于描述性研究。它既是流行病学研究工作的起点，也是其他流行病学研究方法的基础。另一方面，描述性研究重点关注的是疾病或健康状况在不同特征人群中的分布，在研究设计阶段既不设立对照组也不确定明确的病因学假设，因此它不能用来确定暴露与结局的因果关联。

用途 通过开展描述性研究，一方面可以确定高危人群的特征，另一方面可以获得病因线索、提出病因假设，在此基础上，还可提出初步的防治对策及后续研究的方向。

描述疾病或者某种健康状况的分布及发生发展的规律 描述流行病学从时间、空间和人群分布3个方面，对调查的或已有的资料进行描述，有助于阐明疾病或者健康事件在不同人群、时间和地区的分布特征，得出疾病或某种健康状态的分布及发生发展的规律。该类研究为疾病危险因素的发现、高危人群的确定、疾病患者的早发现、早诊断和早治疗、人群疾病防治策略措施的提出、卫生政策和医疗卫生计划的制定提供基础资料，并有启示性作用。

获得病因线索，提出病因假设 疾病或健康状况在不同人群、时间和地区的分布差异肯定是由于某些原因造成的。因此，比较疾病或健康状况在上述三间的分布差异，可以为后续研究提供一些线索，进而提出病因假设。

类型 描述性研究主要包括现况研究、病例报告、病例系列分析、个案研究、历史资料分析、随访研究和生态学研究等。

现况研究 是研究特定时点或时期与特定范围内，人群中有关变量（因素）与疾病或健康状况的关系，即调查这个特定群体中的个体是否患病和是否具有某些变量或特征的情况。通过描述所研究的疾病（或某种健康状况）以及有关变量（因素）在目标人群中的分布，进一步比较分析具有不同特征的暴露与非暴露组的患病情况或患病组与非患病组的暴露情况，为研究的纵向深入提供线索和病因学假设。

病例报告 病例报告属于定性研究的范畴，是对临床上某种罕见病的单个病例或少数病例的详细介绍，研究涉及少数个案，无须描述事物的集中趋势或离散程度，重点探求其背后的动机和原因，为研究者提供分析和决策的线索。

病例系列分析 病例系列分析是临床医生熟悉的一类研究方法，是对一组（几例、几十例、几百例或几千例等）相同疾病的临床资料进行整理、统计、分析、总结并得出结论，一般用来分析某种疾病的临床表现特征，评价预防、治疗措施的效果等。

个案研究 运用流行病学的原理和方法，到发病现场对新发病例的接触史、家属及周围人群的发病或健康状况以及与发病可能有关的环境因素进行调查，以查明病例的发病原因和条件，防止再发生类似疾病（病因未明的疾病，往往是传染性疾病），控制疫情扩散及消灭疫源地的过程。又称个案调查。

历史资料分析 历史资料即既有资料，是研究疾病的三间分布特征、疾病危险因素和评价疾病防治措施效果的重要资料和信息来源。它在研究者开展研究前便已客观存在，属于流行病学研究中的基础资料范畴。研究者需通过回顾性调查，提取和利用相关机构的日常工作的记录、登记、各类日常报告、统计表格、疾病记录档案等历史资料，进一步开展统计分析，最终获得研究结果，属于描述性流行病学研究的常规方法。

随访研究 通过定期随访，观察、研究疾病、健康状况或某卫生事件在一个固定人群中随着

时间推移的动态变化情况的过程。又称纵向研究。与现况研究只研究一个特定时点或特定时期内人群中暴露与疾病的分布不同，随访研究可以对研究对象进行连续观察，也可以对同一人群开展若干次固定间隔的调查。

生态学研究 以群体为观察和分析的单位，通过比较不同群体中某因素的暴露状况与疾病（健康状况）分布的一致性和差异，分析该暴露因素与研究结局之间的关系，探求病因线索的过程。又称相关性研究。

（陈 坤）

lìshǐ zīliào fēnxī

历史资料分析（historical data analysis） 研究者通过回顾性的收集、提取和利用相关机构的日常工作的记录、登记、各类日常报告、统计表格、疾病记录档案等历史资料，进一步开展统计分析，最终获得研究结果的研究方法。属于描述性流行病学研究的常规方法。历史资料是研究疾病的三间分布特征、疾病危险因素和评价疾病防治措施效果的重要资料和信息来源，又称既有资料。它在研究者实施研究分析前便已客观存在。研究者需要通过回顾性调查，有目的地收集和提炼方可获取有用的信息。历史资料主要包括：①人口资料。如人口的出生、迁移和死亡等。②疾病资料。如常规的疾病报告登记、疫情调查、漏报调查、个案调查、疾病监测数据等。③其他资料。如学生入学、士兵入伍、招工体检、工厂单位的职业病资料等。

历史资料分类 历史资料主要包括以下4类。

人口统计学资料 描述流行病学研究中经常使用的资料，主要包括人口数目、年龄、性别、种族、职业、文化程度、经济收入等内容。人口统计学资料的来源主要包括日常工作记录（报告单、卡、册）、统计报表和人口调查等。利用人口统计学资料可以获得以下常用的人口学特征相关指标：①人口总数。指一个国家或者地区在某个特定时间的人口数，由于人口的流动性，难以精确描述人口总数，故一般采用某期间的平均人口数代替总人口数。②人口构成及其统计指标。包括老年系数、少儿系数、总负担系数、少儿负担系数、老年负担系数、老少比、性别比等。③生育指标。主要包括测量生育水平的统计指标，如粗出生率、总生育率、年龄别生育率、总和生育率等，以及测量人口再生育的统计指标，如自然增长率、粗再生育率、净再生育率等。

死亡资料 主要用来研究人群的死亡水平、死亡原因及其变动规律，反映人群的疾病和健康状况，以及社会和环境对于人群健康的影响，为拟定卫生工作计划、检验和评价卫生工作质量提供重要的依据。死亡资料的主要来源包括死亡报告和死亡调查。自1975年开始，中国在全国范围内陆续建立了死亡报告制度，规定卫生部门要与公安部门相结合，居民死亡后注销户口时必须持有法定死亡报告人签署的死亡证明。死亡证明一般则由医院的医生或者社区卫生工作人员、乡村医生签发。在没有完善的死亡统计和生命统计的情况下，死亡调查是一种重要的资料收集方法。对于一些病死率较高且有明确诊断的疾病，通过开展死亡调查，可以获取有用信息，如中国20世纪70年代开展的恶性肿瘤死亡调查为肿瘤防治工作提供了大量宝贵信息。利用死亡资料可以获得下述常用的死亡相关指标：①测量死亡水平的指标，如粗死亡率、婴儿死亡率、新生儿死亡率、围生儿死亡率、5岁以下儿童死亡率、孕产妇死亡率和死因别死亡率等。②死因构成及死因顺位的指标等。

疾病资料 反映居民健康状况的重要指标之一。通过对疾病资料的合理分析可以分析疾病在人群中的发生发展的规律与特点，为病因学研究、疾病防治和评价防治措施效果提供科学依据。疾病资料可来源于：①法定传染病报告、地方病和寄生虫病报告、工矿企业的职业病报告等疾病报告和报表资料。②门诊医疗记录、门诊病历、出院记录等卫生工作记录。③健康检查、疾病普查、疾病抽样调查等疾病专门调查以及其他疾病相关资料。利用疾病资料可以获得发病率、时点患病率、期间患病率、治愈率、生存率、残疾患病率等疾病相关指标。

其他资料 其他资料的范围较广泛，并受到研究者专业知识和观察视野的影响，收集的内容与研究目的要紧密结合。收集的资料主要包括病因、宿主和环境3方面。与病因有关的资料包括自然因素和社会因素资料，自然因素指物理、化学和生物因素；收集与宿主有关的资料时要针对具体的研究目的，从广义的概念出发，同时考虑传染病和非传染病中宿主的易感性、易感人群密度、接触机会等相关指标；与环境有关的资料既包含了针对宿主本身情况的内环境，又包含了由自然环境与社会环境组成的外环境。

分析途径 根据历史资料的内容与特点，其分析途径主要有以下几方面。

死因分析　是流行病学研究的一个重要内容。掌握一个地区人群的健康、疾病和死亡的分布情况，有利于制订医疗卫生工作计划，确定社区卫生教育和健康服务的重点，也有利于对重要疾病如心血管疾病、癌症等进行病因探讨，为预防控制疾病提供科学依据。完善的死亡报告和登记制度所累积的资料，是流行病学死因分析的主要依据。在疾病的死因分析中应注意对结果的解释，病死率及发病率的变化均可影响死亡率。病死率下降主要是临床医疗水平提高的结果，而发病率的下降则反映了预防医学水平的提高。

传染病资料分析　《中华人民共和国传染病防治法》对中国需要报告的传染病病种、报告方法与要求做了明确规定，各级卫生防疫机构承担传染病的监测管理工作。为保证疫情资料的完整、准确与及时，法规还包括了一套工作质量考核措施，如漏报调查与传染病病人访视率等。传染病报告的一般方法是逐级上报传染病报告卡，在县及县以上卫生防疫部门均有本地区的传染病疫情资料，按要求分类保存，使用统一的旬、月、季、年统计表，由省、直辖市疾病预防控制中心归整，经相应的卫生行政部门审核后上报卫生部。自 2004 年 4 月起，全国正式启用了法定传染病监测信息的网络直报系统。该系统与国家、省、自治区、直辖市、市、县疾病预防控制中心及医疗机构联网，覆盖城市和农村地区。与传统的传染病报卡相比，疫情直报系统具有高效、快速、灵敏、准确的特点。基于网络直报系统获得的信息，通过采用相应的数据处理技术和地理信息系统等数据挖掘技术，可对监测数据进行实时统计分析，提高了对传染病疫情的掌握和预警能力，为制定传染病防治策略和措施提供流行病学基础资料。

慢性非传染性疾病资料分析　中国许多城市和农村地区已建立了规范的慢性非传染性疾病发病和死亡登记报告系统。如中国建立的心血管疾病防治区的覆盖人口已达约 500 万。通过开展心血管疾病监测（中国 MONICA 方案），对中国心血管疾病发病和死亡的规律进行长期观察。此外，中国许多恶性肿瘤高发区也建立了恶性肿瘤发病和死亡报告系统，有些地区的资料还得到了国际癌症研究机构（International Agency for Research on Cancer，IARC）的认可。中国当前开展监测和报告的慢性非传染性疾病包括心脑血管疾病、恶性肿瘤、糖尿病、骨质疏松、阿尔茨海默病、类风湿性关节炎等危害人民健康最严重的一些疾病，通过对其发病、死亡资料的监测和影响因素的分析，为制定慢性非传染性疾病防治的策略和措施提供了科学依据。

定期健康检查资料分析　利用卫生保健部门保存的历年健康检查记录资料，对学校、工厂、机关、部队等集体单位的定期体格检查记录进行分析，可对不同时期单位人群中常见疾病的患病率进行统计，达到疾病早发现、早诊断、早治疗的目的，也为分析人群健康水平和患病状态提供了基本资料，并有利于确定预防保健的重点疾病，合理设置医疗机构等。

环境因素和人体健康资料分析　环境因素主要包括自然因素和社会因素。许多环境因素，如气候、土壤、动植物、环境污染、风俗习惯、经济因素等，都会影响疾病的发生和预后。分析环境因素的记录资料和环境监测资料与居民的健康水平及某些疾病流行特征之间的关系，可为病因研究和疾病控制提供重要的信息。

优缺点　历史资料分析的优点主要有：历史资料容易收集，短期内即可获得研究结果，节省人力和经费。缺点主要是由于未设随机化对照组，结果缺乏可比性；研究资料易受混杂因素的干扰，研究结果的重复性欠佳。

（陈　坤）

chánggūī shùjù

常规数据（routine data）

相关部门按照有关规定，规律性记录某一（些）事件、因素，经长时间的积累和保存，无需进行专门调查即可获得的资料。通过分析常规资料，可对疾病、健康或其他卫生事件的地区分布、时间分布、人群分布、流行强度以及对人类的危害程度进行描述，为病因、流行因素和流行机制的探索提供基本线索，为制定卫生策略和防治规划、评价卫生工作质量和效果提供参考依据，也为有效预防和控制疾病、促进健康积累宝贵的证据。

收集途径　常规数据的收集，可通过以下途径进行。

国际与国家有关机构与部门　根据研究目的确定研究内容后，可从国际及国家相应的职能机构与部门获得常规报告及经常性文件资料以获取所需的数据资料。如世界卫生组织的年度卫生报告，国家统计局的人口资料及经济发展状况资料，公安部门的出生、死亡、吸毒、犯罪及伤害资料，气象部门的气象记录资料，卫生部门的传染病、非传染病、卫生资源利用情况、医疗保险参保等资料。

地方部门、疾控中心或医疗卫生部门　可从不同的地方部门和卫生相关机构建立的监测和报告系统收集疾病、健康事件、行为等监测资料。如心血管疾病监测、出生缺陷监测、传染病监测、慢性非传染性疾病监测等资料。

不同企事业单位、学校和团体　如从医疗保险公司可收集有关疾病、健康和卫生经济学的资料，从工厂、企业可收集有关职业病、生产环境监测和工人健康状况等资料，从学校可收集有关青少年或儿童的生长发育状况和健康状况等资料。

互联网的数据共享平台　随着计算机技术的飞速发展，互联网已成为当前快速获取海量信息的重要途径之一。部分国家和地区借助计算机开展了大量的流行病学研究，许多临床资料如病例报告、临床检验和临床检查结果也以互联网为平台实现了信息共享。以互联网为基础的数据收集也是获取常规数据资料的重要途径之一。

分类　常规数据包括经常性资料和一时性资料。经常性资料包括人口统计学资料、疾病监测资料（发病或死亡资料、暴发调查、个案调查）、统计报表（日常医疗工作记录）。一时性资料指通过专项调查、现场调查或实验检测获得的资料。

人口统计学资料　描述人口统计学基本特征的数据，是描述流行病学研究中最常使用的资料，主要包括姓名、年龄、性别、种族、职业、婚姻状况、文化程度、经济收入和地址等信息。人口统计学资料可分为静态资料和动态资料。静态资料指在某一时间段相对静止的人口内，采用调查的方法获得的资料。如对定义的某一时间点相应范围内的人口进行普查获得的资料。动态资料指在一定时间内由于出生、死亡或迁移等人口变动，造成人口统计学资料存在动态变化的资料。人口统计学资料的来源可分为通过户籍资料查询和人口普查等途径获得。

疾病监测资料　采用简便易行、快速统一的方法，长期、连续、系统地收集疾病与健康状况如传染性疾病、非传染性疾病、行为危险因素、其他卫生问题等的监测资料，目的是及时、动态地掌握疾病或健康状况的变化趋势，了解各种与疾病或健康发生发展相关的因素及评价防治措施的效果。疾病监测资料对发现疾病的异常现象或新发不明原因疾病的流行，建立快速反应控制系统具有重要作用。此外，也为系统研究疾病的发生发展规律与防治方法提供了基本资料。

统计报表资料　以全面调查为主要方式，由政府主管部门根据相关统计法规，以行政手段自上而下布置，由企事业单位自下而上按统一规定的表格形式、统一的报送程序和报表时间，自下而上，层层汇总、逐级上报而积累和保存的数据资料。统计报表是一类具有法律性质的报表，通过定期、系统地收集信息资料，为掌握居民健康状况、制订医疗卫生工作计划和措施以及评价卫生措施效果等提供参考依据。

一时性资料　主要通过专题调查或实验室检测获得，如疾病的病因研究、药物疗效分析、生长发育调查等。资料的质量高低受调查研究质量影响。资料内容主要包括病因、宿主及环境因素3方面：①与病因有关的资料包括生物学因素（病原体型别、毒力和耐药情况等）、化学因素（空气、水、矿物质等）、物理因素（放射性物质、噪声等）、社会环境因素（人口密度）等。②与宿主有关的资料包括宿主易感性、遗传因素等。③与环境有关的资料包括自然环境（自然生态条件、疾病传播媒介、光、热、空气、电离辐射等）和社会环境（社会结构、经济、文化、民俗、保健制度等）。

分析步骤　常规资料经整理与分析后，可为其他研究提供重要信息。对于不同来源和类型的常规资料，应采取不同的分析方法。常规资料分析的基本步骤：先对疾病和暴露因素的时间、地区、人群分布的基本特征进行描述，再对具有不同暴露因素特征的人群进行比较，最后得到结果并下结论，为其他研究提供进一步研究的线索。

优缺点　①属于常规记录和整理保存的一类资料，较易获得。②由连续记录积累而成，可用于有关卫生问题的动态分析。③资料所含项目较全，可用于多项目的比较分析。缺点主要有以下几点：①由于报表的设计，所获资料有限，可能与研究目的不符。②由于诊疗技术、登记标准和登记人员的更替，使经常性资料的收集标准发生改变，影响资料的统计分析及结论的可靠性。③资料从记录到编辑成册的过程费时较长，不能及时反映情况，且提供的信息范围有限，无法完全满足研究需求。

而一时性资料是根据研究目的系统收集的完整资料，且采用了一定的质量控制手段，因此资料的质量较高。但通常需组织专题调查或通过实验才能获得，因此资料收集相当费时费力，并且前期的一时性资料用于后期研究，未必能完全符合要求。

（陈　坤）

xiànkuàng yánjiū

现况研究（cross-sectional study；prevalence study）　研究特定时点或时期与特定范围内，人群中有关变量（因素）与疾病或健康状况的关系，即调查这个特定的群体中的个体是否患病和是否具有某些变量或特征的情况。通过描述所研究的疾病（或某种健康状况）以及有关变量（因素）在目标人群中的分布，进一步比较分析具有不同特征的暴露与非暴露组的患病情况或患病组与非患病组的暴露情况，为研究的纵向深入提供线索和病因学假设。从观察时间上来说，现况研究所收集的资料是在特定时间内发生的情况，一般不是过去的暴露史或疾病情况，也不是追踪观察将来的暴露与疾病情况，故又称为横断面研究。从观察分析指标来说，由于这种研究所得到的疾病率，一般为在特定时间内调查群体的患病频率，故又称为患病率研究。

特点　现况研究的特点主要有以下几个方面。

在时间序列上属于横断面研究　现况研究关心的是某一特定时点上或某一特定时期内某一群体中暴露与疾病的状况及其之间有无联系。理论上，这个时间应该越集中越好，如人口普查的时点定在 11 月 1 日零点，一般而言，时点患病率较期间患病率更为精确。

现况研究开始时一般不设有对照组　现况研究在设计实施阶段，往往根据研究目的确定研究对象，然后查明该研究对象中每个个体在某一特定时点上的暴露（特征）和疾病的状态，最后在资料处理与分析阶段，才根据暴露（特征）的状态或是否患病的状态来分组比较。

在确定因果联系时受到限制　一般而言，现况研究所揭示的暴露与疾病之间的统计学联系，仅为建立因果联系提供线索，是分析性研究（病例对照研究和队列研究）的基础，而不能据此做出因果推断。其理由是：①在现况研究中，所研究疾病病程短的患者（如迅速痊愈或很快死亡），很难入选到一个时点或一个短时期的研究中，这样的研究纳入的是大量存活期长的患者。而存活期长与存活期短的患者，在许多特征上可能会很不一样。这种情况下，经研究发现与疾病有统计学关联的因素有可能是影响存活的因素，而不是影响发病的因素。②现况研究调查的疾病或健康状况与某些特征或因素是在某个特定时点或期间同时存在的，即在调查时因果并存，无法判断谁先谁后，因此不能确定暴露（特征）与疾病的时间顺序。

对不会发生改变的暴露因素，可以提示因果联系　对于诸如性别、种族、血型等这类不会因是否患病而发生改变的因素，现况研究可以提示相对真实的暴露（特征）与疾病的时间先后顺序的因果联系。

用途　现况研究的主要用途包括以下几个方面。

掌握目标群体中疾病或健康状况的分布　描述目标群体中疾病或健康状况在时间、地区和人群的分布情况，是现况研究最常见的用途。对此经常采用的方法是抽样调查。例如，若要掌握某个区域内目前居民的健康状况及常见疾病的患病情况，可采用某种抽样技术，从这个区域的人群（目标人群或总体）中，随机地抽取足够数量的合格的研究对象（样本），对此逐个进行细致的调查和检测，并同时收集有关的研究因素，如常见疾病的患病情况、性别、年龄、职业等，以期对目标人群的健康状况及常见疾病的患病情况的三间分布做出适度的评估，为进一步的病因研究奠定基础。

提供疾病病因研究的线索　任何一个病因未明的疾病，其病因研究均始于描述性研究。现况研究的结果可以为病因未明疾病的研究提供病因线索。通过描述疾病率在不同暴露因素状态上的分布的差异、一致、趋同等现象，进行逻辑推理（如求同法、求异法、类推法等），进而提出该疾病可能的病因因素。虽然通过现况调查可同时获得疾病或健康状况以及暴露因素的情况，但在现况研究中也可通过回顾调查或查找历史资料来了解过去的暴露情况，以便获得更接近于事实的因果假设。

确定高危人群　是疾病预防，尤其是慢性非传染性疾病防治的一项重要工作。确定高危人群是早发现、早诊断、早治疗的首要步骤。例如，为了预防与控制冠心病和脑卒中的发生，需要将目标人群中这类疾病罹患风险较高的人鉴别出来。现有的知识认为高血压是这类疾病的一个重要危险因素。据此，应用现况研究可以发现该目标人群中的全部高血压患者，确定为高危人群。

评价疾病监测、预防接种等防治措施的效果　在疾病监测、预防接种的实施过程中，通过在不同阶段重复开展现况调查，既

可以获得开展其他类型流行病学研究的基线资料，也可以通过对不同阶段患病率差异的比较，对防治策略、措施的效果进行评价。

类型 现况研究主要包括普查和抽样调查。

普查 在特定时点或时期，以特定范围内的全部人群（总体）均为研究对象的一种大规模全面调查。又称全面调查。主要用来调查那些适于普查普治的情况。

抽样调查 是一类非全面调查，它是按照科学的原理和计算方法，在特定时点和特定范围内，抽取研究总体的一部分代表性样本并进行调查，以样本的调查结果来估计或推断总体情况的一种调查方法。根据抽选样本的方法，抽样调查可以分为概率抽样和非概率抽样两类。概率抽样是按照概率论和数理统计的原理从调查研究的总体中，根据随机原则来抽选样本，习惯上将概率抽样称为抽样调查。

优缺点 现况研究是常用的流行病学调查方法，它能在较短时间内以较少的花费得到调查结果，且现况研究的结果可弥补常规报告资料的不足。

优点 主要有：①现况研究常用的研究方法是抽样调查。抽样调查的样本一般来自人群，即从一个目标群体中，随机地选择一个代表性样本来进行暴露与患病状况的描述研究，故其研究结果有较强的推广意义，以样本估计总体的可信度较高。②现况研究在资料收集完成之后，可将样本按是否患病或是否暴露来分组比较，即有来自同一群体的自然形成的同期对照组，使结果具有可比性。③现况研究往往采用问卷调查或采样检测等手段收集研究资料，故一次调查可同时观察多种因素，为病因探索提供了重要线索依据。

缺点 包括以下几个方面：①现况研究与分析性研究的一个明显区别是其对特定时点和特定范围的规定，因此调查时疾病与暴露因素一般同时存在，难以确定先因后果的时相关系。②现况研究调查得到的是某一时点的是否患病的情况，故无法获得发病率资料，必须通过定期连续的调查才能获得疾病的发病率资料。③在现况研究中，若一部分研究对象正处于目标疾病的潜伏期或临床前期，则极有可能被误判为正常人，使研究结果发生偏倚，造成对该研究人群患病水平的低估。

（陈　坤）

pǔchá

普查（census）

在特定时点或时期，以特定范围内的全部人群（总体）为研究对象的一种大规模全面调查。又称全面调查。主要用来调查那些适于普查普治的情况。这个特定时点应该较短。特定范围指某个地区或某种特征的人群，如中国于1953~2020年已先后组织了7次全国性的人口普查工作。普查工作涉及面广，指标多，工作量大，时间性强，需要有足够的人力、物力和设备保障。

特点 普查作为一种特殊的数据收集方法，其主要特点是：①通常是一次性或周期性的调查。如中国每逢末尾数字为“0”的年份进行人口普查，每逢“3”的年份进行第三产业普查，每逢“5”的年份进行工业普查，每逢“7”的年份进行农业普查，每逢“1”或“6”的年份进行统计基本单位普查。②规定统一的标准时点。以使调查资料能准确反映调查对象在该时点上的状况，以避免调查时因情况变动而产生重复登记或遗漏。③规定统一的普查期限，并在最短的期限内完成。以保证调查方法和技术的一致性，保证资料的准确性和时效性。④普查的项目和指标力求一致，以便进行历次调查的对比分析。⑤一般只对一些普遍问题进行普查。

用途 普查的主要用途包括：①了解人群中某种疾病或健康的分布情况，如高血压、乙型肝炎病毒的感染情况和青少年生长发育状况等。②建立生理指标的正常值参考范围，如血压、肝功能相关指标等。③早发现、早诊断和早治疗患者，提高治愈率，减少病残和病死率，如育龄期妇女的宫颈癌普查。④当发生疫情流行时，可在小范围人群中开展普查以初步掌握该病在人群中的流行情况及影响因素。

注意事项 开展普查时应注意以下几个问题：①明确普查的主要目的。②明确普查范围，且应掌握准确的人口学资料。③普查的疾病应是人群中患病率较高的疾病，以便在较短的时间内可以检出较为充足的病例数。④鉴于某些疾病的患病率可能受季节或者气象等时间相关因素的影响，因此应统一普查时间，尽快完成。⑤统一疾病诊断或分级标准，统一检测手段，保证调查资料的可比性。⑥尽量减少漏查率，通常要求应答率在95%以上，若漏查率超过30%，则将严重影响普查结果的可靠性。⑦普查前应统一培训调查员，以保证调查工作的质量，减少观察误差。⑧尚无确切诊断标准、无有效的治疗措施和检测手段复杂的疾病不宜开展普查。⑨应将成本效益问题纳入考虑范围，应采用高灵敏性、高特异性和简便易行的检测手段或方法。⑩普查工作量大，涉及范围广，应配备充足的人力、物力和财力。

优缺点 包括以下几个方面。

优点 ①通过普查可以掌握某疾病或健康问题在人群中的实际分布情况，有利于疾病的早发现、早诊断和早治疗。②调查对象为某人群的全体成员，不存在抽样误差。③普查可以全面了解某疾病或事件的分布特征，能及时发现与疾病或健康相关的可疑危险因素，为病因学研究提供参考依据。④一次调查可以同时明确目标人群中多种疾病或健康状况的分布情况。⑤通过普查有利于医学卫生知识的普及。

缺点 ①工作量大而不易细致，难免存在漏查；所获资料相对较粗糙，准确性较差。②不适于患病率低或诊断技术复杂的疾病。③调查对象数量大，调查时限短，漏查率和无应答率可能会较高。④调查工作人员涉及面广，掌握的调查技术与方法的熟练程度不一，对调查项目的理解往往很难统一和标准化，人员数量及仪器配备不足等，均可能影响调查的速度和质量。⑤无法获得发病率资料。⑥开展一项普查需耗费大量的时间、人力、物力和财力。

（陈　坤）

chōuyàng diàochá

抽样调查（sampling survey）

按照科学的原理和计算方法，在特定时点和特定范围内，抽取研究总体的一部分代表性样本并进行调查，以样本的调查结果来估计或推断总体情况的一种调查方法。其中，研究总体是研究对象的全体，由特定研究目的下的全部调查对象组成。样本是总体中的一部分，是按一定的抽样方法从研究总体中抽取而获得的有代表性的个体。简单地讲，抽样调查是以样本估计值推断总体参数分布所在范围的调查方法。在流行病学调查中，常采用抽样调查的方法获得某疾病的现患情况或流行规律。

用途 抽样调查的用途包括：①描述疾病、健康或其他卫生事件在不同时间、地区和人群的分布特征，并分析其影响因素，以衡量一个国家或地区医疗卫生水平及健康状况。②分析疾病与健康的影响因素，为制定疾病防治措施提供科学依据。③检查或衡量资料的质量。如在现场调查研究中，通过随机抽取一部分研究对象进行重复调查，用抽样调查的资料与原调查相应对象的资料进行比较分析，以评价收集的资料的质量。

步骤 抽样调查的一般步骤为：①确定研究总体。研究总体一般根据研究目的而确定，是研究开展的基础和关键。②设计抽样方案。根据研究需求和研究开展条件制订抽样的具体方案。制订抽样方案的关键是确定抽样方法和编制抽样框。其中，抽样框是以研究总体为基础确定的一个框架，以框架内的研究对象代表研究总体，并从中抽取样本。③按照设计方案实施抽样。在抽样过程中应开展相应的质量控制，以保证抽样质量。④应对抽取的样本质量进行评估。

方法 抽样调查一般分为随机抽样和非随机抽样。

随机抽样 以概率论为基础，按随机原则抽取样本的方法。又称概率抽样。概率抽样包括等概率抽样和不等概率抽样。前者指总体中每一个个体被选的机会相等，后者指每一个个体被选的机会不均等。等概率抽样能避免抽样过程中人为因素的影响，保证样本的代表性。不等概率抽样可通过加权等方法加以调整。常用的随机抽样方法有单纯随机抽样、系统抽样、分层抽样、整群抽样和多阶段抽样等。

非随机抽样 不按照概率理论，而根据研究任务目的和对调查对象的分析需要，采用一定技术从研究总体中选取样本的方法。又称非概率抽样。常用的非随机抽样方法主要有重点抽样、典型抽样、偶遇抽样、判断抽样、定额抽样、滚雪球抽样和应答推动抽样等。大样本的采用非概率抽样方法实施的调查，也可视为抽样调查。

样本含量的确定 样本含量指研究所包含的研究单位数量。样本含量估计的目的是在保证一定的研究精度和检验效能的基础上，确定最适宜的观察单位数。样本含量不仅受研究目的和研究对象性质的影响，还受客观条件和抽样方法的限制。如果研究要求调查结果具较高的精确性，即较小的允许误差，则需较大的样本含量。反之，样本含量较小。不同的抽样方法，对样本含量的要求也不同：整群抽样要求的样本含量最大，简单随机抽样次之，系统抽样再次之，分层抽样所需的样本含量最小。研究指标的集中趋势和离散程度也是影响样本含量的一个重要因素。此外，无应答和失访情况也是影响样本含量的重要因素。无应答率和失访率越高，研究所需样本含量就越大。

抽样过程中的偏倚 随机抽样的准确度与可靠性主要受抽样误差与非抽样误差的影响。抽样误差虽不可避免，但抽样误差可以测量，并可通过调整样本含量大小和采取科学的抽样方案进行控制。非抽样误差是产生偏倚的主要原因，是必须加以控制的系统误差，产生的原因主要包括：①主观选择对象，是“随意”样本，无法代表调查总体或研究总体。②任意变换抽样方法，或未能真正做到随机抽样。

优缺点 包括以下两方面。

优点 ①抽样调查样本含量较普查小，调查的开展省时省力省钱。②调查范围的缩小减少了调查完成所需的时间，提高了工作精度与调查结果的质量。

缺点 ①不适用于发病率或患病率低的疾病调查。②抽样调查的设计、实施以及资料分析比普查复杂。③不易发现重复或遗漏。④不适用于需要普查普治或变异过大等情况的调查分析。

（陈 坤）

fēisuíjī chōuyàng

非随机抽样（non-random sampling） 在不确定的总体中，不遵循随机化原则，研究人员根据主观经验判断或其他条件抽取样本，以样本结果推断或估计总体参数分布范围的一种抽样类型。又称非概率抽样。此抽样方法不遵循随机抽样中的概率原则，通常会产生较大的误差，且难以对误差进行较为准确的估计，仅适用于无法进行随机抽样、调查对象的总体难以界定及不需要准确推断总体情况的调查，一般很少在大规模的正式调查研究中使用，而在探索性研究和定性分析中应用较多。

方法 非随机抽样方法主要包括以下几种。

重点抽样 即选择研究总体中的重点对象为调查对象的抽样方法。重点对象指那些在研究总体中数目不多，所占比重不大，但调查内容集中的研究对象。通过对重点对象进行调查，可以了解和掌握研究总体的基本情况。

典型抽样 选择少数具有代表性的典型对象为调查对象的抽样方法。先掌握研究总体的一般情况，根据研究目的从中选出备选单位，再从备选单位中选出典型对象，开展调查。典型抽样的样本量一般较小，因此选择具有较高代表性的典型对象是这类抽样方法的关键。

偶遇抽样 调查者依据实际情况，以便利的形式抽取自己在特定场合下偶然遇到的研究单位，或者仅选择那些距离最近、最易找到的研究单位为研究对象的一种方法。又称任意抽样、方便抽样。街头拦人和空间抽样是该类抽样最常采用的两类具体实施方法。

判断抽样 研究人员根据研究目的及主观分析（如主观印象、经验或对研究对象的了解）从总体中选择最能代表总体的研究单位作为样本的一种方法。又称立意抽样。

定额抽样 研究人员根据研究目的将研究总体按地区、性别等特征或标志进行分类或分层，按一定比例在各类（层）中分配样本单位数额，并按各类（层）规定配额内任意选取样本的抽样方法。又称配额抽样。

滚雪球抽样 先随机选择一些对象进行调查，再根据这些对象提供的线索，选择其他属于研究总体的调查对象，再由这些对象提供第三批对象的线索，依次类推。该方法收集样本的方式如同滚雪球，以初始的随机样本为基础，然后获得越来越多的对象，直至样本规模达到足够的样本量。

应答推动抽样 该方法的实施建立在滚雪球抽样的基础上。它与经典链式推举法类似，先在目标人群中选取部分“种子”对象，然后通过推举“种子”对象获得一级抽样人群，再由一级抽样人群获得二级抽样人群，经过多级抽样后最终获得一个稳定的目标人群作为样本。

优缺点 非随机抽样选取的样本质量主要取决于调查者的主观状况和各种机会因素，因而其代表性与客观性较差，样本调查结果无法从数量上对总体参数的分布范围进行推断。但非随机抽样方法简便易行，可用于获得调查对象的一般情况，在社会学研究中应用广泛。

（陈 坤）

suíjī chōuyàng

随机抽样（random sampling） 从总体中选取研究样本时，运用概率论，借助一定的抽样技术和方法，使得总体中的每一个研究单位都有同等的机会被选入作为研究对象，以保证样本的代表性，使得样本的统计量能充分反映总体参数所在的范围的一种抽样类型。又称概率抽样。随机抽样在医学研究和社会调查中广泛应用。

方法 常用的随机抽样方法主要有单纯随机抽样、系统抽样、分层抽样、整群抽样和多阶段抽样等。

单纯随机抽样 从总体 N 个对象中，利用抽签、随机数字表法或其他随机方法抽取 n 个样本的方法。又称简单随机抽样。单纯随机抽样是最简单、最基本的随机抽样方法。它的特点是每个样本单位被抽中的概率相等，样本的每个单位完全独立，彼此间无一定的关联性和排斥性，但较少应用于大规模人群研究调查。

系统抽样　按照一定的顺序，机械地每隔若干单位抽取一个单位的抽样方法。又称机械抽样。系统抽样不必知道总体单位数，易于在现场人群中进行，样本是从总体内各部分的单元中抽取，分布均匀，代表性好。但当总体内部各单位的分布具周期性规律，则易使结果产生偏倚。

分层抽样　将总体依据一种或几种特征分为若干个次级总体（层），然后从每一层内随机抽取一个子样本，这些子样本的总和为总体的样本。分层抽样要求各层内部个体差异越小越好，层间变异越大越好。分层抽样比单纯随机抽样所得到的结果精确度更高，组织管理更方便，而且它能保证总体中每一层都有个体被抽到。因此除了能估计总体的参数值，还可以分别估计各个层内的情况。

整群抽样　用此法抽样时，抽到的不是个体，而是由个体组成的集体（即群体），如村、车间、班级、家庭等。与分层抽样不同，整群抽样是对群组的随机抽样，因此要求群间异质性越小越好，群内异质性越大越好，又称聚类抽样。整群抽样易于组织、实施方便，可节约大量财力、人力与物力，但抽样误差较大，样本代表性不如单纯随机抽样。

多阶段抽样　抽样过程分阶段进行，结合使用上述抽样方法中的两种或数种的抽样方法。又称多级抽样。为大型调查时常用的随机抽样方法。前 4 种抽样方法均一次性直接从总体中抽出研究样本，属单阶段抽样。因此，多阶段抽样可以充分利用各种抽样方法的优势，克服各自的不足，并能节省人力、物力。缺点是在抽样之前要掌握各级调查单位的人口资料及特点。中国进行的慢性非传染性疾病大规模调查就是采用此方法。当研究总体范围广且分散分布时，多采用多阶段抽样，但由于每级抽样都会产生误差，经多级抽样后，所产生误差也相应增大。

优缺点　随机抽样调查采用随机化原则从总体中获得代表性样本，使推论或估计更真实可靠，省时省力，且费用较低。但是，随机抽样的设计、实施及数据分析均较复杂，如抽样方法使用不当，可能使样本存在较大的抽样误差。

（陈　坤）

gè'àn yánjiū

个案研究（case investigation）

运用流行病学的原理和方法，到发病现场对新发病例的接触史、家属及周围人群的发病或健康状况以及与发病可能有关的环境因素进行调查，以达到查明所研究病例的发病原因和条件，防止再发生类似疾病，控制疫情扩散及消灭疫源地的研究方法。又称个案调查。个案研究的对象一般为传染病患者，但也可以是非传染病患者或病因未明的病例等。个案研究是医疗卫生及疾病预防部门日常处理疾病报告登记工作的组成部分，调查内容由当地卫生部门具体规定。通过报告、登记和个案调查，可以得到有关疾病发病的第一手资料，既为地区疾病控制提供了分析基础，也为病因探索提供了线索。

用途　个案研究通过采用流行病学调查的方法和技术，在传染病暴发调查、未明疾病的暴发调查、前瞻性调查与回顾性调查中得到广泛的应用。尤其对于病因未明的病源和病因明确意义重大，如旋毛虫病的发现就是一个经典的实例。个案研究也可为后续疾病流行蔓延的控制提供良好的依据，如人群传染性疾病暴发的控制和地方性疾病的干预。

类型　个案研究包括明确病因的传染病个案研究和病因未明疾病的个案研究。

传染病的个案研究　包括以下几个方面。

从消灭疫源地出发　调查研究时需考虑以下环节：①核实诊断。不同疾病有不同的传播途径和传染期，需采取不同的措施，因此明确诊断非常重要。发生错误诊断的原因一般包括在病程早期典型临床症状还没有出现，或由于临床诊断时只有单个患者，未出现同时发病的其他患者，未考虑到该病的流行病学特点等。调查时首先要核实原有的诊断，必要时可查阅病历、化验记录，采取标本做检验，进行临床会诊，结合流行病学资料确定诊断。②确定疫源地范围。根据发病日期可以确定患者排出病原体的日期（传染期），查明患者在此时期内的活动范围，带病原体的排泄物污染了外界物品、污染的范围，从而判断可能受传染的健康人和疫源地范围，以便登记接触者（包括其姓名、性别、年龄、职业、住址等）。查明哪些人应该接受医学观察或留验，哪些人应该接受预防接种、被动免疫或药物预防，是否应该进行消毒、杀虫以及进行的范围，应该进行哪些实验室检查等。③查明疫源地内促进或抑制该病传播、蔓延的条件，以及可能的传播途径，以便采取措施有效地控制与消灭疫源地。

从查明该病例发生原因出发

调查研究时需考虑以下环节：①确定传染源。首先确定病例受感染的时间，即从该患者发病日期往前推算，在最长潜伏期与最短潜伏期之间的时间。其次，应查明患者在这段时期内的活动情况。如到过什么地点，以确定该患者可能在什么地点受到感染。当怀疑某人可能为病例的传染源时，还可调查该人的其他接触者有无类似疾病。当其他接触者中也有相同疾病时，增加了该人为传染源的证据。最后，对所有被怀疑为传染源的对象进行病史调查、查体及必要的化验检查，以追查传染源。追查传染源的目的是搜索未被发现的疫源地，以便采取适当的措施控制传染病蔓延。②明确传播途径。查明传染源有助于明确具体的传播途径。若仍存在难以明确的情形，则应重复或核实调查患者。一般来说，临床医疗单位的医务人员也应积极参加疫源地处理和单个疫源地的调查，以提高疫情控制的质量。

流行病学调查表的设计　调查表反映了调查的纲目和重点。调查表的主要内容包括以下几部分：①一般项目，如姓名、性别、年龄、职业、住址和工作单位等。②临床症状相关部分，如发病日期、症状、体征和化验等，为核实诊断用项目。③流行病学部分，包括预防接种史、病前接触史、可能受感染的日期和地点、传染源、传染途径及易感接触者等。④防疫措施部分，指对传染源、传播途径及易感者的措施等。⑤结束上述内容后的其他部分。

资料收集方法　①询问：详细的询问是传染病个案研究的一类重要方法。询问对象包括患者、患者的家庭成员、邻居、单位负责人以及其他可以提供情况的人。询问方式包括个别谈话和开调查会。询问调查开始前，应说明来意和调查的意义，取得被询问者的信任和合作。调查员应真诚关心患者及其周围人，对调查工作认真负责。通过询问，尽量查清上述各项内容。此外，临床医生是最早接触患者的医务人员，应在诊治患者时注意询问和收集必要的流行病学资料。调查一般采用调查表作为调查纲目。②现场观察：即仔细观察疫源地情况。目的是按照实际情况决定工作方针，采取相应的疫情控制措施。一般应该根据不同病种确定不同的调查重点。疫源地的情况是不断变化的，因此需要进行多次重复的现场观察和调查。③开展必要的检验、检查：目的是为查明传染源，确定周围环境物品（水、食物、日常生活用品、昆虫媒介等）被污染的情况，以及该地区人群的免疫水平及易感者数量等。检验方法根据情况而定，一般包括血清学、化学、微生物学、寄生虫学和卫生学检验等。在疫源地内开展的检验，要求方法简便，结果准确，且易于在现场开展。化验室开展的检验，对取材的方法与技术及材料的保存与运送条件有较高的要求。④收集其他一切有助于阐明这次疾病发生的有关材料。

注意事项　疫源地调查必须在患者发病后尽快进行，以尽快控制传染病流行蔓延。疫源地调查和防治措施须密切结合，故常开展多次重复调查。这类调查一般都是在调查的同时采取防疫措施，所以常由基层医疗单位和卫生防疫机构结合日常工作进行。

病因未明疾病的个案研究　病因未明疾病很可能是当地不熟悉、经反复检查还未明确诊断的疾病，也可能是当地从未发生过的一种新疾病。基本的研究思路同传染病的个案研究，但病因未明疾病的个案研究首先应明确病源和病因，在此基础上再提出合适的控制策略和措施。

内容　个案研究内容包括：①一般项目，如姓名、性别、住址、职业等。②临床特征。③实验室检查结果。④流行病学资料，如传染病着重调查受感染的日期、地点、方式、传染源、可能的传播途径及接触者等，非传染病则着重调查周围的环境影响因素和对象本人的个体情况。

优缺点　不断积累的个案研究资料可为疾病研究提供基础分析资料。对于病因未明的疾病，个案研究有助于揭示其流行特征，为查明病因提供线索。但个案研究的资料多针对个体，亦无人群有关变量的资料，因此缺乏一定的代表性，难以推论到有关总体。个案研究一般不设立对照，虽然可以依据人口统计学资料进行分析，但是病例常有遗漏，所以无法对暴露与疾病的关联进行检验，因而在病因推断研究方面作用有限。

（陈　坤）

bìnglì bàogào

病例报告（case report）　对临床上某种罕见病的单个病例或少数病例的详细介绍。病例报告属于定性研究的范畴。研究涉及少数个案，通过对个体特征的把握得出结论，无须描述事物的集中趋势或离散程度，重点探求其背后的动机和原因，为研究者提供分析和决策的线索。病例报告通常是针对临床实践中某一个或几个特殊病例或个别现象进行探讨，是对个别或几个罕见或少见病例的病情、诊断及治疗中的特殊情况或经验教训的报道。罕见病例指发病率很低的疾病。判断一个病例是否为罕见病例需要进行全面的文献检索。

特点 病例报告的特点是言简意赅、真实、新意。真实是保证病例报告科学性的基础，报告所表达的内容，如病情、病程、诊治方法、转归等必须实事求是，不得随意加工和改造。新意是病例报告的价值体现，没有新意就缺乏借鉴及启发作用，也就没有报道的必要。

用途 病例报告往往是识别一种新的疾病或暴露以及不良反应的第一个线索。关于罕见病的疾病频率、危险性、预后和治疗方法等假设的提出往往来源于病例报告。病例报告较少用于病因学假设的检验，主要用于指导开展相关医学研究。许多疾病都是通过病例报告被发现的，如孕妇服用反应停（沙利度胺）引起新生儿先天畸形，口服避孕药增加静脉血栓栓塞的危险和氯化乙烯的职业暴露可致肝血管肉瘤等。病例报告是监测罕见事件的唯一手段，病例报告的监测和累积常提示一种新的疾病或流行的出现。

通过对个别病例进行诊断、治疗、实验室研究及对个别现象的详尽和完善的描述与报告，有助于探讨疾病的致病机制及治疗方法。例如，专家怀疑麻醉药氟烷能引起肝炎，但是暴露于氟烷后发生肝炎的频率很低，而且手术后肝炎还有许多其他的原因，因此“氟烷肝炎”难以确定。此后出现一份病例报告，报告称一名使用氟烷进行麻醉的麻醉师反复发作肝炎并已经肝硬化，肝炎症状总是在他进行麻醉工作后几小时内发作。该病例暴露于小剂量氟烷时肝炎即复发，再结合临床观察、生化检验和肝脏组织学等方面的证据，从而证明氟烷可引起肝炎。此外，病例报告还可提供疾病一些少见的症状，如浙江大学附属邵逸夫医院在世界上首次报道食用五步蛇蛇胆及血导致鞭节舌虫病。

病例报告为理解人类疾病的遗传、代谢和生理学基础提供了线索，是实验研究和临床研究间的桥梁，对推动医学科学的发展具有重要意义。

内容 病例报告一般包括以下5方面的内容：①说明该病例为何值得报告。②提供病例的描述和数据资料。③提出所述病例是一种未报道过的疾病的论据，或指出病例的独特之处并加以讨论。④病例的各种特点还可能有哪些其他的解释。⑤结论以及指出该病例给予作者和读者的启示。

病例报告对资料的完整性要求较高。首先应检查各项资料是否齐全。如患者的性别、年龄、职业、民族、籍贯、主诉、现病史、既往史、体格检查、实验室检查、特殊检查、临床诊断和治疗经过等均应在报告中详细阐明，尤其是对于病例的诊断应明确，内容包括该病例的诊断手段（如使用的设备 CT、MRI、B 超等）和诊断依据。病志中还应当详细记载疾病发生发展的经过，各项检查的所见及数据，诊断与鉴别诊断的依据等。临床资料部分中治疗措施及效果观察是病例报告的重点，发病过程、症状、体征及检查结果等应作重点描述。若资料欠缺则不能进行报告。

缺点 病例报告的研究对象具有高度选择性，因此极易发生选择偏倚。另外，病例报告是基于一个或少数几个病例，不能用来估计疾病或临床事件发生的频率，所发现的任何危险因素都具有偶然性，因此无法用以论证科研假设，也无法作为改变临床诊断、治疗等实践的证据。

（陈　坤）

bìnglì xìliè fēnxī

病例系列分析（case series analysis） 它是对一组（几例、几十例、几百例或几千例等）相同疾病的临床资料进行整理、统计、分析、总结并得出结论的研究方法。是临床医生熟悉的一类研究方法。病例系列分析一般用来分析某种疾病的临床表现特征，评价预防、治疗措施的效果。但由于病例系列分析属于描述性研究，作为证据的论证强度较弱，研究结论可能存在较大的偏倚，且往往不易重复验证。同时，病例系列分析属于回顾性研究，常对已诊治过的病例或现有资料进行分析与总结，常用于临床对某些特殊症状、体征的观察、致病因素的分析，或总结临床诊治经验。在研究开始时，研究者仅对已有的研究资料进行综合整理、分析与描述，并总结成文。但病例系列分析可以发现以往工作中存在的问题，为进一步研究提供线索，并能显示某些病变的自然进程的规律性，提示研究的重点和方向。

用途 病例系列分析可以在已有的病例中，从以往接触的致病因素中分析可能的病因，且研究结论的可信度较病例报告高。例如，某医院对婴幼儿腹泻患者进行病原学分析，发现1.0%的腹泻病患儿是由于隐孢子虫所致，说明中国已经存在隐孢子虫病。其次，可用于分析预防措施的效果。例如，对患结核性脑膜炎、粟粒性肺结核的儿童，详细询问卡介苗接种情况和旧结核菌素皮肤试验的结果，分析出多数严重结核病患者未接种过卡介苗，从而证明卡介苗具有预防发生严重结核病的效果。另外，对患者给予的某种特定治疗可以使其获得痊愈、好转、无效、死亡、后遗症等不同结局，对这些结局进行分析总结，可以总结治疗经验。例如，采用青霉素治疗肺炎球菌脑膜炎，依据患者的不同结局，分析该抗生素的疗效。

病例系列分析总结发现的问题，可以为临床诊治研究提供信息和探讨方向。病例系列分析的论证强度虽然较弱，但在探索某些特殊病例，或发现疾病的新临床表现等方面仍具有一定意义。因此，病例系列分析有助于临床工作者在实践中发现问题，提出假设，完善临床及实验室研究，阐明疾病及治疗机制，为前瞻性临床诊治研究或基础医学等研究，提供重要的信息和有价值的研究方向。

内容 病例系列分析的内容包括该组病例的性别、年龄、职业、季节分布，各种主观症状的出现频度，主要的临床体征及其发生率，主要的检验指标及物理仪器检查结果，诊断与鉴别诊断的要点，主要的治疗方法与疗效对比，以及预后与追踪观察结果等。病例系列分析应明确病例的诊断、纳入和排除条件，并在实施过程中注意统一和标准化，以保证结论的准确性。分析结果要结合国内外文献的研究结果，经讨论后得出最终结论。

优缺点 具体如下。

优点 病例系列分析的优点主要有：①资料收集容易，短时间内即可获取研究结果。②以日常的大量临床病历为主要数据，充分利用并发挥了临床资料的研究价值。③作为临床研究的一种常见方式，病例系列分析有助于阐明规律、发现新的医学现象，并提示医学研究的新方向。④作为利用现成资料开展的一类研究，是训练临床医生尤其是青年医生的科学思维，提高临床科学水平的一种有效的科学实践活动。⑤可以适时地总结临床工作中存在的问题，促进医疗水平的提高。

缺点 病例系列分析的缺点主要有：①记录不完善。普通临床病志的记录常存在不完整的情况。如记录中有某个症状，却没有该症状的持续及其变化的条件。由于丢失了重要的研究信息，研究结论的论证强度较差。②缺乏标准化。由于采用日常积累的临床资料，资料收集缺乏标准化，难以保证资料的真实性和可靠性。③没有对比分析。由于病例系列分析未设对照组，影响研究结论的论证强度。④不同病例系列分析的对象可比性差。绝大部分的病例系列分析是在单个医疗机构内进行的研究，不同医疗机构间的同一疾病患者病型的差异是影响不同医疗机构相同主题的病例系列分析结论可比性的主要因素。⑤研究结论可能存在较大的偏性。病例系列分析由于范围广、时间长、参与的医生较多，存在偏倚多且难以控制的情况，致使资料真实性和可靠性差，最终影响了真实的研究结论的获取。⑥重病者较为集中。医疗机构均为重病者集中之处，预后一般较差。进行病例系列分析时容易把一般的疾病谱描绘得过于严重，或把构成比作为率进行描述。

（陈 坤）

suífǎng yánjiū

随访研究（follow-up study）

对研究对象进行连续观察或者规律性的间隔随访，观察某病或健康状况随时间推移的动态变化情况的方法。又称纵向研究。横断面研究只研究一个特定时点或特定时期内人群中暴露与疾病的分布不同，而随访研究可以对研究对象进行连续观察。

从方法学上讲，随访研究属于前瞻性研究，但与传统的队列研究存在差异。队列研究在研究开始时，研究对象往往是未患病者，根据所暴露因素分布的不同分为暴露和非暴露组，或者不同水平的暴露组，并进行追踪观察，探明不同暴露对研究结局发生的影响。随访研究是与横断面调查相似，随访研究一般不设对照组，且其问卷设计更加灵活，不需向所有对象进行相同问题的调查，即其调查的设计允许存在多目标。调查内容除核心问题外，还包括一系列非关键性的问题，可根据最新进展与研究兴趣进行适时的调整。随访研究的内容十分多样化。如既可以研究病原携带情况及其转归（如乙型肝炎病毒携带者）和病症的变化（如糖尿病和高血压），也可以用于研究疾病发生发展的趋势变化（如出生缺陷随产妇年龄增长的发生趋势）等。

随访研究的随访间隔和方式根据具体的研究内容有所不同。可以在预定的时间段内执行纵向调查，即某季度、半年或一年内。也可以规律性地实施横断面调查，如以年为单位实施均匀的纵向研究。连续收集得到的数据较少受季节变化的影响。在调查对象的文化素质允许的条件下，还可要求随访对象以日记的形式，记录急性病的发生与慢性非传染性疾病的变化情况，以提供更全面而准确的资料，避免可能存在的回忆偏倚。

随访研究可用于疾病自然史的研究，为该疾病的病因研究提供线索。随访研究的资料还可用于提出或检验某些病因学假设。

类型 随访研究主要包括趋势研究、出生队列分析及疾病监测。

趋势研究 通过连续观察人群中的疾病或健康状况，了解其变动趋势和发生发展规律。趋势研究可通过对人群开展一系列的现况调查获得研究数据，也可通过疾病监测系统获得目标疾病的长期监测数据，从而完成对疾病和健康状况变化趋势的分析，研究其发生发展规律，为疾病防治和提高人群健康水平提供参考依据。

出生队列分析 将同一时期出生或具有共同经历的人划归为一组（出生队列），对其随访若干年，期间收集队列人群在不同年代的疾病或其他卫生事件的数据资料，描述该出生队列人群在不同时期、不同年龄的疾病或其他卫生事件的发生频率并进行分析，以了解疾病或其他卫生事件的发生随年龄变化的趋势，比较不同出生队列的暴露特征对其发生频率的影响。出生队列分析与横断面分析法相比，能综合反映暴露因素、时代特征、年龄效应与疾病或其他卫生事件发生频率间的关系，对研究与评价疾病年龄分布的长期变化趋势与提供病因线索具有重要意义。

疾病监测 对疾病的动态分布及其影响因素进行长期的、连续的观察，全面地收集疾病情况及各种基本卫生资料，进行分析研究，并将信息迅速反馈至各部门，为制定疾病防治对策和措施提供科学和系统的参考依据，目的是提高疾病防治效率和效果。疾病监测是流行病学工作的一个重要部分，具有长期的、连续的特点，是一个系统工程，体现了随访研究与横断面研究的不同。

优缺点 具体如下。

优点 随访研究的优点主要有：①通过开展连续随访，或规律性的间隔多次调查，收集到的数据的完整性和准确性较现况研究更高，可以对疾病或研究问题的发展趋势进行更深入的描述和探索。②随访研究还可对研究对象的暴露与危险因素随着年龄增长而发生的变化加以研究。③由于研究时间较长，随访研究可考虑季节性、周期性或其他影响数据的变化，也可以对研究对象经历的或未经历的环境进行研究，为因果关系的推断提供了更有力的证据，也为证实探索性理论研究提供了必要的基础资料。

缺点 随访研究的缺点主要包括：①随访研究的顺利开展，要求有长期的资金条件和可靠的组织基础，人力、物力投入较大，因此较难实现对调查对象的长期随访。②调查对象的失访及无应答会对研究对象的代表性造成影响，从而最终影响研究结论的真实和可靠性。③较难保证研究方法与内容的长期一致，结果的对比分析存在困难。④随访分析方法学的发展不充分是随访研究的另一个局限，相对于现况研究而言，随访研究数据的分析难度更大，需控制更多的影响因素。

（陈　坤）

shēngtàixué yánjiū

生态学研究（ecological study）

在群体的水平上研究某种暴露因素与研究结局的关系的一种描述性研究。又称相关性研究。它以群体为观察和分析的单位，通过比较不同群体中某因素的暴露状况与疾病（健康状况）分布的一致性和差异，分析该暴露因素与研究结局之间的关系，探求病因线索。

生态学研究的最基本特点是在收集疾病和健康状况以及某暴露因素的资料时，不是以个体为观察和分析单位，而是以群体为单位（如国家、城市、学校等）。该类研究虽然能通过描述不同人群中某暴露因素与疾病频率来分析该因素与疾病的关系，但无法得知个体的暴露与疾病（效应）间的关系。生态学研究是从众多因素中探索病因线索的一种方法，然而它提供的信息是不完全的，只是一种粗线条的描述性研究。

目的 生态学研究的目的主要包括：①通过对人群中某结局的发生频率与暴露水平进行研究，分析该结局和暴露因素之间分布上的关联，提供与疾病发生可能有关的线索，从而产生病因假设，所以生态学研究常被用于慢性非传染性疾病的病因学研究或者用于探讨某些环境变量与人群中疾病或者健康状况的关系，为病因假设的建立提供线索。②通过描述人群中某干预措施的实施状况及某疾病的发病率或者死亡率的变化，经过比较分析，评价干预措施。③在疾病监测中，也可运用生态学研究来估计监测疾病的发展趋势，为制订疾病防治措施及相关策略提供科学依据。

类型 生态学研究主要包括以下两个研究类型。

生态比较研究 是观察不同人群或地区某种疾病的分布，然后根据疾病分布的差异，提出病因假设。这种研究不需要暴露情况的资料，也不需要复杂的资料分析方法。生态比较研究更常用来比较在不同人群中某因素的平均暴露水平和某疾病频率之间的关系，即比较不同暴露水平的人群中疾病的发病率或死亡率，从而为病因探索提供线索。生态比较研究也可应用于评价社会设施、人群干预以及政策、法令实施的效果。

生态趋势研究　指连续观察人群中某因素平均暴露水平的改变和某种疾病的发病率、死亡率变化的关系，了解其变动趋势；通过比较暴露水平变化过程与疾病频率的变化情况，来判断某因素与某疾病的联系。

优缺点　具体如下。

优点　主要有：①可运用常规资料或现成资料进行研究工作，节省大量的人力、物力和财力，可在短时间内获得研究结果。②最显著的优点是当所要研究的疾病的病因不明确、方向尚不清楚时，该研究可提供病因线索以供进一步的深入研究。③对于个体水平的暴露累积量不易测量的情况，生态学研究是唯一可供选择的研究方法。如比较不同环境、不同地区的空气污染、水污染的差异与各种疾病的发病、死亡发生的关系。④当人群中个体的暴露变异范围较小，或者该范围处于危险性函数曲线相对平缓的部分，那么在一个人群中较难检出暴露与疾病的关系，而通过比较不同的人群，更容易凸显暴露的差异。⑤更适于对人群干预措施的评价。在某些情况下，如不是直接的个体水平上的危险因素的控制，而是通过综合方式（如健康教育与健康促进等）减少人群对危险因素的暴露，对此干预措施的评价只需在人群水平上进行，则生态学研究更为适合。⑥在疾病监测工作中，应用生态趋势研究可估计某种疾病发展的趋势。

缺点　主要有：①生态学谬误的发生。生态学研究是以群体（组）为观察和分析的对象单位，当在群体水平上的生态学研究提示的联系线索与该人群中个体的真实情况不符时，就发生了生态学谬误。由于生态学研究是把高层次的群体水平上的信息、经验或发现直接推论到群体所包含的低层次的个体水平，因此生态学谬误在生态学研究中难以避免。因此，在对生态学研究的结果作结论时应十分慎重。②混杂因素难以控制。由于生态学研究是在群体水平上进行观察分析的研究，因此无法对个体水平上潜在的混杂因素进行控制。③人群中某些变量，特别是有关社会人口学及环境方面的一些变量，易于彼此相关，即存在多重共线性问题，从而影响对暴露因素与疾病之间关系的正确识别。④因果关系无法明确。生态学研究在进行暴露与研究结局之间的相关性分析时，其观察单位是人群（组），暴露水平和疾病相关指标的测量准确性相对较低，并且疾病和暴露是非时间趋势设计的，其时序关系难以确定，即不能有效地判定先因后果关系，所以研究结果不可作为因果关系的有力证据。

注意事项　鉴于生态学研究的特点，开展生态学研究时应注意以下几点：①研究目的尽可能集中，避免在同一个生态学研究中设置过多的研究问题。②选择研究人群时，应尽可能使组间可比，观察分析的单位尽可能地多，每单位内人数尽可能少。③分析过程中尽可能使用生态学回归分析（不局限于相关分析），分析模型应尽量纳入较多的相关变量。④关于病因学的研究结果，在推论时应该慎重，尽量与其他非生态学研究（如病例对照研究等）结果相比较，并结合对所研究疾病的基础和临床知识，以及研究人群中有关人类行为的指标等进行综合分析、判断。

（陈　坤）

shēngtài bǐjiào yánjiū

生态比较研究（ecological comparison study）　通过观察不同人群或地区的疾病、健康状况或其他卫生事件在某时点或时期的分布情况，根据分布的差异，提出病因假设，为病因研究提供线索的一类生态学研究方法。此类研究不需要暴露情况的资料，也无须进行复杂的数据统计分析。例如，通过描述胃癌在全国各地区的分布，发现沿海地区的胃癌死亡率较其他地区高，从而提出沿海地区的饮食习惯可能是胃癌发病的危险因素的研究假说。

生态比较研究常用来比较不同人群中某因素的平均暴露水平和某疾病频率之间的关系，即通过比较不同暴露水平的人群中疾病的发病率或死亡率，了解人群中暴露因素的频率或水平，并与疾病的发病率或死亡率作对比分析，为病因研究提供线索。例如，根据世界粮农组织（FAO）提供的129个国家的粮食消耗种类及数量和WHO提供的该129个国家胃癌和乳腺癌死亡率的资料，以人均食物种类的消耗量为暴露变量，分别对各国的胃癌和乳腺癌的死亡率进行比较，发现以淀粉类食物为主的国家为胃癌高发地区，而平均脂肪消耗量高的国家则为乳腺癌高发地区，从而提出这两种癌症与饮食因素存在关联的病因假设。此外，生态比较研究还可用于评价社会设施、人群干预及政策与法令实施等的效果。

（陈　坤）

shēngtài qūshì yánjiū

生态趋势研究（ecological trend study） 连续观察不同人群中某因素平均暴露水平的改变和/或某种疾病、健康或卫生事件的发生频率变化的关系，了解其变动趋势；通过比较暴露水平变化过程与疾病、健康或卫生事件发生频率的变化情况，判断它们之间的联系的一类生态学研究方法。如心血管疾病监测研究的MONICA方案［WHO拟定的一项世界范围内的心血管病流行病学长期（为期10年）的协作研究方案］。研究发现，人群吸烟率、血压平均水平、血清胆固醇水平等的变化与心血管疾病的发病率和死亡率的变化显著相关，表明吸烟、高血压和高胆固醇血症等是心血管疾病发病的危险因素；控制吸烟、血压和血清胆固醇水平，可以有效预防心血管疾病的发生和死亡。又如某地在实施结直肠癌序贯筛检等综合防治措施后，结直肠癌发病率和死亡率监测结果显示，十余年来结直肠癌死亡率呈现明显的下降趋势，提示综合防治措施在降低结直肠癌死亡率方面起到了一定作用。

（陈　坤）

shēngtàixué miùwù

生态学谬误（ecological fallacy） 当在群体水平上的生态学研究提示的联系线索与该人群中个体的真实情况不符时产生的偏倚。是生态学研究的最主要缺陷。生态学研究由各个不同情况的个体“集合”而成的群体（组）为观察和分析的单位，其提示的病因线索既可能是疾病（或其他卫生事件）与某因素之间真实的联系，也可能是由个体到群体观察后所造成的一种虚假联系。生态学研究是把高层次的群体水平上的信息、经验或发现直接推论到群体包含的低层次的个体水平，因此生态学谬误在生态学研究中常难以避免。

产生原因 生态学谬误的产生主要有以下几种情形：①缺乏暴露与结局联合分布的资料。研究者只知道每个研究人群内的暴露和非暴露人群量，发生研究结局和未发生数，但不知暴露、非暴露人群中各有多少个体发生了研究结局，即没有在个体水平确定暴露与研究结局联合分布的信息。②无法控制可疑的混杂因素。由于它在群体水平上进行观察分析的研究，无法对个体水平上混杂因素的分布不均进行控制。③相关资料中的暴露水平只是近似值或平均水平，并不是个体的真实暴露情况，无法精确评价暴露与疾病的关系，造成对暴露与研究结局之间联系的一种曲解。

发展历史 1950年，鲁宾逊（William S. Robinson）的研究极大地加深了人们对生态学谬误的理解。鲁宾逊在1930年美国人口普查结果中分析了48个州的识字率以及新移民人口比例的关系。他发现两者之间的相关系数为0.53，即一个州的新移民比例越高，这个州的平均识字率就越高。但当分析个体资料时发现，该相关系数是-0.11，即新移民平均识字率比本地人的低。出现这种矛盾的原因是新移民都倾向定居于识字率较高的州。因此鲁宾逊提出在处理群体资料或区组资料时，必须注意是否会由于忽视群体内变异而产生生态学谬误。再如，根据世界粮农组织（FAO）提供的129个国家的粮食消耗种类及数量，以及WHO提供的这129个国家胃癌和乳腺癌死亡率的资料，以人均食物种类的消耗量为暴露变量，分别将各国的胃癌和乳腺癌的死亡率作比较分析。由于各个国家的淀粉类、脂肪类食物的消耗量并不一定等于实际摄入量，则在群体水平上分析食物种类消耗量与乳腺癌、胃癌的关系，并由此推断不同种类食物消耗量不同会影响个体这两种恶性肿瘤发病或死亡的概率的结论极有可能导致生态学谬误，生态学研究发现某因素与某疾病的一致性，可能是两者间的真实因果关联，也可能两者毫无关系。因此，对生态学研究的结果作结论时应慎重。

（陈　坤）

fēnxī liúxíngbìngxué

分析流行病学（analysis epidemiology） 在描述性研究的基础上，以分析疾病和健康状态与可能的致病因素之间的关系，从而进行致病因素的筛选并形成和检验病因假说为目标的一类观察性研究方法。又称流行病学分析（epidemiological analysis）或分析性研究（analytic study），与描述性研究不同，分析性研究的最重要特点就是在研究设计中设立了可供对比分析的对照组。分析流行病学通常包括队列研究和病例对照研究两种主要方法。

队列研究 将一定范围内未患病的人群按是否暴露于某因素（或具备某种特征）进行分组，随访一定的时间，比较两组的发病率或死亡率，以研究某因素或某特征是否与某疾病的发生或死亡存在关系。这种研究是从原因（病因）随访观察到结果（疾病）的研究方法，从时间上看一般为前瞻性的研究，故有前瞻性研究之说（见队列研究）。

病例对照研究 在疾病发生之后，以现在患有该病的患者为一组（病例组），以未患有该病但其他条件（如性别、年龄等）与患者相同的人为另一组（对照组），通过询问，化验或复查病史，收集既往各种可疑危险因素的暴露史，测量并比较病例组和对照组对各因素的暴露比例，进而推断可能的致病因素或验证病因假说。这种从结果（疾病）探索病因（病因或因素）的研究方法，逻辑上是由果及因的，方向上是回顾性的，故又有回顾性研究之说（见病例对照研究）。

特点 ①以分析和检验因果关系为目标。两类分析流行病学方法，无论是以"从因到果"为特色的队列研究，还是以"从果到因"为特色的病例对照研究，都是为了分析和检验因果关系。②有可供比较的对照组。分析流行病学研究有关因果关系的任何结论都是建立在与具有可比性的对照组进行比较的基础上得出的，没有对照就没有结论。④暴露是自然的，是研究对象固有的，不是研究者人为给予的，这是与实验性研究的本质区别。

（谭红专）

bìnglì duìzhào yánjiū

病例对照研究（case-control study） 比较患某病者与未患某病的对照者暴露于某可能危险因素的百分比差异，分析这些因素是否与该病存在联系的研究。又称病例比较研究（case-comparison study）、病例参照研究（case-reference study）或回顾性研究（retrospective study）。病例对照研究是分析性流行病学研究方法中最基本、最重要的设计方法之一，是探索或检验病因假说的重要工具之一。

基本原理 以确诊的患有某特定疾病的患者作为病例组，以未患有该病但具有可比性的个体作为对照组，通过询问、实验室检查或复查病史等方法收集既往各种可能的危险因素暴露史，测量并比较病例组与对照组中各因素的暴露比例，经统计学检验，若两组差别有统计学意义，则可认为某因素与疾病之间存在着统计学联系（图1）。病例对照研究是从某种欲研究的疾病出发，去探索可能的危险因素（或病因），从时间顺序上来看是回顾性的。

发展历史 最早的病例对照研究是1843年盖伊（Guy）在伦敦统计学会议的报告中提出，该报告分析了职业暴露与肺结核发生的关系。病例对照研究的概念最早见于1844年路易斯（Louis）的著作，但是符合现代病例对照研究原理的报道是1926年莱恩（Lane-Claypon）关于生殖因素与乳腺癌关系的研究，该研究首次提出选择配比的医院对照的方法。第二次世界大战后，病例对照研究方法的应用大大增加，比较著名的有1947年施雷克（Schreck）和莱诺维茨（Lenowitz）的包皮环切和性卫生与阴茎癌的关系；1947年哈特韦尔（Hartwell）对于输血与肝炎关系的研究；1950年多尔（Doll）和希尔（Hill）关于吸烟和肺癌的研究等。1950年以后，科恩菲尔德（Cornfield）、曼特尔（Mantel）和亨塞尔（Haenszel）等进一步完善了病例对照研究的分析方法和指标，出现了一系列代表性的病例对照研究，例如，孕妇服用反应停（沙利度胺）与婴儿短肢畸形、母亲吸烟与先天畸形、早产儿吸入高浓度氧与晶体后纤维组织增生症、小剂量放射线照射与白血病、经期使用月经棉与中毒性休克综合征、高龄初产与乳腺癌等研究报道。

随着应用的不断深入，传统病例对照研究的缺点也逐渐暴露，尤其是在选择对照时，遇到了诸多问题，因此，统计学家、流行病学家和应用工作者就如何选择对照提出了改进方案，形成了多种病例对照研究的衍生类型，有学者称之为非传统病例对照研究（non-traditional case-control study）。主要包括巢式病例对照研究、病例交叉研究、病例-时间-对照研究、病例队列研究、单纯病例研究等。

特点 病例对照研究具有下列特点：①属于观察性研究。在病例对照研究中，研究对象的疾病状态和暴露状态均是自然存在的客观事实，研究者仅是通过调

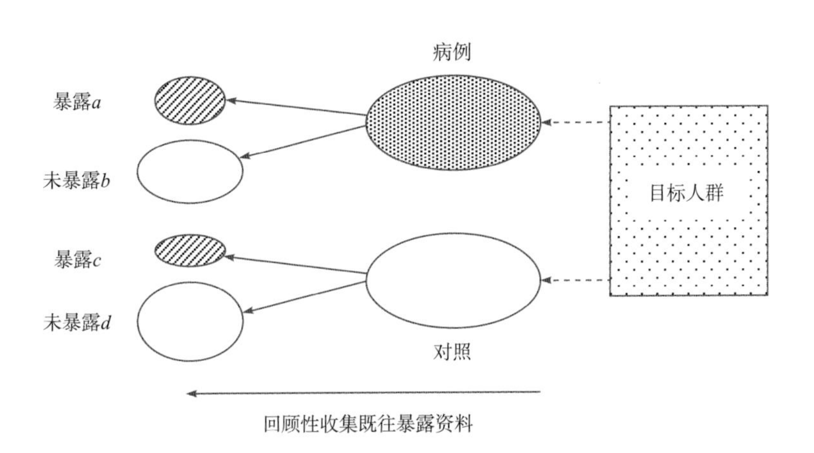

图1 病例对照研究设计原理示意图

查获取有关资料并进行对比分析，在研究过程中没有主动施加任何干预措施或因素。②必须事先设立对照组。与描述性研究不同，病例对照研究必须事先设立对照组，而且要求对照组除了所研究的疾病和暴露因素外，其他可能产生混杂作用的因素如性别、年龄等应尽可能与病例组相同或相似，以增强两组的可比性。③由果到因的回顾性研究。在病例对照研究中，是以患病与否作为选择研究对象以及分组的标准，即作为结果的疾病已存在，在此基础上回顾既往的暴露情况，即可能导致疾病发生的原因，因此是一种由果到因的回顾性研究。④难以确定因果关系。传统的病例对照研究可用于广泛地探索病因因素或初步验证病因假设，为队列研究及实验性研究提供研究线索和方向，但通常不能确定因果关系。

研究类型 根据病例和对照的选择方式和关系，可以将病例对照研究分为非匹配设计和匹配设计两大类。

非匹配设计（unmatched design） 从研究设计所确定的病例和对照源人群中，分别抽取一定量的研究对象，一般对照人数应等于或多于病例人数。此外，没有其他任何限制和规定。此类病例对照研究的设计与实施较为简单，但因为两个组的可比性等问题，易产生偏倚，研究结果和结论可信度较差。

匹配设计（matched design） 即要求对照在某些因素或特征上与病例保持一致（见匹配）。匹配病例对照研究根据匹配的方式不同，可分为成组匹配（category matching）或频数匹配（frequency matching）病例对照研究和个体匹配（individual matching）病例对照研究。

研究设计和实施要点 包括以下几个方面。

明确研究目的及研究因素 根据疾病发生的特点、既往研究的结果或现场实际工作中需要解决的问题，结合文献复习，提出研究目的。病例对照研究可用于检验病因假设，对经过描述性或探索性研究产生的病因假设，可以应用严格设计的病例对照研究加以检验；可用于探索疾病的可疑危险因素，在疾病病因不明时，可以将某种疾病与多种因素结合起来进行研究，广泛筛选机体内外环境中的可疑危险因素。研究因素一旦确定以后，必须对每项研究因素的暴露与否或暴露水平做出明确的规定。同时，应明确研究因素的测量和收集方法，收集资料是否准确可靠关系到研究结果和结论的真实性。

病例的来源与选择 病例的来源主要有两种：医院或社区。选择医院的现患患者或医院和门诊的病案及出院记录记载的既往患者作为病例，同时选择来自上述医院的未患该病的患者作为对照，即为以医院为基础的病例对照研究。该类研究中，病例相对集中，易于获取，而且诊断明确，调查时对象比较合作，门诊和住院病史以及检查资料较全面，从而使资料容易获得且比较可靠。但不同疾病、不同社会经济状况的患者对门诊和住院存在选择性，因此单个或少数医院的病例不能代表某病全部患者，代表性相对较差，易产生选择性偏倚。如果病例全部来自一般人群或社区，即被研究的总体人群中的全部病例或者总体中随机抽样人群中的全部病例，同时对照为来自该人群或社区中未患该病的一般人群的随机样本，即为以社区为基础的病例对照研究或以人群为基础的病例对照研究。病例可以来源于普查、抽样调查、疾病监测或疾病登记报告系统等，代表性好，选择偏倚较小，但调查工作相对比较困难，调查对象的依从性较差，且费时、费力。

病例对照研究中的病例可以是新发病例、现患病例或死亡病例。新发病例发病时间更接近暴露时间，患者记忆清晰，提供的信息丰富且相对准确，因此首选新发病例。现患病例指人群中已存在的某病患者，优点在于短时间内可以获得较多病例，容易获得资料，但现患病例对既往暴露的回忆可能受到患病后环境条件和生活习惯改变的影响，不易判断暴露因素与疾病的时间关系，且因病程的延长导致患者回忆患病前的暴露信息准确性较差。死亡病例指研究中收集暴露史之前已死亡的病例，死亡病例的信息主要由家属提供或通过病案及死亡记录查询，因而真实性较差，极少利用。

病例的选择一般遵循下列原则：①必须严格符合诊断标准，诊断结果要真实、可靠。②所选择的病例应有一定的代表性，无论研究者选择何种局限的特定类型的病例，所纳入研究的也只能是其中的一个样本，因此应尽可能考虑病例的代表性问题。③被选择的病例还必须具有暴露于研究因素（可疑病因）的可能性。如研究口服避孕药与某些疾病的关系时，做过绝育术的或其他原因禁忌使用或不能服用避孕药的患者就不能作为研究对象，否则会产生偏倚。

对照的来源与选择 对照应

来自产生病例的同一个总体人群，其来源主要有3种：①社区自然人群中的健康人或非该病患者。该类对照可以较好地确定源人群，代表性好，但有时调查较困难，无应答率较高。②同一或多个医疗机构中诊断的其他病例。该类对照可及性好，比较容易从医疗记录和生物标本中收集暴露信息；缺点是难以明确源人群，代表性较差，故需要从多医院、多科室、多病种的患者中选取对照，尽可能减少选择性偏倚。③病例的邻居、同事或亲属等。这类对照在某些环境和/或遗传因素方面与病例基本一致，当研究相关因素与疾病的关联时，则不能采用。

选择对照的原则包括：①对照应来自产生病例的人群-源人群，即对照若发病则可能成为病例，而每一病例在未发生疾病以前可以作为合格的对照。②对照与病例之间应具有良好的可比性，即对照在某些因素或特征（如年龄、性别等）方面应与病例基本一致，从而减少这些因素或特征对研究结果的影响。③对照必须明确排除患有所研究的疾病以及与研究因素或研究疾病有关的其他疾病。

资料收集　暴露信息的正确收集是病例对照研究资料收集的重要任务。对所研究的暴露因素要有明确的定义，而且应尽可能采用通用的国际或国内的规定或定义。收集的信息应涵盖所研究的危险因素、可疑危险因素、保护因素、潜在的混杂因素等。收集资料可采用询问、查阅记录、测量、现场观察等调查方法。资料收集过程中，病例组与对照组应使用相同的调查表，询问和回答同样的问题或使用相同的测量方法，以保证调查资料的质量。

资料分析　病例对照研究资料的基本分析方法是比较病例组和对照组的暴露比例的差异并由此估计暴露与疾病的联系程度，进一步还可计算暴露与疾病的剂量反应关系、各因素之间的交互作用等。

病例对照研究的资料分析主要分为两部分：①统计描述。首先描述研究对象的一般特征，包括研究对象的人数及各种特征的构成，如性别、年龄、职业、疾病类型等。其次进行均衡性检验，比较和检验病例组与对照组在研究因素以外的其他主要特征因素（或可能的混杂因素）是否具有可比性。②统计推断。通常包括两方面：一是病例组和对照组暴露比例差异的显著性检验，一般采用卡方检验，检验暴露和疾病之间是否存在统计学联系；二是估计暴露因素和疾病之间的联系强度，通过计算比值比（odds ratio，*OR*）估计相对危险度（relative risk，*RR*），即具有暴露因素者发生疾病的危险性是不暴露者的多少倍。

偏倚及控制　病例对照研究中常见的偏倚有选择偏倚、信息偏倚和混杂偏倚。由于选入的研究对象与未选入的研究对象在某些特征上存在差异而引起的误差，称为选择偏倚。这种偏倚常发生于研究的设计阶段。信息偏倚又称观察偏倚（observation bias）或测量偏倚（measurement bias），是在收集整理信息过程中由于测量暴露与结局的方法有缺陷造成的系统误差。另外，当研究某个因素与某种疾病的关联时，由于某个既与所研究的暴露因素有联系，又与所研究疾病有制约关系的因素的影响，掩盖或夸大了所研究的暴露因素与疾病的联系，这种现象或影响称为混杂（confounding）或混杂偏倚（confounding bias）。上述这些偏倚可以通过严谨的设计和细致的分析识别、减少和控制。

优缺点　具体如下。

优点　主要有：①特别适用于研究罕见的、潜伏期长的疾病结局，有时往往是罕见病病因研究的唯一选择。②适用于有较长潜伏期的慢性疾病的病因研究，研究周期短。③病例对照研究需要的样本量相对于队列研究小，相对更省人力物力和时间，并且较易于组织实施。④可以用于同时研究多种暴露因素与某种疾病的关联，适用于探索性病因研究。⑤不仅可应用于病因的探讨，而且也适用于研究药物不良反应、疫苗免疫学效果的考核以及暴发调查等。

缺点　主要有：①不适用于研究人群中暴露比例很低的因素研究，因为需要的样本量很大。②易发生各种偏倚，包括选择偏倚、信息偏倚和混杂偏倚，尤其是难以避免信息偏倚中的回忆偏倚。③暴露与疾病的时间先后常难以判断。④不能直接计算发病率和相对危险度，只能用比值比*OR*值估计因素与疾病之间的关联强度。

应用　病例对照研究及其衍生类型被广泛地应用于各种疾病和健康事件的发生原因、机制及预后因素等的研究中，在探讨疾病和健康事件的环境和遗传危险因素等方面发挥了重要作用。

探索疾病病因及检验病因假设　病例对照研究的最主要用途。临床和公共卫生医师可以从工作经验或简单的描述性研究中获得可疑的病因线索，并据此形成病因假设，进而应用病例对照研究进行检验。尤其在一些罕见病或少见病的病因研究方面，病例对照研究发挥了其他流行病学方法难以替代的作用。

探讨影响疾病预后的因素 以研究某疾病的不同结局，如死亡与痊愈，或并发症的有无，代替病例对照研究中的病例组和对照组，做回顾性分析，追溯产生这种结局的有关因素，从而获得影响疾病预后的主要因素，以便指导临床工作，改善预后。

研究药物有害作用 药物应用于临床后，对患者可带来有益（疗效）或有害（副作用或毒性）作用。将具有不良反应或已产生有害作用结果（如各种功能损害、畸形出现或疾病产生等）的人群组成病例组，无不良反应或无有害作用结果的人群组成对照组，回顾性地调查两组人群既往的服药史，从而研究药物与不良反应或有害作用之间的联系。

（沈洪兵）

pǐpèi

匹配（matching in epidemiology） 要求对照在某些因素或特征上与病例保持一致的方法。又称配比。目的是对两组进行比较时排除匹配因素的干扰。病例对照研究中匹配的目的首先在于提高研究效率，表现为每一研究对象提供的信息量增加；其次在于控制混杂因素的影响。所以匹配的特征或变量必须是已知混杂因素，或有充分理由的疑似混杂因素，否则不应匹配。匹配在提高了研究效率的同时，也提高了检验无效假设所需的统计学把握度，增加了比值比（*OR*）估计的精确度。

匹配可分为频数匹配与个体匹配。频数匹配又称成组匹配，即在病例对照研究中选取一组病例后，了解所需匹配因素的频数分布与构成，然后选取对照组，并使对照组中所需匹配因素的分布与构成同病例组一致。例如，病例组中男性占80%，则对照组中男性也应占80%或非常接近这一比例。个体匹配指病例对照研究选择研究对象时，以病例和对照个体为单位所进行的匹配。在个体匹配中，一个病例可配一个或多个对照，常用的匹配比例为1：1～1：4，1：1时称为配对，1：2及以上称为配比，以1：1、1：2匹配形式较为常见，但1：4形式的统计效能更高。多个对照的匹配主要用于一些病例难以收集的罕见病研究，但一般不超过4个，因过多增加对照时，相对于成本投入、工作量的成倍增加，统计学效率却增加甚微。

病例对照研究中匹配的目的在于提高研究效率和控制混杂偏倚，但匹配同时也增加了选择对照的难度，一旦某个因素被作为匹配变量，将不能再分析它与疾病的关系，也不能充分分析它与其他因素的交互作用。因此，如把非必要的变量作为匹配因素，企图使病例与对照尽量一致，就可能丢失信息，增加工作难度，结果反而降低了研究效率。这种情况称为匹配过头，应当注意避免。有两种情况不应使用匹配，否则会造成匹配过头。一是研究因素是疾病因果链上的中间变量不应匹配。例如，吸烟对血脂有影响，而血脂与心血管疾病有病因关系，在研究吸烟与心血管病关系的病例对照研究中，按血脂水平对病例和对照进行匹配，则吸烟与疾病的关联消失。另一种是只与可疑病因有关而与疾病无关的因素不应匹配。例如，避孕药的使用与宗教信仰有关，但宗教信仰与研究的疾病并无关系，因此不应将宗教信仰作为匹配因素。

（沈洪兵）

cháoshì bìnglì duìzhào yánjiū

巢式病例对照研究（nested case-control study） 在对一个事先确定好的队列进行随访观察的基础上，再应用病例对照研究的设计思路进行分析的研究方法。又称队列内病例对照研究（case-control study nested in a cohort）。1973年美国流行病学家曼特尔（Mantel）提出了综合式病例研究的一些要素进行组合后形成的一种新的研究设计方法。

原理 首先根据一定的条件确定某一个人群作为研究队列并进行基线调查，收集队列中每个成员的流行病学信息和/或生物标本，对该队列随访一段事先规定好的时间，将发生在该队列内的某病（即所要研究的疾病）的新发病例全部挑选出来，组成病例组，并为每个病例选取一定数量的研究对象作为对照组；对照自该队列人群中抽取，要求在病例发病时尚未发生相同的疾病，并且按年龄、性别等因素和病例组进行匹配，此即*危险集抽样*（risk set sampling），然后分别对病例组和对照组在基线调查时收集的相关信息资料及生物标本进行检测分析、整理，最后按病例对照研究资料的分析方法进行统计学分析和推论。

分类 对应于队列研究的两种类型，可将巢式病例对照研究分为前瞻性巢式病例对照研究和回顾性巢式病例对照研究。根据对照的选择方法不同可将巢式病例对照研究分为匹配巢式病例对照研究和不匹配巢式病例对照研究。大多数巢式病例对照研究选

用途 队列研究的主要用途包括下列几个方面。

检验病因假设 由于队列研究检验病因假设的能力较强，深入检验病因假设是队列研究的主要用途和目的。一次队列研究可以只检验一种暴露与一种疾病之间的因果关联（如吸烟与肺癌），也可同时检验一种暴露与多种结果之间的关联（如可同时检验吸烟与肺癌、心脏病、慢性支气管炎等的关联）。

评价预防措施效果 有些暴露有预防某结局发生的效应，如大量的蔬菜摄入可预防肠癌的发生，戒烟可减少吸烟者肺癌发生的危险等，对这种暴露因素的随访研究实际上就是对其预防效果的评价。但预防措施（如蔬菜摄入和戒烟）不是人为给予的，而是研究对象的自发行为。这种现象又称为人群的自然实验（population natural experiment）。

研究疾病的自然史 临床上观察疾病的自然史（natural history of disease）只能观察到单个患者从起病到痊愈或死亡的过程；而队列研究可以观察人群从暴露于某因素后，疾病逐渐发生、发展，直至结局的全过程，包括亚临床阶段的变化与表现，这个过程多数伴有各种自然和社会因素的影响，队列研究不但可了解个体疾病的全部自然史，而且可了解全部人群疾病的发展过程，重要的是还可研究影响这些发展过程的因素。

新药的上市后监测 新药上市前虽然经过了三期临床试验，但由于三期临床试验的样本量和观察时间总是有限的，有些药物的副作用或不良反应可能没有被发现。在药物应用于临床以后，一段时间内，进行严格的新药上市后监测可认为是较三期临床试验样本量更大和观察时间更长的队列研究。在这类研究中，一般是将新药上市前的患者群体或新药上市后但仍没有使用新药的患者群体做对照。

类型 队列研究依据研究对象进入队列时间及终止观察的时间不同，分为前瞻性（prospective）队列研究、历史性（historical）队列研究和双向性（ambispective）队列研究 3 种，研究者可根据实际情况灵活选择不同的研究类型。三类队列研究的开始和终止时间图示如下（图 2）。

虽然经典的队列研究每次只研究一种因素与一种结局或多种结局的关系，研究开始时即按照该研究因素分组。但在流行病学研究实践中，一些大型的前瞻性研究（或称纵向研究）在研究开始时是选择一定范围符合某种条件（不患有某种或某些疾病、同意参加）的人群组成一个队列，收集队列人群多种危险因素的暴露情况，并检查其健康状况，然后前瞻性观察，观察内容包括暴露的变化及多种结局的发生情况；研究结束后，可按队列研究方法分析某种暴露与某种（些）结局的关系，这类研究往往一次能研究多种因素与一种结局或多种结局之间的关系。这种研究也称队列研究，因其核心原理与队列研究相同；但又不同于经典的队列研究，因为它在研究开始时没有分组，而且研究因素不止一个。如美国弗雷明汉的心脏病研究（Framingham Heart Study）就属于此类。

（谭红专）

bàolù

暴露（exposure） 具有任何一种研究者感兴趣的待研究的因素。研究对象接触过某种待研究的物质（如重金属）、具备某种待研究的特征（如年龄、性别及遗传等）或行为（如吸烟）。流行病学研究中，暴露的含义相当广泛，暴露可以是自然的（如某种遗传特征），也可以是研究对象主动的（如吸烟），也可以是研究者给予的（如预防注射）；暴露可以是有害的（如吸毒），也可以是有益的（如积极锻炼）。暴露是依不同的研究目的而变化的，如在研究吸烟与肺癌的关系的研究中，吸烟就是暴露；但如在一项体育锻炼与高血压的关系的研究中，吸烟就不视为暴露，因为在该研究中，吸烟不是待研究因素。

在流行病学关于暴露效应的

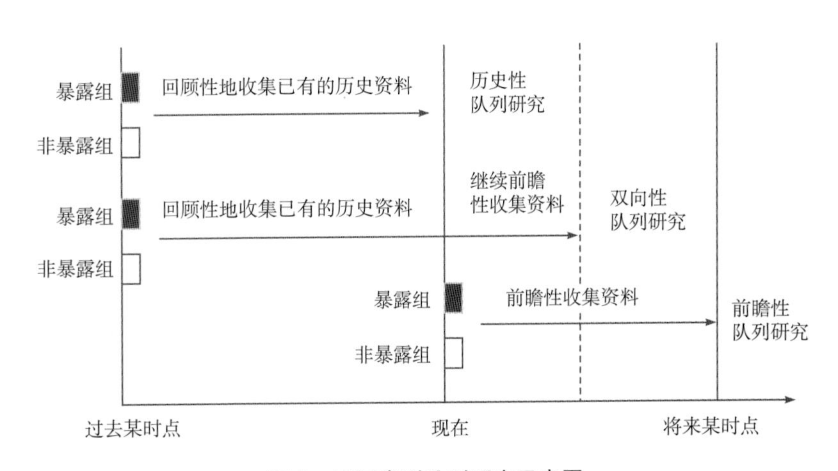

图 2 不同类型队列研究示意图

研究中，必须关注两点：一是对暴露的定义，在某一特定的研究中，对待研究的暴露必须要有明确的定义，如在一项研究吸烟与高血压的关系的研究中，暴露是吸烟，其定义是“每天至少吸完一支烟，持续一年以上”。二是对暴露的测量，暴露的测量需要根据暴露的性质确定合适的测量方法与手段，如果适合定量则最好是定量的，同时要关注暴露的时间，暴露的剂量（峰值和均值），暴露方式等。如在上述对吸烟的测量，要考虑每天吸烟量，吸烟时间，对现在不吸烟者还要调查过去的吸烟史。

（谭红专）

duìliè

队列（cohort） 表示一个特定的研究人群组。原意是指古罗马军团中的一个分队，流行病学家加以借用，是泛指具有某种共同暴露或特征的一组人群，一般称为队列或暴露队列（exposure cohort）。如特定时期内出生的一组人群，称为出生队列（birth cohort）；某个时期进入某工厂工作的一组人群称为职业队列。由暴露队列和非暴露队列组成的前瞻性研究即为队列研究。

根据人群进出队列的时间不同，队列又可分为两种：一种叫固定队列（fixed cohort），指人群都在某一固定时间或一个短时期之内进入队列，之后对他们进行随访观察，直至观察期终止，成员没有无故退出，也不再加入新的成员，即在观察期内保持队列的相对固定。另一种叫动态队列（dynamic cohort），即在某队列确定之后，原有的队列成员可以不断退出，新的观察对象可以随时加入。

（谭红专）

wēixiǎn yīnsù

危险因素（risk factor） 能引起某特定不良结局（outcome）（如疾病）发生，或使其发生的概率增加的因子。又称为危险因子。包括个人行为、生活方式、环境和遗传等多方面的因素。是一个常用的流行病学表达方式。与此相关的概念有：①研究因素和暴露，其概念包括有害的因素和有益的因素两类，其中有害的因素即为危险因素。②病因，一般局限于导致疾病发生的危险因素，而且论证复杂，要求严格，而危险因素泛指导致一切不良结局（包括疾病、健康受损、事故等）的因素，而且推导没有病因那么严格，一般将排除了偏倚的与不良结局有统计学联系的因素都称为危险因素。

（谭红专）

lìshǐxìng duìliè yánjiū

历史性队列研究（historical cohort study） 在队列研究中，如果研究对象的分组是根据研究开始时研究者已掌握的有关研究对象在过去某个时点的暴露状况的历史材料作出的；研究开始时研究的结局已经出现，不需要前瞻性观察，这样的设计模式称为历史性队列研究，或非即时性队列研究（non-concurrent cohort study）或回顾性队列研究（retrospective cohort study）。

在历史性队列研究中，虽然研究是现在开始的，但研究对象是在过去某个时点进入队列的；暴露与结局虽然跨时期较长，但资料搜集及分析却可以在较短时期内完成；尽管搜集暴露与结局资料的方法是回顾性的，但究其性质而言仍属前瞻性观察，仍是从因到果的。因此，该法是一种深受欢迎的快速的队列研究方法。历史性队列研究节省时间、人力和物力，出结果快，因而适用于长诱导期和长潜伏期的疾病，也经常用于具有特殊暴露的职业人群的研究。但是这种研究常缺乏影响暴露与疾病关系的相关因素的资料，以至影响暴露组与未暴露组的可比性。

选择历史性队列研究时，除应考虑前瞻性队列研究中所考虑的各点外，还应考虑是否有足够数量的完整可靠的在过去某段时间内有关研究对象的暴露和结局的历史记录或档案材料。如医院的病历、个人的医疗档案及工厂和车间的各种记录等。在具备条件的情况下，历史性队列研究备受关注。

由于对某些职业暴露和某些特殊暴露的危险作用多半不是一开始就认识到的，一旦认识到了，大多都采取了防护措施以减少暴露，一般不易或不允许进行前瞻性队列研究，而常使用历史性队列研究。

（谭红专）

qiánzhānxìng duìliè yánjiū

前瞻性队列研究（prospective cohort study） 研究对象的分组是根据研究对象现时的暴露状况而定的，此时研究的结局还没有出现，需要前瞻观察一段时间才能得到。这样的设计模式即称为前瞻性或即时性（concurrent）队列研究。其原理图示见队列研究。前瞻性队列研究的最大优点是研究者可以直接获取第一手资料，而且资料的偏性比较小。这种研究在开始时就收集了每个个体的暴露水平以及其他有关因素的信息，包括混杂因素的资料。在随访期内，研究者还可以获得暴露和其他有关因素，包括混杂因素变化的资料，并可用新的检测手段检查新的指标，其研究设计最接近于实验研究，因此其结果也最适宜做因果关系的推论。但是如果需要观察大量人群，则花费很大。如果疾病的潜伏期很长，则需要观察的时间很长，这些都会影响其可行性。

选择前瞻性队列研究时，应重点考虑：①应有明确的检验假设，检验的因素必须找准。②所研究疾病的发病率或死亡率应较高，如不低于5‰。③应明确规定暴露因素，并且应有把握获得观察人群的暴露资料。④应明确规定结局变量，如发病或死亡，并且要有确定结局的简便而可靠的手段。⑤应有把握获得足够的观察人群，并将其清楚地分成暴露组与非暴露组。⑥大部分观察人群应能被长期随访下去，并取得完整可靠的资料。应有足够的人、财、物力支持该项工作。

（谭红专）

shuāngxiàngxìng duìliè yánjiū

双向性队列研究（ambispective cohort study） 在历史性队列研究的基础上，继续前瞻性观察一段时间，它是将前瞻性队列研究与历史性队列研究结合起来的一种设计模式，因此兼有上述二类的优点，且相对地在一定程度上弥补了相互的不足。又称混合型队列研究。其原理图示见队列研究。在基本具备进行历史性队列研究的条件下，如果从暴露到现在的观察时间还不能满足研究的要求，还需继续前瞻性观察一段时间时，则选用双向性队列研究。

双向性队列研究的特点是，研究开始时暴露和暴露引起的快速效应（如肝功能损害、出生畸形、流产、不育等）或在部分人群中的效应已经发生，而与暴露有关的长期影响（如癌症、寿命缩短等）和在全人群中的效应尚未充分表现出来。这种设计最适宜于评价对人体健康同时具有短期效应和长期作用的暴露因素。

（谭红专）

bàolù rénqún

暴露人群（exposure population） 具有待研究的暴露因素的人群。通常构成队列研究中的暴露组。根据研究的方便与可能，通常有下列4种选择。

职业人群 如果要研究某种可疑的职业暴露因素与疾病或健康的关系，必须选择相关职业人群作为暴露人群；另外，由于职业人群有关暴露与疾病的历史记录往往较为全面、真实和可靠，故如果做历史性队列研究，也常选择职业人群为暴露人群。如在一项研究二硫化碳（CS_2）与冠心病关系的队列研究中就选择了粘胶纤维厂的工人为暴露人群。

特殊暴露人群 特殊暴露人群是研究某些罕见的特殊暴露的唯一选择，如选择原子弹爆炸的受害者，接受过放射线治疗的人，以研究射线与白血病的关系。

一般人群 即某行政区域或地理区域范围内的全部人群，选择其中暴露于欲研究因素的人做暴露组。在一般人群中选择暴露组，通常考虑两点：①不打算观察特殊人群发病的情况，而着眼于一般人群及今后在一般人群中的防治，使研究结果具有普遍意义；②所研究的因素和疾病都是一般人群中常见的，不必要或没有特殊人群可寻，特别是在研究一般人群的生活习惯或环境因素时。如始于1948年美国弗雷明汉（Framingham）地区的心脏病研究就是一个很好的例子。

有组织的人群团体 该类人群可看作是一般人群的特殊形式，如医学会会员，工会会员，机关、社会团体、学校或部队成员等。选择这样的人群的主要目的是利用他们的组织系统，便于有效地收集随访资料。而且他们的职业和经历往往是相同的，可增加其可比性。如多尔（Doll）和希尔（Hill）选择英国医师会员以研究吸烟与肺癌的关系，就是一个好例子。

（谭红专）

duìzhào rénqún

对照人群（control population） 不具有待研究的暴露因素，与相应的暴露人群有可比性，在研究中被作为参照的人群。通常构成队列研究中的对照组。设立对照是分析流行病学的基本特征之一，其目的是比较，即更好地分析暴露的作用。因此，选择对照组的基本要求是尽可能保证其与暴露组的可比性，即对照人群除未暴露于所研究的因素外，其他各种影响因素或人群特征（如年龄、性别、民族、职业、文化程度等）都应尽可能地与暴露组相同，即具有可比性。在队列研究中，选择对照人群的常用形式有下列4种。

内对照（internal control） 即先选择一组研究人群，将其中暴露于所研究因素的对象作为暴露组，其余非暴露者即为对照组。也就是说在选定的一群研究对象内部既包含了暴露组，又包含了对照组。这样做的好处是，选取对照比较省事，并可以无误地从总体上了解研究对象的发病率情况。内对照是队列研究中常用的队列形式。

当研究的暴露变量不是定性变量，而是定量变量时，可按暴露剂量分成若干档次。如果高剂量暴露是危险因素时，则以最低剂量暴露的人群为对照组。例如蔬菜中的硝酸盐、射线等，一般均可以这样做。

外对照（external control） 当选择特殊职业人群或特殊暴露人群作为暴露人群时，往往不能从这些人群中选出对照，而常需在该人群之外去寻找对照组，故称外对照。如以放射科医生为研究射线致病作用的暴露对象时，可以不接触射线或接触射线极少的五官科医生为外对照。选用外对照的优点是随访观察时可免受暴露组的影响，即暴露组的“污染”，缺点是需费力气去另外组织一项人群调查。

总人口对照（total population control） 这种对照可认为是外对照的一种，但也可看作不设对照，因为它实际上并未与暴露组平行地设立一个对照组，而是利用整个地区的现成的发病或死亡统计资料，即以全人口率为对照。它的优点是，对比资料容易得到，缺点是资料比较粗糙，往往不能十分精确或缺乏欲比较的细目，人群可比性差。另外，对照中可能包含有暴露人群。如果另设平行对照很困难（如难以组织，经费不够，做历史性队列研究时没有可供利用的资料等情况下），且暴露人群在总人群中的比例较小时，可考虑使用总人口对照。

在实际应用时，并不以暴露组和总人口的发病率直接作比较，而是采用标化比，如标准化死亡率比（SMR）这样的指标来评价暴露的效应。另外，在利用总人口作对照时，尽量应用与暴露人群在时间、地区及人群构成上相近的总人群为对照，以减少偏倚。

多重对照（multiple control） 同时用上述两种或两种以上的形式选择多组人群作对照，以减少只用一种对照所带来的偏倚，增强结果的可靠性。又称多种对照。但多重对照无疑增加了研究的工作量。

不同形式的对照有各自的优缺点，适合于不同的情况，研究者可根据具体情况选择合适的对照形式。

（谭红专）

duìliè yánjiū de yàngběnliàng

队列研究的样本量（sample size of cohort study）

队列研究所需研究对象的数量。队列研究的特点之一就是需要较大的样本，因此，确定队列研究的样本量就成为队列研究设计的主要内容之一。

计算队列研究样本量时需考虑的几个问题 ①抽样方法：队列研究往往需要从实际人群（actual population）中抽取一定数量的样本（sample），抽取样本有不同的方法，而选择不同的抽样方法，将有不同的样本含量估计方法。各种抽样方法的抽样误差一般是：整群抽样误差≥单纯随机抽样误差≥系统抽样误差≥分层抽样误差；而误差越大，所需的样本就越大。一般的样本估计公式都是以单纯随机抽样为基础的。②暴露组与对照组的比例：一般说来，对照组的样本含量不宜少于暴露组的样本含量，通常是等量的。如果某一组太少，将会要求总样本增大。③队列研究通常要追踪观察相当长一段时间，这期间内研究对象的失访几乎是难免的：因此在计算样本量时，需要预先估计失访率，适当扩大样本量，防止在研究的最后阶段因数量不足而影响结果的分析。假设失访率为10%，则可按计算出来的样本量再加10%作为实际样本量。④预期随访的时间：因为队列研究中的率一般是发病密度，而发病密度的分母为人时，因此，如果随访时间长，最初的样本量就可减少。如果用累积发病率作指标，累积时间越长，发病率会越高，所需样本也会减少。

影响队列研究样本量的几个因素 ①一般人群（对照人群）中所研究疾病的发病率 p_0。在暴露组发病率 $p_1>p_0$，且 p_1-p_0 一定的条件下，p_0 越接近0.5，则所需样本量就越大。②暴露组与对照组人群发病率之差：用 p_1 表示暴露组人群的发病率，用一般人群发病率 p_0 代替对照组人群发病率，$d=p_1-p_0$ 为两组人群发病率之差，d 值越大，所需样本量越小。如果暴露组人群发病率 p_1 不能获得，可设法取得其相对危险度（RR）的值，由式 $p_1=RR\cdot p_0$ 可求得 p_1。③要求的显著性水平：即检验假设时的第一类错误（假阳性错误）α 值。要求假阳性错误出现的概率越小，所需样本量越大。通常取 $\alpha=0.05$ 或 0.01，取0.01时所需样本量较取0.05时大。④效力：效力（power）又称把握度（$1-\beta$），β 为检验假设时出现第二类错误的概率，而 $1-\beta$ 为检验假设时能够避免假阴性的能力，即效力。若要求效力（$1-\beta$）越大，即 β 值越小，则所需样本量越大。通常取 β 为0.10，有时用0.20。

队列研究样本含量的计算 在暴露组与对照组样本等量的情况下，如采用单纯随机抽样的方法，可用下式计算出各组所需的样本含量。

$$n=\frac{\left(z_\alpha\sqrt{2\bar{p}\bar{q}}+z_\beta\sqrt{p_0q_0+p_1q_1}\right)^2}{(p_1-p_0)^2}$$

式中：p_1 与 p_0 分别代表暴露组与

对照组的预期发病率，$\bar{p}$ 为两个发病率的平均值，$q=1-p$，Z_α 和 Z_β 为标准正态分布下的面积，可查表求得。

队列研究样本含量计算实例

如用队列研究探讨孕妇暴露于某药物与婴儿先天性心脏病之间的联系。已知非暴露孕妇所生婴儿的先天性心脏病发病率（p_0）为 0.007，估计该药物暴露的 RR 为 2.5，设 $\alpha=0.05$（双侧），$\beta=0.10$，求调查所需的样本量。

$z_\alpha=1.96$，$z_\beta=1.282$，

$p_0=0.007$，$q_0=0.993$

$p_1=RR\cdot p_0=2.5\times0.007$

$=0.0175$，

$q_1=0.9825$

$\bar{p}=\frac{1}{2}(0.007+0.0175)$

$=0.0123$，

$\bar{q}=0.9877$

将上述数据代入公式

$$n=\frac{(1.96\sqrt{2\times0.0123\times0.9877}+1.282\sqrt{0.0175\times0.9825+0.007\times0.993})^2}{(0.0175-0.007)^2}=2310$$

即暴露组与非暴露组各需 2 310 人。

如果考虑 10%失访的可能性，则尚需在此基础上增加 10%的样本量，即两组各实际需要样本数量为 $n=2310\times(1+0.1)=2541$ 人。如果抽样方法不是单纯随机抽样，则还需适当调整样本量。

另一种获得样本数量的便捷方法是查表法，只要已知 α、β、p_0 和 RR 四个基本数据，即可从相关参考书的相应附表上查出。

（谭红专）

suífǎng

随访（follow up） 调查员采用面对面访问、电话访问、定期体检等方法，对暴露组和对照组研究对象进行的持续追踪监测，直至出现观察终点或达到观察终止时间。随访是队列研究中一项十分艰巨和重要的工作，随访的对象、内容、方法、时间、随访者等都直接与研究工作的质量相关，因此，应事先计划、严格实施。

随访对象 所有被选定的研究对象，不论是暴露组或对照组都应采用相同的方法同等地进行随访，并坚持追踪到观察终止期，有时还需对失访者进行补访。未能追访到的，应尽量了解其原因，以便进行失访原因分析。同时可比较失访者与继续观察者的基线资料，以估计可能导致的偏倚。

随访方法 包括对研究对象的直接面对面访问、电话访问、自填问卷、定期体检，环境与疾病的监测、医院医疗与工作单位的出勤记录的收集等。随访方法的确定应根据随访内容、随访对象及投入研究的人力、物力等条件来考虑。应该强调的是，对暴露组和对照组应采取相同的随访方法，随访方法应该标准化，且在整个随访过程中，随访方法应保持不变。

随访内容 一般与基线资料内容一致，但随访收集的重点是结局变量，其具体项目视研究目的与研究设计而不同。要强调的是结局的判断必须采用国际标准或国内通用标准。将各种随访内容制成调查表在随访中使用，并贯彻始终。有关暴露状况的资料也要不断收集，以便及时了解其变化。

观察终止时间 整个研究工作截止的时间，随访结束的时间。即预期可以得到结果的时间，终止时间直接决定了观察期的长短，而观察期长短是以暴露因素作用于人体至产生疾病结局的时间，即潜隐期为依据的，另外，还应考虑所需的观察人年数。要在考虑上述两个因素的基础上尽量缩短观察期，以节约人力、物力，减少失访。观察时间过短，可能得不出预期的结果；但追踪时间越长，失访率越高，消耗越大，结果可能也受影响。

随访间隔 如果观察时间较短，在观察终止时一次搜集资料即可。但如果观察时间较长，则需多次随访，其随访间隔与次数将视研究结局的变化速度、研究的人力、物力等条件而定。一般慢性病的随访间隔期可定为 1～2 年。如弗雷明汉（Framingham）心血管病的随访研究每两年随访一次。

随访者 根据随访内容的不同，调查员可以是普通的询问调查者，也可以是实验室的技术人员，临床医生等，但随访调查员必须认真进行培训。研究者可以参加随访，但最好是不亲自参与，因为研究者随访易于带来主观的偏倚，而不知情的局外人士反而能够获取更客观的信息。

（谭红专）

guānchá zhōngdiǎn

观察终点（end-point） 研究对象出现了预期的结果，为此不再对该研究对象继续随访。这里强调的是出现预期结果，如观察的预期结果是冠心病，但某对象患了高血压，不应视为已达观察终点，而应继续当作对象进行追踪。如果某对象猝死于脑卒中，尽管已不能对其随访，但仍不作为到达终点对待，而应当看作是一种失访，在资料分析时做失访处理。

一般情况下，确定观察终点的结果是疾病或死亡，但也可是某些能反映疾病状况的中间指标

的变化，如血清抗体的出现，尿糖转阳及血脂升高等，根据研究的要求不同而不同。对观察终点结果的判断应在设计中制订出明确的标准，规定明确的判断方法，这种规定自始至终不能改变，即使是实际医疗工作中已有所改变，但在本研究中也不能改变，以免造成疾病错分的误差。发现终点的方法要敏感、可靠、简单、易被接受。

（谭红专）

rénshí

人时（person time） 队列研究的常用观察单位。队列研究跨时间较长，观察对象经常处于动态之中，队列内对象被观察的时间可能很不一致，因此以人为单位计算率就不合理。较合理的办法是加入时间因素，以人时来计算观察对象的暴露经历。在对队列研究资料进行分析之前，应先计算不同组的观察人时数。常用的人时单位是人年（person year），常用的人年计算方法有下列3种。

以个人为单位计算暴露人年 该法需要对观察对象逐个逐日计算，因此结果精确，但很费时间，如样本不太大时，可用此法计算。

用近似法计算暴露人年 如果不知道每个队列成员进入与退出队列的具体时间（精确到天），就不能用上述方法直接计算暴露人年数；如果研究样本太大，也不能用上法计算；另外，如果对暴露人年计算的精确性要求不高时，也没有必要应用精确法计算；此时，都可应用近似法计算暴露人年，即用平均人数乘以观察年数得到总人年数，平均人数一般取相邻两年的年初人口的平均数或年中人口数。如果观察期短（如短于1年），可用观察开始和观察结束时的人数的平均数。该法计算简单，但精确性较差。

假设某队列研究从2008年8月10日开始，开始观察人数为30 054人，至2009年8月9日结束，结束时的人数为30 026人，则观察人年数计算为：

$$(30\,054+30\,026)\div2\times1=30\,040(\text{人年})$$

用寿命表法计算人年 当观察对象人数较多，难以用精确法计算暴露人年，但又要求有一定的精度时，可利用简易寿命表的方法。该法计算简单，并有一定的精确度。常用的计算方法是规定观察当年内进入队列的每个人均作1/2个人年计算，失访或出现终点结局的每个人也作1/2个人年计算。其观察人年数计算式如下：

$$L_x=I_x+\frac{1}{2}(N_x-D_x-W_x)$$

$$I_{x+1}=I_x+N_x-D_x-W_x$$

式中：L_x为x时间内的暴露人年数，I_x为x时间开始时的观察人数，N_x为x时间内进入队列的人数，D_x为x时间内出现终点结局的人数，W_x为x时间内失访的人数。试以表1资料为例，说明其计算方法。

第一年的暴露人年数为

$$L_1=I_1+\frac{1}{2}(N_1-D_1-W_1)$$

$$=2\,903+(123-8-64)/2$$

$$=2\,928.5\text{人年}$$

$$I_2=I_1+N_1-D_1-W_1$$

$$=2\,903+123-8-64=2\,954\text{人年}$$

$$L_2=2\,954+(115-6-76)/2$$

$$=2\,970.5\text{人年}$$

依次类推，合计得14 874.5人年。

（谭红专）

wúsǐwáng rénshí

无死亡人时（immortal person-time） 不可能出现死亡的观察人时。当以能存活若干时期为条件来确定研究对象时，即进入队列的标准之一取决于存活，就可产生无死亡人时。例如在职业队列研究中，通常将职业队列确定为在某工厂工作至少5年的全部工人，这样，每个研究对象就至少包括了5年无死亡人时。这样的纳入标准存在一些问题，它使研究失去了短期工人中的效应。这些短期工人与长期工人相比，可能从事较高暴露水平的工种，可能包括对暴露效应更敏感的人群，并且他们可能因为这些暴露效应而较早离开该工种。当然，在设计中可以假定研究者只对长期工感兴趣，并且在分析中考虑了所有的有关暴露（包括工作的前5年的有关暴露）。

由于那些在工作的前5年死亡的工人不能满足纳入标准而被排除，该纳入标准将保证研究队

表1 寿命表法计算人年实例

观察时间（第x年）	年初人数（I_x）	年内进入人数（N_x）	年内发病人数（D_x）	年内失访人数（W_x）	暴露人年数（L_x）
1	2 903	123	8	64	2 928.5
2	2 954	115	6	76	2 970.5
3	2 987	42	9	18	2 994.5
4	3 002	35	8	34	2 998.5
5	2 995	0	7	18	2 982.5
合计			38		14 874.5

列中无一名工人在工作的前 5 年内死亡。当然在这个时期工人不是没有死亡，他们可能有死亡，但是队列成员是在存活过该时期后才被确定下来的。

在研究中处理无死亡人时的正确方法是从所有的分母中除去无死亡人时，即使该分析不是着重分析死亡率。因为包括无死亡人时会使估计的疾病率偏小，并使通过内部比较而获得的效应估计发生偏倚，所以在分母中除去无死亡人时的方法是正确的。

（谭红专）

lěijī fābìnglǜ

累积发病率（cumulative incidence，CI） 整个观察期内新发患者数除以开始观察时的人口数所得的率。可用来表示某病在一定时间内新发生的病例数占该固定人群的比例。它是无病的人群暴露于某种因素一定时期后发病的平均概率。同时，CI 又是平均危险度的一个指标，也就是一个人在特定时期内发生该病的概率。CI 的取值范围是 0~1。其计算公式为：

累积发病率
=(某特定时间的新病例数/观察开始时的暴露人数)×K

累积发病率具有如下主要特点：①分子必须是该人群在随访期的全部新病例。②分母是随访的起始人数，每一个个体在研究开始时必须未患此病，但有可能在随访期内患此病。③累积发病率的高低既与发病密度有关，又取决于随访期的长短，同一疾病的随访期越长，累积发病率越大。所以，在报告某病的累积发病率时，必须同时说明是多长时间的累积发病率，否则，其累积发病率的意义不明确。④累积发病率可用于估计某一个体在一定的时期内发生某种疾病，而成为该种疾病患者的条件概率。该估计是以没有受到竞争危险为前提的。

累积发病率的优点是计算方便、直观性强，可用于纵向观察疾病与暴露因素的动态变化，以及干预措施的效果评价。累积发病率的适用条件：样本量大，人口稳定，资料比较整齐。

（谭红专）

fābìng mìdù

发病密度（incidence density，ID） 在某一人群中，一定时间内发生某病新病例的速率。又称瞬时率或发病率密度。即一定时期内的平均发病率。该指标在队列研究中常用，其分子仍是一个人群在观察期内新发生的病例数（D），其分母为人时数，是该人群的每一成员所提供的人时的总和，其单位常用人年（person-years）。发病密度既说明了该人群发生的新病例数，又说明该人群的大小和发生这些病例所经历的时间。

人年的计算可采用精确的逐个计算法，应用年中人口的近似计算法，或用寿命表法。具体方法见人时。ID 可依下式计算：

$$\text{发病密度}=\frac{\text{某人群在观察期内的发病数}}{\text{观察期内的观察对象人年数}}$$

发病密度具有如下特征：①发病密度的应用没有限制，一般队列研究均可用。但因其计算比较复杂，故多在人口波动较大、样本量小的情况下，不能用累积发病率时应用发病密度。②发病密度一词并不局限于描述发病，也可用来描述死亡或其他结局事件的发生率密度。③发病密度的量值变化范围是从 0 到无穷大。因为该指标的分母是观察人年数，如果观察时间极短（如趋向 0），则无论观察人数多少，观察人时都将很小（可能趋向 0），此时 ID 值将很大（理论上可能趋向无穷大）。如 2008 年四川 5.12 大地震，在 30 秒内因地震死亡约 7 万人，灾区总人口大约 1 300 万，由此可大概算出灾区因地震导致的死亡率密度达到 5 660.37/人年。

（谭红专）

shīfǎng

失访（loss of follow up） 在前瞻性研究中，在较长的随访期间，暴露组和对照组成员中的某些人可能因对参加该研究不感兴趣，或身体不适不便继续参加研究，或移居外地，或因与待研究结局无关的死亡等原因而退出研究，没有观察到观察终点的现象。失访是队列研究中的普遍现象，是队列研究中的常见的重要偏倚之一。失访是非随机的，因而失访必然破坏两组原有的代表性和可比性，导致的偏倚属选择性偏倚的范畴。队列研究的要点之一就是需要随访不同暴露组的全部成员，但要做到这一点是非常困难的，失访往往是难以避免的。因此，为了保证队列研究结果的可靠性，针对失访偏倚，在队列研究中，一般将从以下几方面采取措施，以减少、控制和估计失访偏倚。

设计阶段 应尽量选择那些易于随访的人群，如选择那些有组织的人群团体（多尔和希尔在做吸烟与肺癌的队列研究时，选择的就是英国医师协会所有注册的执业医师），在纳入研究前需要对研究对象做好宣传，让他们了解研究的意义，以配合研究。

在研究实施阶段 要和研究

对象建立良好的关系，以取得他们的合作；要掌握他们的不同的联络方式（如家庭住址、家庭电话、移动电话、社交账号、电子邮件地址等）以备用；要尽一切可能保持和研究对象的联系；收集研究对象的基本信息，以备资料分析时用。

资料分析阶段 此阶段能做的仅是对失访可能造成的影响进行估计。如果暴露组和对照组的失访人数相等，而且各组中失访者和未失访者的发病率相同，或他们的基线特征相近，则可以认为通过该研究获得的各组的发病率可能反映了该研究人群的实际情况，失访对研究结果的影响不大。否则，暴露与结果之间的关系可能因失访而被歪曲，这种歪曲称为失访偏倚（follow-up bias）。如果暴露组失访者的发病率高于未失访者，则从继续观察者获得的发病率要低于全部研究对象的实际发病率，使暴露与结局的联系被低估；如果暴露组失访者的发病率低于未失访者，则其偏倚效应相反。

由于失访者的发病率多数是未知的，要发现失访是否导致了偏倚以及偏倚的方向同样是困难的。目前，可供选择的补救办法有3种：①查询失访者是否已经死亡及其死亡原因。如果暴露组中失访者与未失访者所研究疾病的死亡率相同，则可推测他们之间的发病率可能也相近。②比较失访者和未失访者基线调查时获得的某些特征的资料，两者的基线特征越相似，则出现不同疾病发病率的可能性越小。③对失访造成的选择性偏倚进行灵敏度分析，以判断这种偏倚的效应大小。

（谭红专）

jiànkāng gōngrén xiàoyìng

健康工人效应（health worker effect）

工人的总死亡率常较一般人群低的现象。在职业流行病学研究中观察到的一种现象，导致这种现象的原因是该职业工人在最初进厂时对健康有较高的要求，基础健康状况不好者不能从事某项工作，结果导致职业工人的基础健康状况优于一般人群，在这种情况下，即使该职业对健康有一定的危害，但在职业队列研究中，仍可出现暴露队列的死亡（发病）率低于对照队列的现象，这种现象为健康工人效应。在这种情况下，如果不考虑健康工人效应，简单地将工人死亡率与一般人群死亡率进行比较，可能错误地认为该职业对工人的健康是有益的。解决这个问题的可能方法是需要找到一个与该职业人群有相同的基础健康状况，但没有这种职业暴露的对照组，而不使用一般人群做对照。

（谭红专）

huòsāng xiàoyìng

霍桑效应（Hawtherne effect）

当被研究者知道研究工作的内容时，常会影响他们的行为，造成虚假效应的现象。这种效应通常是正的或有利的影响，如在一项肥胖与高血压的队列研究中，由于研究本身会使研究对象对肥胖危害的认识加深，从而促使他们改善饮食和生活习惯来控制体重，这种改变将会使研究结果趋向无效值。又如在一项戒烟预防肺癌的实验研究中，实验组往往会对吸烟与肺癌的关系及肺癌的其他危险因素有更深的认识，这样，他们可能不单纯戒烟，可能还会积极逃避被动吸烟和避免接触其他肺癌危险因素，结果导致肺癌发生率下降，这种行为的改变将夸大干预的效应。

控制这种效应的可能途径有：①嘱咐研究对象保持日常生活习惯，不必刻意改变。②系统收集研究对象可能受到研究影响的行为及生活方式的变化，以便在资料分析时进行调整。③设置平行的对照组，对照组也接受相同的关于研究意义的健康教育（当健康教育本身是干预措施时除外）。

（谭红专）

shíyàn liúxíngbìngxué

实验流行病学（experimental epidemiology）

以人群为研究对象，以医院、社区、工厂、学校等现场为实验室的实验性研究。又称为流行病学实验（epidemiological experiment）或流行病学实验研究。是流行病学的重要研究方法之一，主要是用于评估治疗和预防措施（如药物、手术、筛查、健康教育等）的效果。

发展历史 19世纪初，英国的托普利（Topley）提出了实验流行病学概念。他用鼠伤寒沙门菌感染纯种小白鼠群，通过改变宿主和环境因素，探索这些因素对动物群中传染病流行的影响。几乎同一时期，英国的威尔逊（Wilson）和格林伍德（Greenwood）、德国的诺伊费尔德（Neufeld）以及美国的韦伯斯特（Webster）等都先后以实验流行病学为专题，报告了动物群传染病流行的模型。这些研究表明，传染病的流行与一个群体中易感宿主比例的高低和个体之间的接触程度有关。这些早期在实验里进行的探索流行病流行原因和影响因素的研究就是早期实验流行病学。但由于人与动物的种属和生活方式的区别，以及试验条件和人类自然生活环境的区别，动物流行病学实验的结果，不能完全阐明人群间疾病传染与流行的规律，需要在人群实验研究中验证。早期的流行病学实验研究是在实验室里进行的，而如今流行病学实验研究多指在人群中的实验性研究。

干预研究与实验流行病学的关系 严格的实验室离体研究，可以说是生物医学研究中最符合实验的研究。它们的共同特征是，由于不存在人群研究特有的伦理问题，研究者可以根据研究的需要，人为地给研究对象（如细胞）施加任何不同的干预措施，包括有害的措施。在流行病学研究领域，但凡能够由研究者人为地施加干预的研究，传统上都被看作流行病学实验研究，流行病学实验研究也常称为干预研究（interventional study）。相反，在观察性研究里，人们只能观察自然形成的现象和对比群组。在人群干预性研究里，只能给干预人群施加可能有益的措施（包括去除一项有害的措施），不能施加可能有害的措施。因此，在人群里的实验研究只能用于评估可能有益的干预措施的效果和副作用。

分类 传统意义上的流行病学实验研究，按设计方法的区别，可分为随机对照试验及非随机对照的类实验（见随机对照试验）。按照研究场合（并同时引起研究对象及干预措施）的区别，又可将其分为临床试验、现场试验和社区试验。这两种分类存在一定的交叉。例如，有的临床试验是随机对照试验，有的则是类实验，即采用非随机形成的比较组的实验研究。随机对照试验既可以是临床试验，也可以是评估公共卫生干预的试验。现场试验和社区试验理论上讲最好是用随机分组的方式，但由于实际操作上的限制，如没有足够的社区数目可以用来分组，或不适合进行随机分组，这类研究通常只是类实验。

本质 流行病学实验研究与实验室离体研究之间存在着本质的区别。在实验室研究里，“可以人为地给研究对象施加任何不同的干预”只是一种天然的和伦理的方便，没有体现实验研究的本质，实验研究的本质在于比较组间的可比性和严格控制的实验条件。如把充分混匀的细胞分为两组，然后施加不同的处理或干预，这样形成的两组细胞将是完全可比的，而且可以严格控制任何其他试验条件和环境，使各比较组间在研究的整个过程中，都保持其可比性，不存在由于组间不可比所产生的混杂和偏倚。

研究干预效果时，提供了研究者可以将研究对象人为分组的机会，但并不是所有干预研究都具备严格意义上实验研究的基本特征，即组间可比性。如当人为地选择一个人群，施加一定的干预，然后与没有施加干预的人群进行比较，以验证干预的效果。在科学的严谨性上，在控制混杂和偏倚的问题上，这样的实验研究与观察性队列研究无本质区别，因为比较的人群在很多其他因素上可能是不可比的。在研究自然形成的人群间危险因素的变化所产生的效果的自然试验里，甚至不存在人为的干预，与真正的实验研究相距更远。

实验研究相对观察研究而存在，区分实验与观察的关键不是干预，而是组间可比性或比较组形成的方法。流行病学里真正意义的实验研究是随机对照试验，通过随机分组，随机对照试验在一开始，就具备了完全可比的比较群组，通过盲法和维持原随机分组分析等措施，进一步保证了比较组在研究过程中的可比性。然而，人群研究毕竟不可能和实验室研究一样，不能由始至终地严格控制一切实验条件，不能保证组间的绝对可比，因此随机对照研究称为试验，而不是实验，以示区别。

用途 尽管如此，类实验或非随机分组的对照研究仍然具有其特殊的用途。首先，对于干预效果极其明显的措施，如疖痈的引流、骨折的正骨术，以及麻醉的镇痛作用，非随机的、甚至是无对照的研究也足以证明其效果。其次，医学干预措施是多样的，从单一的药物到医学筛查到卫生政策到医疗卫生体系，其宏观性和复杂性不断增加，用随机对照试验评估其效果的困难也随之增加。因此，最常见的随机对照试验是药物的疗效研究，然而用随机对照试验比较不同卫生政策的优劣，几乎是不可能的。对于宏观复杂的干预措施的效果，往往只能用非随机分组的社区性试验进行评估。

非随机分组的试验研究，无论其研究单位是个体或社区，除分组方式和盲法外，在其他设计、测量和分析方面，都应尽可能遵循随机对照试验的原则，同时还应遵循队列研究对混杂偏倚的分析和控制的原则和方法。其研究结果的科学质量等同于观察性的队列研究，低于随机对照试验的结果。

（唐金陵）

suíjī duìzhào shìyàn

随机对照试验（randomized controlled trials，RCT） 在人群中进行的、前瞻性、用于评估医学干预措施效果的实验性对照研究。它把研究对象随机分到不同的比较组，通过适当时间的随访观察，估计比较组间重要临床结局发生频率的差别，以定量估计不同措施的作用或效果的差别的实验方法。随机分组是 RCT 区别于观察性流行病学研究最重要的特征，随机分组形成的比较组彼此完全可比，完美解决了观察性研究中的混杂问题。除对照和随机分组外，RCT 通常还会采用分组隐匿、安慰剂、盲法、提高依从性和随访率、使用维持原随机分组分析等降低偏倚的措施，是目前评估医学干预措施效果最严谨、最可靠的科学方法。在人群中进行的实验性研究，对实验条件的控制不可能像实验室和动物研究那么严格，因此称为试验，而不是实验。在现代流行病学中，流行病学实验研究等同于 RCT。RCT 的基本框架和流程如图 1 所示。

RCT 常被等同于临床试验，但是临床试验包括非随机分组的试验研究，而公共卫生的干预研究也可以采用随机分组，因此，这类研究称为随机对照试验更准确。倘若一项实验研究无对照或虽有对照，但非随机形成，应称为类实验。

发展历史 医生对患者的观察，也许是人们验证干预措施效果最原始、最朴素、最简便的方法。然而，现代生物医学实验研究的两个主要特征是采用对照和对实验条件的严格控制，后者以保证试验组和对照组间在整个研究过程中都完全可比。如在动物实验中，可以采用同窝的动物作为对照，可以严格控制用药途径、剂量和时间，以及限制和统一动物的生活环境和条件，保证比较组间的可比性。然而，由于伦理等因素的限制，这些措施在人群研究中是不可行的。因此，验证治疗效果科学方法的发展，主要集中在对照组必要性的认识和如何获得可比的对照组两个方面。

最早记载的对照试验可以追溯到 18 世纪中期。1747 年，英国海军医生詹姆斯·林德（James Lind）为探讨坏血病的病因及其治疗方法，将 12 名坏血病患者分成 6 组，每组 2 人，分别给予不同的膳食治疗，其中一组每日服用橙汁和柠檬汁，其他组则给予苹果酒、醋或海水等。结果发现服用橙汁和柠檬汁的 2 名病例病情迅速好转，而其他病例病情变化不大，由此推论橙汁和柠檬汁有利于坏血病患者的康复。虽然利德已经意识到组间患者可比性的问题，并采取了配对的方式来减少组间患者转归因素的差异，但是他的分组方式本质上是人为的、随意的，可能与疾病的转归因素相关，因而组间患者转归的区别不能肯定地归因于治疗方法的差别。

1662 年，范·黑尔蒙特医生（van Helmont）怀疑当时盛行的放血疗法的临床价值，向同行提出了一个大胆的挑战，建议用几百个发热或胸膜炎的患者作为研究对象，为了公平比较，并建议用抽签的方式将患者分为两组，一组患者用非放血的方法治疗，另一组接受放血治疗，然后看哪组患者的转归更好。虽然黑尔蒙特的挑战并没有付诸实践，但他提出的抽签分组以达到公平比较的思想，对研究方法的进步有着重要的历史意义。

抽签也曾用来解决临床研究中对患者公正的问题。有时研究所比较的治疗的益处相差很大，如比较一个可能很有效的药物与无作用的安慰剂。若让患者自己选择接受哪种治疗，显然不合适，可能很少有人会选择安慰剂。若由研究者来决定，分到安慰剂组的患者会觉得对他们不公平，而退出研究。为了解决这个问题，研究者可以采用抽签的方式决定患者的分组，多数患者可能不会接受人为不公平的分配，但往往会接受命运的裁决。当然，也可以用掷骰子和抛硬币分组的方法，以达到公平分组的目的。

在这些为了公平公正的分组方式的背后，蕴藏着一个重要的科学原理：抽签分组可以达到比较组之间各种影响疾病转归因素的完全可比，使得比较组间任何转归上的差别可以真正归结于组间治疗的不同。

直到 20 世纪中期，科学家才从理论上论证了抽签分组对实现组间可比性的作用，从而奠定了 20 世纪医学研究最重要的科学研

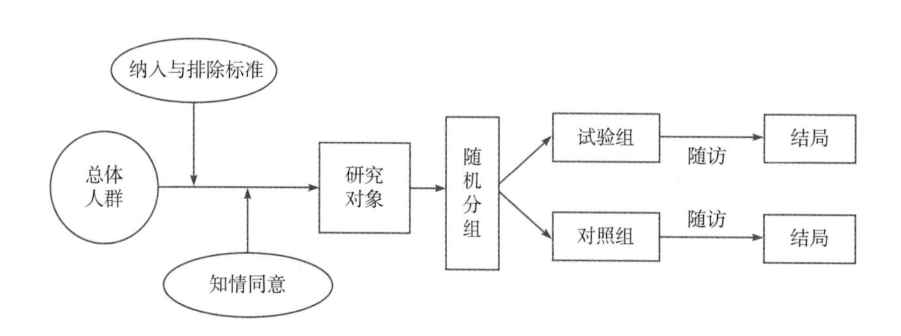

图 1 随机对照试验的基本设计框架和流程

究方法-RCT-最重要的理论基础。1948年《英国医学杂志》刊登的《链霉素治疗肺结核的RCT》是RCT最早的范例之一，它确立了对照、随机分组、分组隐匿等RCT的基本原则。

20世纪中期，医学确立了评估和比较不同干预措施效果最科学的方法，即RCT。RCT的出现简单、完美地解决了长期困扰的混杂问题，它与病例对照研究、队列研究称为现代流行病学研究方法的三大基石，标志着流行病学已经发展成为一套以研究方法为主要内容的学科，为流行病学研究开拓了一个更为广阔的领域。

虽然在研究因果关系方面，RCT远优于观察性研究，但是由于伦理的限制，RCT不能用来研究疾病的危险因素，也就是说，研究者不能按照自己的意愿，给研究对象施加对健康可能有害的因素，如可疑的危险因素。因此，RCT只能用来检验对健康有益的因素或措施（如可能有益的治疗）对人体的作用。这些可以人为施加的对健康有益的因素和措施，就是医学用来改善人体健康的干预措施。

评估医学干预措施效果的重要性显而易见，因为医学资源有限，很多干预措施都有一定的不良作用，使用无效的措施不但浪费资源，还会给患者带来不必要的伤害。重视科学评估医学措施的效果，是当今医学领域的重要趋势之一。

原理 在科学上，RCT之所以优于流行病学观察研究在于随机分组，以及由于随机分组而衍生的新的偏倚控制措施。随机对照试验的偏倚控制措施主要包括对照的设置、随机分组、分组隐匿、盲法、提高随访和依从率的措施（见依从性），以及维持原随机分组分析。这些措施是所有人群试验研究都应遵循的一般性原则，也就是RCT不变的原则。

分类 按照对照的设置，类实验可分为以下几种。①无平行对照组。自身对照：即对同一受试人群接受试验措施前后情况的比较；历史对照：即与既往自己的或他人的同类患者的一般规律进行比较。②非随机化形成的对照组。类实验常用于研究对象数量大、范围广且实际情况不允许对研究对象做随机化分组的情况，例如社区干预项目。

RCT设计的变异 RCT是一种最常见的平行对照的试验，也是设计上科学性最高的试验设计。在实践中，出于可行性、伦理、研究目的和阶段等方面的考虑，RCT的设计不是千篇一律，而是多种多样、千变万化的。值得注意的是，在偏倚控制方面，大部分研究设计的变异，都会一定程度地降低研究的科学性和方法学质量。常见的试验设计的变异有：整群随机试验、交叉试验、序贯试验、大规模试验、交互试验、开放性试验等。

RCT中的伦理问题 伦理是一种用来区分人类活动道德观念对与错的道德规范。在医疗卫生研究中，伦理学的考虑主要体现在对研究对象权益、安全和健康的保障。具体措施包括知情同意、资料保密、减少患者伤害和保障研究对象权益的措施等。所谓知情同意，系指研究对象对研究目的、程序、步骤以及对他们权益、安全和健康的可能的影响，有一个较为全面的了解，并自己同意参与研究。广义地讲，研究设计的科学性也是伦理学要求的一个部分，因为任何在人身上的研究都可能给研究对象带来或多或少的不便和伤害，而且消耗资源，任何不能获得可靠知识的低质量的研究都是不符合伦理原则的。

伦理有个人和群体（或社会）两个层面，即首要考虑个体利益的伦理和首要考虑群体利益的伦理，但有时二者会产生矛盾。如任何在人身上的研究都可能给研究对象带来或多或少的不便和伤害，从保护个人利益上讲，任何试验研究都是不符合伦理原则的。但是，为了人群和社会的整体利益，为了未来更多的患者利益，进行科学研究是必要的，部分个人的一时的损失是值得的。所以，一项好的试验研究必须兼顾集体和个体利益，寻找合理的平衡点，使得科学研究既得以进行，又充分保护研究对象的权益。

伦理学的要求对RCT的设计也有特殊的实践意义：①各比较组施加的干预措施应该没有明显的优劣之差。②各比较组都应给予现有最好的治疗作为基础治疗。③当发现组间干预措施的益害比出现明显差异时，应及时中止研究。另外，临床上使用疗效不明的干预是不符合伦理的，因此从伦理学意义上讲，在疗效不明时，拒绝或延迟对效果的评估也与伦理原则相背。

临床研究国际共识会议（International Conference on Harmonization，ICH）提出的《临床研究规范》（*good clinical practice*，*GCP*）是目前国际上普遍使用的临床试验伦理准则，目的是确保研究者以崇高的道德准则和严格的科学标准进行临床研究，获得准确可靠的研究结果。该规范以1964年的赫尔辛基宣言为基础，明确提出生物医学研究必须维护患者的健康和权益，1996年经国际共识会议修订，于1997年获各主要成员国（包括美国、加拿大、欧洲共同体国家和日本等）所采纳，目前已经成为世界各国的临床研究者所接受。2002年修订的规范明确提出，在具有有效治疗的情况下，使用安慰剂对照不符合伦理原则，应以现有最好的治疗做对照。

（唐金陵）

suíjī fēnzǔ

随机分组（random allocation; randomization） 在评估干预措施效果的对照研究中，将研究对象随机地分配到试验组或对照组的过程。随机指每个研究对象都有同等的或预先规定的概率被分配到某个特定的比较组，每一个研究对象被分配到某一组别的概率完全取决于机会，不受任何其他因素的影响。随机分组的过程不受研究人员和研究对象主观影响，因此它可以无选择地平衡比较组间所有已知和未知的潜在混杂因素，减少主观选择性或随意性带来的偏倚，达到组间可比，是随机对照试验的重要科学基础之一。随机分组使得随机对照试验在设计上优于队列研究，成为在人群中进行的最可靠的研究方法。

发展历史 随机分组首次出现在19世纪20年代，农业研究者通过这种方法来比较自花受精与异花受精的作物的产量。该方法在人类试验中的应用可以追溯到19世纪40年代中期。1948年《英国医学杂志》刊登的链霉素治疗肺结核的随机对照试验是随机对照试验最早的范例之一，它确立了对照、随机分组、分组隐匿等随机对照试验的基本原则。在随机对照试验成为新药审批的基本要求之后，随机分组得到了更为快速的传播和应用。

分类 包括以下几个方面。

简单随机分组（simple randomization） 是最基本、最常见的随机分组方法，可以通过抛硬币、抽签、掷骰子、电脑产生的随机数字或统计书籍里提供的随机数字表等方法来实现，其中后两种方法更为科学、可靠。现假设研究者欲利用电脑产生的随机数字将研究对象随机分成两组，操作步骤如下。

首先，取得与需分配的研究对象数目相等的随机数字，并将它们分成两组。分组的方法可以有多种，例如，将奇数分入A组，偶数分入B组，或者将尾数为0~4的数字分入A组，尾数为5~9的数字分入B组。分组过程中这些随机数字原有的顺序保持不变。然后，将两组中的任一组设为试验组，另一组设为对照组。将研究对象按照入选的先后编号，并将随机数字按其原有的顺序依次分配给每一个研究对象，由此便可确定各个研究对象被分到试验组还是对照组，随机分组的过程至此完成。

进行随机分组时，应注意以下4个原则：①在给某一个人分配随机数字之前，必须确定此人已被正式纳入研究对象。②随机分配方案必须隐匿（见分组隐匿）。随机分组联合分组隐匿，才是真正意义上的随机分组。③每个研究对象随机数字的分配必须一次完成，一旦确定绝对不能更换。④研究对象被分配入组的时间应尽量接近其接受干预的时间。为达到以上目的，随机分组与纳入研究对象的过程最好相互独立，随机分组应由未参与研究对象招募的人员来完成。

尽管看上去简单，随机分组还是经常会被误解和误用。如按照出生日期、就诊时间、住院日期、住院编号或参与试验的时间等数字信息，交替地将研究对象分配到不同比较组的做法就经常被用来进行随机分组。这些方法看似合理，但实际上都无法使研究对象有相同的机会进入不同的比较组，因此并不是严格意义上的随机分组，而是假随机分组或类随机分组。

应注意的是，随机分组可以平衡各个比较组的混杂因素，但并不等于能使它们的分布完全一致。因为随机化是一种基于概率的方法，样本量越大的研究，组间可比性越好。在样本量足够大的情况下，随机化一般都能产生均衡可比的组。但如果每个组的研究对象较少的话（例如<100人），即使研究者正确地实施了随机分组，各组仍然有可能因为随机的原因而存在较大的差异。在极端的情况下，当一个组只有一名研究对象时，随机化将完全失去意义。

分层随机分组（stratified randomization; pre-stratification） 各个比较组基线特征的差异没有统计学意义，并不意味着一定不存在任何混杂。混杂作用的大小，取决于混杂因素与结局及暴露的关联强度。如在比较不同疗法对肺癌死亡率影响的试验中，由于肺癌的分期对预后有重要影响，即使它在各组的分布差异很小（无统计学意义），仍然可能造成混杂。在此情况下，仅依靠统计学检验来判断组间的基线差异是否有显著性以及是否需要对相关因素的作用进行调整是不够的。如果能事先知道哪些因素是潜在的强混杂因素（如年龄、性别、种族、文化程度、居住条件、病情等），可以先将研究对象按这些因素的不同水平分层，然后再在各层内进行随机化，这样既能较好地反映总体的特征，各层内研究对象的同质性也比较好，从而提高了组间可比性，此即分层随机分组。如在上述肺癌治疗的试验中，研究者可以先按肺癌分期将患者分为不同的层，然后在每一层内分别进行随机化，把研究对象分配到A组和B组，再把各层的A组和B组分别相加。汇总后的A组和B组比较，肺癌各期的患者数趋于一致，从而避免了分期不同可能引起的混杂作用。分层随机分组有助于增加组间的可比性，提高检验效率，对小样本的研究尤其如此。需要注意的是，采用分层随机分组的时候，倘若分层过细、过多，会导致样本量增加。

整群随机分组（cluster randomization） 在社区试验中，干预是在群体的水平上进行的，因此随机分组也应以群组为单位，这就是整群随机分组。群组可以是一个国家、城市、村庄，也可以是一个工作场所、学校、家庭、医院等。群组的数量越多，随机分组后获得组间可比性的机会越大。与上述分层随机分组相对应，整群随机分组也可以根据某些对结果有较大影响的因素进行匹配或分层，然后再进行随机化。但应注意，在整群随机试验中，同一个群组的研究对象之间不再是相互独立的，因此在设计和分析时均应考虑到群内相关性的问题。

其他复杂的随机分组方法 当样本量较小时，简单随机分组可能不能有效地保证组间可比和组间人数相等，但是小样本的临床试验又是经常遇到的，这时可以考虑采用更复杂的随机分组方法。这些方法大致可以分为两类，一类是保证组间人数相等或相当的分组方法，如固定始末比例随机分组（random allocation rule）、重抽式随机分组（replacement randomization）、区组随机分组（blocked randomization；permuted-block randomization）、固定偏比例随机分组（biased coin randomization）和变动偏比例随机分组（urn randomization）。另一类是保证已知协变量组间可比的方法，如分层区组分组法（random permuted blocks with strata）与最小差异法（minimization）。

（唐金陵）

fēnzǔ yǐnnì

分组隐匿（allocation concealment；concealed allocation） 为防止负责征募工作的研究人员和受试对象在入组前知道随机分组方案而采取的防止分组方案提前解密的方法。采用分组隐匿的随机分组叫隐匿随机分组（concealed random allocation）。在随机对照试验纳入受试对象的时候，如果负责审核入选条件的研究人员知道下一个被纳入的对象将会被分到哪一个组，审核人就可能会根据下一个患者的特征及自己对不同组的处理方案的主观偏好，人为地决定纳入或排除该患者；而患者也会因此人为地决定是否参与研究。这样的分组受疾病转归因素的直接影响，与非随机的分组方式无异，不能实现随机分组的根本宗旨，无法起到控制选择偏倚的作用。

分组隐匿最早被称为盲法分组（blind allocation），是一种在不知道受试对象任何信息的情况下进行分组，从而避免因人为因素影响随机分组而造成选择性偏倚的措施。为了避免与试验实施过程中的盲法混淆，遂将盲法分组改称分组隐匿或隐匿分组。国内对这个术语的翻译不统一，有学者将其译为分配隐藏、隐蔽分组、方案隐藏、随机化隐藏等。分组隐匿要蒙蔽的对象主要是患者和审核入选条件的研究人员。

分组隐匿不同于盲法，前者在分组完成时结束，后者则在分组完成时开始，盲法不能用于所有的随机对照试验，如比较外科手术与药物治疗的临床试验，但是任何随机对照试验都必须使用分组隐匿。分组隐匿是随机分组不可缺少的组成部分。随机分组联合分组隐匿，才是真正意义上的随机分组，否则，随机分组将和随意分组没有任何区别，不能起到预防选择偏倚的作用。

成功的盲法必然包含分组隐匿，否则盲法将无法实现。对于使用盲法的试验，分组隐匿强调，在收集资料、进行诊断、评估合格性、邀请患者、签署知情同意书以及分配随机数字的整个过程中，都必须采取盲法，不可能在开始治疗前没有采用盲法，只在治疗开始时开始盲法，分组隐匿和盲法是不可分割的。因此，分组隐匿的重要性在于非盲法试验中显得尤为突出，例如，比较外科手术与药物的研究。研究表明，与分组隐匿的随机临床试验比较，没有采用或不充分实施隐匿分组的随机对照试验对疗效的高估可达40%。

（唐金陵）

mángfǎ

盲法（blinding；masking） 对每一个受试对象的治疗分组情况进行保密，使参与研究的人员（包括受试对象、实施干预者、资料收集人员和统计分析人员）不知道受试对象接受的是何种干预措施的方法。又称蒙蔽治疗分组。盲法可以减少或避免实施偏倚和测量偏倚，是随机对照试验的基本原则之一。随机分组可获得可比的比较组，是随机对照试验科学性的关键。然而，在随机对照试验的过程中，患者可能会不满自己被分配到无治疗组，从别的医生那里寻求额外的治疗，或完全退出研究；医生可能会因为同情安慰剂组的患者，给予他们更多精神上的关怀，从而在该组引入更多的安慰作用；资料收集者可能会因为知道治疗的分组情况，有意无意地对治疗组患者的询问和检查做得更仔细，甚至有意地引入测量上的误差等。这些事件的发生可能不是随机的，而是受到研究对象和研究者主观因素的影响，且在治疗组间存在不同，从而破坏了组间的可比性，当这些事件同时又与临床结局相关时，偏倚便会产生。

种类 在一项试验里，最多可以对4类人员设密或施盲，分别是患者、治疗者、数据收集者和资料分析者。按照施盲对象的多少，盲法可分位单盲、双盲、三盲和四盲，它们分别指对上述四方中任何一方、两方、三方或全部四方实施盲法。只有对四方人员同时设密时，盲法才能可靠地实现，否则总可能存在四方彼此相互泄密的可能性。在实际研究中，往往没做到四盲最少设盲的是统计分析人员，其次是治疗人员。尤其是当结局为主观性指标时，应尽可能对受试对象和测量人员或至少测量人员设盲。

安慰剂盲法：最严格的盲法多用于评估药物的试验。当对照组无任何治疗时，为保证盲法的实现，必须给予对照组一种安慰剂，安慰剂在外观、气味甚至味道与测试的药物完全相同，患者和治疗者等都不能根据药物外观分辨哪个是测试药物、哪个是安慰剂，这样研究参与人员就不会因为知道治疗的分组而引入的偏倚。安慰剂的填充料可以是无害且无任何药性的东西（如淀粉），有时也会使用远远低于治疗剂量的测试药物。当两组比较的是不同药物时，可以将两种药物做成同样形状和大小的药片，然后利用外面的涂层或包衣将二者混淆起来。

揭盲和破盲 分组信息的解密称为揭盲。盲法必须从患者分组一直维持到研究全部结束，任何中途破密都可能引起偏倚。然而，当试验中患者出现严重不良反应时，对相关患者应及时解密，以便给患者提供及时合理的处理，这种解密称破盲。破盲会使原定的数据分析方案变得复杂，如何处理破盲的病例将是关键。

注意事项 盲法能够在一定程度上帮助降低这些事件在组间发生的不均衡性，从而维持组间可比。使用盲法的时候需注意以下几点：①应尽可能蒙蔽所有参与研究的人员。②与无治疗比较时，需使用安慰剂对照（见*安慰治疗*）。③比较两种不同药物时也应该使用盲法。④即使是不完美的盲法，也应尽可能使用，如安慰针灸。⑤适用性。对于疗效十分明显的治疗，随着治疗效果的出现，盲法会很快失去作用。对与有明显副作用的治疗，随着副作用的出现，盲法也可能会很快解密。当然，当明显的疗效或副作用出现时，也许结论已经明确，继续试验已经失去其意义。另外，对于程序性的治疗措施（如外科手术和针刺治疗），实施盲法或根本不可能，或由于很难设计完全一样的模拟治疗使得盲法不能真正起到作用。

（唐金陵）

kāifàngxìng shìyàn

开放性试验（open trial）

未采用盲法的对照试验。盲法是随机对照试验中降低偏倚的一个重要措施，但是很多研究无法对医生和患者实施盲法，如比较手术治疗与药物治疗或放射治疗效果的研究。在开放性试验中，研究者和研究对象知道试验组和对照组的分组情况，试验公开进行。实际上，开放性试验仍然可以对资料收集者采取盲法，但与使用安慰对照时对资料收集者的盲法相比，这样的盲法是有缺陷的、不彻底的，因为分组情况很容易被识破。但是，当干预效果十分明显，或者干预的安慰作用比较小，或结局的测量人为误差很小时（如死亡的确定），由于未实施盲法而引起的误差会相对比较小。值得注意的是，虽然开放性研究不能使用盲法，但是随机分组还必须以分组隐匿的方式进行。

（唐金陵）

wéichí yuánsuíjī fēnzǔfēnxī

维持原随机分组分析（analysis as randomized；intention-to-treat analysis，ITT）

维持原随机分组形成的组别及其大小，从而保持随机分组获得的组间可比性，使观察到的组间结局的差异归因于干预措施的不同的分析方法。在随机对照试验中，研究对象被随机地分入试验组和对照组以达到组间可比，但无论研究者尽多大努力，在试验过程中，不依从和失访等事件仍会发生，且往往不是随机的。如果这些不依从或失访的研究对象在分析时被剔除的话，就会破坏原随机分组形成的组间可比性，引入偏倚。

当这些事件发生的比例不大时，可以在资料的统计分析阶段，采用维持原随机分组分析（也常译为意向治疗分析）的方法来减少它们导致的组间不可比而引起的偏倚。

原则 在进行 ITT 分析时，应遵循以下 3 个原则：①不能剔除任何随机分组分配的研究对象。②不能更换任何随机分配的研究对象的组别。③结局资料缺失时，无论是治疗组还是对照组，都假设对该研究对象的治疗是无效的。英文 intention to treat 就是治疗的计划、安排或意向，在随机对照试验里这个计划是由随机分组决定，维持原随机分组更直接地表达了意向治疗分析的分析策略。但是，在非随机对照的试验里，治疗计划不是有随机分组形成的，用意向治疗分析则更为贴切。

由于第 3 个原则，ITT 分析一般会低估干预措施的效果。一般来讲，与高估的效果相比，低估的效果更利于医学决策。当效果低估时，实际效果一定更大，干预措施是否可取尚可考量。然而，当效果高估时，实际效果一定比观察的小，或者根本无效，甚至有害。这时，等于对干预效果没有给出确定的信息。

实例 现以治疗的随机对照试验为例，说明 ITT 分析方法。如表 1 所示，采用 ITT 分析时，由于没有剔除任何随机化分组分配的患者，计算各组有效率的分母与一开始随机分配到该组的人数完全一样；更换治疗并显效的患者放到原随机分组组别的分子中；假设失访的患者治疗无效，因此失访者对分子没有任何影响。计算得到的两组有效率分别为 88%和 87%，说明 A 治疗和 B 治疗的疗效基本一样。

与其他分析方案的比较 表 1 还提供了用另外两种分析方案的结果作为比较：实际接受治疗者分析和遵循原治疗方案者分析。前一种分析包括了所有随机分组的患者，不剔除任何患者；而后者只包括遵循了原随机分组指定的治疗方案的患者，剔除了那些没有遵循原治疗方案的患者。在实际接受治疗者分析中，计算有效率的时候，以两组中所有实际接受了某治疗的人数作为计算该治疗效果的分母，以其中显效的人数为分子。例如，接受 A 治疗的总人数为最初随机分配到 A 组并接受 A 治疗的 91 人与随机被分配到 B 组但后来改为 A 治疗的 6 人之和，共 97 人；A 组的分子为 90 人中显效的 85 人加上 6 人中显效的 5 人，共 90 人。同理，B 组的分母和分子分别为 97 和 85。A 和 B 治疗的有效率分别为 93.8%和 87.6%。

在遵循原治方案者分析中，以随机分配到某治疗组并实际接受了该治疗的患者作为分母，以其中显效的患者数为分子。例如，一开始被分到 A 组并接受了 A 治疗的人数为 91，其中显效者 85 人。同理，B 组的分母和分子分别为 90 和 92。两组的有效率分别为 94.4%和 89.1%。

不依从并不是随机发生的，那么不依从引起的组间调换将破坏组间的可比性，从而引起偏倚。同理，剔除了不依从者，两组随机形成的可比性可能被破坏，分析可能会高估干预的效果。ITT 分析、实际接受治疗者分析和遵循原治疗方案者分析获得的率差分别为 0.0%、6.2% 和 4.3%。尽管如此，当失访和不依从发生率很高且 ITT 分析显示治疗无效时，另外两种分析可以用来初步探索治疗无效是由于失访和不依从造成的还是真的无效。

（唐金陵）

yīcóngxìng

依从性（compliance；adherence） 临床试验中的研究对象在随机分组后，对试验的治疗方案的要求遵守和执行的程度。全

表 1 比较随机对照试验中估计疗效大小的分析方法

	A 组	B 组
每组人数	101 人	100 人
治疗与随访	完成 A 治疗：91 人	完成 B 治疗：92 人
	改为 B 治疗：5 人	改为 A 治疗：6 人
	退出：3 人	退出：1 人
	失访：2 人	失访：1 人
显效人数	完成 A 治疗者：85 人	完成 B 治疗：82 人
	改为 B 治疗：3 人	改为 A 治疗：5 人
	退出：0	退出：0
	失访：0	失访：0
效果的计算		
①	(85+3+0+0)/101)=87%	(82+5+0+0)/100=87%
②	(85+5)/(91+6)=93.8%	(82+3)/(92+5)=87.6%
③	85/91=93.4%	82/92=89.1%

注：①ITT 分析；②实际接受治疗者分析；③遵循原治疗方案者分析。

面、严格地遵守试验的治疗方案，如按规定的药物剂量和疗程接受治疗，称为依从或高依从性；反之，则是依从性差或不依从。依从性差和不依从的形式有多种，以评估药物疗效的试验为例，包括用药不足、完全没有用药、组间治疗相互调换（即换组或串组）、外加其他治疗等。试验组成员如同时接受了测试以外的治疗措施，称为干扰。对照组的成员私下接受测试的治疗或其他有效的治疗，则相当于加入试验组，称为沾染。

依从性差的后果 治疗效果的大小一般与依从性的高低成正比。研究对象依从性的好坏，直接影响到研究的质量。良好的依从性是实现干预效果的前提。由于不依从的现象往往不是随机发生的，会破坏组间可比性，尽管可以在资料的分析阶段采取一定的措施来弥补（见维持原随机分组分析），仍然可能造成效果估计的偏倚。依从性差通常会导致干预效果的低估。可以试想，在药物临床试验中，当治疗组依从性为零时（即都未接受治疗），治疗组和无治疗组在治疗上的差别将等于零，两组在疾病转归方面的差别将也会等于零，显示药物无效。更糟糕的情况是，治疗组患者都放弃了治疗，而安慰剂组患者都接受了其他有效的治疗，将导致安慰剂比治疗更好的完全错误结论。

依从性也是评价干预措施可行性的一种指标。若研究对象对干预措施的依从性很差，即使该措施有效，未来也很难在实践中推广。

测量方法 依从性的好坏可以通过多种方法来衡量。例如，在评价药物疗效的临床试验中，可以直接询问患者，了解其服药情况；也可通过患者剩余的药量来判断；或是利用检测患者血、尿或唾液等生物学样本中的药物浓度，以确定其依从性；此外，可以在使用的药物中加入某种无毒、无害、理化性质稳定的示踪剂，如维生素 B_2、荧光素等，这些物质不易被患者发现，且服后数小时能在尿中出现，也可用以判断患者的服药情况。

依从性差的原因 ①对试验不感兴趣。②受文化水平及医学知识的限制，对依从的重要性认识不足。③疾病症状轻微，对生活和工作的影响不大。④因经济或社会的原因不方便接受系统的治疗。⑤不愿意自己被分到所在的组别。⑥某些干预措施过于复杂或试验周期太长，研究对象不易坚持。⑦医务人员服务态度欠佳或技术水平较低，引起研究对象不满或不信任。⑧需要研究对象一起参与的手续过于繁杂。⑨干预措施无效或者效果不明显。⑩某些措施的毒副作用太大，研究对象无法坚持。⑪病情明显好转或痊愈，或是病情加重。

提高依从性的措施 ①制订研究方案之前，应进行预试验，了解患者的依从性，以制订切实可行的治疗方案。治疗方案要力求简单方便、切合实际。还可以将服药习惯的养成与日常生活行为结合起来，提高方便性，不易遗忘。②随访间隔要合适，太长则中间缺乏督促，太短则可能引起患者厌烦和不合作。③在入选患者时，可以排除那些可能不会遵照医嘱的患者。④患者进入试验后，对患者详细说明治疗的方案、研究的意义，以及遵循医嘱对研究的重要性，使患者尽量主动合作和配合。医师的口头交代十分重要，同时还需给每个患者派发详细的书面说明，随后，护士和药剂师还应不断鼓励和提醒患者遵循医嘱用药。⑤在试验过程中，定期随访，了解治疗情况、疗效和毒副反应，并根据情况对治疗方案进行必要的调整。每次随访的时候，对依从的检查，及时发现和解决问题。⑥提高和改善服务水平、条件、态度，以及就医的方便程度，提高社会和家庭的关怀和支持，也是提高依从性值得注意的环节。

（唐金陵）

suíjī duìzhào shìyàn yàngběnliàng

随机对照试验样本量（sample size of randomized controlled trial）

任何随机对照试验都是某种意义的抽样研究，即只能研究总体的一个部分。在抽样研究里，即使样本十分具有代表性，由于随机误差的存在，研究显示的结果总不会与真实值完全相等。样本观察值与真实值之间的平均距离，即样本结果围绕真实值的分散程度，由抽样误差（即统计的标准误）的大小决定，抽样误差越大，观察值与真值的平均距离就越远。

减少抽样误差的主要手段是增大样本量。样本量过小，不能检测出一个临床上有效的治疗效果，或所提供的可信区间太宽，以至于不能有效地帮助决策者制订相关的防治方案。举例说明，如果平均舒张压降低值的95%可信区间介于9mmHg和11mmHg之间，无论真值为9mmHg、10mmHg还是11mmHg，临床决定可能是一样的。如果95%可信区间介于1mmHg和19mmHg之间，决策者将难以做出明智的决定：如果真值是1mmHg，这样的治疗没有实际临床意义，如果真值是

19mmHg，提示该药是一个十分有效的降压药。

相反，样本量过大，所提供的关于疗效的信息远远超过实际的需要，是对研究资源的浪费。如通过加大样本量，把降血压效果的 95% 可信区间缩窄到 9.9mmHg 和 10.1mmHg。对于临床实践，这么窄的可信区间与 9~11 没有实质的区别。

总之，样本量太小，研究结果精度太低，无实际应用价值；样本量太大，研究结果会变得不必要的精确，浪费资源。简单地认为样本量越大越好，一味地追求大样本，把大规模临床试验作为评估一切干预措施的金标准，是一种错误的理解。适当的样本量是可以提供决策有用的结果又不浪费资源的研究对象的数量。

决定样本量的因素 包括以下几个方面。

结局事件的预期发生率 一般来讲，结局事件发生率越低，需要的样本量越大；反之，需要的样本量就越小。如果一种疾病的病死率为100%，那么能治愈一两个病例，已很能说明治疗的效果。例如断肢再植手术，如果没有手术，将肯定失去断离的肢体，如果手术成功一例也说明手术有效果。

效果或组间差异的大小 疗效越小或组间差异越小，所需样本量就越大；反之，疗效或组间差异越大，所需样本量就越小。如果一种治疗可以降低 5%的死亡率，则需要数千甚至上万人的研究，如评估降血脂药预防心脑血管危险的临床试验多含有几千人。如果治疗效果远远大于 5%，几百人的研究可能就够了，如评估尼古丁替代疗法戒烟效果的临床试验往往只有几百人。认为一项无效的治疗，只要样本量足够大，也能获得 $P<0.05$ 的结果，是错误的。因为当两组差别等于零时，无论样本量多大，任何检验的统计值也将等于或接近零，P 值将一定大于 0.05。

第一类错误（α） 第一类错误是当治疗真实无效（或两组没有区别）时研究却做出治疗有效的错误结论的概率，又称为显著性水平。允许的错误越小，需要的样本量就越大。α 错误通常设为 0.05，有时也可定为 0.01。后者需要的样本量大于前者。

第二类错误（β） 第二类错误是当治疗真实有效（或两组存在区别）时研究未能确定效果存在的概率。$1-\beta$ 称为把握度（power）或检验效力，把握度是当治疗真实有效时研究研究可以确定效果存在的概率。同理，需要犯的错误越小，需要的样本量就越大。第二类错误一般设为 0.20，也可使用 0.10 或 0.05。

单侧检验或双侧检验 当治疗作用或两组之差方向不明确时，即不知道哪一组可能更好时，应使用双侧检验；相反，当治疗作用或两组之差的方向明确时，即知道哪一组更好时，应使用单侧检验。在其他条件相同时，双侧检验需要的样本量大于单侧检验。

比较组的数量 分组数量越多，则所需样本量越大，反之亦然。

样本量的计算公式 具体如下。

结局事件为二分变量时的样本量 如果一项临床实验只有两个平行比较组，以个体患者为随机分组单位，并要求每组人数相同，其样本量计算方法如下。

$$N=\frac{\left[z_\alpha\sqrt{2\bar{p}(1-\bar{p})}+z_\beta\sqrt{p_1(1-p_1)+p_2(1-p_2)}\right]^2}{(p_1-p_2)^2}$$

式中：N 为一个组的样本量；p_1 为实验组结局事件发生率；p_2 为对照组结局事件发生率；$\bar{p}=(p_1+p_2)/2$，z_α 为 α 水平相应的标准正态差；z_β 为 β 水平相应的标准正态差。与常用的 α 和 β 相对应的 z_α 和 z_β 的取值可从表 1 中获得。

结局指标为计量资料时的样本量 所比较的是两组的均数，并且要求两组样本量相等，当估计总样本量大于 30 时，可用以下公式估计样本量的大小。

$$N=\frac{2(z_\alpha+z_\beta)^2\sigma^2}{d^2}$$

式中：σ 为均数的标准差；d 为两

表 1 常用 α 和 β 水平对应的 z_α 和 z_β 的取值

α 或 β	单侧检验（z_α 或 z_β *）	双侧检验（z_α）
0.001	3.09	3.29
0.005	2.58	2.81
0.01	2.33	2.58
0.025	1.96	2.24
0.05	1.64	1.96
0.1	1.28	1.64
0.2	0.84	1.28
0.3	0.52	1.04

注：* 双侧检验时 z_β 的取值与单侧检验时相同。

组均数之差；z_α、z_β 和 N 的含义与结局事件为二分变量时的样本量公式相同。

在实际工作中，因研究对象难免有一定的失访和不依从，一般可在估算的样本量的基础上适当增加 10%～20%。对于其他更复杂的随机对照试验或是特殊的设计类型，如交叉设计、序贯设计、等效试验、非劣效试验、整群随机对照试验等，样本量的估算方法也有所不同。

（唐金陵）

línchuáng shìyàn

临床试验（clinical trial） 以人为研究对象、以评估或比较医学干预和治疗措施效果为研究目的的，多在临床环境下进行的前瞻性的研究。临床试验是临床应用型研究的典范。临床试验首先将受试者或研究对象分配到不同的比较组别，然后各组施以不同的治疗措施，并对研究对象随访一定的时间，以观察和比较不同治疗对疾病预后或健康结局的影响。按照比较的组别的形成方式，临床试验可分为随机对照临床试验和非随机分组的临床试验，前者控制偏倚的能力远远高于后者，因此前者结论的可信性也高于后者。非随机分组的临床试验多用于治疗措施的初期评估阶段，如1期和2期试验，对于一项治疗的效果的确认，一般都需要使用随机对照试验。

分期 按照评估一个药的阶段来分，临床试验可分为1期、2期、3期和4期试验，1期和2期试验主要用于药物代谢和安全性的研究以及疗效初探，3期试验用于对疗效的确定，4期试验多用于上市后药物罕见的慢性毒副作用的研究。

种类和应用 按照试验的方法学设计特征，临床试验可分为很多种，常用的包括平行对照试验、交叉对照试验、交互试验、序贯试验、单人交叉试验、大规模试验、多中心试验、最大疗效试验（efficay trials）、实效试验（effectiveness trials）和非盲法试验等。按照试验比较的目的，又可以将临床试验分为非劣效性试验、等效试验和优效试验等。

与流行病学实验研究的关系 临床试验是与实验流行病学相关的一个概念，可以看作是临床上的流行病学实验研究，用来评估和比较干预措施的效果。传统的流行病学实验主要指公共卫生措施的评估，公共卫生措施多以人群（如社区、学校和工厂）为最小研究单位，分组单位是群组而不是个人，因此多属于群组试验，而且多不能使用随机分组，又多为类实验。

（唐金陵）

línchuáng yánjiū shíjiàn guīfàn

临床研究实践规范（good clinical practice，GCP） 在人群中进行生物医学研究应该遵循的标准和规范。目的在于敦促研究者对研究对象的权利、安全和利益的充分保护，以及对研究资料的完整性、准确和精确性的充分保障。临床研究实践规范最早应用于药物的临床试验。主要包括道德规范和技术规范两个方面，其基本思想、原则和方法应用于所有以人为对象的生物医学研究，如非药物治疗方法、医疗器械、诊断技术和诊断试剂、疾病预后和转归、病因和危险因素等方面的研究。

发展简史 临床研究实践规范始于美国，继而在欧洲、日本、韩国、菲律宾、澳大利亚、加拿大、瑞士等国成为法律。由于各国之间的GCP存在一定的差异，世界卫生组织对各国家的GCP方案进行了比较、分析和协调，于1994年正式公布了WHO统一的《药物临床试验质量管理规范》（*Good Clinical Practice*，*GCP*）。

中国卫生部于1998年颁布了《药品临床试验质量管理规范》（试行），并在全国各地进行该规范的培训工作。1999年国家药品监督管理局颁布的规范成为正式法规，2003年又进一步作了修订。

临床研究实践规范涉及临床试验的全过程，主要内容包括：临床试验前的准备和条件，受试者的权益保障，试验方案的设计，研究者、申办者、督察员的职责，记录与报告、统计分析与数据处理、药品的管理，以及试验质量保证等多个方面。

主要内容 根据国家药品监督管理局令（第13号），临床试验前的准备与必要条件包括以下几个方面。

所有以人为对象的研究必须符合《赫尔辛基宣言》和国际医学科学组织委员会颁布的《人体生物医学研究国际伦理指南》的伦理原则，即公正、尊重人格、力求使受试者最大程度受益和尽可能避免伤害。参加临床试验的各方都必须充分了解和遵循这些原则，并遵守中国有关药品管理的法律法规。

进行药品临床试验必须有充分的科学依据。准备在人体进行试验前，必须周密考虑该试验的目的，要解决的问题，预期的治疗效果及可能产生的危害，预期的受益应超过可能出现的损害。选择临床试验方法必须符合科学和伦理标准。

临床试验用药品由申办者准备和提供。进行临床试验前，申办者必须提供该试验用药品的临床前研究资料，包括处方组成、制造工艺和质量检验结果。所提供的药学、临床前和已有的临床数据资料必须符合开始进行相应各期临床试验的要求，同时还应提供该试验用药品已完成和其他地区正在进行与临床试验有关的疗效和安全性资料，以证明该试验用药品可用于临床研究，为其安全性和临床应用的可能性提供充分依据。

开展临床试验单位的设施与条件必须符合安全有效地进行临床试验的需要。所有研究者都应具备承担该项临床试验的专业特长、资格和能力，并经过药品临床试验管理规范培训。临床试验开始前，研究者和申办者应就试验方案、试验的监查、稽查和标准操作规程以及试验中的职责分工等达成书面协议。

GCP 还规定，临床试验开始前应制订试验方案，该方案应由研究者与申办者共同商定并签字，报伦理委员会审批后实施。临床试验方案应包括以下内容：①临床试验的题目和立题理由。②试验的目的和目标；试验的背景，包括试验用药品的名称、非临床研究中有临床意义的发现和与该试验有关的临床试验结果、已知对人体的可能危险与受益。③进行试验的场所，申办者的姓名和地址，试验研究者的姓名、资格和地址。④试验设计包括对照或开放、平行或交叉、双盲或单盲、随机化方法和步骤、单中心或多中心试验等。⑤受试者的入选标准和排除标准，选择受试者的步骤，受试者分配的方法及受试者退出试验的标准。⑥根据统计学原理计算要达到试验预期目的所需的病例数。⑦根据药效学与药代动力学研究的结果及量效关系制定试验用药品和对照药的给药途径、剂量、给药次数、疗程和有关合并用药的规定。⑧拟进行临床和实验室检查的项目、测定的次数和药代动力学分析等。⑨试验用药，包括安慰剂、对照药的登记与使用记录、递送、分发方式及储藏条件的制度。⑩临床观察、随访步骤和保证受试者依从性的措施。⑪中止和停止临床试验的标准，结束临床试验的规定。⑫规定的疗效评定标准，包括评定参数的方法、观察时间、记录与分析。⑬受试者的编码、治疗报告表、随机数字表及病例报告表的保存手续。⑭不良事件的记录要求和严重不良事件的报告方法，处理并发症的措施以及随访的方式和时间。⑮试验密码的建立和保存，紧急情况下何人破盲和破盲方法的规定。⑯评价试验结果采用的方法和必要时从总结报告中剔除病例的依据。⑰数据处理与记录存档的规定。⑱临床试验的质量控制与质量保证。⑲临床试验预期的进度和完成日期。⑳试验结束后的医疗措施。㉑承担的职责和论文发表等规定。㉒参考文献。

临床试验中，若确实有需要，可以按规定程序对试验方案作出修正。

（唐金陵）

línchuáng shìyàn bàogào guīfàn

临床试验报告规范（good publication practice，GPP） 以 CONSORT 系列为代表的临床试验报告写作和发表规范。临床试验报告是将临床试验的整个过程和试验的结果报告给读者的文件。其用意是要求报告者将研究设计、试验实施过程和结果测量标准、方法及过程按规范要求和质量标准写清楚，尤其是要用明白易懂、不易产生歧义的语言把容易产生偏倚并影响结果的环节清楚地描述出来。

临床试验的重要性 要理解实施临床试验报告规范必要性和重要性，需要先了解临床试验的性质和影响。临床试验是以人为对象评价医疗干预措施对健康结局的影响的前瞻性研究。凡是经临床试验评价的干预措施，未来都有可能会被应用于公众。因此，公众有权了解关于干预措施的有效性、安全性及临床试验其他细节的真实信息。而且，临床试验可能会对人体造成不同程度的损害，尤其是评价新干预措施的临床试验。参与临床试验的受试者应当受到全社会的尊敬和保护，正是由于他们的奉献，公众才有可能获得保护健康的新知识、新方法。尊重他们的最好方法之一，就是把试验设计、试验的整个过程及试验结果客观地公布出来，让受试者和公众了解和评估该试验的功能、证据的强度、试验结果的真实性、应用范围和条件等。

临床试验报告的重要性 准确的报告是正确评估临床试验结果真实性和证据强度的基础，对临床治疗和卫生政策决策以及合理配置和使用卫生资源具有非常重要的意义。如果报告者为了药物或器材研发者和生产者的利益而有选择性地报告有利结果，隐瞒不利结果，甚至编造虚假结果，就可能误导临床医师、患者和卫生政策决策者对临床试验结果的解读及应用，造成损害人民健康和浪费卫生资源的潜在风险。

但在过去的很长一段时间内，全球的数万种生物医学期刊上发表的大量试验报告并不能完整而明晰地提供上述信息。而且，不同期刊对同类研究的报告内容和格式要求不尽相同，甚至差别很大。当读者就同一主题使用来自不同期刊的文献时，由于要在不同报告内容与撰写格式间跳转，通常需要花费大量时间，而获得的信息却十分有限。因此，对临床试验透明化和临床试验报告规范化的呼声越来越高。

CONSORT 声明 1993 年，30 位来自医学杂志、临床试验和流行病学等不同领域的专家在加拿大渥太华召开工作会议，制定了一种用于评估 RCT 报告质量的新量表，会后发表了《试验报告规范》(*The Standards of Reporting Trials Statement*，*SORT*)，又称《SORT 声明》，用于指导研究者规范地报告随机对照试验的实施情况。该声明包括一份含有 32 个条目的清单和一份流程图。1994 年，另一批专家在美国加州独立地开展了类似的工作，也制订了一份在试验报告中应包括的条目清单，并建议杂志将其写入稿约。1995 年伦尼（Drummond Rennie）和莫赫（David Moher）等杂志编辑、临床流行病学家和统计学家组成的 CONSORT 工作组在芝加哥召开工作会议，将上述两份清单合二为一，并于 1996 年发表了《随机对照试验报告的统一规范》(*The Consolidated Standards of Reporting Trials Statement*，*CONSORT*)，又称为《CONSORT 声明》。《CONSORT 声明》清单条目的筛选采用改良的特尔斐（Delphi）法，并尽量遵循“循证”的原则进行，即对于每一个条目，都会研究未报告此条目和报告此条目相比是否会带来偏倚，如果会带来偏倚，则将该条目纳入清单。

《CONSORT 声明》的局限性在于过于简单、不够具体，甚至教条化，没有说明每个条目的入选理由（科学背景）及重要性，较难理解和使用。鉴于此，CONSORT 工作组又在 1999 和 2000 年召开两次工作会议对该声明进行了修订，并制订了与之配套的详尽说明文件，通过实例加解释的形式，阐述了清单中每个条目纳入的意义和原理。《CONSORT 声明》修订版包括一份 22 个条目的清单和一个流程图。2007 年，CONSORT 工作组再次召开工作会议，修订《CONSORT 声明》，新的修订版于 2010 年发表，包括 25 条清单（表 1）和一个流程图（图 1）。

由于《CONSORT 声明》只适用于标准的两组平行随机对照试验，CONSORT 工作组又陆续制订了针对不同试验类型的《CONSORT 声明》扩展版，包括整群随机试验，不良反应评价试验，非劣效性和等效性试验，实效性试验，草药干预试验，针灸的评价试验等。

《CONSORT 声明》的重要意义体现在多个方面。首先，它有助于提高随机对照试验的报告质量。其次，它可以改善杂志的审稿和编辑质量，在更大程度上避免因审稿者的专业和水平不同而带来的审稿意见差异，减少各种疏漏。在《CONSORT 声明》的指引下，杂志编辑可以更容易地对审稿意见逐条进行取舍整合，使文章的编辑更完整和富有条理。不同杂志在这一标准的规范下发表的文章一致性会更好，给文献的阅读、评价和使用带来前所未有的便利，并减小阅读偏倚的影响。此外，《CONSORT 声明》的推广也为当前越来越多的系统评价和 meta 分析及其他文献分析和研究提供了极大的便利，提高了有用信息的提取率。最重要的是，研究报告的读者可以依据报告的内容对研究结果的真实性、可靠性和适用性做出合理的判断，合理地用于患者，以最好地实现研究及其报告的最终目的。自初次发表以来，《CONSORT 声明》及其扩展声明逐渐获得了包括国际医学杂志编辑委员会、科学编辑委员会、世界医学编辑联合会和超过 300 种医学杂志的支持，被译成多种语言，在全世界广为传播，成为国际公认的临床试验报告标准。

鉴于 CONSORT 的成功应用，学者对其他医学人群研究报告的写作也制定了一系列的规范，如关于系统综述的 PRISMA 规范，关于诊断研究的 STARD 规范，以及关于观察性研究的 STROBE 规范。

（唐金陵）

duìzhào yánjiū

对照研究（controlled study；comparative study） 设置了对照的研究。绝大多数流行病学研究都是对照研究。流行病学的主要任务之一是研究人群中疾病与健康状况的分布及其影响因素。除了在研究人群中疾病与健康状况分布时可能仅关注结局指标的率之外，其他研究都需要考察某暴露或干预因素与结局指标的关系。例如，吸烟是否会增加肺癌的风险，素食对寿命的长短有何影响，接种子宫颈癌疫苗是否会降低子宫颈癌的发病率等。

要阐明这种关系，就必须有比较，比较组之间互为对照，形成比较。以评价干预措施的效果为例。若只有一组患者，即只有接受干预的患者的话，由于干预

表 1　2010 版 CONSORT 随机临床试验报告的内容清单

论文章节/主题	条目号	应报告的条目	报告页码
文题和摘要			
	1a	文章的题目应能识别是随机对照试验	______
	1b	结构式摘要，包括试验设计、方法、结果、结论几个部分（具体的指导建议参见“CONSORT for abstracts”）	______
引言			
背景和目的	2a	科学背景和对试验理由的解释	______
	2b	具体目的和假设	______
方法			
试验设计	3a	描述试验设计（诸如平行设计、析因设计），包括受试者分配入各组的比例	______
	3b	试验开始后对试验方法所做的重要改变（如合格受试者的挑选标准），并说明其原因	______
受试者	4a	受试者合格标准	______
	4b	资料收集的场所和地点	______
干预措施	5	详细描述各组干预措施的细节以使他人能够重复，包括它们实际上是在何时、如何实施的	______
结局指标	6a	完整而确切地说明预先设定的主要和次要结局指标，包括它们是在何时、如何测评的	______
	6b	试验开始后对结局指标是否有任何更改，并说明原因	______
样本量	7a	样本量是如何确定的	______
	7b	必要时，解释中期分析和试验中止的原则	______
随机方法			
序列的产生	8a	产生随机分配序列的方法	______
	8b	随机方法的类型，任何限定的细节（如怎样分区组和各区组的样本大小）	______
分配隐藏机制	9	用于执行随机分配序列的机制（例如按序编码的封藏法），描述干预措施分配之前为隐藏序列号所采取的步骤（即隐藏分组的措施）	______
实施	10	谁产生的随机分配序列，谁招募了受试者，谁给受试者分配的干预措施	______
盲法	11a	如果实施了盲法，分配干预措施之后对谁实施了盲法（例如受试者、医护提供者、结局评估者），以及盲法是如何实施的	______
	11b	如有必要，描述干预措施的相似程度	______
统计学方法	12a	用于比较各组主要和次要结局指标的统计学方法	______
	12b	附加分析的方法，诸如亚组分析和混杂控制	______
结果			
受试者流程（极力推荐使用流程图）	13a	随机分配到各组的受试者例数，接受已分配治疗的例数，以及纳入主要结局分析的例数	______
	13b	随机分组后，各组脱落和被剔除的例数，并说明其原因	______
招募受试者	14a	招募期和随访时间的长短，并说明具体日期	______
	14b	说明试验中断或停止的原因	______
基线资料	15	用一张表格列出每一组受试者的基线数据，包括人口学资料和临床特征	______
纳入分析的例数	16	各组纳入每一种分析的受试者数目（分母），以及是否按最初的分组分析	______
结局和估计值	17a	各组每一项主要和次要结局指标的结果，效应估计值及其精确性（如 95% 可信区间）	______
	17b	对于二分类结局，建议同时提供相对效应值和绝对效应值	______
辅助分析	18	所做的其他分析的结果，包括亚组分析和混杂控制，指出哪些是预先设定的分析，哪些是新尝试的分析	______
危害	19	各组出现的所有严重危害或意外效果（具体的指导建议参见“CONSORT for harms”）	______
讨论			
局限性	20	试验的局限性，报告潜在偏倚和不精确的原因，以及出现多种分析结果的原因（如果有这种情况的话）	______
可推广性	21	试验结果被推广的可能性（外部可靠性，实用性）	______
解释	22	与结果相对应的解释，权衡试验结果的利弊，并且考虑其他相关证据	______
其他信息			
试验注册	23	临床试验注册号和注册机构名称	______
试验方案	24	如果有的话，在哪里可以获取完整的试验方案	______
资助	25	资助和其他支持（如提供药品）的来源，提供资助者所起的作用	______

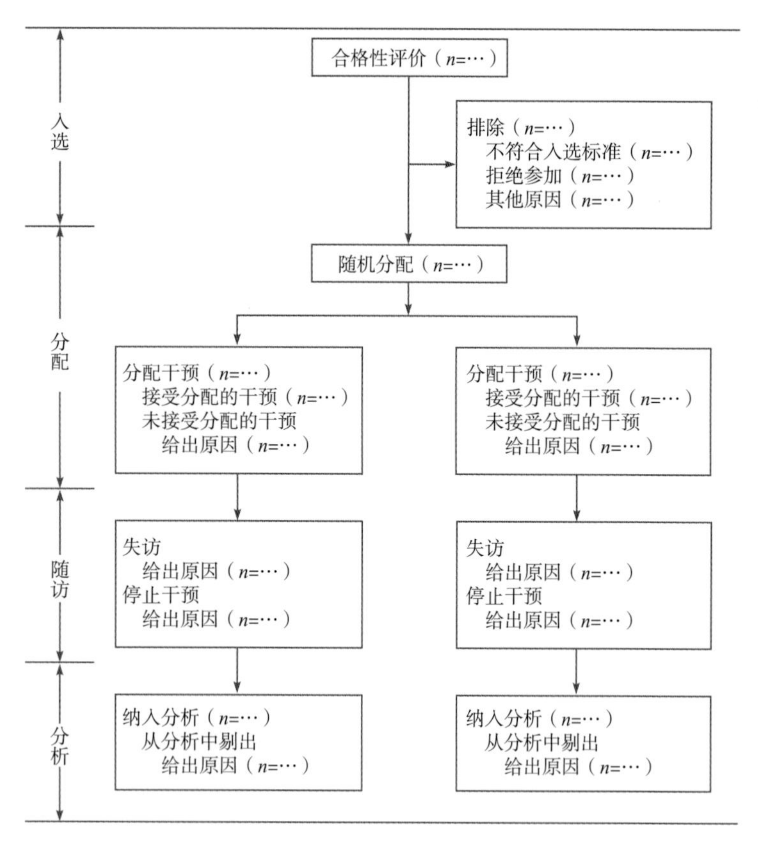

图1 2010版CONSORT声明——报告平行组随机试验不同阶段进展的流程图

［引自：成琪，刘丽霞．平行组随机试验报告的新指南．中国临床药理学与治疗学，2010，15（10）：1189-1194］

措施的特异作用、非特异性安慰作用、疾病自然转归作用以及回归中位作用交织在一起，共同影响疾病的转归，研究者无法将这些因素的作用彼此区分开，确定干预措施特异作用的存在和大小。只有通过设立相对于干预组的无干预对照组，使两组除了干预措施的特异作用以外其他所有非特异作用大小相当，相互抵消，那么组间的结局之差才能真实地反映干预措施特异作用的大小。可见，对照是准确测量干预措施作用的基础。同理，在观察性研究中，对照也是准确测量暴露因素与结局指标的关系的基础。选择合适的、可比的对照是流行病学研究获得可靠结论的关键。组间可比性越高，研究者感兴趣的指标的差异就越能体现暴露因素或干预措施作用的差别。

对照的方式有很多种，但并不是所有的对照都可比。自身前后对照、历史对照的可比性是最差的。即便是专门另行设立的同期对照，与观察组之间也可能会存在多种因素的不可比，从而造成混杂，例如前瞻性队列研究的对照组。只有随机对照试验的对照才是人群中进行比较最理想的。随机对照试验通过与分配隐藏相结合的随机分组（见随机分组和分配隐藏），达到不同比较组的基线特征完全可比，简答而完美地在最大限度上降低了混杂作用。从这个意义上讲，随机对照试验是最好的对照研究。

（唐金陵）

sìqī línchuáng shìyàn

四期临床试验（four-phase clinical trials） 在人群中对某药物效果和安全性等方面进行研究的4个不同阶段。一种新药从在动物身上被证明有效到最终广泛应用于临床，需要经过四期临床试验，不同阶段临床试验的目的和侧重点也不同。

Ⅰ期临床试验（clinical phase Ⅰ trial） 新药从动物研究转向人类研究的第一步，主要目的是了解新药的临床药理及人体安全性，获得人体对新药的耐受性和初步的药代动力学数据，为制定新药Ⅱ期临床试验的用药方案或下一步决策提供科学依据。在Ⅰ期试验获得该药安全的证据后，方可进行Ⅱ期试验。Ⅰ期临床试验通常用10~30个健康志愿者作为受试对象，无需对照组。

Ⅱ期临床试验（clinical phase Ⅱ trial） 多以患者为研究对象，通过随机双盲对照临床试验初步评价药物的疗效，进一步评价安全性，并初步建立剂量反应关系。样本量是一般100~300人。该期试验的设计和实施应尽可能结合现实情况，符合临床和统计学要求，保证样本的代表性、设计的合理性和结果的可重复性，为受试药下一步的决策，尤其是推荐临床用药剂量提供依据。Ⅱ期试验可采取序贯试验、交叉试验等研究设计，也可能使用中间替代结局，以加快研究速度。只有当Ⅱ期试验证实新药可能有效且无明显毒副作用时，方可进行Ⅲ期试验。

Ⅲ期临床试验（clinical phase Ⅲ trial） 对新药的有效性和安全性进一步的验证。Ⅲ期试验是在人群中对药物效果的最严格的测试，必须尽可能地遵循随机对照试验的一般科学原则。它以患病人群为对象，多采用平行对照的前瞻性试验研究，疗效不是很大时往往需要多中心大型临床试验。样本量一般为1 000~3 000人。该期临床试验的设计可能类似于Ⅱ期临床试验，但它通过增加样本量，扩大临床试验单位，纳入更为多样化的受试对象，采用重要的终末指标，延长观察时间等措施，更加全面地考察药物的疗效和不良反应，为其获准正式生产或进入试生产期提供依据。

Ⅳ期临床试验（clinical phase Ⅳ trial） 药物上市后监测（post-marketing surveillance）的一部分，但它有时也成为上市后监测的代名词。该期临床试验通过比较大量使用过和未使用过某药的人群来评价广泛应用后不同人群的用药效果，并监测不良反应，尤其是药物上市后可能出现的罕见的慢性毒副作用。此外，还可用以了解药物的远期疗效和发现新的适应证。Ⅳ期试验类似于观察性的队列研究，但是当研究极为罕见的毒副作用时，病例对照研究更为常见。如1969年赫布斯特（Herbst）的报告，只有8例15~22岁年轻女性阴道腺癌的病例对照研究，就是一个经典实例。

（唐金陵）

jiāohù shìyàn

交互试验（interaction trial）

为研究不同处理因素交互作用而设计的试验研究。当两种或更多的治疗同时使用时，各个因素之间可能发生交互作用，如两个治疗可以相互加强或减弱彼此的效果。测量交互作用的意义在于治疗之间的联合用药。如果两个治疗联合使用可加强彼此的疗效，即存在正交互作用，则可联合使用以获得更大的疗效；如果两个治疗联合使用削弱了彼此的疗效，或出现了新的或更大的毒副作用，即存在负交互作用，则应避免它们的联合使用。

现以两个治疗交互作用的临床试验为例说明。首先，研究必须将受试对象随机分为4组，分别给予安慰剂、A治疗、B治疗和A+B联合治疗。分析以未接受任何治疗的安慰剂组为对照组，A治疗组的率差为RD_A，率比为RR_A；B治疗组的率差为RD_B，率比为RR_B；同时接受A和B治疗组的率差为RD_{AB}，率比为RR_{AB}。若A治疗与B治疗无交互作用，则以下等式应成立：

$$RD_{AB}=RD_A+RD_B$$

或

$$(RR_{AB}-1)=(RR_A-1)+(RR_B-1)$$

如果以上等式两边的结果不等，说明存在交互作用。当$RD_{AB}>(RD_A+RD_B)$时，可能存在正交互作用，即两种治疗合用将加强彼此的作用；$RD_{AB}<(RD_A+RD_B)$时，可能存在负交互作用，即两种治疗合用将减弱彼此的作用。如此估计的交互作用为和的交互作用（additive interaction）。有时，研究者还可以估计二者的积的交互作用（multiplicative interaction），具体方法不再详述。

有时候，研究者想考察的并不是两种治疗之间，而是某种治疗与患者的某些固有特征（如性别）之间是否存在交互作用。由于不可能将固有特征随机分配给患者，上述的试验设计不适用于识别和测量这种交互作用，研究者只需在传统的两组平行随机对照试验的基础上进行亚组分析（又称分层分析）即可。

例1 一项随机安慰剂对照临床试验发现，在总体人群中，A药治疗某种疾病有效。那么，在不同性别的人当中这种疗效是否一致?

可将研究对象按照性别分成男、女两个亚组，然后在这两个亚组里分别比较A治疗和安慰剂的效果。如果亚组分析发现A药在男性患者中十分有效，而在女性中没有明显的作用，表明药物和性别有交互作用。此交互作用具有重要的实践意义，对未来用药很有参考价值：女性应避免使用此药。这里，性别可以改变或修饰治疗的效果，因此这类因素又称效应修饰因素（effect modifier），这样的交互作用也因此称为效应修饰作用（effect modification）。

比较不同亚组间的差别时，常见的做法是进行一致性检验（又称异质性检验）。如果异质性检验显示差异有显著性，说明可能存在交互作用，即效应修饰因素各层的真实效应可能不同。如果修饰因素和效应大小有一定的趋势或形态，如疗效的RR随年龄增加而降低，可进一步模拟和描述有关趋势或形态，可使用相关分析和回归分析来描述二者间的线性关系。

例2 病因之间也存在交互作用。由于两种（或多种）病因在人群中的分布形成不是随机形成的，评估病因间的交互作用（或效应修饰作用）只能采用上述分层分析（或亚组分析）的方法，细节不再赘述。

（唐金陵）

jiāochā shìyàn

交叉试验（cross-over trial）

大部分随机对照试验都属于平行对照设计，在平行对照设计中，每组的研究对象自始至终只接受一种干预措施。又称为交叉对照试验或交叉设计（cross-over design）。如果每组的研究对象在试验不同阶段交替接受对方的干预措施或不同的干预，则为交叉试验，是对照试验的一种特殊类型。干预措施的交叉可以是一次，也可以是多次的。

基本原理 在交叉试验中，一个组的患者在不同阶段交替地扮演试验组和对照组的角色，每一阶段都是一个平行试验，整个试验就相当于是多个平行试验的累积。这样，整个试验下来，每个患者都接受了两个或多个阶段、两种或多种措施的干预，不仅有组间比较，而且还有自身前后对照，最大限度地平衡了各种非研究因素对结局的影响，也成倍地增加了研究的样本量。在理论上，交叉设计较平行设计检验效率（真实性和精确性）应高于平行对照试验。

以一个比较 A、B 两种治疗方案效果的两阶段交叉试验为例，其实施方法如图 1 所示。首先，将合格的研究对象随机分为两组，分别给予 A 治疗和 B 治疗，在一个干预的阶段结束后，经过一段效应去除时间（又称洗脱期），将两种治疗互相交换（交叉），即原先接受 A 治疗的研究对象改用 B 治疗，而原先接受 B 治疗的研究对象改用 A 治疗，经过一个阶段的治疗和观察，测量结局指标，比较两种治疗方案的效果。

理想的交叉试验中每次治疗的更换都应由随机化决定，并采用盲法。如果只有两种治疗，随机在分配以后，前一个治疗阶段 50% 的患者将会被分配到 A 治疗，50%分配到 B 治疗，因此一半的患者将会继续接受前一个阶段的治疗，一半的患者换成新的治疗。

应用范围 交叉试验与典型的平行设计方法的主要区别在于干预措施的交叉，实验周期也较长，可为平行设计的 2 倍至多倍，但两者设计和实施的一般原则是一样的，如在随机分组、对照和盲法等方面是一样的。交叉试验研究的疾病必须是不可治愈的慢性疾病。由于交叉试验的特殊性和复杂性，交叉试验适合于研究慢性病，尤其是迁延不愈、反复发作的疾病，如高血压、高血脂、抑郁症、糖尿病、风湿性关节炎、阿尔茨海默病、帕金森病、慢性乙型肝炎等。急性感染性疾病、一次治疗即可痊愈或出现明确结局的疾病，以及患病后可得到稳固免疫的疾病，都不适合应用交叉试验。另外，一些慢性病的急重症期，如冠心病的心肌梗死、糖尿病酮症酸中毒等，它们不能间歇治疗；药物在体内显效时间过长以及临床特征不能在短时间重复出现的疾病也不适合应用交叉试验。交叉试验使用的结局多为中间替代结局，如血压、血脂、血糖、生命质量等，不能使用终末指标如死亡和痊愈。

局限性 交叉试验主要存在两个问题。一是时间效应（period effect）；二是残余效应（carry-over effect），又称滞留效应、遗留效应、延迟效应。比较同一组患者在不同时段接受不同治疗的效果时，即使治疗没有任何作用，患者在不同时段的情况也可能不一样，这就是时间效应。当治疗有效时，前一段治疗的作用可能会延迟到接受另一治疗的时段，这样，同一组患者不同时段还是不可比的，这就是残余效应。

交叉试验的不同阶段之间需设置效应去除时间，目的是使前一个阶段的药物效应完全消失，然后再进行下一阶段的处理，否则前一阶段的药物效应会对后一阶段的效应发生影响。此外，效应去除时间还可起到减轻患者的心理效应的作用。效应去除时间的长短应视不同的处理措施而定，过短则难以避免残余效应，过长则使患者长期得不到治疗，影响病情（如高血压、糖尿病等），也不符合伦理要求。洗脱时间可结合药物的半衰期而定，一般需要 5 个半衰期的时间，或当药物残留低于 5.0%时，可以认为前一阶段的效应已得到基本清除。例如已知药物的半衰期为 6 小时，经 5 个半衰期（即 30 小时）后体内药物残留应为 3.1%。但有时也需用血中药物浓度监测来决定。此外还要考虑到受试者的年龄、肝肾功能以及给药途径等因素对药物清除的影响，酌情适当延长洗脱期。

一般可采用传统的方差分析等方法来分析残余效应的大小。但是如果研究没有采取随机、双盲的方法，则混杂因素、偏倚和

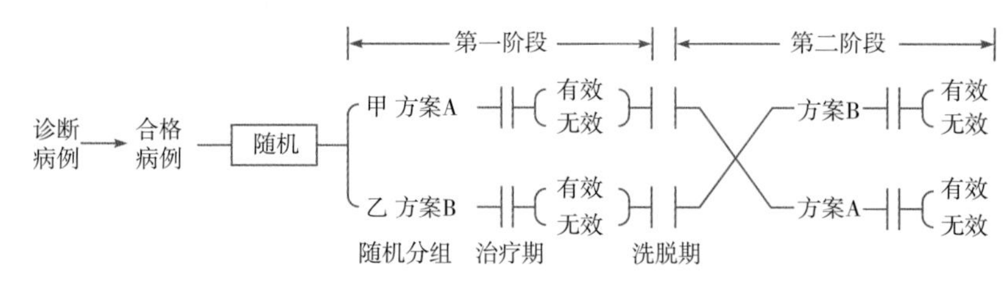

图 1 比较两种治疗方案效果的两阶段交叉设计示意图

［自：时景璞. 交叉试验. 中国实用内科杂志，2006，26（10）：719-720.］

残余效应可能混杂在一起，很难确定残余效应的存在及其大小。由于时间效应和残余效应的存在和处理上的困难，而且每个治疗阶段的时间不能太长，不能适用终末结局等，但交叉试验需要的时间短、人数少，多用于对疗效的初级评估，如使用中间结局血压作为结局指标，预测降血压药物可能的预防心脑血管事件的长期效果。

（唐金陵）

dānrén jiāochā shìyàn

单人交叉试验（n-of-1 trial）

只有一个患者，以自身为对照、多次交替使用不同治疗的试验研究。简称单人试验（single-patient trial）或个例试验。在单人试验中，每一个时段的治疗都由随机的方式决定，对照治疗可以是安慰剂，也可以是别的治疗，通过比较各种方案的结局，来决定最佳的治疗方案。

单人试验主要适用于病情比较稳定的或不可治愈的慢性病，或是经常发作的疾病，如抑郁症。抑郁症的病情虽然随时间波动很大，影响病情波动的因素很多，但是在短时间内不会痊愈，停止治疗后病情会回到治疗前的状况。

单人试验可用于检出对治疗无反应和发生不良反应的患者，或用来调查药物和不良反应的关系。单人试验不能单独用来作为确定一项治疗在一般意义上是否有效的研究，主要用于评估已经确认有效的治疗在某个具体患者上是否有效，以避免不必要的治疗及其可能的毒副作用。在下列情况下，可以考虑使用单人试验：治疗效果在不同患者中差别很大，且治疗十分昂贵，治疗周期很长，治疗可能存在严重或持久副作用。

单人试验也可以使用盲法。药房工作人员将交替给患者药物或安慰剂治疗，必要时，这样的交替治疗可以达10次或更多。并使医生和患者均不知道患者在交替用药，达到双盲的目的。医生与患者会不断探讨病情和治疗，由第三者收集资料、评估结果。收集资料和评估结果时，研究者也不应知道治疗的交替情况。

（唐金陵）

xùguàn shìyàn

序贯试验（sequential trial）

在试验前不规定样本量，研究对象按先后次序随机被分配到试验组或对照组，不断增加试验对象，并及时对前面试验结果进行分析，直至出现规定的结果便终止试验的研究方法。又称为序贯设计（sequential design）或序贯分析（sequential analysis）。与其他试验研究相比，序贯试验的最大特点是预先不设定固定的样本量，而是对效果的大小做一个假设，不断增加研究的患者数量，直到达到预设的统计学检验的要求，即终止研究。

优点是当两种处理间确实存在差异时常可较早地得出结论，从而可减少样本量，缩短试验周期，节省资源。序贯试验多用于只含有一个而且会很快发生的结局的研究，不适用于慢性病、长病程以及多结局的研究和远期随访的研究。

主要类型 按是否预先确定最大样本量，可将序贯试验分为开放型序贯试验和闭锁型序贯试验。开放型序贯试验预先不设定最大样本量，而是逐一试验，逐一分析，当可以判定结果时的样本量就是试验的样本量。但有时候开放型序贯试验可能在纳入相当数量的受试者后仍然不能得出肯定的结论，而研究者又不能一直试验下去。为了避免出现这种情况，统计学家又提出了闭锁型序贯试验。闭锁型序贯试验需预先设定一个最大样本量。在逐一试验的过程中，试验者将在样本量在不超过最大样本量之前结束试验。

根据试验的目的要求不同，又可将序贯试验分为双向序贯试验和单向序贯试验。双向试验关注的是两个比较组是否有差别，类似于一般统计学上的双侧检验，而单向试验则是要评估一个组是否好于另一组，类似于单侧检验。这与等效试验和优效性试验有相似之处。等效试验和优效性试验是按照研究目的来定义的，着重于临床意义，预先需设定合理的等效和优效性界值是其关键。序贯设计是等效试验及优效性试验可以采用的方法之一。但序贯设计既可以设定“相等”或“优”的界值，也可以不设，也就是像一般的统计学检验那样，仅是考察统计学意义上是否有差别或是否更好。

方法学进展 传统序贯设计方法有一个明显的局限，即受试者需逐个或逐对进入试验，并且要等已经纳入的受试者的结果揭晓后才可以决定是结束试验还是继续纳入下一个受试者。这就要求获得试验结果的速度快于患者加入试验的速度，即后一个患者尚未进入试验时，前一个患者的试验结果已经揭晓。因此，如果需要经过较长的时间（如数周或数月）才能获得试验结果的话，这种序贯方法就不适用了。此外，传统的序贯设计在实际操作层面也有不便之处。例如，有时候研究者不可能每得到一个或一对患者的试验结果就进行一次统计分析，并召集有关人员商讨是继续还是终止试验，而是希望每隔一段时间把以前所积累起来的资料进行一次统计分析，这样既可以比较及时地总结现有的数据，也比较方便实施。在这种情况下，可考虑采用组群序贯试验方法（group sequential method）。

组群序贯试验将整个试验划分成 N 个连贯的时间段。每个时间段都纳入 $2n$ 个受试者，并将他们随机分配到两个比较组，每组 n 名受试者。第 k 个阶段（$k=1, 2, \cdots, N$）的试验结束后，便把前 k 个阶段的数据累积起来进行一次统计分析。若拒绝零假设，即可结束试验；否则，就需要再纳入 $2n$ 名受试者，继续下一阶段的试验，直到拒绝零假设。如到第 N 个阶段结束后仍不能拒绝零假设，则可接受零假设，终止试验。最小的时间段是一对受试者加入研究所需的时间。

组群序贯设计不要求受试者必须配对，既保留了传统序贯方法的优点，又避免了其局限性。但应注意的是，分析组群序贯设计的数据时要进行多次的重复显著性检验（repeated significance test），而重复显著性检验将增加犯第一类错误的概率，使总的显著性水平（overall significance level）α，即当零假设确实成立时至少发生一次拒绝零假设的概率上升。重复显著性检验次数越多，犯第一类错误的总概率就越大。因此，序贯试验需要根据多重检验的次数，对第一类错误的概率向上进行调整，使用比 0.05 大的概率。

（唐金陵）

dàguīmó duōzhōngxīn shìyàn

大规模多中心试验（large-scale; multi-center trial） 样本量大，涉及多个研究地区、单位或中心的试验。在研究中小的具有临床价值的疗效时，例如想考察高血压药是否可以将脑卒中的危险从 4%降低到 2%，往往需要对几千甚至上万人进行干预，然后随访观察数年，这就是所谓的大规模试验（large trials; mega trials）。大规模试验与一般意义的试验研究的主要区别在于样本量的大小。大规模多中心试验也因此在设计和实施方面与一般试验存在很多不同（表 1）。

大规模试验的某些特点可能是它们的弱点。例如，对其他治疗不加以限制，可能会掩盖所评估的治疗的真实效果。但有些学者认为，宽松的患者入选条件，正好反映或模拟了实际治疗环境，这样估计的效果更贴切地反映了实际应用中的效果。再如，包括各种各样的患者，有可能混为一谈，忽略了重要的交互作用。当然，研究交互作用，需要亚组分析，势必需要比较大的研究样本。

大规模试验只适合用来评估疗效不是很大的干预措施，效果很明显的干预不需要大规模试验，设计更严谨的中小型试验更可取。大规模试验也常用于比较两个效果相当的治疗（equivalence trials）。简单地把大规模多中心试验视为评估医学干预措施的金标准，是对试验设计原理的误解。

（唐金陵）

qúnzǔ shìyàn

群组试验（cluster trial） 以一群人（一组人）为单位进行组别分配进行的试验。群组的形式多种多样，可以是社区、家庭、学校、工厂、医院、部落、宗教组织机构等。其中，以社区为研究单位的群组试验又称社区试验。随机分组的群组试验称为群组随机试验或整群随机试验（cluster randomization trials）。

群组试验主要用于评估以下两类干预措施：①只能针对整个人群施加的措施。例如，卫生政

表 1 一般临床试验与大规模多中心试验的主要区别

特征	一般临床试验	大规模多中心试验
研究目的	多属于效力研究，即估计治疗在理想条件下的效果	多属于效果研究，即估计治疗在常规治疗条件下的效果
样本量大小	几十人或几百人	每组可以多达几万人
研究组织者数目	一般少于 10 人	非常多，有时可多达几百人
参与研究单位数	多只有一个单位	多国家、多城市、多中心
患者入选条件	多只限于一类患者	可以入选各种不同类型的具有同一疾病的患者
治疗的安排	严格限制各比较组可能接受的其他治疗	除研究的措施外，对各比较组可能接受的其他治疗不设特别限制
	用最好的医生、以最优的方式提供治疗	以实际治疗水平和条件提供治疗
随访的频度	随访频繁，强度高	常规治疗时的随访频度
患者依从性	采取特别措施提高依从性，患者依从性高	只提供常规治疗时采取的提高依从性的措施，患者依从性低
结果的诠释	若显示有效，实际中可能无效，应用时需慎重	若显示有效，实际中一定有效
	若显示无效，肯定无效	若显示无效，在理想治疗条件下可能会有效

策、行政和社会措施、管理模式、环境污染控制措施，以及自来水中施加的干预措施等。②在个体之间会发生沾染的干预措施。所谓沾染，就是对照组的研究对象在一定程度上接受了干预组的措施。如在学校进行健康教育，理论上讲，教育措施可以直接施加给每个个人，然而研究者却无法保证被分配到对照组的个体都不会从干预组的个体那里得到相关的信息。又如，医学筛查可以将研究对象分配到筛查组和无筛查组，但研究者无法保证无筛查组的人不会从其他医生那里得到同样的筛查服务。

与个体随机对照试验相比，群组试验在方法学上最大的区别在于：①可能会因为群组的数量有限而无法实施真正的随机分组，因而常以类试验的形式出现，其结果和结论的真实性相对较低（见社区试验）。②在群组试验中，随机化的单位是群体，而统计分析与推断的单位是个体。由于组内相关性的存在（见随机对照试验样本量），若仍采用个体随机对照试验所用的分析方法，就会因忽视群效应而造成严重的分析偏倚，增加犯第一类错误的概率；此外，采用个体随机对照试验的方法计算样本量也会低估群组试验所需的受试人数，降低研究的把握度，增加犯第二类错误的概率。因此，在群组试验的样本量计算和统计分析过程中，对组内相关性应予以特别的考虑。

（唐金陵）

xiànchǎng shìyàn

现场试验（field trial） 在社区或事件（行动）发生地点、环境下进行的试验研究，以尚未患所研究疾病的人群为研究对象。又称人群预防试验。它起源于也主要用于预防医学和公共卫生领域。英文的“field”含有野外、田野、旷野的意思。社会学把“field work”翻译成田野工作、田野调查或现场调查，表示研究者需要走出自己日常工作的环境到“外面”去做实地调查研究的意思，不同于坐在室内搞理论或啃书本。由于预防医学和公共卫生从事的主要是预防和群体的工作，是需要外出到现场（如家庭、工厂、部队、学校等）的预防性工作，不同于医院里等患者主动就医，而医生不用外出的临床工作。因此，在传统的流行病学里，把在尚未患有研究者感兴趣的疾病的自然人群为研究对象评估预防措施效果的研究称作现场试验。现场试验常用于评价一级预防措施如疫苗、药物或饮食干预等对疾病的预防效果，研究单位既可以是个体，也可以群体。但国内学者所说的现场试验通常是指以个体为单位的研究，而把以群体或社区人群整体为单位的现场试验称为社区试验。

现场试验的设计原则与随机对照临床试验基本一样。两者的区别在于，现场试验的研究对象不是已患疾病或正在接受治疗的人，它关注的结局是初次发病。已经患病的人在短时间内发生并发症或不良结局的风险较高，而原本没有患病的人（初次）发病的风险是相对较低的。因此，现场试验的样本量通常比临床试验大得多，需要的费用也多得多。另外，由于研究对象不用接受全面积极的医疗护理，不会像在临床试验中那样都到一个中心（如医院）去集中接受干预和调查，现场试验的研究者常需要到家庭、工厂、学校，或是建立专门的中心来开展研究工作，这些因素都会加重其人力、物力和财力负担。

因此，现场试验一般只用于研究那些很常见或很严重的疾病的预防措施，如索尔克（Salk）疫苗预防麻痹性脊髓灰质炎。若能找到某种疾病的高危人群，则在高危人群中开展试验的效率会更高。与临床试验一样，为减少偏倚，提高组间可比性，随机分组也是现场试验的最理想的分组方法，但在大规模的现场试验中，有时候是很难实施以个体为单位的随机分组的。例如，在疫苗的预防接种试验中，把疫苗成批地分配给某一个群组受试对象，让他们接受相同的处理，实施起来要方便得多，尤其是当疫苗的存储和运输比较困难的时候，例如冈比亚肝炎干预研究。正是基于这种操作层面的考虑，有些现场试验倾向于采用群组随机化的办法。但是，群组随机试验的设计和分析较为复杂，且所能获得的信息量及对结果的解读都会受到影响，因此，在决定采用何种随机化方式之前，一定要全面地权衡利弊。

（唐金陵）

shèqū shìyàn

社区试验（community trial） 以自然人群为研究对象、以某一地域里个体和群体的集合为研究单位的，在医院以外的环境下进行的、评估预防措施效果的研究。又称社区干预试验（community intervention program，CIP）。是现场试验的一种，现场试验是以个体为单位的研究，社区可以是行政社区，也可以是居住社区和工作社区，如乡镇、生产队、居民区、工厂、学校等。社区试验多用于评价疾病预防措施、卫生服务措施和公共卫生策略的效果。一个社区就是一群人的组合，因此在临床研究中，人们是把这类以群组或社区为研究单位的试验研究称为群组试验（cluster group trial)，其原理和方法与社区研究相同。

例如，饮水加氟预防龋齿的效果就需要通过社区试验来评价，通常是以一个供水厂家为单位，加氟的厂家所供应的社区为干预组，不加氟的厂家所供应的社区为对照组，而不是也不可能对每一个人的饮用水进行单独的处理。又如，评价食盐加碘预防地方性甲状腺肿的效果，是将碘统一加入到某地食盐中，让整个研究地区的人群食用，而不是分别给每一个个体。

社区试验以群组为研究单位，这样的群组往往数量有限，而且经常不合适用随机化的原则进行分组，经常只能采取非随机的分组方式，因此这类研究实质上属于类实验，其结果和结论的真实性低于随机对照试验。在条件允许的情况下，类实验应尽可能采取队列研究中偏倚控制的策略和措施，如匹配和控制混杂。当然，类实验也可能没有平行对照组，而是以试验组自身为对照，即干预前和干预后相比较，其原理和方法与临床研究中的病例系列类似。例如，在某地区开展广泛的宣传教育活动，教育儿童和家长养成良好的刷牙习惯，然后比较干预前后该地区儿童的龋病率，或与未开展该宣传教育活动的地区作比较，从而评价健康宣教地预防儿童龋齿的效果。

（唐金陵）

děngxiàoxìng shìyàn

等效性试验（equivalence trial）

为了研究两个（多个）试验措施的疗效差别是否不具有临床重要性的试验。等效性试验往往选择公认有效的治疗作为对照，称为阳性对照（active control）或标准对照（standard control）。如果试验治疗与对照治疗效果的差别在一个临床可以接受的范围之内（equivalence margin）之内，即试验药在一定的临床界值下既不差于阳性药也不优于阳性药，且同时有证据证明对照药优于安慰剂，即可认为两者都有效且效果相等，等效范围的边界称为等效界值，常用 δ 表示。等效试验需要在两个方向上同时进行两次单侧检验（two one-sided tests）。设试验药的效果为 T，对照药的效果为 S，d 为两者之差，S_d 为 d 的标准差，等效试验的检验假设如下：

$$H_{10}:d\leqslant-\delta,H_{11}:d>-\delta,Z_1=(\delta+d)/S_d$$
$$H_{20}:d\geqslant\delta,H_{21}:d<\delta,\quad Z_2=(\delta-d)/S_d$$

若拒绝 H_{10}，可推论 T 不比 S 差；若拒绝 H_{20}，可推论 T 不比 S 好。只有当两个无效假设均被拒绝时，才能推断两种药物具有等效性，否则不可下等效的结论。

进行等效性推断的另一种方法叫可信区间法。先按双侧 $100(1-\alpha)\%$的可信度，计算出 d 的可信区间的下限 C_L 和上限 C_U，若 $[C_L, C_U]$ 完全在 $[-\delta, \delta]$ 范围内，或者 $-\delta<C_L<C_U<\delta$，则可下等效性的结论。应注意，等效界值的高低标准 δ 可以不同，这时就要分别规定高方向的标准（δ_H）及低方向标准（δ_L），但这种情况很少。等效界值的确定应将统计学推理和临床判断相结合，具体药物具体分析，没有恒定的界值数值。

对于计数资料，可采用相对差别来衡量，即规定试验药的反应率至少达到对照药的百分之多少就可以认为两者等效。这一百分比一般都应取比较高的值，如80%、90%，相应地可以得到等效界值为对照药反应率的 ±20% 或±10%。

对于计量资料，等效标准 δ 可由临床专家及研究设计专家根据实践经验商讨而定，如血压降低值可取 5mmHg（0.67kPa），白细胞计数可取 0.15×10^9/L，胆固醇变化值可取 0mmol/L 等。也可根据既往临床试验中阳性对照药与安慰剂之间既有统计意义又有临床意义的药效差值（Δ）进行估算，δ 一般可取 Δ 的 30%～50%。其他方法还包括：根据各临床指标的正常范围进行估算，例如取 δ=(正常范围高值-正常范围低值)×10%。根据已知共同标准差（S）进行估算，例如，取 $\delta=S/3$。

（唐金陵）

yōuxiàoxìng shìyàn

优效性试验（superiority trial）

研究某药物的疗效是否优于对照治疗的试验。优效性试验为单侧检验，有两种不同的情形。一种是统计学意义上的优效性，这时所用的假设为通常的零假设，如果能拒绝无效假设，则可下统计学优效性的结论。另一种是从临床意义上的优效性，若试验治疗的疗效比对照治疗高出既定的临床上有意义的疗效界值 δ，则可拒绝无效假设，得到临床优效性的结论。设试验治疗的效果为 T，对照药治疗的效果为 C，ε 表示两者之差，优效性试验的假设检验如下：①统计优效性试验：H_1：$\varepsilon\leqslant0$，H_2：$\varepsilon>0$，$Z=\varepsilon/S_d$。②临床优效性试验：H_1：$\varepsilon\leqslant\delta$，$H_2$：$\varepsilon>\delta$，$Z=(\varepsilon-\delta)/S_d$

以 α 为统计学显著性水平进行单侧检验，若 $P\leqslant\alpha$，则拒绝 H_0，可推论 A 优效于 B；反之，

若 $P>\alpha$，则还不能下优效的结论。

也可用可信区间法进行优效性检验。按单侧 100（$1-\alpha$）%可信度，计算出 ε 可信区间的下限 C_L。若 $C_L>0$，可下统计学优效性的结论；若 $C_L>\delta$，则可下临床优效性的结论。优效性界值 δ 应结合统计学和临床意义来确定，且必须在试验方案中说明；如有修订，必须在揭盲之前进行，并陈述修订的理由，一旦揭盲，将不能更改。

统计学优效性试验在于评估一项治疗的效果是有任何优于对照治疗的可能性，临床优效性试验是评估一项治疗高于照治疗效果的量是否具有临床实践意义。后者是更苛刻的比较，如果后者证明治疗 A 优于治疗 B，在统计学有效中 A 一定优于 B，反之则不一定成立。另外，如果统计学上 A 不优于 B，在临床上 A 一定不优于 B。

（唐金陵）

fēilièxiàoxìng shìyàn

非劣效性试验（non-inferiority trial） 通过对照试验显示试验药物的疗效不劣于阳性对照药的临床试验。长期以来，安慰剂对照的随机对照试验一直是评价新药疗效适用最多的设计类型。但是，在有效治疗存在的情况下，将患者置入无任何治疗效果的对照组，不符合医学研究的伦理要求。另外，从临床实践上讲，决策往往是从不同的治疗中选择出最合适的治疗，而不是与无治疗相比有效的治疗。鉴于这两个原因，越来越多的新药评估需要和现有有效的药物进行比较。比较两种药物时有 3 种可能的结果（或假设），一是两个药物效果相当，二是一个优于另一个，三是一个不劣于另一个（即包括第一和第二两种可能）。检验第 3 种假设的试验研究就成为非劣效性试验。

非劣效性试验应该包括 3 个比较组：试验新药组、阳性对照药组和安慰剂对照组。如果试验药的疗效在一定的临床界值下不差于阳性对照药，同时阳性对照药的疗效又优于安慰剂，即可确认试验药的非劣效性。在这样的试验设计中，非劣效界值 δ，即临床意义上判断“疗效不差”所允许的最大差异值，通常参考阳性对照药与安慰剂的疗效差异，即按照阳性对照药的绝对疗效来判定，例如取其 1/2 或 1/3。如果试验药和阳性对照药均未能显示在统计学意义上优于安慰剂，则提示该试验不够灵敏以测出二者的区别，或者二者没有预期的区别。

设 A 为待确证疗效的试验药，B 为阳性对照药，非劣效性试验的假设检验如下。

H_0： A 药疗效-B 药疗效 $\leqslant -\delta$

H_1： A 药疗效-B 药疗效 $>-\delta$

$$Z=(d+\delta)/S_d$$

式中：d 为两药疗效之差。以 α 为统计学显著性水平进行单侧检验，若 $P\leqslant\alpha$，则拒绝 H_0，可认为 A 药不差于（非劣于）B 药；反之，若 $P>\alpha$，则还不能下非劣效的结论，即无法判断 A 药是否不差于 B 药。亦可用可信区间法进行非劣性的判定：按单侧 100（$1-\alpha$）%可信度，计算 d 的可信区间，以 C_L 表示可信区间的下限，若（C_L，∞）完全在（$-\delta$，∞）范围内，或者 $C_L>-\delta$，可下非劣性结论。

当非劣效性试验的无效假设被拒绝时，可进一步进行等效或优效性检验，但这必须在设计阶段就考虑到，并先在试验方案中规定相关的界值，而不是到统计分析阶段根据检验结论的提示，才决定要作进一步的分析。

但是，如前所述，安慰剂对照通常不被允许。因此，非劣效试验通常只能设置两个比较组，即试验组和阳性对照组。这就使得非劣效试验面临两个难题。第一，在既往的其他试验（如安慰剂对照试验）中被证明有效的阳性对照药物，在当前的试验设计条件下是否能显示如期的效果？若答案为否定的话，那么就算试验药非劣于阳性对照药，亦不能保证该药有实际的效果。

很多情况下，不同的试验中显示出来的药效是难以维持恒定不变的。临床实践环境、患者入选标准、诊断方法、允许的合并治疗、对照药的给药方案、测量效果的标准或方法、评价时间等方面的不同都有可能会影响疗效。研究者应该对当前的试验设计和既往的试验进行比较，如果彼此之间存在不可避免的差异，那么对于当前试验结果的统计推断就应该非常谨慎。

另一个问题是，即使阳性对照药在当前的非劣性试验中确实有效，那么它的效果大小与既往的以安慰剂为对照的研究显示的大小是否一致？如果不一致的话，非劣性检验的界值该如何决定？若 δ 太大，结果可能会将一个事实上为劣效的药物当成非劣效药物；若 δ 太小，则可能将本来可推广应用的有效药物，误判为无效而得不到及时上市，并且所需的样本含量可能会大得不切实际。

这种情况下研究者就要做大量的文献复习工作，参考历史数据，在可能的情况下还应利用 meta 分析等方法以找出所用阳性对照药和安慰剂进行比较的同类研究，估计在目标患者人群中、阳性对照药物和安慰剂之间的差异，从临床认识水平及成本效益来综合考虑，将统计学推理和临床判断相结合。由于非劣性检验的界值小于阳性对照药与安慰剂的疗效之差，它的样本量比安慰剂对照试验大。例如，取非劣效界值为阳性对照药与安慰剂疗效差异的1/2，则进行阳性对照非劣效性试验所需的样本含量至少是安慰剂对照优效性试验的4倍。

（唐金陵）

tànsuǒxìng shìyàn

探索性试验（exploratory trial）

摸索性或初步了解情况的试验。旨在使下一步的医学决策或研究更有据可依，资源的分配和利用更为合理，成功的可能性也更大。探索性试验不是随机对照试验的一种特殊设计类型，而是从研究目的或性质的角度来定义的。其目的一般不外乎两个，一是初步考察某干预措施是否可能有效，包括同时考察其安全性的评估；二是在开展大型的确证性试验之前，也常通过探索性试验（在此情况下常称为预试验）来估计有关参数，并了解实际操作层面可能存在的问题。预试验可回答的问题包括：有关指标的变异程度如何，群内相关系数取多大合适，需要多大样本量，干预措施的可行性、可接受性如何，在招募研究对象时可能出现什么问题，纳入标准、干预策略、结局指标、数据收集方法是否需要调整等。

从这个意义上讲，探索性试验与新药上市前的Ⅱ期临床试验（见四期临床试验）有相似之处，但探索性试验不局限于药物治疗，它还经常被用来考察非药物性干预措施（如外科手术和健康教育）的效果。

因为目的在于初步探索，探索性试验并非必须使用严格的随机对照双盲安慰剂试验，也经常使用自身前后对照试验或非随机对照试验。其研究对象既可以是健康人，也可以是患者。对抽样的方法及样本量的大小没有硬性要求，很多探索性试验采取方便样本（convenience sample），样本量从十几人到几十人不等，几百人的情况很少。总的来讲，探索性试验的具体设计可根据研究目的和可行性等方面做出较灵活的设计。

（唐金陵）

shíjiànxìng shìyàn

实践性试验（pragmatic trial）

1967年法国统计学家施瓦茨（Schwartz）和勒卢什（Lellouch）提出解释性试验和实用性试验的概念。解释性试验（explanatory trial）关注的是一项治疗的生物学效力。效力指一项治疗具有的最大可能的效果，即在最理想的或现有最好的医疗条件下所能显示出的效果的大小，因此此类研究有时又称为最大效果试验（efficay trial）。实用性试验关注的是一项研究是否在医学实际条件下所能显示出的效果的大小，是患者能够从一项治疗中实际可获得的效果，因此这类试验有时又称为实际效果试验。

解释性试验与实用性试验的差异 二者的研究目的不同，研究设计也因此而不同。它们在以下4个方面具有明显的区别：①纳入的研究对象的多样化。②参与研究的单位的多少。③对照组治疗的设置。④结局指标的选择。解释性试验纳入的研究对象一般比较窄，参与研究的单位比较少或是仅有一个单位，对照组多使用安慰对照，经常会使用中间替代结局来估计效果。由于使用中间结局，这类研究多为解释性的而非确定性的试验。相比，实用性试验会纳入各种各样的同类患者，有几个到几十个（来自一个国家或多个国家的）单位参加，对照组多使用现有有效的治疗，使用患者关心的重要的终末结局来估计效果。

对一项干预措施的评价，解释性试验和实用性试验可能会得出不同的结论。原因主要有两方面：一是在理想条件下能起作用的措施，应用到实际环境中不一定有效，因为干预对象、实施条件和依从情况都可能有所不同；二是在中间结局生物学指标上改善并不意味着一定会在终末结局上有改善。例如，一个降血脂药可依降低血脂，不一定能够降低心脑血管病的风险。

采用哪种设计，取决干预措施所处的评估阶段和研究者要解决的问题。以药物试验为例：如果在研究早起阶段，研究者希望较好地了解某新药的生物学作用，宜选择解释性试验；如果解释性试验显示可能有效，则可以采用实用性试验以进一步确定在实际条件下在终末结局上的作用。实用性试验和解释性试验的主要区别详见表1。

需要指出的是，尽管实用性试验和解释性试验存在诸多差异，但它们并不是截然分离相互排斥的两个独立体，而是你中有我我中有你，兼有两种设计的部分属性，根据一项试验中解释性（或适用性）特征的比例，可以细分成很多种，多数试验将处于上述一种特征分明的两极设计之间。例如，某试验的研究对象纳入标准很宽松，而结局指标却是一个短期的生理学指标，对患者的意义较小。又如，某试验的患者纳入标准很宽松，结局指标也具有重要的临床意义，但对干预的限制较多，并且密切监测其实施情况，也不完全符合典型的实用性试验。

索普（Thorpe）等构建了通过评价RCT设计的解释性和实用性两方面的程度，指导研究者如何实行干预和试验设计，使RCT在内部真实性和外部真实性之间达到一个平衡（pragmatic-explanatory continuum indicator summary，PRECIS）轮状图来评价一项试验的实用性的高低，如图1所示。在PRECIS轮状图中，10个轮辐表示试验设计的10个维度，如实施干预者的专业水平、干预实施的灵活程度、对照的选择等。轮的边缘表示高度实用性，轮的轴心表示高度解释性。某个维度越贴近实际情况，则该维度的落点就越靠近轮缘；反之，则越靠近轴心。将10个维度的落点连起来包围的面积大小就反映了总的实用性的高低。该图的好处是很直观，可提示研究者当前的设计是否与试验的目的相适应，以及可能需要从哪些方面作改进。

实用性试验面临的挑战 在实用性试验中，如何平衡一项试验的内部真实性与外部代表性是一个具有挑战性的问题。例如，为了保证内部真实性：①入选患者的特征应尽可能一致。②尽可能适用固定的简单的治疗方案。③尽可能提高依从性，减少组间互换。但是，为了提高外部代表性：①纳入的患者应尽可能宽泛，代表性更多的患者。②尽可能根据患者的需要制订不同的甚至是复杂的治疗方案。③尽可能模仿实际环境，允许患者根据需要更换治疗。这些例子说明了真实性和代表性对实用性试验设计的矛盾性的要求。

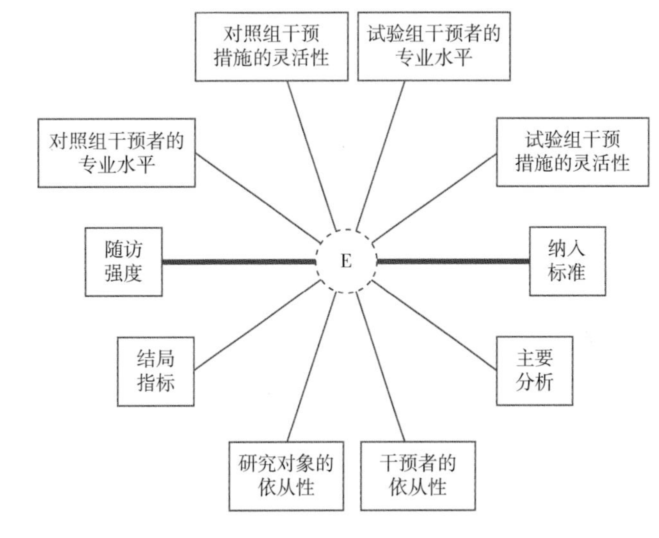

图1 PRECIS轮状图

［引自：Thorpe KE，Zwarenstein M，Oxman AD，et al. A pragmatic explanatory continuum indicator summary（PRECIS）：a tool to help trial designers. Journal of Clinical Epidemiology，2009，62：464-475.］

表1 解释性试验与实用性试验的主要区别

项目	解释性试验	实用性试验
研究问题	效力：干预措施有无特异的生物医学作用	效果：干预措施在常规条件下是否有效?
实施环境	条件较好的理想环境	常规的临床实践环境
研究对象	理想人群：经过严格筛选，限制较多，诊断严谨、同质性高，多会排除依从性差的患者	实际人群：范围宽，只要有临床适应证就行，很少设定其他限制条件，异质性大
样本量	按标准的统计学方法估算	适量增大样本量以维持一定的把握度
干预	干预设计简单、严格，由临床专家或专职研究人员严格按要求实施，并密切监测依从性	根据常规治疗需要设干预，允许医生适当调整治疗方案，对依从性不作特别的要求
对照	常用安慰剂对照	尽量与现有的有效措施比较
研究目的	估计理论最大效果	估计临床实际效果
盲法	尽量双盲，偏倚最小化设计	尽量双盲，也可只盲结局评估者，最大化协同效应设计
结局指标	一般是中间指标或替代指标	患者关心的重要的终点指标或多重指标
效度	强调内部真实性，外部真实性较低	强调外部真实性，获取内部真实性与外部真实性最大平衡
对实践的影响	间接：试验设计一般不考虑实施该干预的实际需要	直接：考虑到了实施该干预的常规环境及现有的其他措施，为满足现实中的决策需要而设计

除患者特征外，实用性试验的外部代表性还受医疗环境因素的限制。这里所说的“环境”有两层含义：一是研究中心（如医院）的资源、条件、工作方式和服务素质；二是这些中心所处的宏观环境，如经济水平、社会文化氛围、健康意识、卫生制度等。例如，实用性试验的目标可能是将某干预措施外推至整个地区乃至全国，但具体试验的环境对一个地区乃至全国的代表性却很有限或根本不明确。代表性不好可能是因为研究者的资源有限，常只能在少数几个方便的地方进行研究，不能代表地区或国家总体情况。但是，如果总体十分复杂，内部构成多样化，无论研究者如何选择研究对象，都难以很好地代表总体，甚至对样本的代表性无法做出合理的估计。

（唐金陵）

PICOS

PICOS [patient (or population), intervention, comparator (or comparison treatment), outcome, setting] 临床试验和循证医学中用来构建或描述临床问题的一个常用的框架。这个框架将有关干预措施的临床问题分解为治疗的人群、关注或评估的干预措施、对照组的干预措施、关注的临床结局指标，以及实施干预措施的医疗环境或服务条件5个基本成分。例如，某临床问题是在初级保健机构发现的成人原发性高血压患者中，使用利尿剂治疗，与无治疗作用的安慰剂比较，是否可以降低主要心脑血管事件的风险？该问题可以按PICOS成分分解为P：原发性高血压患者；I：利尿剂治疗；C：安慰剂治疗；O：主要心脑血管事件；S：初级保健机构。该框架中的S不重要时可以省略，写为PICO。在有些情况下，结局发生的时间可能是临床问题中需要强调的部分，而治疗环境不必强调，这时可在该框架中加入时间（time）因素，PICOS可表述成PICOT。在讨论病因问题时，需用暴露（exposure）或危险因素替代治疗，用参照的暴露或危险因素替代参照的治疗，用病因所致的疾病替代治疗的结局，此时PICOS则可表述成PECOS。

该框架可以帮助医生更清晰地构建临床问题、制订文献检索策略、总结与临床实践相关的关键证据信息；也可以帮助研究者更准确地定义和解释研究题目、更清晰地报告研究结果。

定义临床问题 临床研究立题的实质就是对PICOS的详细考量、定义和解释。这5个方面决定了一项研究的目的，同时也决定了该项研究的临床实践意义。改变PICOS的任何一个方面，就改变了研究所回答的临床问题。在前述例子中，假如将参照的治疗改为钙拮抗剂，那么研究结果的临床理论和实践意义将完全不同。

构建证据检索策略 为医学实践检索医学文献时，需解决的临床问题必须明确，临床问题不明确时，文献检索将是盲目的。当临床问题的PICOS明确时，PICOS可以用来制订检索策略，帮助“瞄准”相关文献。在设计文献检索策略时，首先需要考虑限制研究设计，这时PICOS中的S的第二层含义是“study design”，即研究设计。在检索过程中，主要通过对研究设计类型和PICOS的逐步限制得到符合要求的结果。以MEDLINE为例，检索治疗效果证据时，首先应限制为随机对照试验，其次对PICOS逐一进行限制，再次限制人类研究和发表年份，最后用“and”合并，得到需要的文献。通常，PICOS中P和I以及“人类研究”是基本内容，必须进行限制。由于文献数据库对C、O和S的记录和索引往往不完整不统一，依此限制的结果会大大降低检索的灵敏度。因此为了保证检索的灵敏度，一般可以不对C、O和S进行限制。

报告研究结果 在报告研究结果时，PICOS也是必须清楚说明的前提，即必须说明何种干预（I）相对于何种参照治疗（C）在什么人群中（P）在多长时间内（T）对何种结局事件（O）造成多大的影响，而不是简单地认为某药物治疗某种疾病有效，这样才能有助于医学决策。

（唐金陵）

gānyù rénqún

干预人群（intervention population） 广义地讲，干预人群是接受某特定干预措施的人群。狭义地讲，干预人群指在评估干预措施效果研究中接受特定干预措施的人群、研究对象（study subjects）、研究人群（study population）或参与人群（study participants）。又称受试者。干预指医学干预，系指医学上使用的各种治疗和预防措施，如手术、药物、疫苗。干预人群多用于试验性研究（如随机对照试验），可以用来特指研究中接受干预措施的那组人，以区别于没有接受任何治疗的对照组人群。干预人群相当于队列研究中的暴露人群。

在治疗试验研究中，干预人群通常是患有某种疾病的患者，但是在预防性研究中，干预人群通常是无相关疾病的健康人，例如，接种某疫苗的人群多是无有关传染病的健康人群，又如药物初级预防脑卒中的干预人群是目前无脑卒中的人群，但无论研究对象是患者还是健康人，对要干预的疾病或状态必须有可靠的诊断方法和标准，同时对干预人群的范围应通过入选和排除标准进行明确、严格的界定。

界定原则 干预人群应是预期未来最可能从干预中受益的人群，并兼顾安全性的考虑。干预人群的重要性在于，从应用研究结果的角度看，在和研究中相同特征的人群中实现相同或相似治疗效果的可能性比较高，而对于与研究人群明显不同的人群，推论应谨慎。因此，所有干预研究都必须对其干预人群的特征进行充分的界定。

影响界定的因素 干预人群主要由研究目决定，从界定干预人群的意义上说，研究目的可以分为以下几种：①从该干预中可能获益最大且受害最小的人群，也是最易检出疗效的人群。②研究者特别关心的人群，如儿童、老年人和中国人。③干预有可能有有效但效果尚不十分确定的人群。

其他决定干预人群选择的因素包括：①不良反应可能出现的大小。②是否有不适应该干预的指征。③对干预的依从性的好坏。④退出和失访的可能性的大小。⑤研究可能检出疗效的大小，即统计的把握度。⑥其他可能影响研究质量的因素，如能否准确理解和回答问卷中的问题。以上第1、2条是出于对患者的益处和安全的考虑，第3、4和6是出于降低偏倚和增加科学性的考虑，第5条属于可行性方面的考虑。

此外，对入选患者范围宽窄的界定，需要平衡科学性、可行性和伦理性3个方面的因素。从科学角度讲，入选的患者范围越窄越好，因为同一治疗在不同人群的效果可能不同，将具有不同效果的人群混为一谈，势必模糊了药物最适应的人群，导致错误地治疗不需要治疗的患者。因此，对于疗效明显不同的人群，必须用独立的临床试验或同一试验的亚组分析分别进行研究。但是，当入选患者的标准太窄时，会大大减少适合进入研究的总人数，从而使研究难以在短期内完成，其研究结果也只能适用于一个很小的人群。因此，任何临床试验中干预人群入选范围的界定都是对科学性和可行性审慎平衡的结果。

入选标准 为了实现研究预期的目的以及对研究对象安全的考虑，参与干预研究的受试者必须满足的一系列要求或条件，这些条件称为合格标准（eligibility criteria）。合格标准又可细分为入选标准（或称纳入标准）和排除标准两个部分。入选标准和排除标准共同界定和限制了干预人群的范围。入选标准界定了研究者希望该干预措施或该研究的结果未来使用的患者范围。排除标准则列出了适合纳入的人群中由于特殊原因而不能纳入的特殊人群，如治疗试验中对受试药物可能产生不良反应的人。征募研究对象时，首先根据入选标准遴选可纳入的研究对象，然后再根据排除标准，排除那些不适合纳入研究的患者。用来制订纳入和排除标准的因素包括疾病的种类、疾病的严重程度、有无并发症、年龄、性别、种族、居住区域、伴发疾病、既往治疗史等。

（唐金陵）

gānyù

干预（intervention） 在医学实践中，一切可以人为施加的用来控制疾病改善健康的方法和措施。干预措施可以是针对个人的，如治疗，也可以是针对一个人群的，如提供洁净的饮用水。常用的医学干预措施包括药物和非药物治疗（如外科手术）、医学筛检、诊断检查、健康教育、预防策略、卫生政策等。

干预措施引入医学实践前需经过严格的科学评估，评估干预措施效果的最严谨、最科学的研究方法是随机对照试验（randomized controlled trial）。此类研究中接受被评估的干预措施的一组称为干预组（intervention group），对干预组施加的干预措施也简称干预，研究中接受其他干预措施的患者则构成对照组（control group）。

随机对照试验中干预措施的设置取决于研究的目的。研究目的主要有两种，一是对干预措施本身的有效性和安全性进行评估；二是与其他同类措施进行比较，确定它们的相对价值。不同患者与不同干预措施的组合构成了不同的研究目的，以化学药物治疗为例，随机对照试验的研究目的不外乎以下几种：①评估效果不明或可疑的药物的作用。②研究一个药物的剂量效应关系。③比较不同给药方式效果的差别。④比较不同药物的效果。⑤研究药物间的交互作用。⑥确定药物在特定患者或环境下的效果。

在干预措施确定后，研究者还需针对干预的实施细节，做具体详尽的限定和描述，如药物的给药途径、剂量、时间等。同一治疗在不同用法时，效果和副作用的对比可能不同。因此，研究中用药安排是未来实际用药的重要参考信息，研究者应特别考究，用药者需认真参照。

（唐金陵）

duìzhào

对照（control） 对参照组的治疗。又称对照治疗。随机对照试验就是通过比较接受不同治疗（包括无治疗）的患者群组的转归，来确定治疗的效果或不同治疗效果的相对大小。随机对照试验常把被评估的干预措施称为干预，把接受干预的患者称为干预组，接受其他干预措施（或无干预）的患者称为对照组。因此，随机对照试验中的对照有3层含义：①指施加于不同比较群组的干预措施间的对比或比较。②为此而形成可比的比较群组，即对照组。③对照组接受的治疗。可比的对照组是比较的基础，是所有临床试验都必须遵循的科学原则，而不同组干预措施的对比则完全取决于具体的研究目的，因研究目的不同而不同。

对照的必要性 长期以来，接受治疗后，患者病情的好转一直被视为显示治疗有效的最直接最有力的证据。然而现代研究发现，受治患者病情的好转不等于治疗一定有效，它可能是治疗特异作用以外的非特异因素所致，也可能与治疗无任何关系。如普通感冒患者多可以自己好转甚至痊愈。除治疗的特异作用外，影响治疗后疾病转归的因素有很多，主要包括疾病自然转归的作用（受年龄、性别和病情等因素的影响）、回归中位作用、治疗的非特异安慰作用。在一组受治患者中，无法将这些因素的作用彼此区分开。为了确定治疗特异作用的存在和大小，只有通过对照的方法，设立相对于治疗组的无治疗对照组，使两组非特异作用大小相当，相互抵消，那么组间临床结局之差将真实反映治疗特异作用的大小。对照是准确测量治疗作用的基础。

对照的要求 用一种干预措施（如标准治疗、其他治疗、安慰治疗或无治疗）作为比较的标准或参照，接受该措施的研究对象则称为对照组。理想的对照群组必须完全可比，也就是说除评估的干预措施外，在研究的自始至终，所有可能影响有关临床结局或疾病转归的因素在各比较组间可比或没有差别，从而在各组都不施加干预措施时，组间临床结局不存在差别。只有这样，在组间施加不同干预时，组间临床结局的差别才能归因于不同干预措施效果的差别。前述的组间可比性就是比较组间的相似程度。换言之，组间相似程度越高，可比性就越高，组间结局的差异就越能体现干预措施作用的差别。

对照组干预措施的设置 对照组干预措施的设置由研究目的而定。常见的临床试验研究目的及相应的对照组干预措施的设置列举如下：①评估治疗的效力或效果。相应的对照为无治疗对照和安慰剂对照。②研究剂量效应关系-确定最佳剂量。相应的对照组为同一药物的不同剂量。③研究不同给药方式，确定最佳给药方式。相应的对照组为同一药物的不同给药方式。④确定两个治疗是否效果相当。两药互为对照。⑤确定两个治疗效果的优劣。两药互为对照。⑥研究治疗间的交互作用。需要特殊的交互设计的对照。⑦研究同一干预措施在不同人群、地区或医疗环境下的效果。通过临床试验和系统综述里的亚组分析进行比较。

无治疗对照 对照组不接受任何治疗。在对照组不接受任何治疗时，治疗组和对照组转归上的差异反映了治疗措施的绝对作用。然而，这一作用不仅包括治疗的特异作用，还有治疗的非特异安慰作用。由于采用无治疗对照时，无法排除治疗是否只具有安慰作用，无法将治疗的特异作用和安慰作用区分开来，解释结果时需注意。

安慰对照 对照组接受安慰剂治疗。由于安慰治疗与评估的治疗外观上相似，会在患者中产生与治疗相同的安慰作用，组间比较时安慰作用就会相互抵消，从而排除了疗效估计时安慰作用引起的误差。同时，安慰对照还是蒙蔽试验参与人员、实现盲法的重要措施，从而可以减少其他偏倚，如观察者偏倚。

以不同剂量的药物作为对照 各研究组给予同一药物的不同剂量，或不同给药途径的同一药物，以研究剂量效应关系，确定最佳剂量，或是确定最佳给药途径。值得注意的是，在没有无治疗或安慰治疗的对照组时，如果量效关系不存在，则无法判断药物是否真正有效；如果有量效关系，可以判断药物有效，但无法判断最低有效剂量。因此，采用不同剂量做对照时，最好同时也设立安慰剂对照。

以不同治疗作为对照 用于比较已知有效的药物之间效果的差别。药物间的比较不仅局限于疗效，还可以包括安全性、副作用、经济效益等，通过不同治疗优缺点的比较，协助对不同治疗的选择。选用不同治疗作为对照时，有两种可能，一是干预组和对照组的治疗效果大小可能相当；二是对照组的治疗优于（或不劣于）干预组的治疗。前者是等效试验（equivalence trial），后者是不等效试验（superiority trial）。所谓等效并不意味着两者效果完全相等，而是差异在一个相对较小

的范围之内，其效果的差别无实际临床意义。不等效指两个治疗在疗效上的差异足够大，临床使用上需要区别对待。等效试验往往需要比较大的样本量。

交互设计的对照　为了提高疗效或减轻毒副反应，常会将不同药物或治疗联合使用。如果联合治疗的效果仅是原各治疗效果的简单叠加，则显示治疗间无交互作用。如果联合治疗的效果大于或小于原治疗效果之和，则治疗间存在交互作用，前一种交互作用相互加强了彼此的效果，有临床应用价值，后一种交互作用削弱了彼此的效果，应该避免联合使用。析因设计（factorial design）可以用来研究不同治疗间的交互作用。两种治疗的析因设计称为2×2 析因设计。假设两种治疗分别为 A 和 B，析因设计将会把患者随机分成 4 组，分别接受由两种治疗形成的 4 种组合的任意一种：单一治疗 A、单一治疗 B、治疗 A 和 B、既无 A 也无 B，通过 4 组的比较，以确定交互作用的存在与否，以及交互作用的方向和大小。

同一治疗在不同患者或环境下效果的差别　同一种治疗在不同人群的效果可能会不同，有的可能对治疗反应很好，有的会很差，有的还会出现强烈的不良反应。病情、年龄、性别、种族等因素都可能影响患者对治疗的反应。另外，不同治疗环境下，同一治疗的效果也可能会不同。本质上，同一治疗的效果随人群和环境的不同而不同的现象也属于交互作用。然而，不同于治疗间的交互作用，因为人群和环境特征无法用随机的方式来决定，所以无法用真正随机试验的方法回答这样的问题。实际的做法是，在不同人群或医疗环境，分别进行不同的随机对照试验，然后再比较疗效在不同临床试验中的大小，如果有差别，说明治疗在不同人群中的效果不同。临床试验和系统综述里的亚组分析就属于这样的比较。由于不同人群和医疗环境的形成不是随机的，不同的研究之间不可比的因素有很多，不同随机对照试验的比较不是建立在随机分组基础上的。因此，这样的比较与队列研究和随机对照试验内部的亚组分析一样，属于观察性比较，存在观察性研究中普遍存在的混杂问题。

（唐金陵）

ānwèi xiàoyìng

安慰效应（placebo effect）　一项治疗可产生非特异的有益效作用，它是由于患者因治疗的安慰以及对治疗效果期望所产生的治疗作用。很多干预措施对患者都有安慰作用，安慰作用在改善非器质性病痛（如疼痛）方面尤其明显。安慰作用的产生与很多因素有关，如患者和医生对治疗的信心和期望、医生在治疗过程中的态度、治疗环境、疾病特征等。安慰作用一般来说主要有改善病情的良性作用，但在某些情况下，如患者对治疗持怀疑和悲观态度时，也会对疾病预后产生不良影响。安慰作用与治疗的实质无关，无特异治疗作用的“假”治疗或安慰治疗，例如，由淀粉制作的在形状、颜色甚至味道等方面都与真实药片相同的安慰剂，会产生与真实治疗同样大小的安慰作用。安慰作用的大小因情况不同变化很大，有时其作用的显著程度令人吃惊，例如，在接受假的磨牙治疗后，64%的面肌功能失调性患者疼痛会完全或几乎完全缓解；腰背痛的患者在接受假的电刺激仪治疗后，疼痛程度、频率以及功能评分均可改善 20%~40%。

安慰治疗是一种各方面都与评估的治疗相同但不具有特异治疗作用的假治疗。例如，安慰剂药片，在外观、形状、颜色甚至味道等方面都与真实药片相同，但它不含有任何有治疗作用的物质，可能由无任何治疗作用的淀粉制作而成。在随机对照试验中，安慰剂一方面可以用来达到蒙蔽试验参与人员，实现盲法；另一方面可以产生安慰作用，在估计疗效时，排除治疗的安慰作用。研究表明，无双盲的试验有可能夸大 17%的疗效。虽然安慰对照试验有其特殊的地位，但是给予患者无任何治疗作用的安慰治疗不符合科学研究的伦理原则，因此安慰对照试验正逐渐减少，并由采用现行有效治疗措施作为对照的临床试验所替代，或者在现行最好的治疗基础上，将新的治疗与安慰治疗进行比较。

（唐金陵）

xiàngjūnshù huíguī

向均数回归（regression to the mean，regression artifact）　在人群总体中选择某变量测量值极高或极低的人作为研究对象时，受试者群组第二次测量的值有靠近人群总体均数的倾向的现象。

发展历史　回归的概念最初来自于遗传学，由英国生物统计学家高尔顿爵士（Sir Francis Galton）在 19 世纪后期提出。在《遗传的身高向平均数的回归》（*Regression Towards Mediocrity in Hereditary Stature*）一文中，高尔顿统计了几百对父母的平均身高与其成年儿子的身高的关系，发现儿子的身高与父母的身高直线相关，但是当父母身高走向极端，儿子的身高不会像父母那样极端，其身高要比父母们的身高更接近人群的平均身高，即有回归到平均数的趋势，并且儿子身高向均数回归的多少是父母和人群平均身高的差别的一个固定分数。这就是最初发现的向均数回归现象。虽然高尔顿发现了向均数回归，但是他对于这个现象的解释却不恰当。高尔顿认为孩子身高向均数回归是由于来自更早的祖先的没有显现在父母身上的遗传，却没有认识到向均数回归是一种普遍的统计学现象。现代统计学认为，向均数回归发生在所有的双变量正态分布中。如果孩子和父母的身高不是完美相关，他们的身高有任何随机变异，那么无论遗传机制如何，孩子的身高预测值一定会向人群均数回归。

产生原因 向均数回归是一种常见的统计学现象。产生向均数回归的原因，一是对总体的不对称抽样，即研究对象不是总体的随机样本；二是两次测量不是完美相关（相关系数不等于±1），即测量存在随机误差，包括测量误差和自然变动。如果研究对象是总体的随机样本，样本均数将与总体均数相同，那么第一次测量的均数也将与第二次测量相同，就不再会发生第二次测量的样本均数相对于第一次测量向总体均数回归的现象。如果两次测量完美相关，这意味着没有随机误差，那么第二次测量的均值将与第一次测量完全一致，也就不会再发生向均数回归。

特点 ①向均数回归是一种群体现象，是群组均数在第二次测量中可能更靠近总体均值，但不能预测群组中每一个体的测量值在第二次测量中是靠近还是远离总体均值。②向均数回归是一种相对现象，可以发生在任意两个变量或两次测量之间，可以是治疗前的测量相对于治疗后的测量，可以是治疗后的测量相对于治疗前的测量，也可以是同时测量的两个变量（如身高和体重）。③两个变量或两次测量的相关性越差，变量或测量的随机误差越大，向均数回归的相对效应越大。④研究群组的平均测量值越极端，向均数回归的绝对效果越明显。

（唐金陵）

jíbìng zìrán zhuǎnguī

疾病自然转归（natural prognosis）

疾病在无治疗情况下发生、发展和转归的自然趋势。又称疾病的自然史。疾病的自然转归与致病因素、患者个体状况以及周围环境等有密切关系，有相当一部分患者在与疾病的斗争中会自然好转和痊愈。例如急性丙型肝炎患者中约30%病情会自发好转，80%的急性腰痛患者在3个月内症状会明显减轻。在评估治疗效果的研究中，疾病自然好转或痊愈的现象会产生治疗有效的假象，必须予以控制或排除。以普通感冒为例，即使没有任何治疗，大部分患者在两周左右会自行痊愈。如果某新药能使90%的感冒患者在两周内痊愈，并不能说明此药在缩短病程上具有任何价值。同理，即使没有任何治疗，很多高血压患者未来也不会发生脑卒中，因此发现服用高血压药物后很多患者没有发生脑卒中并不能说明该药物有预防脑卒中的效果。在评估治疗效果的研究中，设置对照组是排除疾病自然转归影响的主要措施。

（唐金陵）

jiéjú

结局（outcome）

在临床试验中的干预可能影响或改变的事件、指标或变量。如痊愈和死亡，它们是随机对照试验用来估计效果的基础，因此是必须收集的资料。

一个疾病有多种可能的结局，一种干预措施可能会影响一种、多种或所有相关的结局，有些是与疾病和健康直接相关的结局，如生存时间和生活质量；有些则是干预产生的间接效果，如患者的满意程度、资源的消耗，以及资源分配的公平性。在与疾病直接相关的直接结局中，有些是中间结局（如血压），有些是终末结局（如脑卒中）；有些是次要的，如高血压患者的头晕，有些是重要的（如高血压患者发生脑卒中）。终末结局一般比中间结局更重要。在研究干预措施效果时，如果只考虑某一种结局，忽略其他方面的作用，可能会导致偏颇甚至错误的结论，从而做出不恰当的决策。评估干预效果时，必须考虑重要的终末结局。例如，血压和心脑血管病事件是不同的临床结局，如果一种药物只能降低血压，不能降低心脑血管病发病和死亡危险，该药预防心脑血管病的用途将很有限。再如，心脑血管病死亡和总死亡是不同的临床结局，如果一种药物可以降低心脑血管病死亡危险，同时又增加其他原因的死亡，从而增加了总死亡危险，该药的有益作用可能小于其有害作用。因此，如果只考虑心脑血管病死亡，就会导致错误的结论。

临床试验可能使用的结局有很多不同的特征和属性，在确定使用什么结局时，需从以下几个方面进行分析和考量：①相关性。如血压是降血压药的相关指标，血脂则不是。②特异性。如心血管病是抗血压药的特异指标，全死因死亡则不是。③重要性。如对降血压药来说，心血管病事件比血压更重要。④好处和害处。如降血压药降低血压是益处，而引起头晕则是害处，必须兼顾重要的益处和害处的指标。⑤综合性。如死亡为单一指标，生命质量为综合指标，如在脑卒中康复治疗时，综合指标可能优于单一功能指标。⑥患者相关性。如癌症治疗中患者可能认为生活质量比生存时间更重要。⑦准确性和可重复性。如有些仪器测量的客观变量优于患者自己报告的主观变量。⑧时间性。对任何结局的测量必须有明确的时间范围，例如，3 个月内几乎无法看出降血压治疗预防心血管病事件的作用。⑨敏感性。越容易测量出干预效果的指标敏感性就越高。

一项临床试验不可能测量所有相关的结局，结局的确定和测量是研究成功的关键之一。哪种结局更重要取决于看问题的角度，目前认为患者认为重要的结局必须给予充分的重视。研究者必须对干预措施在各种可能的方面的作用进行分析，确定并测量相关、重要、敏感的结局。另外，结局指标的选择还必须兼顾可行性和伦理性的要求。

（唐金陵）

zhōngmò jiéjú

终末结局（ultimate outcome，end point） 疾病的最终结局。通常指生存、死亡或发生严重的或不可逆的疾病事件。终末结局是真正的疾病结局，能反映干预的真正效果，偏倚较小，但出现时间晚，试验所需时间长，样本需要量大，花费大。若结局的出现需较长时间干预，那么结局易受其他非干预因素干扰。因此在慢性病研究中，很多研究者采用终末结局的替代指标进行研究。但是采用替代指标往往存在错误的危险。在可能的情况下，尽量在结局指标中包括终末结局。

（唐金陵）

tìdài jiéjú

替代结局（surrogate outcome） 临床试验中评价干预措施对疾病临床结局的疗效时，常用来替代患者的疾病、生存、功能、感受等对患者重要的临床结局，以减少研究时间、样本量和费用的生理生化检测、临床症状或体征等指标。又称替代终点。

应用条件 替代结局不是真正的疾病终点，但是一项治疗对替代结局的影响必须能够反映该治疗对临床重要结局的影响。替代结局只有在被证实与重要临床结局具有相关性，并确定是由于治疗所带来的结果时，作为疗效指标才有意义。有效的替代结局通常是干预措施和临床终点之间的因果通路上的一环，并且干预对替代终点和临床终点都有直接和可预测的影响。替代结局与临床重要结局之间的关联应该在多个较长期临床试验中显示出一致性。理想情况下，替代结局应该满足两个条件：一是该指标必须与终末的临床结局有因果关系，即替代结局与终末的临床结局有高相关性，并且可以预测终末结局；二是它可以完全解释由治疗引起的重要临床结局变化的净效应。

优缺点 包括以下两方面。

优点 在疾病发展变化过程中，替代结局的变化出现于真正的临床结局之前，发生的频率高，较客观、变异小而容易测量，观察其变化往往能大大缩短研究时间、减少样本量、节约研究经费。因此，许多临床研究采用替代结局。例如，以血压和胆固醇浓度作为心脑血管病事件的替代结局，病毒载量作为 HIV 感染生存率的替代结局，眼内压作为青光眼患者视力的替代结局，糖化血红蛋白作为糖尿病微血管并发症的替代结局，第一秒用力呼气量作为慢性阻塞性肺病死亡率的替代结局。目前已经有不少新药的审批是基于替代结局上的阳性结果。

缺点 使用替代结局虽然有很多优点，但是在评价治疗效果上常存在错误的危险，尤其是使用未经充分验证的不恰当的替代结局，其结论的临床推广性是非常局限的。著名的例子如曾在心肌梗死患者中常规使用的利多卡因，因为可以抑制心律失常所以被认为有利患者生存，但后来被证明实际上会增加患者死亡率。发生推论错误的常见的原因有：①替代结局虽然与临床终点有关，但不在疾病进展的因果通道上。②疾病的因果通道有几个，干预措施只影响了替代结局所在的那个因果通道。③干预措施通过替代结局以外的因果通道影响疾病的临床终点。④干预措施不仅通过替代结局所在的因果通道影响临床终点，而且还通过其他未曾认识的因果通道影响临床终点。⑤虽然干预措施能影响替代结局所在的因果通道，但替代结局与临床终点没有相关性。⑥干预措施虽然能够通过替代结局所在的因果通道影响临床结局，但是它所引起的未曾预料的危险性远大于其有益作用。另外，需要注意的是，即使以前的研究资料和已知的生物学知识已强有力的证实某些替代结局与临床结局有高度相关性，但用这些指标去评价新的治疗措施的临床疗效时仍可能存在风险。例如曾被推荐为高血

压患者一线药物的钙拮抗剂，虽然降压效果良好，但是后来被发现相较于其他降压药，可能会增加多种主要心血管疾病的发病率。

尽管如此，如果疾病的后果非常严重（在可预见的较短时间内危及生命）且目前无有效的治疗措施，患者得不到可能的有效治疗的后果会很严重，此时先采用替代结局检验可能对患者有益的药物，尽早对患者进行治疗，可能是更好的选择；或者疾病病程缓慢，从发病到真正临床结局出现需较长时间，伴随临床试验需大量的人力物力、患者依从性差和某些主观指标变异大等情况，先采用替代结局对有效药物进行初步筛选也是必要的。如果疾病后果不那么严重，或目前已有一定效果的治疗药物，那么评价新的干预措施有效性时应该采用对患者更直接、更相关的指标（如生存、死亡、功能残障等）作为临床试验的主要结局指标。

（唐金陵）

zhōngjiān jiéjú

中间结局（intermediate outcome） 在治疗过程中未发生死亡（疾病这样的终末结局）之前的重要中间症状和功能指标。即使治疗最终不能降低死亡或发病率，但改善中间结局本身对于患者也有价值，因此它们常作为监管部门批准药物上市的基础。同时，中间结局的改善多被认为预示着改善终末结局的可能，在这个意义上，中间结局也扮演着替代结局的角色。需要注意的是，中间结局改善带来的收益有可能小于药物不良反应带来的害处，此时总体上弊大于利。所以，基于中间结局批准药物上市时通常遵循至少不缩短生存期的原则。

（唐金陵）

bìngrén xiāngguān jiéjú

病人相关结局（patient-related outcome） 具有临床重要性的、对患者影响最大、与患者最直接相关、患者最关心、最想避免的临床事件的疾病终点、重要临床事件以及患者主观感受和功能状态等指标。例如死亡、骨折、疼痛、生活质量等。

患者相关结局在临床研究中受到了越来越多的重视。传统临床研究主要关注患者生存或生理相关的指标，而对患者的功能状态及生活质量相关的指标关注相对较少。但是，在某些研究设计中，测量生存或生理相关指标是最合适的，但是在某些临床问题中，测量其他指标如患者主观感受或功能状态则更加合适。

（唐金陵）

fùhé jiéjú

复合结局（combination outcome） 在临床研究中，综合多种结局指标评价某种干预措施效果的指标。复合结局可用于单一临床指标不能完全反映欲评价干预措施的效果的情况，可以更加全面地评价某种干预措施的效果。

如临床上对某降血压药物疗效的评估中，可以结合中间结局（血压）和/或患者相关结局（生活质量）和终末结局（脑卒中）共同评价该药治疗效果。如果A药可以降低脑卒中概率，但是不能提高患者生活质量，而B药在降低患者脑卒中概率的同时还提高患者的生活质量，则用患者生活质量和脑卒中两个复合结局治疗评价时，B药具有更好的干预效果。

（唐金陵）

gānyù xiàoguǒ

干预效果（intervention effectiveness） 在实际医疗卫生条件下干预措施所能达到的治疗作用的大小。又称临床效果或临床疗效。

干预在人体对结局的影响包括有益作用和不良作用两个方面。当对照组干预为安慰剂或无治疗时，干预组和对照组之间临床结局的差别反映干预作用的大小。有益作用的大小由效力和效果来测量。医疗条件越好，即诊断的准确性、患者的依从性，以及医师的技术和能力越高，就越能实现一个干预措施的最大潜力，疗效也就越大。反之，疗效就越小。因此，干预的效果是效力和医疗卫生服务条件和水平的综合结果，不是一项干预的普遍特征，它的大小往往随地区和人群的不同而不同。也就是说，一项干预措施在实际应用时的作用的大小，主要由效力和外在的医疗卫生条件两个因素决定。

效力 干预措施在理想条件下所能达到的治疗作用的大小。是干预措施的最大期望效果。所谓理想的条件，主要由诊断的准确性、患者的依从性，以及医生的技术和能力等因素决定。尤其对药物性治疗来说，效力是一个药物自身的一般特征。

效果 产生需要达到结果的能力。即在实际医疗卫生条件下干预措施所能达到的治疗作用的大小，包括绝对效果和相对效果。

绝对效果 与没有任何治疗相比时一项干预措施的效果。即不与任何有效治疗比较时显现的效果。因此对照组的治疗可以是无任何治疗或安慰治疗。出于伦理学的考虑，一般会给治疗组和对照同样的常规治疗，在此基础上再给予不同组不同的干预措施。但是绝对效果和相对效果更常指的是如下的含义。如果结局是二维变量，并用两组临床事件发生率的差别定量测定治疗效果的大小。两组之差可以用绝对差值和相对差值来表示。用绝对差值表达的效果叫绝对效果。常用的绝对效果有危险度差（RD）和需治人数（number needed to treat，NNT）。需治人数是危险度差的倒数，意思是欲在一个患者身上获得一件有益临床结局所需要治疗的总人数。举例说明。如果在一项抗高血压药物预防心脑血管疾病的随机对照试验里，试验组冠心病发病率为10%，对照组冠心病的发病率是20%，那么：

$$RD=10\%-20\%=-10\%$$
$$NNT=1/0.10=10$$

相对效果 如果结局是二维变量，可以用两组临床事件发生率的差别定量测定治疗效果的大小。两组之差可以用绝对差值和相对差值来表示。用相对差值表达的效果称为相对效果。常用的相对效果指标包括相对危险度（*RR*）、比值比（*OR*）和相对危险度降低百分数（relative risk reduction，*RRR*）。举例说明。如果在一项抗高血压药物预防心脑血管疾病的随机对照试验里，试验组冠心病的发病率为10%，对照组冠心病的发病率是20%，那么：

$$RR=\frac{10\%}{20\%}=0.50$$

$$RRR=\frac{10\%-20\%}{20\%}=\times100\%=50\%$$

$$OR=\frac{10\%/(100\%-10\%)}{20\%/(100\%-20\%)}=0.44$$

在随机对照试验的研究报告里，用相对指标的机会远大于绝对指标。这是因为：与绝对指标相比，相对指标具有统计学的优点，如很容易用多元回归的方式控制混杂因子。更重要的是相对效果往往不因人群和治疗环境的不同而不同，即相对效果的大小可以外推到不同人群和治疗条件，对结果的推广和应用，十分可取。基于同样的原因，绝大部分 meta 分析和系统综述也会采用相对效果指标来合并不同临床试验的结果。相对效果指标的缺陷是结果应用时可能会导致错误的临床和卫生决策。因此，在利用临床试验结果进行医学实践时，必须根据自己患者的具体情况，估计在没有治疗时相关临床结局可能发生的概率，并依此将相对效果转换成绝对效果，然后进行决策。

终末分析（final analysis） 正式完成临床试验，按事先制订的分析计划，比较处理组间的有效性和安全性所做出的分析。

期间分析（interim analysis） 正式完成临床试验前，按事先制订的分析计划，比较处理组间的有效性和安全性所做出的分析；或者说，期间分析是在正式结束试验之前在任何时期为了比较效果或安全性的任何分析。

亚组分析（sub-group analysis） 在临床试验中，按照试验的某种特征（如疾病的严重程度）将试验个体分成不同的亚组，然后分别估计治疗在每个亚组中治疗组和对照组的组间差异（即）效果的分析。在 meta 分析中，也可以将研究人群（而不是研究个体）分成亚组，进行亚组分析或分层分析。亚组分析的目的在于研究交互作用或效应修正作用，即在不同人群或条件下，作用的大小是否不同。

需治疗人数（number needed to treat，NNT） 一个测量治疗效益大小的指标。又称为益一需治人数。其含义是：在一定时间内，在特定人群中，用某干预进行治疗时，预防一例有害事件（如死亡）或产生一例有益事件（如痊愈）需要治疗的平均人数。需治疗人数的计算方法之一是：NNT = 1/ARR。ARR 为绝对危险降低值。一般来讲，NNT 只保留整数。小数部分，无论大小一般都进位整数，以略微高估 NNT。

需伤害人数（number needed to harm，NNH） 一个测量治疗害处大小的指标。又称为害一需治人数。其含义是：在一定时间内，在特定人群中，用某干预进行治疗时，出现一例不良反应事件需要治疗的平均人数。需伤害人数的计算方法之一是：NNH=1/ARI。ARI 为绝对危险增加值。一般来讲，NNH 一般只保留整数部分，小数部分，无论大小都不进位，以略微低估 NNH。

（唐金陵）

yàowù bùliáng fǎnyìng

药物不良反应（adverse reactions）

用药后产生的与用药目的不相符的并给患者带来不适或痛苦甚至危害的反应。药物不良反应可表现为轻微的反应如眩晕或皮肤过敏，也可表现为严重的甚至致命的反应。药物不良反应可分为于药理作用相关的过度反应和与药理作用无关的不良反应，第一类反应可通过减少用药剂量而控制，第二类又称特异质反应，与用药剂量无关，相对少见。

药物的不良反应包括副作用（side effects），毒性反应（toxic reactions），变态反应（allergic reactions），后遗效应（after effects），继发效应（secondary effects），特异质反应（idiosyncratic reactions）及三致（致癌 carcinogenesis、致畸 teratogenesis、致突变 mutagenesis）作用。

副作用 原本是发挥正面影

响的事物，但是出现了一定负面影响，该影响是有害的，是人们不希望出现的。例如放化疗等干预措施所产生的不良反应。药物的副作用指正常用药剂量下产生的与治疗目的无关的作用，通常给患者带来轻微的不适或痛苦，大多为可恢复的功能性改变。副作用产生的原因是某些药物选择性差，可激活的通路多而造成多种效应，当其中某一效应被当成治疗目的时，该药的其他效应则可称为副作用。副作用一般是可以预料的，因此也是可以避免或缓解的，如麻黄碱在治疗支气管哮喘的同时，也可兴奋中枢神经系统而引起失眠，如果同时给予镇静药物，则可减轻或者消除麻黄碱的副作用。

毒性反应 一般指药物用量过大或者用药时间过长，导致药物在体内蓄积过多而引起的不良反应，此类反应通常比较严重。少数情况下，用药剂量不大，某些个体对药物过度敏感，也可能出现药物的毒性反应。没有百分之百安全无毒的药物，绝大多数药物都有一定的毒性，主要取决于用药剂量的多少。如治疗慢性心功能不全的药物地高辛过量使用可引起心律失常，水杨酸盐可导致恶心、呕吐等。短时间内过量用药而导致的毒性反应称为急性毒性反应，一般表现为循环、呼吸及神经系统功能受损。长时间用药可能导致药物在体内蓄积而逐渐发生的毒性作用称为慢性毒性反应，通常表现为肝、肾、造血器官和内分泌等器官功能受损。药物的三致作用（致癌、致畸、致突变作用）属于药物慢性毒性反应中的特殊形式。

药物的后遗反应 停药后血浆药物浓度下降到阈值浓度以下后，药物仍然残存的效应。如服用巴比妥类药物，次日的宿醉现象。氨基糖苷类抗生素引起的耳蜗神经损害，这一损害很难恢复，可发展成永久性耳聋。

变态反应 为药物引起的免疫反应，此类反应与药物原有性质及用药剂量均无关系。是过敏反应药物刺激机体而发生的不正常的免疫反应。这类反应可包括免疫学中各类免疫反应。药物本身及其代谢产物和药物制剂中的杂质或辅剂均可成为致敏原。其机制如药物在体内与高分子载体蛋白结合形成抗原，刺激机体产生抗体，药物再次进入机体发生抗原抗体反应导致过敏反应。

特异质反应 少部分人用药之后，会发生与药理作用无关的反应。多数是由于个体生化机制异常，如缺乏某种药物代谢酶所致。许多罕见的迟发的药物不良反应不能通过动物实验发现，这是临床实践中所面临的严重问题。因为这些反应通常而且只能在药物用于人体一段时间之后才能发现。

（唐金陵）

shùlǐ liúxíngbìngxué

数理流行病学（mathematical epidemiology）

使用数学公式精确定量地重现病因、宿主和环境对疾病流行规律的作用，同时从理论上探讨不同防制措施的效应的学科。又称理论流行病学（theoretical epidemiology）或流行病学数学模型（mathematical model of epidemiology）。

数理流行病学是在已知某疾病的流行过程，影响流行的主要因素及其相互制约关系的基础上，用数学表达式定量地阐述流行过程的本质特征，模拟流行过程，并以实际的流行过程进行检验和修正，从而促进流行机制理论的发展；同时，使用正确反映实际流行过程的数学模型预测各种可能发生的流行趋势，提出各种防制措施并进行筛选，从而推进防制理论研究。显然，数理流行病学的主要研究手段是数学模型。欲要建立一个符合实际的流行病学数学模型，除了深刻地理解有关的流行病学原理之外，还必须掌握必要的数学知识和计算机技术，复杂的数学模型研究往往需要流行病学家、数学和计算机专家密切合作才能成功，但流行病学家应始终位于数学模型研究的主导地位。

作用 数理流行病学研究中所建立的数学模型是根据疾病流行过程的基本知识和实际数据，用恰当的数学表达式进行抽象概括而成，它既要反映出流行过程的基本特征，又必须易于用数学来处理，可以很清晰地看出流行过程的最主要的因素及其相互关系，而不是再现流行过程中全部因素及其效应的镜像翻版，这就是流行病学数学模型与疾病流行过程现实之间的误差。一个合理的正确的数学模型，其理论值与实例的流行过程观察值之间的误差必须在允许范围内的。

可以帮助人们对疾病流行机制深入理解，即经历从“质了解”到“量分析”的飞跃；而且通过对模型中变量的设定，比较演示等，能够在剖析现象后深入机制核心，并常能深刻地发现自我经验判断的误区，及时修正，锤炼出宏观思维复杂疾病群体现象并加以量化分析的能力，同时能丰富对防制决策问题的认识。

理论基础 流行病学数学模型不同于一般的统计学模型，一般的统计模型并不是以流行过程的理论为基础的。首先统计模型是建立在一系列数理统计假设条件下的、应用范围局限的各种模型，只有当某种模型的数理统计假设条件符合于流行过程，该模型才有实际意义。例如，每个变量之间必须独立这是统计模型一条最重要的假设条件，但在绝大多数疾病的流行过程中都不成立，而数学模型可以不受此限制。其次，统计模型经常是对某地某病既往观察值的回顾性相关分析或回归分析，运用的回归曲线类型是若干种经验曲线，所获得的关系只有局部意义，缺乏普遍性，而且，其预测精确性受当地既往观察值的限制。所以，统计模型一般不能作为数学模型用于数理流行病学研究。

模型种类 流行病学数学模型的种类很多，而且有多种不同的分类方法。

连续时间模型/离散时间模型（continuous-time model/discrete-time model） 按应用离散方法或连续方法分类。模型中的时间变量是在一定区间内变化的模型称为连续时间模型，连续时间模型都是用各类微分方程描述的模型。如果将时间变量离散化，所获得的模型称为离散时间模型，离散时间模型是用差分方程描述的。连续时间模型是指随时间变化发生连续性系统性改变的模型。尽管连续时间模型在计算机运行中比较难，但是它比离散时间模型更符合代数运算。离散时间模型指在固定间隔或时间段从一个状态跃到另一状态的模型。相对于连续时间模型，这些差分方程理解简单但难于分析。

确定性模型/随机性模型（deterministic model/stochastic model） 按是否考虑随机因素的分类。随机性模型中变量之间关系是以统计值或概率分布的形式给出的，而在确定性模型中变量间的关系是确定的。确定性模型中的参数和变量是确定的，不随机波动，整个系统在任何时间下都取决于初始条件。随机性模型是考虑参数或变量存在随机性。模型的预测不是单一点估计，而是概率分布估计。如人口随机性是来自个体的出生或死亡，环境随机性是来自不可预测因素与外界环境的相互作用。

静态模型/动态模型（static model/dynamic model） 按是否考虑模型的变化分类。静态模型是指要描述的系统各量之间的关系是不随时间的变化而变化的，一般都用代数方程来表达。动态模型指描述系统各量之间随时间变化而变化的规律的数学表达式，一般用微分方程或差分方程来表示。经典控制理论中常用的系统的传递函数也是动态模型，因为它是从描述系统的微分方程变换而来的。

线性模型/非线性模型（linear model/nonlinear model） 线性模型中各量之间的关系是线性的，可以应用叠加原理，即几个不同的输入量同时作用于系统的响应，等于几个输入量单独作用的响应之和。线性模型简单，应用广泛。非线性模型中各量之间的关系不是线性的，不满足叠加原理。在允许的情况下，非线性模型往往可以线性化为线性模型，方法是把非线性模型在工作点邻域内展成泰勒级数，保留一阶项，略去高阶项，就可得到近似的线性模型。线性或非线性取决于研究背景，线性模型内部也可以用非线性表达式。非线性，即使在相当简单的系统中，也经常同混沌和不可逆性相关。尽管存在例外，非线性系统和模型往往比线性模型更难研究。非线性问题的常规方法是线性化的，但是在研究一些特征如不可逆性时是有问题的。

参数模型/非参数模型（parameter model/non-parameter model） 用代数方程、微分方程、微分方程组以及传递函数等描述的模型都是参数模型。建立参数模型就在于确定已知模型结构中的各个参数。通过理论分析总是得出参数模型。非参数模型是直接或间接地从实际系统的实验分析中得到的响应，例如通过实验记录到的系统脉冲响应或阶跃响应就是非参数模型。运用各种系统辨识的方法，可由非参数模型得到参数模型。如果实验前可以决定系统的结构，则通过实验辨识可以直接得到参数模型。

（汪　宁）

xìtǒng zōngshùyǔ meta fēnxī

系统综述与 meta 分析（systematic reviews and meta analysis） 系统综述属于二次研究，是在复习、分析、整理和综合原始文献基础上进行的。又称系统评价。一个系统综述研究可能只包括一种类型的研究，也可以是不同研究类型的综合。系统综述的结果可以采用定性的方法进行描述，也可以采用定量的方法进行合并，当系统综述采用了定量合成的方法对资料进行统计学处理时称为 meta 分析，meta 为希腊词，意为“after，more，comprehensive，secondary”。通常情况下，针对同一研究目的可能有多篇研究报道。单独任一研究都可能因为样本量太少或研究范围过于局限而很难得到一个明确的或具有一般性的结论。将这些结果进行整合后所得到的综合结果

（证据）无疑比任何一个单独的研究结果更有说服力，因此，系统综述和 meta 分析是循证决策的良好依据。

随着循证医学的兴起，如何系统地总结既往的研究成果，为循证决策提供高质量的证据日益受到重视，系统综述和 meta 分析已被公认为客观评价和合成针对某一特定问题的研究证据的最佳手段，通常被视为最高级别的证据。过去 20 年间这种合成证据的方法在医学研究领域得到了广泛的应用，截至 2020 年 12 月底医学数据库（PubMed）已经收录文章类型为 meta 分析的论文超过 13.3 万余篇，文章类型为系统性综述的论文超过 15.4 万余篇。科克伦系统综述（Cochrane Database of Systematic Reviews）也从 2006 年开始被 SCI 期刊收录，仅 2018~2019 年总被引频次就超过 13.5 万余次。目前影响因子 7.890。国内发表的系统综述和 meta 分析的数量从 2001 年以后呈现持续增长的趋势。

发展历史 系统综述的思想早已有之。诺贝尔奖得主瑞利勋爵（Lord Rayleigh，1842~1919）就曾描述过这样一种科学研究。他说："如果科学只是艰苦地累积事实，那它很快就会停滞不前，好像不堪自己的重负一般。新观念的提出或新规律的发现，可以消除大量先前记忆中的负担，同时通过建立顺序性和一致性，以一种现实可用的形式储存剩下的部分。接受新资料和消化吸收旧资料两个过程同时起作用。必须指出：最值得提倡的工作是同时涉及新发现及其相关背景与解释的研究，不仅提供新事实，而且指出其与老证据之间的关系"。1904 年，著名的统计学家皮尔逊（Pearson）首次提出数据合并的概念。1924 年，费希尔（Fisher）介绍了对若干独立试验结果的 P 值进行合并的方法。首次对治疗的有效率进行 meta 分析的文章发表于 1955 年。20 世纪 70 年代 meta 分析方法在社会科学，尤其是教育学研究中得到了广泛的应用和统计技术方面的发展；1976 年，英国心理学家格拉斯（Glass）首次将合并统计量的文献综合研究称为 meta 分析。在医学研究领域，随着随机对照试验的不断产生，样本量差别很大，质量良莠不齐，结论相互矛盾，使临床医生无法判断根据哪个试验的结论来指导临床决策。在这种情况下，科克伦（Cochrane）提出，"应根据特定病种/疗法，将所有相关的 RCT 联合起来进行综合分析，并随着新的临床试验的出现不断更新，以便得出更为可靠的结论"。随后，查尔莫斯（Chalmers）医生将这一理论付诸实践，经过 10 年的努力，对产科常规使用的 226 种诊疗方法进行了系统综述，由此开启了循证医学的序幕。过去的 20 年，系统综述和 meta 分析在医学领域的应用越来越普遍，方法学和统计软件也有了长足的发展。

原理与方法 如何从现代的各种信息中迅速收集到真实、有用的证据是决策者不得不面临的问题。此外，由于存在随机误差，加之研究对象、研究设计等方面的不同，即使针对同一问题的研究结果通常并不一致，甚至结论相互矛盾。如果根据一个或少数几个研究结果制定决策，很可能会"只见树木不见森林"，导致决策失误。而系统综述和 meta 分析是根据预先提出的某一具体临床或预防问题，采用经过预先设计的方法，对全部相关的研究结果进行收集、选择和评估，可能的情况下进行数据的统计学合并，从而得出科学的综合性结论，其参考价值理论上要高于原始的研究文献，因此是循证医学的最佳证据。一般来说，系统综述和 meta 分析可以克服传统文献综述的缺陷，对同一问题可提供系统的、可重复的、客观的综合方法；可以定量综合；通过对同一主题多个小样本研究结果的综合，提高原结果的统计效能，解决研究结果的不一致性，改善效应估计值；回答原各研究未提出的或不能明确的问题。

一个好的系统综述应该具备如下特征：清楚地表明题目和目的；采用综合检索策略；明确的研究入选和排除标准；列出所有入选的研究；清楚地表达每个入选研究的特点并对其方法学质量进行分析；阐明所有排除的研究的原因；如果可能，使用 meta 分析合成合格的研究的结果，并对合成的结果进行敏感性分析；要采用统一的格式报告研究结果。要达到这些标准，必须科学设计和严格实施系统综述和 meta 分析。

系统综述和 meta 分析的主要步骤包括：提出问题，制定方案，检索文献，纳入研究，提取数据，分析结果，撰写报告。而科克伦协作组织提出的科克伦系统综述和 meta 分析过程包括联系相应的评价小组、注册系统综述的题目、制作一篇研究方案（或称为计划书）、由编辑组对其进行审稿、将研究方案在科克伦图书馆发表、完成系统综述全文并接受评审、评审修改后的系统综述在科克伦图书馆发表、发表后的定期更新。无论哪一种，在制作过程中都有几个环节要特别注意。①研究选题要有比较重要的临床意义，而且目前没有肯定一致的结论。研究问题要宽窄适宜，研究目的简单明确。②要多途径、多渠道、最大限度地收集相关文献。③要根据研究目的确定文献的入选和排除标准。④复习每个研究并进行质量评估。⑤重视异质性检验，不盲目追求统计学合并。⑥尽可能做敏感性分析和亚组分析。⑦努力识别和减少证据合并过程中的偏倚。⑧采用标准规范的格式撰写总结报告。⑨重视 meta 分析过程的质量控制。

分类 近年来，系统综述与 meta 分析的方法学不断进展，出现了更多类型。

累积 meta 分析 传统的 meta 分析是对原始研究文献的一次性合并，但累积 meta 分析是按原始研究发表的时间顺序及时进行的重复的 meta 分析，即每当一项新的研究得以鉴定，则进行一次新的资料分析，并按一定的顺序排列累积的结果，用图表示，从而反映研究结果的动态变化趋势，而且可以评价各研究对综合结果的影响。这种方法的特殊功能在于，当研究某一疗法有效或有害的趋势时，可以指出在某一选定水准下，疗效或安全性具有统计学显著性的最初时间，为开展新的研究和制定相关政策提供方向和科学依据。

单个病例资料的 meta 分析 从每个研究的设计组织者处获取原始资料，利用个体患者的数据进行合成分析，又称 pooling 分析。这种分析方法可以充分利用原始数据进行生存分析，根据患者基线特征的不同开展亚组分析，还可以仔细分析并调整混杂因素的影响。

前瞻性 meta 分析 传统的 meta 分析通常是回顾性的，因为纳入的研究已经完成，甚至结果已经报道，综述者对于这些研究结论的理解可能会影响他们对系统综述问题的确定，纳入/排除标准、被评价的干预措施、对比组和研究结局的选择。前瞻性 meta 分析是在临床研究结果知道之前，即确定哪些研究可被纳入。这种方法的特色在于事先确定待检验的假设、前瞻性地确定筛选标准、事先确定统计学分析方法，包括亚组分析方法，因此可避免由资料决定的不可靠亚组分析方法，克服回顾性 meta 分析某些缺点。在需要进行大样本研究以保证检验效能但现实又不可行的情况下，前瞻性 meta 分析是一种非常有用的方法。研究者独自进行同类型研究，有一定的自主性，但又互相合作，以便合并试验结果，同时按计划进行前瞻性 meta 分析。

网状式 meta 分析 是对间接比较的一种扩展，可对直接比较和间接比较结果进行合并，并同时分析多种干预措施相比较的疗效。又称多种治疗措施的 meta 分析或混合治疗比较的 meta 分析。

系统综述概览 又称为系统评价再评价，是针对同一疾病或同一健康问题的病因、诊断、防治或预后问题，全面总结当前多个相关系统综述并对其进行综合评价的一种方法。

特征 系统综述与 meta 分析相关的重要概念包括严格评价、研究效应、加权合并、敏感性分析等。

严格评价 这是认真、系统地评价一个研究以判断其真实性、重要性和可用性的过程，是循证医学的基本技能之一。JADAD 量表是严格评价随机对照试验真实性，即方法学质量的工具，改良的 JADAD 量表包括 4 个条目，随机化方法、随机化隐藏、盲法、失访与退出，1~3 分视为低质量，4~7 分视为高质量。

研究效应 进行 meta 分析时，可以用以下几个指标评价研究效应，危险差是干预组与对照组事件发生率的算术差值；Peto 比值比是由皮托（Peto）及其同事提出的一种基于方差倒数途径近似估计 Log*OR* 值的方法，适于小概率事件资料的 *OR* 值合并；权重均数差是 meta 分析中使用的合计统计量，当采用同样测量方法测量同一个连续性变量时，效应值的合并使用加权的均数差值；标准化均数差是 meta 分析中使用的一种合计统计量，当对同一连续性变量采用不同的测量方法或单位，如采用不同的量表测定神经功能时，效应值的合并可以使用标准化的均数差值。

加权合并 对于定量系统综述来说，研究人员从个体研究中收集数据，利用 meta 分析的方法对这些数据进行整合，最后得到一个综合的所有研究对象的平均效应，这就是加权合并。在对结果进行合成时，不能通过简单比较阳性研究结果和阴性研究结果的研究个数来确定系统综述的结论，而应根据研究的质量和样本含量的大小对不同研究给予不同的权重，并采用恰当的指标。系统综述中常见的资料类型有 3 种。第一种是计数资料，主要指二分资料，可以用比值比（odds ratio，*OR*）、相对危险度（relative risk，*RR*）、相对危险度降低（relative risk reduction，*RRR*）表示。第二种是计量资料，在系统综述中通常用组间均数差值（means difference）、标准化均数差（standardized mean difference，*SMD*）或权重均数差值（weighted mean difference，*WMD*）表示。第三种是生存率资料或时间-事件资料，常见于癌症的治疗研究，通常用危害率（hazard ratios，*HR*）表示。

敏感性分析　检查 meta 分析结果是否稳定和可靠的分析方法。其目的是发现影响 meta 分析研究结果的主要因素，解决不同研究结果的矛盾性，发现产生不同结论的原因。敏感性分析的方式主要有：改变纳入标准（如受试对象、干预措施、结果测量类型等）、排除未发表的研究、纳入或排除那些是否符合纳入标准尚有争议的研究、排除低质量的研究、采用不同的统计方法重新分析资料等。如果敏感性分析改变了结果，下结论必须更加谨慎。

森林图　meta 分析的结果以森林图的形式表示出来，森林图是以统计指标和统计分析方法为基础，用数值运算结果绘制出的图形。它在平面直角坐标系中，以一条垂直的无效线（横坐标刻度为 1 或 0）为中心，用平行于横轴的多条线段描述每个被纳入研究的效应量和可信区间，用一个菱形（或其他图形）描述多个研究合并的效应量及可信区间。它非常简单和直观地描述了 meta 分析的统计结果，是 meta 分析中最常用的结果表达形式。

RevMan 软件　科克伦协作网为科克伦系统综述工作者提供的专用软件。是一个免费软件。RevMan 软件用于帮助评价员按适当的格式撰写系统综述，并形成便于电子传输的文件。

应用　近些年来系统综述和 meta 分析方法在医学研究领域得到了广泛的应用，如治疗学、中医药学、公共卫生、诊断学、临床精神病学、职业病防治及护理学等都有许多系统综述和 meta 分析报告，一些新版的教科书也增加了 meta 分析一章。系统综述作为一种综合既往研究资料的新方法，已成为评价干预措施疗效的最高级别证据。但在应用系统综述研究结论时，应注意临床试验的系统综述所得汇总结果是治疗对一个假定的平均的患者的效果，其可信限一般较窄。虽然总的效应估计值通常能够用于大部分患者，但患者之间个体差异是客观存在的，临床医生更关心这种治疗对某个指定患者的疗效如何。因此系统综述者不能仅满足于对发表资料进行单纯的统计合成，而应当注意临床问题的各种特殊性，从而更好地指导临床实践。

发展趋势　近些年来系统综述和 meta 分析方法已在医学研究领域得到了广泛的应用，但在系统综述和 meta 分析中还有一些有争议或待解决的问题，有待进一步的讨论和完善。包括：①是否包括未发表的研究及内部报告。发表偏倚是影响系统综述结果真实性的重要因素之一，纳入未发表的研究及内部报告也许可以避免此问题。然而，一些学者认为未发表的报告没有经过同行评阅，质量难以保证，而且这一途径本身也可能引入偏倚。尽管如此，目前普遍的观点还是认为应尽可能收集未发表的研究，然后按照是否包括这部分资料进行彻底的敏感性分析，如果结论发生变化，必须谨慎对待系统综述的结果。②数据分析和报告的主观性。已发表的临床试验中，作者报告哪些结局资料可能受研究结果的影响，与阳性结果有关的结局可能更多地被报告。这种数据分析和报告的主观性也会给系统综述带来偏倚。因此提高和完善临床试验数据分析和报告的标准，减少作者的主观性是未来需要解决的一个问题。③个体患者的资料是否需要。目前的系统综述是主要基于文献的总结性资料，虽然系统综述者对其中的某些亚组感兴趣，但经常遇到的问题是很难在原文中找到相应的数据。一些国际性协作组织的成员已经开始分享各自的研究数据，从而使个体患者的资料得以充分利用，由此还形成了 pooling 分析，即对原始研究数据的合成分析。

失效的 meta 分析：meta 分析的优势是对同类小样本研究结果的统计合成，以此增大样本量，提高研究的精确度。但每个研究的设计、实施可能有差别，因此完全依靠小样本研究所做的 meta 分析可能得不出明确的结论。解决这种失效 meta 分析的方法是寻找异质性的原因，尽可能合并同质的研究结果，并随着相关新的研究的发表及时更新 meta 分析结果，即近年提出的累积 meta 分析。总之，在医学领域中系统综述和 meta 分析尚处于一个新生阶段，其领域还有待于发展，上述的许多问题还有待解决。尽管如此，系统综述和 meta 分析作为一种综合既往研究资料的新方法，无疑是从整体角度把握事物的本质提供了一个有用的工具。

（汪　宁）

wénxiàn zōngshù

文献综述（literature review）

查阅了某一专题在一段时期内的相当数量的文献资料，经过分析研究，选取有关情报信息，进行归纳整理，做出的综合性描述。这种综述往往是定性的，且依赖于综述者的主观分析；在复习文献时缺乏共同遵守的原则和步骤，同类文献由不同的研究者进行综述，结果可能大相径庭；此外，综述者常注重研究结果统计学上是否有意义，而统计学是否有意义取决于研究样本的大小，许多小样本的研究可能得到的是假阴性的结果。

（詹思延）

kēkèlún xìtǒng zōngshù

科克伦系统综述（Cochrane systematic review） 国际循证医学组织科克伦（Cochrane）协作网发布的系统综述。科克伦协作网是按疾病、疗法或临床问题收集全世界范围内可得到的全部高质量临床研究结果，进行系统评价，去伪存真，回答该干预措施治疗该疾病是否有效、是否安全，以指导临床实践的数据库。该组织要求，在开始系统综述前综述者首先要联系科克伦50余个工作组中相关的一个评价组，以注册系统综述的题目；进一步将研究方案提交该组评审、修改，合格后将在科克伦系统综述数据库中发表，并接受来自用户的评论或批评，系统综述全文在研究方案发表后的两年内完成，否则，该研究方案将从发表的科克伦图书馆中撤除。发表后的系统综述也要定期更新。科克伦系统综述均采用统一的格式，主要使用协作网免费提供的 Review Manager（RevMan）软件进行，在科克伦图书馆的电子光盘杂志上发表。

（詹思延）

wénxiàn jiǎnsuǒ cèlüè

文献检索策略（literature retrieval strategy） 在分析研究问题的基础上，确定检索的数据库、检索的关键词，并明确检索词之间的逻辑关系和查找步骤的科学安排。以联机医学文献分析和检索系统（Medline）电子数据库的检索为例，如果要评价一个干预措施的效果，完整的检索策略应该包括以下几组检索词：设计类型、患者或疾病、干预措施、对照、临床结局，这些检索词以 AND、OR、NOT 等逻辑运算符相连接，AND 能够缩小检索范围，提高检索的特异度和查准率，OR 能够扩大检索范围，提高检索的灵敏度和查全率，NOT 用于排除检索中不需要的概念。

（詹思延）

diànzǐ zīyuán shùjùkù

电子资源数据库（electronic database） 系统综述和 meta 分析常用的电子数据库英文的包括科克伦（Cochrane）图书馆、联机医学文献分析和检索系统（MEDLINE，1966～）、荷兰医学文摘数据库（EMBASE，1980～）、临床试验注册中心（Clinical Trial Registry）等；中文的包括中文生物医学期刊文献数据库（CMCC，1994～）、中国生物医学文献数据库（CBMdisc，1980～　）、中国知网（CNKI，1999～　）、维普网（VIP，2000～　）、万方数据库等。其中科克伦图书馆是科克伦协作组织的主要产品，收录50余个科克伦系统综述工作组制订的系统综述，被视为循证医学的最重要的资料库之一。科克伦系统综述数据库包括卫生保健的系统综述全文，科克伦综述摘要数据库则提供其他来源的高质量系统综述摘要，科克伦对照试验登记包括临床对照试验的书录和 MEDLINE 摘要，科克伦系统综述方法学数据库提供涉及方法学的系统综述。MEDLINE 是美国国立医学图书馆生产的国际性综合生物医学信息书目数据库，是当前国际上最权威的生物医学文献数据库，内容包括美国《医学索引》的全部内容和《牙科文献索引》《国际护理索引》的部分内容，涉及基础医学、临床医学、环境医学、营养卫生、职业病学、卫生管理、医疗保健、微生物、药学、社会医学等领域。PubMed 是免费的网上 MEDLINE 数据库，它还包含一些最新的尚未被索引的文献。临床试验注册是指在临床试验实施前就在公共数据库公开其设计信息，并跟踪和报告其试验结果。这种制度的建立是保证临床试验信息透明化，也是提高临床试验质量的有力措施。目前可以进行注册的网站有美国国立卫生研究所临床试验注册平台（http://clinicaltrials.gov/），WHO 国际临床试验注册平台（http://www.who.int/ictrp/en/），中国临床试验注册平台［http://www.chictr.org/(S(l2lhy 155rfs5yn 45nbtdmtuj))/Default.aspx］等。灰色文献指未正式发表的文献，如会议专题论文、未发表的学位论文、专著内的章节、制药工业的报告等很难检索到的文献，因为这些文献中可能包含阴性研究结果。

（詹思延）

zhōngguó línchuáng shìyàn zhùcè hé fābiǎo xiézuòwǎng

中国临床试验注册和发表协作网（Chinese Clinical Trial Registration and Publishing Collaboration，ChiCTRPC） 中国循证医学中心于2006年发起并成立的，是对单个试验进行前瞻性注册，以改进研究的实施、资料分析及结果报告，另外可以通过控制系统综述检索过程中可能出现的发表偏倚和定位偏倚等，提高系统综述和 meta 分析的质量。这种临床医学研究管理新模式的创建和应用，将为提高中国临床试验信息的透明度和质量、提高医学研究公信度发挥极其重要的作用。

（詹思延）

yìzhìxìng jiǎnyàn

异质性检验（heterogeneity test） 统计量的齐性检验。是meta分析的重要一环。meta分析涉及多个研究结果间的效应量合并，假如真正的效应一致，但由于存在抽样误差也可造成实际结果不一致，但当研究结果的差异过大，超出了抽样误差所能解释的范围，则应考虑异质性存在。异质性检验需回答两个问题：是否存在异质性和如何解释和处理异质性。Q检验是检验meta分析异质性的一种方法，需注意Q统计量检验法的检验效能较低，在纳入研究数目较少的情况下，有时不足以检测出异质性，可考虑提高检验水准，如$\alpha=0.10$，以增大检验效能；如果纳入研究过多，即使这些研究间的效应量是同质的，由于抽样误差的存在，也可能异质性检验结果有统计学意义，在应用Q检验法结果时，应慎重。一般认为当P值>0.10时，各独立研究结果一致性较好，采用固定效应模型进行分析。I^2是衡量meta分析异质性大小的一个定量指标，I^2值表示由于非机遇因素造成的研究结果之间的变异占总变异的百分比，I^2值大于50%表示存在显著异质性。如果存在异质性，调查者对资料的汇总就要慎重，若合并资料仍然具有临床意义，可采用随机效应模型分析；但如果异质性严重，建议不要进行meta分析，而应寻找异质性的来源，根据异质性来源进行亚组分析或敏感性分析，或考虑协变量的影响进行meta回归分析等。

临床异质性 纳入的各研究之间在选择患者、干预措施和评价结局方面的差异。是meta分析中异质性来源的一种，如对象特征、诊断、干预、对照、研究地点、评价结局等不同。

统计异质性 纳入的不同试验中观察得到的效应，其变异性超过了机遇（随机误差）本身所致的变异性。是meta分析中异质性来源的一种。

方法学异质性 各研究之间在研究设计和研究质量方面的差异。是meta分析中异质性来源的一种。

异质性的处理 在meta分析中，对异质性的处理可以按图1的流程来考虑。即研究在对象、干预措施和结局方面足够相似的情况下，可以忽略异质性，采用固定效应模型进行分析；如果存在异质性，但合并资料仍然具有临床上的意义，则可采用随机效应模型；如果存在严重异质性，建议不要进行meta分析，而是根据试验特征如性别、年龄、病情严重程度、疾病分期、基线危险度和时间等进行亚组分析，或进行敏感性分析，或考虑协变量的影响进行meta回归分析，以解释异质性的来源。如果异质性过于明显，特别是具有明显的临床异质性、方法学异质性而无法通过上述几种方法解决时，可考虑放弃做meta分析，只对结果进行一般的统计描述。

固定效应模型 进行meta分析时，若研究在对象、干预措施和结局方面足够相似的情况下，可以忽略异质性，采用固定效应模型进行分析，固定效应模型的统计方法假设个体研究的方差齐性，所以其效应大小综合估计的方差成分只包括可个体研究内的方差。

随机效应模型 进行meta分析时，如果多个研究不具有同质性，可考虑采用随机效应模型进行分析。随机效应模型并不假设个体研究方差的齐性，其效应大小综合估计的方差成分既包括了各个研究内的方差，也包括了各个研究之间的方差。所以随机效应模型得到的结果其95%可信区间比较大，结果比较保守。需要注意的是，随机效应模型是针对异质性资料的统计处理方法，不能代替异质性的原因分析。

亚组分析 进行系统综述时由于研究间存在显著的异质性，而针对研究对象的某一特征如性别、年龄或疾病的亚型等进行单独分析，也可根据干预措施的强度、持续时间等亚组分析，以探讨这些因素对总效应的影响及影响程度，需注意亚组分析的结果解释需要谨慎。

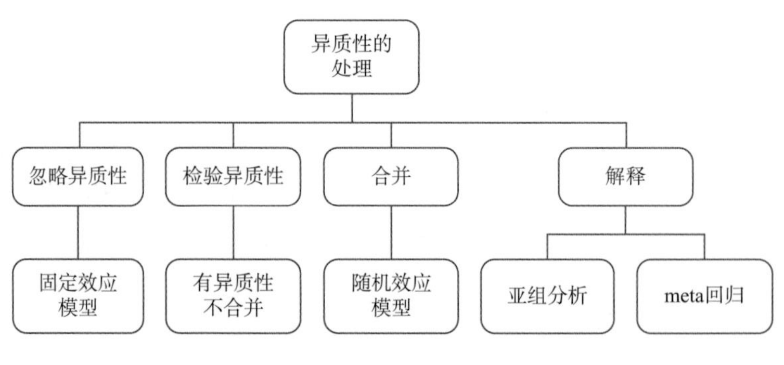

图1 异质性处理流程

meta 回归 采用回归分析的方法，探讨某些试验或病例特征等协变量对 meta 分析合并效应的影响，以试图明确各研究间异质性的来源，探讨协变量对合并效应的影响。

（詹思延）

xìtǒng zōngshù piānyǐ

系统综述偏倚（systematic review bias）

由于系统综述是文献的二次研究，在文献检索和选择过程中，如果处理不当，会引入偏倚，导致合并后的结果歪曲真实的情况。

发表偏倚 指具有统计学显著性意义的研究结果较无显著性意义和无效的结果被报告和发表的可能性更大。如果系统综述和 meta 分析只是基于已经发表的研究结果，可能会夸大疗效，甚至得到一个虚假的疗效。因此，在评价一篇系统综述时，是否存在潜在的发表偏倚，是判断其结果科学性的重要的指标之一。

定位偏倚 指在已发表的研究中，阳性结果的文章更容易以英文发表在国际性杂志，被引用的次数可能更多，重复发表的可能性更大，从而带来系统综述文献定位中的偏倚。

英语偏倚 英文杂志上发表的系统综述经常将原始文献的语言限制为英语，而非英语国家的研究者也经常用母语在当地杂志发表他们的研究结果。尤其值得注意的是，这些研究者可能更多地将阳性结果发表于国际性的英文杂志，而将阴性结果发表在当地杂志，这样一来，如果系统综述只是基于英文报告，就可能引入偏倚。

文献库偏倚 世界上几个主要的医学文献检索库如 Medline、Embase、Science、Citation、Index 虽然收集的杂志种类多，但绝大部分来自发达国家，发展中国家所占比例很小，而且发展中国家具有阳性结果的研究可能更容易发表在这些文献检索库中，因此在系统综述的检索过程中若仅通过这些文献库收集研究报告可能引入偏倚。

引用偏倚 手工检索文献时，通过文章后面所列的参考文献可以进一步查找其他相关文章。但在系统综述中这种途径可能带来引用偏倚，因为支持阳性结果的试验比不支持的试验可能更多地被作为参考文献加以引用，由此，阴性的研究更容易被忽视。

多次发表偏倚 同一研究多次发表会从几方面引入偏倚。首先，阳性结果的研究更容易多次发表或作为会议报告，这就使得这些文章更容易被查到并纳入系统综述中。其次，系统综述中如果包括重复数据会高估疗效。多次发表偏倚在单一的研究中不是很明显，但在多中心的临床试验中确实存在，因为除了多中心合并的研究结果外，各个分中心也可能报告各自的研究结果。而对系统综述分析人员来讲，很难区分两篇文章是一个研究的重复发表，还是来自两个分别的研究。

偏倚的检查 如果系统综述和 meta 分析只是基于已经发表的研究结果和部分数据库的结果，可能会夸大疗效，甚至得到一个虚假的疗效。根据不同的入选标准进行彻底的敏感性分析是检查上述偏倚的最佳途径。此外还可以采用漏斗图分析、剪切-添补法和计算失效安全数来评估发表偏倚对研究结果的影响。但解决发表偏倚的根本途径是在医学伦理委员会或其他机构批准研究之际就将所有的 RCT 进行登记，一些国际组织已经建立这类登记系统，中国也已经于 2006 年成立了中国临床试验注册和发表协作网。

漏斗图 以研究的效应估计值为横坐标，样本量为纵坐标画出的散点图。漏斗图是基于治疗效应的精确度随样本量的增大而增加这一事实，样本量小的研究结果通常分散在图形底部很宽的范围内，而随样本量增大，精确度提高，研究结果则集中在图形上部一个较窄的范围内。当没有偏倚时，其图形呈对称的倒漏斗状。

失效安全数 当 meta 分析的结果有统计学意义时，为排除发表偏倚的可能，可以计算需多少阴性研究结果的报告才能使结论逆转，即失安全数。失安全数越大，说明 meta 分析的结果越稳定，结论被推翻的可能性越小。

剪切-添补法 评估发表偏倚对 meta 分析研究结果影响的一种方法，是首先剪掉初估后漏斗图中不对称的部分，用剩余对称部分估计漏斗图的中心值，然后沿中心两侧粘补上被剪切部分以及相应的遗漏部分，再基于贴补后的漏斗图估计合并效应量的真实值。

（詹思延）

yíchuán guānliánxìng yánjiū de meta fēnxī

遗传关联性研究的 meta 分析（genetic association meta analysis）

随着遗传流行病学和分子流行病学的兴起，复杂疾病的遗传危险因素日益得到关注。遗传关联性研究是应用分子遗传生物学技术从分子水平上探索遗传因素在人类疾病中作用的流行病学研究。但目前遗传关联性研究仍存在许多问题，如样本量小，研究结果不一致，研究报告质量偏低等。随着基因-疾病关联的研究证据不断累积，而各个研究之间又存在广泛的异质性，单个研究的显著性不能确保遗传关联，同样，缺乏统计学差异的研究结果也不能排除有遗传关联的可能。因此，需要及时地综合这些研究成果，为遗传流行病学的人群基因检测打下基础。meta 分析可以在已有的研究基础上帮助确定某种关联是否存在，并定量确定研究基因和疾病之间的关联大小。由于遗传关联性研究实质上属于观察性研究，其 meta 分析的可靠性不仅与入选的原始研究的质量有关，同时还与严格的汇总方法有密切的关系。因此，在对遗传关联性研究进行 meta 分析时，不仅要注意 meta 分析中的一般问题，如数据提取标准化、人群选择、发表偏倚评价、统计分析以及伦理学问题等，还应注意遗传流行病学作为一门交叉学科，所具有的特殊性，即在进行 meta 分析必须考虑遗传学和生物统计学前提条件，需要注意的问题包括异质性分析、检验 HWE 的拟合度、多组数据避免多次重复比较、采用比较敏感的遗传模型进行分析等。

（詹思延）

guāncháxìng yánjiūmeta fēnxī bàogào guīfàn

观察性研究 meta 分析报告规范（meta-analysis of observational studies in epidemiology, MOOSE） 评价观察性研究的 meta 分析报告规范。

研究背景部分应当包括：①定义研究问题。②陈述研究问题假设。③确定研究结局。④暴露/干预措施。⑤研究设计类型。⑥研究人群。

文献检索策略部分应当包括：①文献检索的资格（如图书管理员和调查员）。②文献检索策略，包括文献检索的时间范围和使用的关键词。③尽可能获取所有文献，包括研究文献作者的个人通信。④检索的数据库和档案库。⑤采用检索软件及其版本号，包括使用的特殊功能（如进行主题词及其下位词的扩展检索）。⑥手工检索（如已有文献的参考文献清单）。⑦列出纳入和排除的文献，以及判断标准。⑧处理非英语文献的方法。⑨处理只有摘要和未发表文献的方法。⑩介绍个人通信的情况。

研究方法部分应当包括：①描述检索文献是否符合研究问题。②数据整理和编码的基本原则（如有完善的临床编码规则或便于编码）。③数据分类和编码的记录（如多个文献评价者，盲法，以及文献评价者之间的一致性）。④混杂的评估（如入选研究中病例和对照的可比性）。⑤评价研究质量。包括对质量评价者采用盲法，对研究结果的可能预测值进行分层分析或回归分析。⑥评价研究异质性。⑦详细介绍统计分析模型，以便能重复该研究（如详细描述采用的固定效应模型或随机效应模型，采用该研究模型分析研究结果的理由，剂量反应关系模型或累积 meta 分析）。⑧提供合适的统计图表。

研究结果部分应当包括：①绘图总结入选各研究和汇总研究结果。②列表描述入选各研究结果。③研究结果的敏感度分析（如亚组分析）。④研究结果统计学稳健性的指标。

讨论部分应当包括：①定量地评价偏倚（如发表偏倚）。②解释排除标准的合理性（如排除非英语文献）。③评价入选研究的质量。

研究结论部分应当包括：①导致观察到结果的其他可能原因。②根据研究所得的数据，在评价文献涉及的领域，对研究结论进行适当地外推。③为以后该问题的研究提供指导意见。④公布研究资助来源。

（詹思延）

suíjī duìzhào shìyàn meta fēnxī bàogào guīfàn

随机对照试验 meta 分析报告规范（the quality of reporting of meta-analyses of randomized controlled trials，QUOROM） 评价随机对照试验的 meta 分析报告规范（表 1）。

（詹思延）

shāijiǎn

筛检（screening） 运用快速、简便的试验、检查或其他方法，将健康人群中那些可能有病或缺陷、但表面健康的个体，同那些可能无病者鉴别开来的方法。又称筛查。筛检试验结果阴性者视为健康个体，结果阳性者视为可疑患者，则要作进一步的诊断，如果诊断试验结果也阳性者，则要接受治疗。因此，筛检是从健康人群中早期发现可疑患者的一种措施，不是对疾病做出诊断（图 1）。

筛检通常用于慢性病，由卫生医务工作者对表面健康的人进行主动检测，其目的在于：①早期发现患者，并进行确诊和早期治疗，提高治疗的效果，防止疾病进一步恶化，改善预后，实现对疾病的二级预防。如通过检查尿糖水平来筛检糖尿病患者，阳性者再作进一步检查，达到早期诊断与治疗的目的。②发现人群中某疾病的高危个体，并从病因学的角度采取措施，预防或延缓

表 1　随机对照试验的 meta 分析报告规范表

标题	小标题	报告要求
题目		能鉴定出是否为 RCT 的 meta 分析或系统综述
摘要		使用结构化的格式
	目的	明确描述临床问题
	资料来源	列出文献数据库和其他信息来源
	综述方法	概括研究选择的标准（如对象、干预、结局和研究设计）；详细描述真实性评价、资料提取和数据定量合成的方法，以及研究的特征，使读者能够重复
	结果	描述纳入与排除的 RCT 的特征，给出定性、定量的分析结果（例如点估计值及可信区间）及亚组分析结果
	结论	对主要结果加以论述
引言		明确描述临床问题、干预的生物学合理性和系统综述的理由
方法	文献检索	详细介绍信息来源（如文献数据库、注册库、个人档案、专家信息、机构、手工检索），对检索的限制（如年代、发表状态、发表语言等）
	选择	描述纳入、排除标准（定义对象、干预、主要结局和研究设计）
	真实性评价	描述评价标准和过程（例如设盲的情况、质量评价方法及评价结果）
	资料提取	描述提取过程和方法（例如双人平行摘录）
	研究特征	描述研究设计的类型、对象特征、干预方案、结局定义、研究来源、临床异质性评估
	数据定量合成	描述主要效应测量指标（例如相对危险度），合并结果的方法（统计学检验与可信区间），缺失资料的处理、统计学异质性评价，敏感性分析和亚组分析，发表偏倚的评估
结果	试验流程图	提供 meta 分析流程的概括图（见图 1）
	研究特征	描述每个试验的特征（例如年龄、样本量、干预、剂量、疗程、随访期限）
	数据定量合成	报告符合入选标准和有效性评价的研究情况，给出简单的合并结果（按每种治疗、每种主要结局进行合并），提供按意向治疗分析（ITT）原则计算效应大小和可信区间所需要的数据（例如四格表资料、均数和标准差、比例）
讨论		总结关键的发现，根据内外部真实性讨论临床相关性，根据已有的各种证据解释 meta 分析的结果，描述 meta 分析过程中潜在的偏倚（例如发表偏倚），提出进一步研究的建议

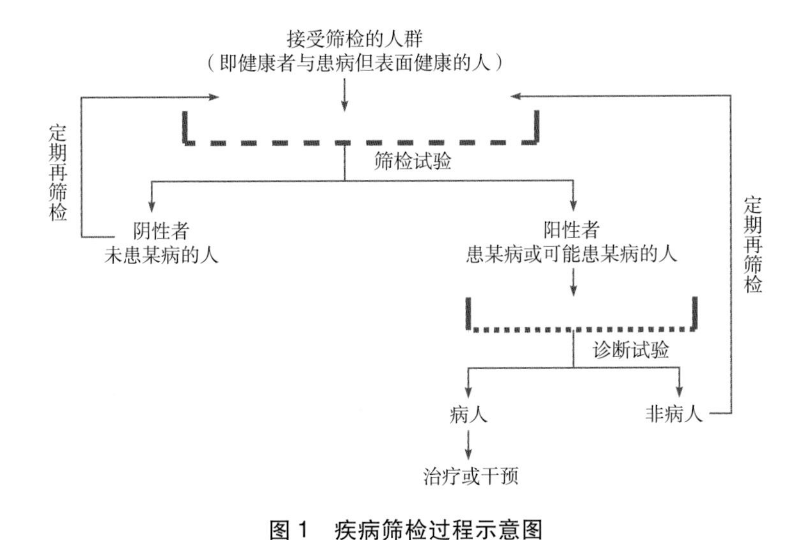

图 1　疾病筛检过程示意图

疾病的发生，降低疾病的发病率，实现一级预防。如筛检高血压预防脑卒中，筛检高胆固醇血症预防冠心病。③识别疾病的早期阶段，帮助了解疾病的自然史，揭示疾病的“冰山现象”。

分类　包括以下几种。

整群筛检（mass screening）　对一定范围内人群的全体对象的筛检。又称普查（census），常用在疾病患（发）病率很高的情况下，如对 35 岁以上妇女作阴道细胞涂片筛检宫颈癌。

选择性筛检（selective screening）　根据流行病学特征选择高危人群进行的筛检。如对矿工进行矽肺筛检，对石棉工人进行石棉肺、肺癌的筛检。

单项筛检（single screening）　筛检可以是用一种试验筛查一种疾病，如以儿童呼吸次数筛检可疑儿童肺炎。

多项筛检（multiple screening）　也可同时使用多项筛检试

验筛查一种疾病或者多种疾病。如同时检查胸透、血沉降率、痰中结核杆菌等发现可疑肺结核，或同时进行胸透、查血甲胎蛋白、检查尿糖等发现可疑肺结核、肝癌、糖尿病患者。

符合筛检的标准 实施一项筛检计划，一定要慎重，必须要认真考虑所要开展的筛检是否符合筛检实施的有关标准，概括起来主要体现在以下3个方面：①从社会学的角度来看。所筛检疾病或状态应是该地区现阶段的重大公共卫生问题，对筛检阳性者能实行有效的追踪和干预，有比较高的成本-效益比，所用筛检技术易于被群众接受。②从科学的角度讲。对所筛检疾病或状态的自然史有比较清楚的了解，有可识别的早期临床症状或体征，且有足够长的领先时间实施筛检，其预防效果和其副作用有清楚的认识，且所筛检的疾病或状态有比较高的流行率。③在伦理学方面。在实施时必须遵守尊重个人意愿、有益无害、公正等一般伦理学原则，对筛检阳性者有相应的诊断和治疗方法或者有可行的预防措施，不会给他们带来不必要的心理负担，对健康产生负面影响。

筛检试验评价 筛检试验的评价是将待评筛检试验与诊断目标疾病的标准方法（金标准，gold standard）进行同步盲法比较，判定该方法对疾病诊断的真实性和价值。具体过程，先确定适宜的金标准，接着用它筛选适量的目标疾病患者（病例组）和非患者（对照组），然后用待评筛检试验再对他们检测一次，最后将所获结果与金标准诊断结果进行比较，并用一系列指标来评价筛检试验对该病的诊断价值。

用于疾病筛检的试验既可以是问卷询问、体格检查、内镜与X线等物理学检查，也可以是血清学、生物化学等实验室检验，甚至可以是基因分析等高级分子生物学技术。作为一项好的筛检试验应具备简单性、廉价性、快速性、安全性、可接受性等特征。而用来评价筛检试验的金标准应该是当前临床医学界公认的诊断疾病的最可靠方法，较为常用的有活检、手术发现、微生物培养、尸检、特殊检查和影像诊断、临床综合判断，以及长期随访的结果等。

在筛检试验评价中，选择的受试对象应能代表筛检试验可能应用的目标人群。为了使病例组有代表性，受试的目标疾病的患者应包括各种临床类型的病例，如不同病情程度、不同病程、典型和不典型、有并发症和无并发症、治疗过与未治疗过的病例。对照组应选择用金标准证实没有目标疾病的其他病例，特别是那些易与该病产生混淆的疾病，正常人一般不宜纳入对照组，因为将正常人纳入对照组将无法对筛检试验鉴别诊断能力的评价。

筛检评价所需样本量 可根据待评筛检试验的灵敏度与特异度，设定的显著性检验水平 α 和容许误差 δ，进行估算。例如当灵敏度和特异度均接近50%时，可用下面的近似公式计算。

$$n=\left(\frac{z_{\alpha}}{\delta}\right)^{2}(1-p)p \qquad (1)$$

式中：n 为所需样本量。z_{α} 为正态分布中累积概率等于 $\alpha/2$ 时的 z 值，如 $z_{0.05}=1.96$ 或 $z_{0.01}=2.58$。δ 为容许误差，一般定在 $0.05\sim0.10$。p 为待评价的筛检方法的灵敏度或特异度，通常用灵敏度估计病例组所需样本量，特异度估计对照组所需样本量。

当待评价的筛检试验的灵敏度或特异度小于20%或大于80%时，样本率的分布呈偏态，需要对率进行平方根反正弦转换，用公式（2）计算样本量。

$$n=\left[\frac{57.3\times z_{\alpha}}{\sin^{-1}\left(\delta/\sqrt{p(1-p)}\right)}\right]^{2} \qquad (2)$$

例1 待评价的筛检试验的估计灵敏度为75%，估计特异度55%，试计算病例组和对照组所需要样本量。设 $\alpha=0.05$，$\delta=0.08$，则：

$$n_{1}=(1.96/0.08)^{2}\times(1-0.75)\times0.75=112.5\approx113$$

$$n_{1}=(1.96/0.08)^{2}\times(1-0.55)\times0.55=148.6\approx149$$

所以，评价该筛检试验，病例组样本量为113例，对照组样本量为149例。

经金标准确诊的目标疾病患者和非患者，接受待评价的筛检试验检测后，可出现4种情况：①真阳性，金标准确诊的患者，也被筛检试验判为有病。②假阴性，金标准确诊的患者，被筛检试验判为无病。③假阳性，金标准确诊的非患者，被筛检试验确认为有病。④真阴性，金标准确诊的非患者，也被筛检试验确认为无病。将经过两个试验检测的结果整理成四格表（表1），从真实性、可靠性和预测值对筛检试验进行评价，也可用受试者工作特征曲线评价。

真实性（validity） 指测量值与实际值相符合的程度，称为效度或准确性（accuracy）。用于评价真实性的指标有灵敏度、特异度、假阴性率、假阳性率、正确指数、似然比和符合率。

表 1　筛检试验评价

筛检试验	金标准		合计
	患者	非患者	
阳性	真阳性 A	假阳性 B	R_1
阴性	假阴性 C	真阴性 D	R_2
合计	C_1	C_2	N

灵敏度（sensitivity）　实际有病而按该筛检试验的标准被正确地判为有病的百分比。又称真阳性率（true positive rate）。它反映了筛检试验发现患者的能力，计算公式为 A/(A+C)。

特异度（specificity）　实际无病按该诊断标准被正确地判为无病的百分比。又称真阴性率（true negative rate）。它反映了筛检试验确定非患者的能力，计算公式为 D/(B+D)。

假阴性率（false negative rate）　实际有病而根据筛检试验被确定为无病的百分比。又称漏诊率。它反映的是筛检试验漏诊患者的情况，计算公式为 C/(A+C)。

假阳性率（false positive rate）　实际无病但根据筛检被判为有病的百分比。又称误诊率。它反映的是筛检试验误诊患者的情况，计算公式为 B/(B+D)。

以表 2 中某筛检试验筛查某病的结果计算，计算上述 4 个指标。

$$\text{灵敏度}=\frac{463}{463+47}\times100\%=90.8\%$$

$$\text{特异度}=\frac{473}{17+473}\times100\%=96.5\%$$

$$\text{假阴性率}=\frac{47}{463+47}\times100\%=9.2\%$$

$$\text{假阳性率}=\frac{17}{17+473}=3.5\%$$

在上述 4 个指标中，灵敏度与假阴性率为互补关系（灵敏度=1-假阴性率），特异度与假阳性率之间为互补关系（特异度=1-假阳性率）。

灵敏度与特异度是相互制约的关系，从表 3 中可以看出随着灵敏度的上升，特异度下降；灵敏度下降，则特异度上升。对筛检试验而言，要求它的真实性高，就应考虑如何恰当地确定筛检试验的阳性结果分界点。

图 2 说明如何确定筛检试验阳性结果的截断值（cut off point）或临界点，它与筛检试验测得患者与非患者的观察值的分布有关。如图 2a 所示，患者与非患者的测量值呈两个独立的分布曲线，无重叠处，如将临界点选在患者中的最小值，筛检试验的灵敏度和特异度均可达 100%。如图 2c 所示患者与非患者的测量值呈连续分布曲线，如将临界点选在患者中的最小值，筛检试验的灵敏度和特异度均可达 100%。如遇到图 2b 所示的情况，患者与非患者的测量值呈两条相交的分布曲线，两条曲线下有一重叠区域。H 为患者的最低值，X 为正常人的最高值，在 H 和 X 之间既有患者又有非患者，形成一个重叠区。如果把患者与非患者的分界定在 H，固然不会漏掉患者，但会把较多的非患者划入患者组中，出现假阳性；如果将分界定在 X，虽然

表 2　人群某病患病状况与筛检结果的关系

筛检试验	金标准诊断结果		合计
	患者	非患者	
阳性	463	17	480
阴性	47	473	520
合计	510	490	1000

表 3　以不同血糖水平为诊断糖尿病的标准时的灵敏度和特异度

餐后 2 小时血糖水平（mmol/L）	灵敏度（%）	特异度（%）
4.4	100.0	1.2
5.0	98.0	7.3
5.6	97.1	25.3
6.2	92.9	48.4
6.7	88.6	68.2
7.3	81.4	82.4
7.8	74.3	91.2
8.4	64.3	96.1
8.8	55.7	98.6
9.5	52.9	99.6
10.0	50.0	99.8
10.6	44.3	99.8
11.2	37.1	100.0

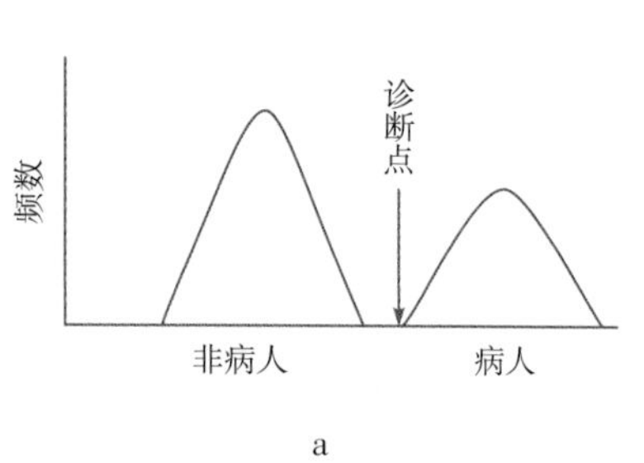

a

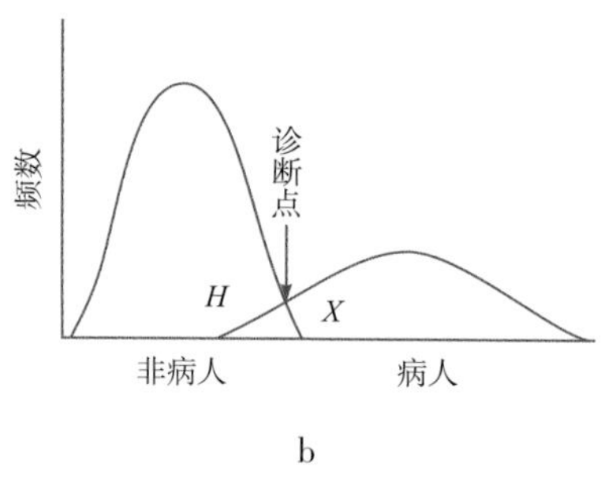

b

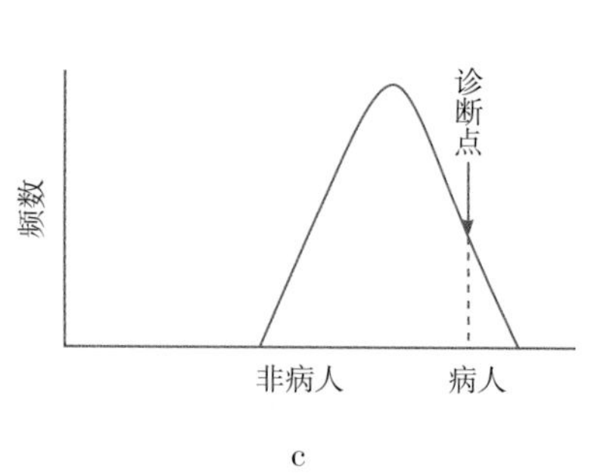

c

图2 患者与非患者观察值分布类型

没有将非患者误诊为患者，但又漏掉了相当部分的患者。这种情况下，无论临界点选在何处，筛检试验的灵敏度和特异度均不可能同时达到100%。在 *H* 和 *X* 两点间，当诊断点向右移时，特异度升高，灵敏度降低；反之，当诊断点向左移时，灵敏度增大，特异度降低。因此，在筛检实践中很难达到灵敏度与特异度均高的目标。通常采取降低其中一方，以获得较高的另一方的策略。至于筛检试验阳性结果的临界点选择在何处，则根据具体情况而定。①如疾病的预后差，漏掉患者可能带来严重后果，且目前又有可靠的治疗方法，则临界点向左移，以提高灵敏度，尽可能多地发现可疑患者，但会使假阳性增多。②如疾病的预后不严重，且现有诊疗方法不理想，临界点可右移，以降低灵敏度，提高特异度，尽可能将非患者鉴别出来，但增加假阴性。③如果假阳性者作进一步诊断的费用太高，为了节约经费，可将临界点向右移。④如果灵敏度和特异度同等重要，可将临界点定在非患者的分布曲线与患者的分布曲线的交界处。

正确指数　灵敏度与特异度之和减去1。又称尤登指数（Youden index）。表示筛检方法发现真正患者与非患者的总能力，其范围在0~1，指数越大，其真实性越高。

似然比（likelihood ratio，LR）　属于同时反映灵敏度和特异度的复合指标，即有病者中得出某一筛检试验结果的概率与无病者得出这一概率的比值。该指标全面反映了筛检试验的诊断价值，非常稳定。它的计算只涉及灵敏度与特异度，不受患病率的影响。因检验结果有阳性与阴性，而区分为阳性似然比（positive likelihood ratio，+LR）和阴性似然比（negative likelihood ratio，-LR）。

阳性似然比是筛检结果的真阳性率与假阳性率之比，反映筛检试验正确判断阳性的可能性是错误判断阳性可能性的倍数，其比值越大试验结果阳性时为真阳性的可能性就越大。阴性似然比是筛检结果的假阴性率与真阴性率之比，表示错误判断阴性的可能性是正确判断阴性可能性的倍数，其比值越小试验结果阴性时为真阴性的可能性越大。阳性似然比越大，筛检试验的诊断价值越高；阴性似然比越小，筛检试验的诊断价值也越高。因此，在选择筛检试验时应选择阳性似然比高的方法。

以表2中某筛检试验筛查某病的结果计算为例，阳性似然比=90.8%/3.5%=25.94，阴性似然比=9.2%/96.5%=0.10。

可靠性（reliability）　在相同条件下用某测量工具（如筛检试验）重复测量同一受试者时获得相同结果的稳定程度。又称信度、精确度（precision）或可重复性（repeatability），评价筛检试验可靠性的方法和指标有下面一些方法。①标准差和变异系数（coefficient variance，CV），标准差和变异系数的值越小，表示可重复性越好，精密度越高。反之，可重复性就越差，精密度越低。②符合率（agreement/consistency rate）。筛检试验判定的结果与标准诊断的结果相同的数占总受检人数的比例。又称一致率。符合率可用于比较两个医师筛检诊断同一组患者，或同一医师两次筛检诊断同一组患者的结果。③*Kappa* 值，该分析考虑了机遇因素对一致性的影响。*Kappa* 值的取值范围介于-1和+1之间。如 $K<0$，说明由机遇所致一致率大于观察一致性；$K=0$，表示观察一致率完全由机遇所致；$K=-1$，说明两结果完全不一致。如 $K>0$，说明观察一致性大于因机遇所致一致的程度；$K=1$，说明两结果完全一致。一般认为 *Kappa* 值在0.4~0.75为中、高度一致，*Kappa* 值≥0.75为一致性极好，*Kappa* 值≤0.40时为一致性差。

实际工作中，筛检试验的可靠性主要受3个方面的因素影响。

①受试对象生物学变异。由于个体生物周期等生物学变异，使得同一受试对象在不同时间获得的临床测量值有所波动。例如血压在一天内不同时间的测量值存在变异。②观察者。由于测量者之间、同一测量者在不同时间的技术水平不一，认真程度不同，生物学感觉差异，预期偏倚等均可导致重复测量的结果不一致。例如，血压测量者的不一致性，X线读片与化验结果判断的不一致性等。③实验室条件，重复测量时，测量仪器不稳定，试验方法本身不稳定，不同厂家、同一厂家生产的不同批号的试剂盒的纯度、有效成分的含量、试剂的稳定性等均有不同，由此可能引起测量误差。因此，在开展筛检时，必须注意实验方法的可靠性，测量条件的标准，以及对工作人员的培训等。

预测值（predictive value）反映应用筛检结果来估计受检者患病和不患病可能性的大小的指标。根据筛检的阳性与阴性结果进行的估计分别称为阳性预测值（positive predictive value）和阴性预测值（negative predictive value）。前者指筛检试验阳性者患目标疾病的可能性，计算公式表示为A/(A+B)。后者是指筛检试验阴性者不患目标疾病的可能性，计算公式表示为D/(C+D)。以表2中某筛检试验筛查某病的结果计算为例，计算阳性预测值和阴性预测值的结果如下。

$$\text{阳性预测值}=\frac{463}{463+17}\times100\%=96.5\%$$

$$\text{阴性预测值}=\frac{473}{47+473}\times100\%=91.0\%$$

总的来讲，筛检试验的灵敏度越高，则阴性预测值越高；筛检试验的特异度越高，阳性预测值越高。此外，预测值还与受检人群目标疾病患病率（P）的高低密切相关。阳性预测值、阴性预测值与患病率、灵敏度和特异度的关系可用以下公式表示。

$$\text{阳性预测值}=\frac{\text{灵敏度}\times\text{患病率}}{\text{灵敏度}\times\text{患病率}+(1-\text{患病率})(1-\text{特异度})} \quad (3)$$

$$\text{阴性预测值}=\frac{\text{特异度}\times(1-\text{患病率})}{\text{特异度}\times(1-\text{患病率})+(1-\text{灵敏度})\times\text{患病率}} \quad (4)$$

表4说明了人群在不同患病率、灵敏度与特异度的情况下，阳性预测值与阴性预测值的变化。当灵敏度与特异度一定，疾病患病率降低时，阳性预测值降低，阴性预测值升高；当患病率不变，降低灵敏度，特异度将提高，此时阳性预测值将升高，阴性预测值将下降。

受试者工作特征曲线（receiver operator characteristic curve，ROC）用真阳性率和假阳性率作图得出的曲线，可反映灵敏度和特异度的关系。简称ROC曲线。ROC曲线的横轴表示假阳性率(1-特异度)，纵轴表示真阳性率(灵敏度)，曲线上的任意一点代表某项筛检试验的特定阳性标准值相对应的灵敏度和特异度对子。ROC曲线是评价筛检试验的一种全面、准确、有效的方法，并可用以比较两种或多种筛检试验的诊断价值。除了直观比较的方法

表4 在灵敏度、特异度和患病率不同水平时某人群糖尿病筛检的结果

患病率（%）	灵敏度（%）	特异度（%）	筛检结果	金标准		合计	阳性预测值（%）	阴性预测值（%）
				患者	非患者			
50	50	50	+	250	250	500	50	
			−	250	250	500		50
			合计	500	500	1000		
20	50	50	+	100	400	500	20	
			−	100	400	500		80
			合计	200	800	1000		
20	90	50	+	180	400	580	31	
			−	20	400	420		95
			合计	200	800	1000		
20	50	90	+	100	80	180	56	
			−	100	720	820		88
			合计	200	800	1000		

外，还可计算 ROC 曲线下的面积。曲线下面积反映了诊断试验价值的大小，面积越大，越接近 1.0，诊断的真实度越高；越接近 0.5，诊断的真实度越低；当等于 0.5 时，则无诊断价值。如图 3 所示，随着灵敏度的上升，1-特异度值增加，即特异度下降，反之亦然。通常将最接近 ROC 曲线左上角那一点定为最佳临界点。在此临界点上，可同时满足筛检试验的灵敏度和特异度相对最优。如图 3 中的 A 点可定为血糖筛检试验最佳阳性临界点，该点对应的筛检试验的灵敏度为 85%，特异度为 88%。

筛检效果 在疾病控制中，筛检主要用来早期发现患者或高危个体，以便对其采取相应的医疗保健措施，以延缓疾病的发生或发展，改善预后的目的。因此衡量筛检效果的好与坏，就是要看有没有达到既定的目的，这可以从几个方面来进行。首先，生物学的角度来讲，早期发现、早期诊断和早期治疗患者，可以改善疾病的预后，即筛检人群应该比未筛检人群的病死率、死亡率和生存率要高。其次，从卫生经济学角度分析，要考虑整个筛检、诊断和治疗的成本与所获得效果的关系。一项好的筛检计划，要求发现和确诊的患者要多，而投入的卫生资源要少，效益不大的筛检不值得提倡。可从通过成本效果分析（cost-effectiveness analysis）、成本效益分析（cost-benefit analysis）和成本效用分析（cost-utility analysis）来评价筛检的卫生经济学效益。最后，为了达到较高的卫生经济学效益，通常希望用收益来评价筛检效果。

收益（yield） 经筛检后，原来未发现的患者得到诊断和治疗的数量。又称收获量。为了提高筛检收益，通常采取下列方法：①选择在患病率高的人群中实施筛检，因为筛检对象疾病的患病率对筛检结果影响较大。当患病率低时，即使筛检试验有较高的灵敏度和特异度，由于能发现的病例少，而且会有很多假阳性，故收益较小。而在较高患病率的高危人群中开展筛检，这样既可发现较多患者，又可提高阳性预测值，从而增加筛检收益。②选用高灵敏度的筛检试验，因为如果灵敏度低，只能筛出少量患者，不管其他因素怎样，收益依然是低的。③采用并联联合试验，即在实施筛检时，可采用多项筛检试验检查同一受试对象，任何一项筛检试验结果阳性就可定为阳性，该法可以提高灵敏度，以此来提高筛检的收益。如乳腺癌筛检，使用胸部触诊和乳腺 X 线检查，不论何者阳性，均为筛检阳性，再做进一步确诊。

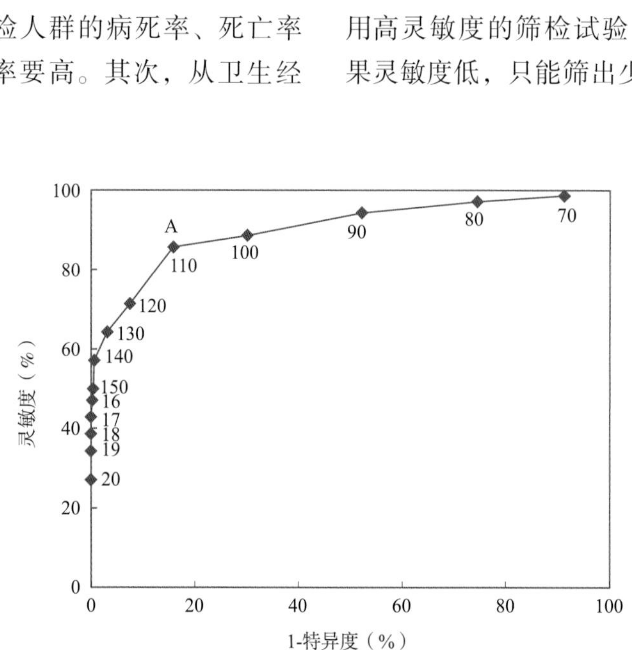

图 3 糖尿病血糖试验的 ROC 曲线

筛检偏倚 在评价筛检效果时，要注意可能由于下列 3 种情况的影响，致使筛检效果与实际情况存在差异。

领先时间偏倚（lead time bias） 根据筛检的定义，由筛检发现的病例均处于临床前期。领先时间（lead time）指通过筛检试验，在慢性病自然史的早期阶段，如症状出现前，提前做出诊断，从而赢得提前治疗疾病的时间。实际上，领先时间就是从筛检发现到临床诊断发现所能赢得的时间。筛检的价值和意义就在于在这段赢得的时间里对患者做出有效的处理。领先时间改变疾病发展自然史的具体状况因不同的病种和不同的病例而有差异。领先时间偏倚是筛检诊断时间和临床诊断时间之差被解释为因筛检而延长的生存时间。这种表面上延长的生存时间，实际是筛检导致诊断时间提前所致的偏倚。

病程长短偏倚（length bias） 一些恶性程度低的肿瘤患者常有较长的临床前期，而恶性程度高的同类肿瘤患者的临床前期较短。因此，前者被筛检到的机会较后者大，而前者的生存期又比后者长，从而产生筛检者要比未筛检者生存时间长的假象。

患者自我选择偏倚（volunteer bias） 筛检参加者与不参加者之间，某些特征可能存在不同，使得通过筛检发现的病例的预后较临床期确诊的病例的预后好。如参加筛检者可能因文化水平、卫生保健知识水平较高，平时比较注重健康问题，对吸烟、饮酒等不良生活习惯较为注意，对身体出现的异常症状也较为警惕，有较好的医疗依从性，这些都会对今后的存活率产生影响，从而引起偏倚。

（陈维清）

jībìng jiāncè

疾病监测（surveillance of disease） 长期、连续、系统地收集、分析疾病的动态分布及其影响因素的资料，并将信息及时上报和反馈，传达给所有应当知道的人，以便及时采取干预措施并评价其效果的过程。疾病监测是现代疾病预防控制工作中最基本的内容之一，是制定疾病预防控制策略和措施的基础。它强调只有长期、连续地收集资料，而不是一次性的调查，才能及时发现疾病分布及其影响因素的动态变化。信息的准确性是疾病监测的生命，要认真核对、整理收集到的资料，然后经分析解释，转化成有价值的卫生信息。要将这些信息及时上报和反馈给有关部门和人员，并充分加以利用。

法定传染病报告系统的作用是从宏观上监测主要传染病病种的动态变化，并有传染病防治法作保障，是中国最基本、最重要的传染病监测系统。

种类 包括以下几种。

被动监测（passive surveillance）*与主动监测*（active surveillance） 被动监测指下级单位常规向上级机构报告监测数据和资料，而上级单位被动接收。各国常规法定传染病报告属于被动监测。被动监测有一个严重的缺陷，即不能包括未到医疗机构就诊的患者，诊断的疾病可能存在错误分类，特别是发生了某种异常的或新出现的疾病时更是如此。主动监测指根据特殊需要，上级单位亲自调查收集资料，或者要求下级单位尽力去收集某方面的资料。中国疾病预防控制中心开展免疫规划监测，以及按照统一要求对某些传染病和非传染病进行重点监测，努力提高报告率和报告质量，均属于主动监测。例如：20世纪90年代以后，中国成功开展的脊髓灰质炎零病例报告和小儿急性弛缓性麻痹的重点监测。主动监测的质量明显优于被动监测，但投入的经费和精力也远超过被动监测。

常规报告（routine report）*和哨点监测*（sentinel surveillance） 常规报告指诸如国家或地方的疾病常规报告，如各国的法定传染病报告系统。中国的法定传染病报告系统，要求报告的病种多、报告范围覆盖全国，主要由基层卫生人员来执行，不可避免存在漏报率和监测质量参差不齐的现象。哨点监测指根据某些疾病的流行特点，选择一定范围的区域或人群，在特定时间内由设在该地区的哨兵医生或哨兵场所进行疾病筛查和报告，以获得疾病的流行趋势，是一种快速、简便、经济的流行病学监测方法。如美国的监测流感样病例发生监测系统，是由美国各地自愿参加的120名医生做流感样病例的前哨监测，每周直接向美国疾病控中心报告他们诊断的流感样病例。又如中国的艾滋病哨点监测系统，根据流行特点在全国高危人群进行定点、定时的HIV抗体监测，可以大致了解中国艾滋病的感染状况和变化趋势。

流行病学监测（epidemiological surveillance）*和公共卫生监测*（public health surveillance） 最早的疾病监测内容主要是对疾病的发生和死亡进行监测，随着监测内容逐渐从观察传染病疫情动态扩展到非传染病、伤害、甚至是行为危险因素，从单纯的生物医学角度转向生物-心理-社会方面，内涵不断丰富，故被称为流行病学监测。公共卫生监测指利用描述和监控健康事件的数据进行持续系统地收集、分析和解释，快速地把资料分发给有关部门，并把这些数据用于规划、完善和评价公共卫生干预措施及方案的过程。其目的是为决策者提供科学依据并评价规划决策的效果，它是一门管理科学与战略科学。

以人群为基础监测（the population-based surveillance）、*以医院为基础监测*（the hospital-based surveillance）*和以实验室为基础监测*（the laboratory-based surveillance） 以特定人群为现场开展工作，监测特定的疾病的动态变化，如中国的法定传染病报告系统、综合疾病监测网。以医院为基础监测是指以医院为现场开展工作，主要是对医院内感染、病原菌耐药以及出生缺陷进行监测。以实验室为基础监测指主要利用实验室方法对病原体或其他致病因素开展监测，例如中国的流行性感冒监测系统，不但开展常规的流感病毒的分离工作，而且有信息的上报、流通和反馈制度。目前，中国的以实验室为基础的监测还比较薄弱，需要加速发展。

疾病监测（surveillance of disease）、*症状监测*（symptom-based surveillance）*和行为监测*（behavioral surveillance survey） 狭义的疾病监测指初期的疾病监测，监

测的内容主要是疾病的病例和死亡，从而了解和掌握某种或某些疾病的发病率、患病率、病死率和死亡率等。症状监测指通过长期、连续、系统地收集和分析特定临床综合征（如发热、腹泻、呼吸道症状等）的发生频率资料，从而对相关的特定疾病的发生或流行进行早期探查、预警和做出快速反应的监测方法。又称综合征监测。它强调以非特异的症状为基础，不仅包括临床症状，还包括许多与疾病相关的现象，例如：药店非处方药、医用口罩等的销售量。虽然症状监测受到越来越多的重视，但症状监测尚不能代替传统的公共卫生监测，也不能代替医生诊断，同时由于信号检测方法的局限性，可能过高估计危害造成的不必要恐慌和经济损失，而且由于传染病发生频率相对较低，各种症状监测方法尚不能及时得到实践的检验评估。尽管如此，症状监测在应对各种突发公共卫生事件中仍发挥了一定作用。行为监测指对某种疾病的高危人群、脆弱人群等目标人群的行为及其影响因素进行长期、持续、定点监测的一种研究方法。它既适用于传染性疾病，又适用于非传染性疾病。从对疾病流行的预测准确性来看，疾病监测提供的信息的特异性最好，症状监测次之，行为监测再次；然而从行为监测提供的信息的预警性最好，症状监测次之，疾病监测再次了。在实际应用中，症状监测和行为监测作为疾病监测的重要补充部分，在疾病预防控制工作中发挥着重要作用。

生物标志物监测（biomarker surveillance）和相关公共信息监测（related public information surveillance） 对人和/或动物的体液、排泄物进行检测和监测抗原、抗体、代谢产物、生化物质、营养成分及遗传因子等生物标志物的分布情况，以及对环境中的有关影响健康的暴露标志物、效应标志物进行检测和监测研究，进而阐明疾病及健康状态的分布及其影响因素，采取相应的预防控制措施并考核其效果。由于条件等原因的限制，敏感、特异的生物标志物在不断地摸索之中，广泛地开展监测还存在一定的局限性，随着检测设备和生物监测技术的迅猛发展，监测内容的日益丰富，生物标志物监测会发挥越来越重要的作用。相关公共信息监测指对媒体、畜牧业、工业、气象等非医学领域的，与公共卫生问题发生有关的信息，或其他国家的公共卫生事件的信息开展监测，便于从其他部门的角度发现可能存在的问题，和与全球的公共卫生信息进行交流，更好地提高信息监测的水平，推进信息标准化，提升公共卫生的信息管理，有效地预警、预防和控制疾病。

在互联网+和大数据技术迅猛发展的时代，疾病监测系统的监测内容将更加广泛、监测手段将更加多样，结果反馈将更加及时。

方法 疾病的预防控制基于健康与疾病过程产生的信息，又依赖于反馈效应。疾病监测是通过常规报告、实验室检测、现场调查、相关部门信息交换等方法取得大量有关人群健康与疾病及其影响因素的医学和社会学信息，从群体的角度，用联系的、转换的观点，用概率来描述、分析、认识疾病，预防和控制疾病。它包括以下几个过程。

资料搜集 制定统一的标准和方法，规范的工作程序，建立完善的信息系统，长期、系统收集和管理疾病及其影响因素的资料，包括发病报告、死亡登记、疾病流行及专题调查（暴发调查和个案调查等）、病原和抗体水平等生物标志物监测、危险因素调查资料及与疾病有关的其他各类基础数据，如疾病在人、时、地的动态变化、人口社会学特征、气象学等各类资料。

资料分析 综合监测点和面的资料，进行全面分析，转化成有价值的卫生信息。首先对搜集到的原始资料认真核对、整理，了解其来源和收集方法，确保资料的完整性和准确性；利用统计学方法把各种数据转变为相关指标并加以解释，进而认识疾病的自然史，发现疾病的变化趋势和影响疾病分布的因素，确定疾病流行的薄弱环节，解释不同地区人口构成、出生和死亡频率、婴幼儿及孕产妇的健康指标，描述不同疾病的发病水平、病死情况和人群分布以及城乡居民的死亡谱，反映易感人群的免疫状况和血清学抗体水平，对主要防治工作的经济效益和社会效益进行评价。同时还要考虑各种因素对监测结果的影响，这样才能得到正确的信息并对其进行合理的解释，采取合理的措施。

信息交换和反馈 疾病监测中获得的卫生信息通过定期交流并迅速反馈，产生疾病的防制效应，如世界卫生组织的疫情周报，中国疾病预防控制中心的《疾病监测》和《中国疾病预防控制中心周报》等。监测信息的流通使所有应该了解信息的单位和个人都能快速获得相关信息，便于及时提出主动监测方案，或对重要疫情做出迅速反应，为制定预防控制疾病的策略和措施提供依据。信息反馈分为纵向反馈和横向反馈。纵向反馈指上下级间信息的流通，包括向上反馈给卫生行政部门及其领导，向下反馈给下级监测机构及其工作人员，特别应将资料反馈给报告资料的人；横向反馈指同级医疗机构间的交流，包括反馈给有关的医疗卫生机构及其专家，以及反馈给社区及其居民。反馈的信息内容要因反馈对象而异。

信息利用　获得的信息可以帮助卫生部门了解疾病的分布特征，确定疾病流行的存在及其程度，预测疾病的流行趋势，及时制定防治疾病的策略，采取相应的干预措施，以及评价对策，考核防制效果（包括制定的对策是否正确和采取的措施是否有效、经济效益评价等）。根据考核和效果评价，进一步完善所采取的防治措施，便于更好地控制疫情。卫生行政部门可以通过监测系统，再结合本地实际制定新的公共卫生政策。

评价　为提高疾病监测系统的质量、用途及效益，需要对监测系统进行定期评价，从而及时改进监测系统。疾病监测系统可从灵敏性、特异性、代表性、及时性、简单性、灵活性等几个方面进行评价。①灵敏性指监测系统发现和确认公共卫生问题的能力，它主要包括两个方面：一是系统数据的真实性，即监测系统报告的病例占实际病例的比例，二是监测系统判断疾病或其他公共卫生事件暴发或流行的能力。②特异性指监测系统排除非公共卫生问题的能力，即监测系统能够将疾病群体现象的随机性波动正确地识别出、避免发生预警误报的能力。③及时性指监测系统发现公共卫生问题，将信息反馈给有关部门，并做出正确反应、采取措施的时间长度，它反映了监测系统的信息上报和反馈速度；这点在急性传染病的暴发流行中尤为重要，因为它直接影响到干预的效果和效率。④代表性指监测系统发现的公共卫生问题在多大程度上能够代表目标人群的实际情况，缺乏代表性的监测资料可能导致决策失误和卫生资源的浪费。⑤阳性预测值指监测系统报告的病例中，真正的病例所占的比例；阳性预测值很低的情况下，对子虚乌有的疫情暴发开展调查、采取措施，会造成卫生资源的浪费。⑥简单性指监测系统的收集资料、监测方法和运作简便易行，既减少工作时间，提高工作效率，又节约卫生资源。⑦灵活性指监测系统能针对新的公共卫生问题、操作程序或技术要求进行及时的改变或调整。⑧可接受性指监测系统各个环节的工作人员对监测工作的参与意愿程度，反映在工作人员能否持续、及时提供有效、准确、完整的信息。随着监测目的、监测病种和监测数据的预期应用的不同，每一个评价指标的重要性也随之发生改变。因此，需要用变化、全面的角度评价监测系统的质量，并及时改进，更有效地为公共卫生活动服务。

（汪　宁）

bìngyīn

病因（cause of disease）　引起疾病发生的原因。任何可以使个人或群体某种疾病发生机会增高的条件、环境、特征、因素等都可以视为病因，如结核杆菌可以引起结核病，吸烟可以引起肺癌，生活在高原容易患高原病。美国病因理论专家萨瑟（Mervyn Susser）认为，原因就是可以引起变化的因素。《现代流行病学》作者罗思曼（Kenneth Rothman）认为，病因就是那些在疾病发生中起着核心作用的事件、特征和条件。掌握疾病发生的原因的重要性在于寻找预防疾病的方略。流行病学是从探索和发现传染性疾病流行的原因发展起来的一门科学，探索病因是流行病学的核心内容。在人群中对病因的探索奠定了现代流行病学研究设计的基础，对不同病因的区别及其与疾病关系的特征的研究产生了各种病因模型，在综合各种病因论据判断因果关系真实性的研究上产生了病因推断的理论和准则。

医学对尚不十分确定的病因或非必要病因称作危险因素（risk factors）。广义地讲，可升高疾病危险的因素是病因，可降低疾病危险的因素也可看作是病因，因为当它们降低或缺失时疾病也会发生。医学也常从疾病的反面来考证和研究病因。疾病的反面是健康，影响健康的因素称为健康决定因素（determinant of health）。健康决定因素可分为两类，一类是引起疾病的因素，如结核杆菌；另一类是促进健康的因素，如良好的营养。疾病的产生或是由于病因的侵蚀，或是由于健康促进因素的降低或缺失。广义地讲，严格意义的病因、危险因素、预防因素，以及降低或缺失的健康促进因素都是病因，都可以用来控制和预防疾病。

16世纪末，意大利学者吉罗拉莫·弗拉卡斯托罗（Girolamo Fracastora）提出，疾病可能与很小的颗粒传染物有关。19世纪，由于微生物学的发展，德国学者罗伯特·科赫（Robert Koch）等人首先证明了某些动物和人类的疾病是由微生物感染所引起的，不同的微生物可导致不同的疾病。

细菌等病原微生物的发现使人类对传染病的病因有了新的认识，使疾病病因的生源说得到了验证，该学说认为传染病的病因是微生物。生源说的出现使瘴气说显得原始、粗糙、荒谬，不得要领，随着微生物实验室研究的蓬勃发展，生源说及其衍生的领域（如微生物学和免疫学）成为以瘴气说为病因理论基础的流行病学和公共卫生的强大对手，人类对病因认识的重点移向了人体内部、微观和机制。

从此，单因素学说或特异病因学说开始盛行，主导了人类对疾病病因的认识和疾病预防策略发展的主要方向，对传染病的控制做出了不可磨灭的贡献。例如，针对病原微生物的疫苗使人类有效地控制了人类最凶险的传染性疾病，如麻疹和脊髓灰质炎等。如抗生素的出现，彻底改变了医学对很多感染性疾病的控制。

20 世纪中期，慢性病开始取代传染病成为人类死亡的主要杀手。与传染性疾病相比，慢性非传染性疾病一般没有一个明确的单一致病因子，往往是多种因素综合作用的结果，如冠心病主要是由生活方式不当所致的高血压、高血脂、糖尿病等因素引起的，去除任何单一的危险因素，都不足以有效地预防冠心病。单病因学说不能有效地解释慢性病产生的原因，也不能用来制订有效的防控策略。注重从外部寻找病因的流行病学又一次发挥了其作用，展现了其能力，并进而迎来了全新、全面的发展，演变成在人群中研究疾病和健康一般规律的方法论，与生物医学基础研究分庭抗礼，成为人类研究和认识健康和疾病的两个核心阵营。了解病因对掌握和理解流行病学的历史、概念、理论和方法十分重要。

（唐金陵）

bìngyīn zhàngqìshuō

病因瘴气说（miasa theory of causation） 人类早期对疾病起源的一种假说。与生源说相对立，在公元前 1 世纪生源说提出的时候，就有了瘴气引起疾病的说法。瘴气的原意是被污染的湿热、污浊、有毒、不好的空气，其特征是具有恶臭的气味。瘴气说在中世纪十分流行，被认为是引起霍乱、鼠疫等传染病流行的原因。以威廉·法尔（William Farr）为代表的医学主流学派，认为 1850 年前后伦敦的霍乱大流行是由于泰晤士河两岸的瘴气引起的，虽然后来约翰·斯诺（John Snow）证明污染的水是这次霍乱的主要原因。

由于当时科学技术的限制，瘴气说把病因指向人体以外的外部和环境因素的思想，揭示了通过控制外部和环境因素可以预防和控制疾病的可能性，尤其是在病原体不明和对患者无有效治疗的情况下，可以通过可干预的外界环境因素来预防疾病是很重要的。例如，通过避免与患者密切接触，通过对饮用水的净化和加温消毒，可以有效地减少传染病的机会。

瘴气说的这种思想在流行病学和公共卫生领域得到了传承和发展，其实践意义集中体现在人类大卫生的概念，即饮水卫生、饮食卫生、环境卫生、工业卫生、污水处理等。20 世纪中期，慢性非传染性疾病成了人类的主要死因，生源说注重单一病因的理论暴露了明显的缺陷，慢性非传染性疾病多没有一个单一的病因，人类又一次大规模地向人体外部的宏观世界寻找可控制的因素，发现吸烟、酗酒、不健康的饮食、不良的生活方式等是人类现代疾病主要的可控的危险因素。卫生（sanitation）曾被英国医学杂志 2007 年的一项调查评为 19 世纪中期以来对医学贡献最大的医学突破，其重要性超过了抗生素、疫苗、麻醉术、DNA 结构的发现，肯定了瘴气说对人类健康的贡献。

（唐金陵）

bìngyīn shēngyuánshuō

病因生源说（germ theory of causation） 人类早期对疾病起源的一种假说。早在公元前 1 世纪有人猜测，一些疾病可能是由漂浮在空气中的、看不见的、有生命的物体通过嘴和鼻进入人体引起的。19 世纪中期意大利人阿戈斯蒂诺-巴斯（Agostino-Bassi）针对传染性疾病的病因提出了生源说的概念。这种假说与瘴气说相对立，起初受到了很多人的质疑。后来，由于显微镜的出现，人们直接看到了肉眼看不到的微生物。19 世纪德国科学家罗伯特·科赫（Robert Koch）对炭疽病和炭疽芽胞杆菌关系的一系列研究，则为微生物可以引起疾病提供了直接的证据。

19 世纪以后，生源说开始成为传染病起源的主导学说。如果说瘴气说把疾病的病因指宏观环境因素，生源说则为人类向微观世界寻找病因指示了方向，它是微生物学的开端，又受益于现代微生物学的发展，继而催发了很多生物医学的发现和发明，如抗生素和疫苗。从某种意义上讲，生源说的单一微观病因论与现代生物医学实验室研究的指导思想一脉相承。

与 18 世纪休姆（Hume）描述的因果关系类似，生源说认为，病因是单一的，即一个疾病只有一个病因。因为发病只需一个病因，由此可以推测，该病因必然是充分的，即有了病因一定会得病，而且该病因是必要的，即每一个患者都会有这个病因。对于传染病来说，瘴气说不能合理地解释为什么有一些人有病因却没有发病，而另一些人有了病却没有病因。

然而，20 世纪中期以后，慢性非传染性疾病成为人类健康的主要威胁，如癌症和心血管疾病，它们不能由一个单一的病因来解释，也不会从一个人传给另一个人，生源说注重单一的可传染的病因理论暴露了明显的缺陷。在瘴气说思想的指导下，人类又一次大规模地向人体外部的宏观世界寻找可控制的因素，例如吸烟、饮食方式、生活方式、环境污染等。

（唐金陵）

bìngyīn móxíng

病因模型（causal models）
一种用来区分不同病因以及阐述它们与疾病的关系、它们彼此之间的关系以及它们作用机制的一种假说或理论框架。病因模型主要用途包括：①阐述病因之间的关系以及病因和疾病的关系。②指示病因的方向以解释新的病因。③用于说明病因的作用和解释流行病学概念和原理，以寻找主要矛盾，从而制订出更全面、更有效的疾病预防策略为最终目的。病因模型是根据现阶段人类对疾病病因的认识提出的。

最早的病因模型就是疾病的单病因学说。瘴气说与生源说是关于病因的更早更原始的病因学说，它们都属于单病因学说，即认为疾病是由一种原因造成。在生源说中，科赫法则是判定一个传染因子是否是一个疾病的病因最早的准则。

有代表性的多因素病因模型有三角模型（epidemiological triangle）、生态模型（ecological model of health determinants）、轮状模型（wheel model of causation）、病因链（causal chain）、网络模型（causal web）和充分-组分病因模型（sufficient-component causal model）。它们从不同的角度来审视和分析病因，对制定疾病的预防策略都有着独特的实用意义。

（唐金陵）

sānjiǎo móxíng

三角模型（epidemiological triangle） 从宿主、病原体和环境 3 方面描述传染病流行的病因模型。1982 年约翰-高登（John Gorden）等总结了人类对传染病病因的认识，提出传染性疾病流行的三角模型。该模型认为影响传染病在人群中发生和发展的因素是多重的，并将它们归结为 3 个方面，即宿主、病原体和环境。其关系可以用一个等边三角形的平衡关系来描述：表明它们的相互平等、相互关联和相互制约的关系，在一定的时间框架里，一个因素的变化会影响其他因素，进而影响疾病在人群中的发生和发展（图 1）。

宿主、病原体和环境对传染病流行缺一不可。但是，在正常情况下，三者可通过其相互作用保持一个动态平衡，使人群疾病的发病率和现患率维持一个常态。一旦三者中的一个因素或一个以上的因素发生了变化，破坏了它们之间的平衡状态，人群疾病的发病率和现患率就会升高或降低，甚至发生暴发或流行。流行病学的主要任务就是寻找可以用来切断该三角中任何一条（或多条）连线的措施，阻断任何两个因素之间的联系，以此就可以控制疾病的流行。

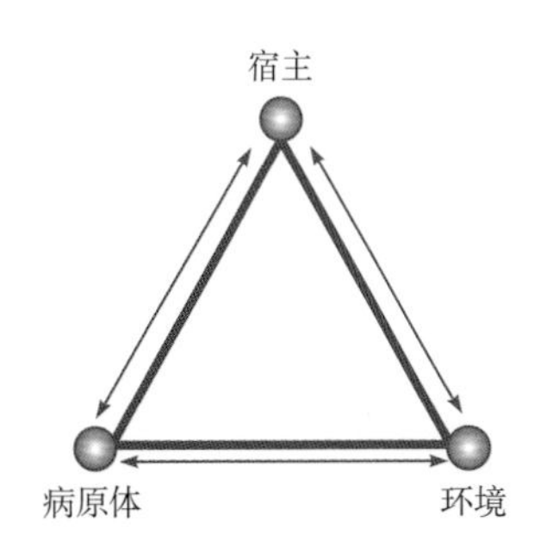

图 1 流行病学的病因三角

例如，在环境因素和宿主不变的情况下，病原体毒力增加，如 A 型流感病毒发生变异出现新的亚型时，病毒的毒力和致病性增加，则平衡遭到破坏，将使更多的人发病，造成人群中流感患者数目增加，形成暴发或流行。同理，即使其他因素不变，如果宿主抵抗力下降，如发生饥荒，更多的人会罹患流感。又如，自然环境的变化也可提高疾病发生的机会，如夏季多雨、气温高，有利于蚊蝇滋生和病原体繁殖，因而增加肠道传染病及蚊媒传染病（如乙型脑炎、疟疾）在人群中的传播。

流行病学的病因三角模型是对传染性疾病病因认识的一个进步，优于单病因学说，揭示了在病原体之外可以用来预防和控制传染性疾病的可能性，揭示了在病原体不明的情况下预防传染病的可能性，促使了卫生学（如垃圾和污水处理和提供洁净的饮用水）的发展，在现代在微生物学产生之前，是人类用来控制传染病的重要理论基础。

（唐金陵）

lúnzhuàng móxíng

轮状模型（causation wheel）
在三角病因模型的基础上，1985

年摩斯纳（Mausner）和克雷默（Kramer）提出了疾病的轮状模型。轮状模型（图1）把可患病的人或动物放到了中心的位置，周围是他们生活的物理、化学、生物和社会环境，而传染病的致病因子只是生物环境的一个部分。该模型用新的方式描述了宿主、致病因子和环境的关系，认为环境、宿主和病原体不是对等和分离的关系，它们的重要性有主次分别，并揭示了直接病因和间接病因的存在，以及远端病因和近端病因的区分。同时，轮状模型也扩大了环境的概念，提示更多的环境因素可以致病，指出了更多的干预靶点，为预防疾病提供了更多的选择。轮状模型较流行病学三角模型更接近于病因之间以及病因与疾病的实际关系，为研究复杂的慢性疾病的病因打开了新的窗口。

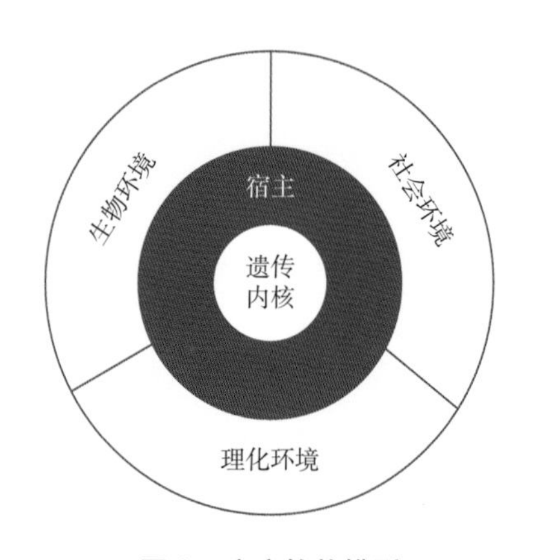

图1　疾病轮状模型

例如，对于以宿主的遗传背景为主要病因的疾病，如葡萄糖-6-磷酸脱氢酶缺乏症、1型糖尿病等，遗传作用可相对大些，而对于麻疹、疟疾等传染性疾病，生物学致病因子是必要因素，起着不可缺少的作用。对于地方性疾病，人们居住的自然物理和化学环境则起着主要的作用。

早期轮状模型的主要问题是，它仍然围绕着传染病的3个因素展开的，对慢性非传染性疾病，它们揭示的病因的种类和范围存在很大的局限性，因而也限制了人们控制慢性非传染性疾病的策略，因此是一个过渡性的模型。

（唐金陵）

chōngfèn bìngyīn-zǔfēn bìngyīn móxíng

充分病因-组分病因模型

（sufficient-component causal model）　20世纪70年代由肯尼斯-罗思曼（Kenneth Rothman）提出的病因模型。认为疾病的发生必须是由一个充分病因引起的，一个充分病因可以由一个或由多个组分组成，且它们缺一不可。

早期病因学说的局限性　早期的病因学说多是针对传染病的，自人类发现了传染病病原体存在以后，病因的生源说盛行，使人们误认为疾病的病因是单一的，即一个疾病只有一个病因（即病原体），如果一个疾病的发生只需要一个病因，所有患该病的患者必然都会具有这个病因，且有了病因，疾病必然会发生。然而，慢性非传染病的病因挑战了这个人类长期信奉的简单的病因理论。对于慢性非传染性疾病来说，生源说对瘴气说的挑战，刚好成了对自己的攻击。尤其在慢性非传染性疾病的病因上，生源说不能解释为什么有些人有病因却没有疾病，也不能解释为什么有些人有了病却没有病因。

现代科学认为，因和果的关系不是单一的，而是多重的、复杂的。假设某人希望在3天内开车从北京到达上海，3天内到达上海是结果，开车是可以产生这个结果的决定因素，或者说开车是原因，到达上海是结果。那么，是否有了汽车就一定能在3天内到达上海呢？显然不是。能否达到上海还取决于很多其他因素，例如，路况如何？天气如何？司机的状况如何？汽车的状况如何？任何一个因素出了问题，都可能导致无法按时到达目的地。换言之，所有这些可能的因素都是按时到达上海必要条件，缺一不可，只有当他们都同时具备时才能获得预期的结果。但是，为了到达上海，开车不是唯一的选择，乘飞机或火车同样可以去上海，即使以上与开车所有相关条件都不存在，目的还是会实现，结果还是会发生。

这个例子说明，同一个结果可以有多个不同的原因引起。而且，单一原因多不足以引起结果的发生，还需其他因素的协同作用，结果才能发生。原因和结果的这种复杂关系可以用充分病因-组分病因模型来解释。

充分病因与组分病因模型的主要内容　1976年，肯尼斯-罗斯曼（Kenneth-Rothman）在美国流行病学杂志第一次系统地对充分病因-组分病因模型进行了阐述。基于人类对大量病因现象的观察，该模型首先认为，疾病的发生必须是由一个充分病因（sufficient cause）引起的。充分病因是疾病发生的充分条件，其形成就等于疾病的发生。一个充分病因可以由一个或由多个组分组成，且它们缺一不可，任何一个组分病因（component cause）的缺失，疾病就不会发生。严格地讲，组分病因就是充分病因的一个组成成员，是病因的最小单位，充分病因是疾病发生所需要的最低条件或组分病因的最少组合。最少的意思是，少一个疾病则不会发生，多一个对疾病发生也不必要。

而且，一个疾病可以由一个或多个充分病因引起，一个组分病因可以出现在一个疾病的一个或多个充分病因里。

图 1 描述了一个充分病因，它共有 5 个组分病因，分别为标为 A、B、C、D、E。在同一充分病因里，组分病因彼此形成互补，为对方的互补病因（complementary causes），如 B、C、D 和 E 为 A 的互补病因，而 A、C、D 和 E 则为 B 的互补病因（图 1）。因为这 5 个组分病因缺一不可，否则疾病不会发生，就此意义上，一个充分病因的每个组分病因对疾病发生的作用或贡献都是等同的和必要的。因此，为了预防疾病，不需要知道所有的组分病因，除去或阻断任何其中一个组分，都可以预防通过该充分病因发生的所有病例。

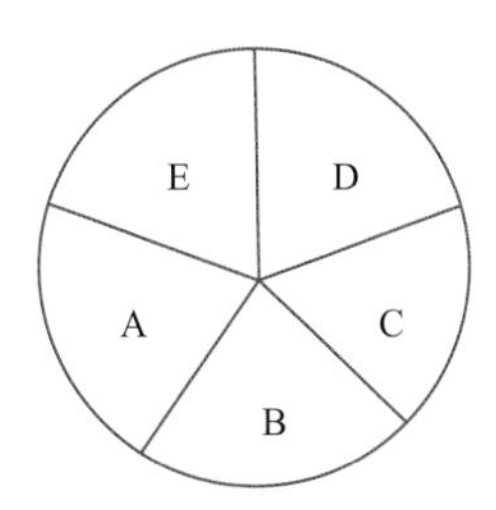

图 1　互补病因示意图

组分病因对充分病因缺一不可，但这不等于所有组分病因必须同时存在，更可能的情况是，它们需要按照一定的时间顺序逐次发生，当最后一个组分病因发生或出现时，充分病因完成，疾病发生。

然而，能够造成一个疾病发生的充分病因往往不止一个，或者说疾病的发生可以通过多个不同的充分病因来实现，同一疾病的充分病因彼此互为互补病因（图 2）。描述了一个疾病三个不同的充分病因，且假设该疾病只有 3 个充分病因。第Ⅰ个充分病因有 5 个组分病因，它们分别是 A、B、C、D、E。第Ⅱ的充分病因也有 5 个组分病因，它们分别是 A、B、F、G、H. 第Ⅲ的充分病因也有 5 个组分病因，它们分别是 B、F、Q、Y、Z。所示的情况只是为了说明问题进行的假设，现实中一个疾病充分病因的总数不可能恰好是 3 个，一个充分病因的组分病因不可能恰好是 5 个，不同充分病因的组分病因总数也不可能相等。

组分病因 B 是所有 3 个充分病因都需要的组分，这样的组分病因称为必要病因（necessary cause），因为如果此组分病因不存在，该疾病的任何一个充分病因就不会实现，疾病就不会发生，如果疾病已经发生了，该病因必然存在。最典型的必要病因就是传染病的病原体。比如，一个人从来都没有感染过乙型肝炎病毒，他就永远不会得病毒性乙型肝炎。对于预防传染病来说，疫苗之所以效果很好，就是因为疫苗阻断了必要病因。但是，即使在必要病因未知的情况下，还是可以通过阻断多个组分病因从而阻断与其相关的充分病因来有效地预防传染病。

根据病因的必要性和充分性，可以把组分病因分为 4 类：①既必要又充分，②必要但非充分。③充分但非必要。④既非必要又非充分。既必要又充分的病因很少，天花病毒可能是为数不多的几种。没有天花病毒，天花不可能发生；感染了天花病毒，天花几乎百分百发生。几乎所有的传染病的病原体都属于必要但非充分的病因，没有病原体，有关疾病永远不可能发生，但是感染了某病原体，该病也不一定发生，如结核和乙型病毒性肝炎。那些剧烈的严重威胁生命的事件多是死亡事件的充分但非必要的原因，例如飞机失事、严重车祸、服毒自杀等，一旦事件发生，就足以致命。但是一个自杀者如不能服毒自杀，他完全可以选择其他自杀的方法。

充分病因-组分病因模型的意义　该模型回答了病因学说的两个重要的悖论，一是为什么没有病因疾病却发生了，二是病因存在疾病却不会发生。前者是因为绝大多数慢性非传染性疾病没有明显的必要病因，疾病可以通过不同于关注病因的其他充分病因实现，例如酗酒是肝硬化的病因，但是不饮酒的人同样可能患肝硬化，因为肝硬化还可以通过其他充分病因而发生，如乙型病毒性肝炎病毒感染。第二个悖论是因

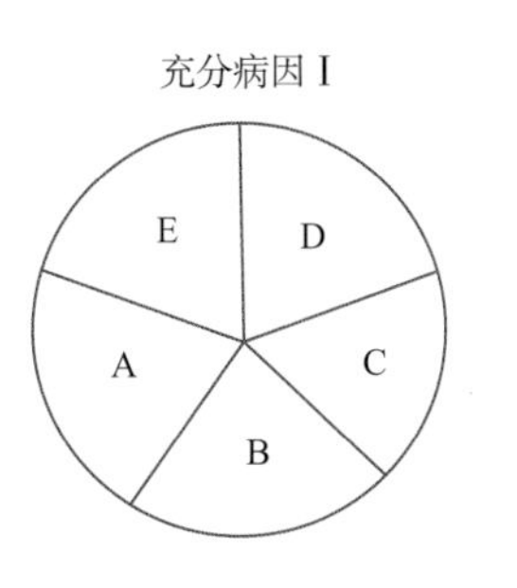

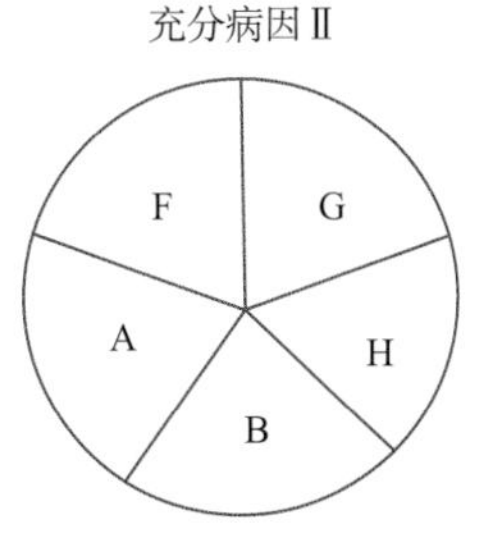

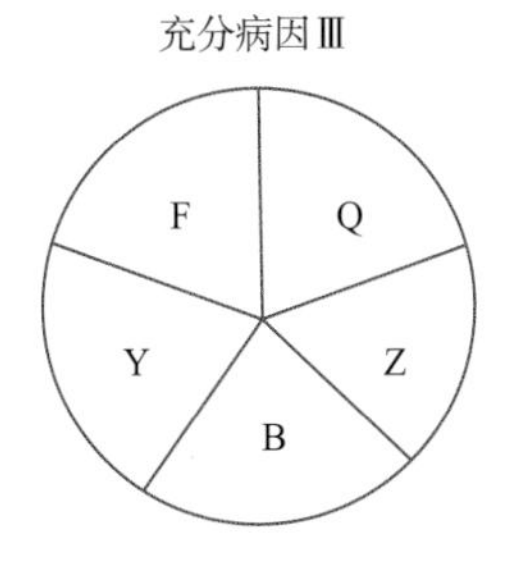

图 2　充分病因示意图

为关注的病因不是充分病因，只有当其互补病因都具备时，疾病才会发生，绝大部分慢性非传染病的病因都属于这类病因，如吸烟可以引起肺癌，但是绝大多数吸烟者一生也不会患上肺癌。

对于慢性非传染性疾病来说，目前所知道的所有病因和危险因素几乎都属于既非必要又非充分的病因。例如，有高血压不一定得心血管病，没有高血压也可能得心血管病。也许可能永远不可能知道一个慢性疾病有哪些充分病因，也不知道每个充分病因的组分是什么，知道的可能仅是几个组分病因，而这些组分病因很少是必要病因。

但是，这并不意味着对慢性病的预防就无从下手。恰恰相反，因为任何一个组分病因对于需要它的充分病因都是必要病因，所以除去任何一个组分病因就等于除去了与其相关的所有充分病因，因此也就预防了与所有可通过这些充分病因而发生的病例。如果一个组分病因参与了一个或多个主要的充分病因，除去这个组分病因就可以预防大部分的病例。例如，如果可以在一个人群中彻底根除吸烟，那么就可以预防绝大多数的肺癌病例。据此推测，吸烟参与了肺癌主要的充分病因，预防已经抓住了主要矛盾。

（唐金陵）

bìngyīn wǎngluò

病因网络（web of causation）

不同的病因链相互连结、相互交错，即形成复杂的完整的病因关系网络。为了便于系统探索疾病的病因，麦克马洪（MacMahon）等提出了病因网的概念。该概念有利于对疾病的病因作系统的研究和探索。如果说轮状模型指出了更广泛的病因的存在，病因网络则试图更详尽地描述它们之间的关系。

以冠心病的病因为例，吸烟、饮酒、饮食习惯和体力活动等生活习惯均可单独或联合对血糖、血脂、体重和血压有影响，同时体重对血脂、血糖和血压也存在影响，这些影响相互联合，共同形成代谢相关疾病的病因网络（图1）。

病因网络对疾病预防具有重要的启示。①去除一条病因链中的任何一个因素就可以完全切断整个病因链，从而预防疾病通过此病因链发生，这使得切断一个病因链有了多种选择，提高了预防的可能性。如食用过多的脂肪可增加血胆固醇，高胆固醇可增加心血管病的风险，在这个链锁里就有两个可阻断的节点，即食物中的脂肪和高脂血症，针对任何一个因素的措施都可能有效。②不同的病因链对疾病发生的作用的大小可能不同，有效的预防应切断主要的病因链。如有很多因素可以引起肺癌，但是吸烟是人群中肺癌的主要因素，控烟就成了预防肺癌的主要策略。如高血糖、高血脂和高血压都可能引起冠心病，但是高血糖的危险可能最大。③不同的病因链可能独立地影响疾病的发生，同时切断多个病因链必然可以预防更多的病例。如高血压、高血脂、高血糖均可能独立地增加心血管病的风险，切断任何一个病因链，最多可预防40%～50%的心血管病，但是针对3个病因链同时行动，如同时给一个患者降血压、降血脂和降血糖的药物，可将心血管病风险降低80%以上。

（唐金陵）

liànzhuàng bìngyīn móxíng

链状病因模型（chains of causation）

不同的致病因素与疾病之间构成不同的链接方式。在多病因学说里，一切可疑影响健康的因素或事件都是病因，而且无论是传染病还是慢性病，其病因都是多重的，病因与疾病之间的关系是复杂的，病因与病因之间的关系也是复杂的。例如，一些因素的作用对疾病的发生可能是直接的，一些因素的作用可能是间接的；各种因素的作用可以是独立的，可以是相互的协同作用，也可以是相互的拮抗作用；各因素间也可以是互为因果，即有些是原始病因有些是继发因素，有些是远端病因，有些是近端病因，最终导致疾病的发生（图1）。

（唐金陵）

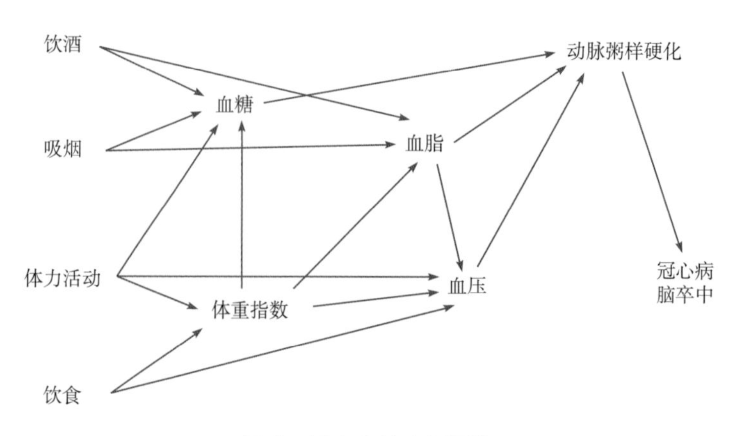

图1　冠心病的病因网络

农业技术进步
食物供应增加
脂肪摄入增加
血胆固醇升高
冠心病

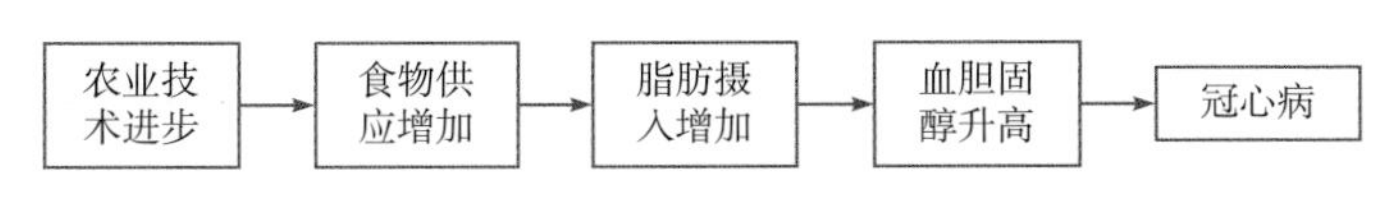

图1 链状病因示意图

shēngtài bìngyīn móxíng

生态病因模型（ecological model of causation） 健康决定因素的轮状模型。是达尔格伦（Dahlgren）和怀特海德（Whitehead）在1991年提出的。该模型是一种更新、更全面的轮状模型（图1）。该模型的中心是人体，包括一个人的性别、年龄、遗传等特征，然后将其他病因归类，按照它们与疾病产生的远近关系分成不同的层，每层又包含很多相关但不同的因素，并强调各种因素的相互作用对健康的影响。该模型具有早期疾病轮状模型的基本特征，健康决定因素还意味着那些可影响健康但不影响发病的因素也是可以利用的因素，大大拓宽了病因的范围和领域。

生态病因模型认为，个体特征是疾病发生的根本。例如女性易患乳腺癌，老年人易患心脏病，具有某些遗传特征的人易患遗传性疾病。生物环境因素如细菌、病毒及其他微生物、寄生虫、动物传染源和媒介节肢动物是传染性疾病的必要因素。从物理化学环境角度看：营养素、天然有毒动植物、微量元素、气象、地理、水质、大气污染、电离辐射、噪声都与疾病有关。从社会环境角度看，社会制度、人口、经济、家庭、医疗、文化、职业、宗教、风俗等都会影响疾病的发生和流行。而且，这些因素相互影响、相互作用共同决定一个人群的健康水平。

生态病因模型直接表明了直接和间接病因的存在。直接病因和间接病因也是相对疾病的远近而言。例如，经济发展使人类有了更多的肉类食品，喜欢肉类食品会导致食用过多的胆固醇，胆固醇会引起血管斑块，血管斑块可以引起血管狭窄甚至堵塞，血管狭窄和堵塞可以引起冠心病，冠心病可以引起死亡。以死亡作为结果来看，冠心病是直接原因，食入过多的肉类食品则是间接原因。

生态病因模型最大限度地展开了对各种可能的病因的认识，从而也揭示更多的新的疾病预防和控制方法。

（唐金陵）

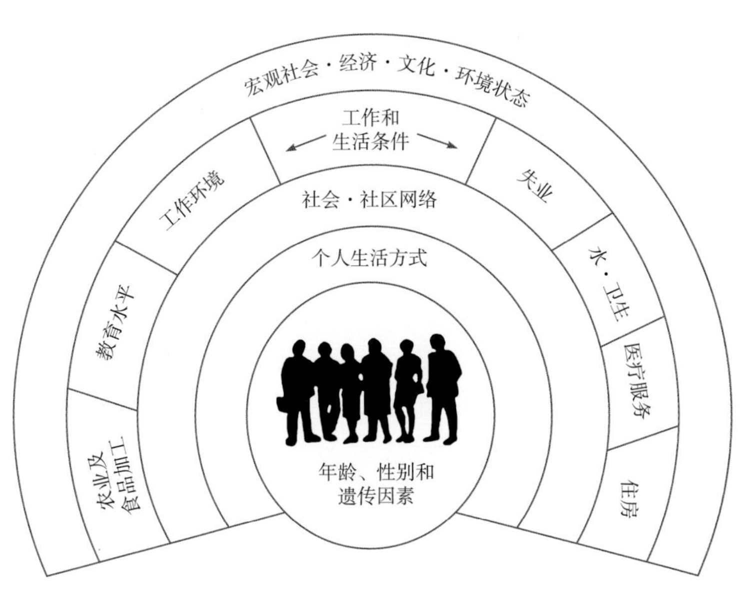

图1 健康决定因素的生态模型

yīnguǒ guānxì

因果关系（causality cause and effect association） 一个事件（即“因”）和第二个事件（即“果”）之间的作用关系，其中后一事件被认为是前一事件的结果。从本质上讲，病因和疾病的关系从属哲学上讲的因果关系，病因是原因，疾病是结果。因果关系是两个事物之间关系的一种，不同于空间关系、时间关系、亲缘关系等，而是一种由事物变化和时间因素构成的复杂的抽象的关系。

18世纪英国哲学家大卫·休姆（David Hume）对因果关系进行过系统的重要的研究。他认为，因果关系是一个事件（果）在时间上总是随着另一个事件（因）发生而发生的规律关系，而且，假如因事件没有发生，果事件一定不会发生。因果关系对人类的重要性在于通过因对果的可预测性和可干预性。休姆的分析是人类认识因果关系的里程碑，也是后继很多重要工作的基础，包括米尔（Mill）的因果关系推理法则。

条件 首先因事件必须发生在结果事件之前。例如，误服大量的砒霜（以下将简称砒霜）一定会致死，砒霜和死亡的关系就是一个典型的因果关系，或者说砒霜可以引起死亡，砒霜是原因，死是结果。砒霜和死亡的关系的第一个特征是，误服大量的砒霜必须发生在死亡之前，这是事件发生先后顺序的时间特征，是因果关系的第一个基本特征。

但是，依时间顺序先后发生的事件之间不一定都是因果关系。例如某人在北京打了个喷嚏，20分钟后东京发生了地震，显然人们不会把这样两个事件的关系认为是因果关系。成为因果关系，这个关系还必须具有可重复性。可重复性指当因事件发生时，果事件一定或经常会发生。例如，误服砒霜会致死，今年是这样，明年也是这样，中国人是这样，美国人也是这样，谁试了都不例外。但是，北京人一打喷嚏东京就地震的关系则是不可重复的。

然而，即使是有固定先后时间顺序的可重复的两事件间的关系，也不都是因果关系。如鸡叫与日出的关系。鸡叫在先，日出在后，有时间顺序关系，而且天天如此，年年如此，有很高的可重复性。然而，鸡叫和日出的关系不是因果关系，因为即使世界上没有鸡，明天太阳还是会出来，说明鸡叫对日出没有影响，因此二者之间没有因果关系。建立因果关系，因事件和果事件之间必须存在因变性（consequential change），即果因因而变的性质，换言之，就是果事件的变化是由于因事件的变化引起的。

因变性必须通过改变因事件来观察果事件的变化而确定。例如，打开开关，灯会亮起，关闭开关，灯会熄灭，说明灯亮灯灭是随开关的开和关而变化的。流行病学里类似的例子是吸烟和肺癌的关系。例如，不吸烟者的肺癌发生率是1%，而吸烟者的肺癌发生率是11%，从不吸烟到吸烟的变化引起了肺癌发病率10倍的增加。再如，吸烟10支以下，肺癌的发病率为5%，10~30支为10%，30支以上为15%，随因的变化果的变化更加明显和确定。

但是，严格来讲上述吸烟和肺癌的关系只能称为关联关系（association），还不是严格意义的因变性，因为吸烟和非吸烟者肺癌发病率的差别可能是由吸烟以外的因素（如混杂）造成的，而吸烟和肺癌并没有任何关系。但是，因变性不是黑箱式人群流行病学研究可以观察的特征，能够观察的只能是关联，然后通过对其他因素的控制，进而推论因变性的存在。可见，关联关系是因果关系可观察的第二个特征。

总之，因是果发生的先决条件，没有因的存在，果就不会发生。因必须在时间上发生在果之前且引起果的发生，果必须随因的变化而变化。因此，因果关系必须同时满足以下3个基本条件，缺一不可：①时间顺序。②关联关系。③因变性。时间顺序和关联关系是直接可以观察的，因变性可通过排除其他因素的可能性来间接证明。

分类 以病因和疾病的关系为例，因和果的关系可表现为以下几种形式。

单因单果 一个因素引起一种疾病，这种特异性概念，是传统的病因观。早期的瘴气说和生源说是此种病因观指导下的研究方法。米尔准则（Mill canon）和科赫法则（Koch Postulates）等主要用来指导此类研究。但事实上单因单果的联系方式几乎不存在，即使是有必需病因的传染病，它的病因也不是单一的，因为除了病原体外，还存在宿主易感性等因素。如机体感染了结核杆菌，不一定发生结核病，与个人的体质、营养、疲劳和精神状态等都有关。

单因多果 一个因素引起多种疾病，如吸烟可引起肺癌和慢性支气管炎等。此类因果观注重病因的多效应，强调阻断或者控制某个病因可能对不同疾病的发生或预后均有影响。

多因单果 多种因素引起一种疾病，如高血压、高血脂、吸烟、饮酒等引起急性心肌梗死。此种因果观强调疾病的多因性，即控制某种疾病的发生和发展可以从多方面下手。

多因多果 单因多果，多因单果都各自反映了事物的一个侧面，同时也有一定的局限性。如高血压、高血脂、吸烟、饮酒等不仅引起急性心肌梗死，也会导致脑卒中。不同疾病的多个病因可以是完全相同的，也可以是部分相同的，因此多因多果全面地反映了事物的本质。在充分病因-组分病因模型中将对这一观点进行详细叙述。

直接和间接病因 即病因1→病因2→引起疾病。直接病因距离疾病结果较近，一般指较微观的致病机制因素。离疾病结果较远，一般指宏观的流行病学上的危险因素。直接病因和间接病因也是相对而言。病因链、病因网状模型和健康决定因素模型均可用来解释此种因果联系方式。

（唐金陵）

yīnguǒ guānxì tuīduàn

因果关系推断（casual inference） 对因果关系的科学推论。科学推论（scientific inference）是依据科学研究的结果对事物的本质或普遍规律进行推断。科学推论需要遵循一定的原则，按照一定的程序，推论的一个重要部分是对结论正确性的评估。

推论有两个层次，一是根据某具体研究进行的推论，二是根据所有同类研究进行的推论。每一项科学研究都是对其所探索的问题进行的一次推论。在单个研究层面上，推论结果的正确性首先取决于研究的相关性和设计类型。如动物实验发现的病因未必能外推到人类群。再如，病例系列研究可以用来探索病因，但是由于其设计框架的问题，无论研究的其他方面多么的严谨，其因果关系的推论也不可能十分可靠。如果一项研究是高质量的随机对照试验，其发现的因果关系应是人类至今可获得的最可靠的结果。其次，推论的正确性取决于研究的方法学质量和样本量，研究质量越高，样本量越大，推论结果的正确性就越高，且研究质量的重要性大于样本量。

假如一项研究是完美的，其人群代表性是高的，设计是合理的，测量是准确的，执行是严谨的，结果没有任何误差和偏倚，样本量足够大，那么该研究本身就足以对所研究的问题做出正确的推论。然而，完美的研究是不存在的，任何研究都可能存在这样和那样的问题，或多或少存在误差和偏倚，因此可靠的推论往往不能基于单一的研究，而是建立在很多同类研究甚至相关研究的基础之上。下面将围绕基于多项研究的推论，讨论因果关系推论的原则、程序和对结论正确性的判断。

原则 因果关系推断就是判定两个因素之间是否存在真实的因果关系。对于病因研究，因果关系推断就是判定某因素是否某疾病真正的病因。因果关系的推断必须是在现有观察和研究证据的基础上进行的，对于人类疾病病因的研究，在人群中进行流行病学研究的证据是最重要最直接相关的证据，其他（如离体和动物）研究的证据则是辅助的补充性的。严格来讲，对因果关系的推断包括两个层面的判定，一是两个事件之间是否存在因果关系，二是该因果关系的强弱，前者是定性的推断，后者是定量的推断，相对更难。目前常讲的因果推断主要指定性推断。

无论是病例系列、病例对照研究，还是前瞻性队列研究，任何一个流行病学研究都是对一个特定因果关系的一次尝试性的评估，即寻找有关因果关系存在的3个基本特征的证据：①病因必须先于疾病发生的时间顺序关系；②可疑病因的暴露者疾病发生的概率高于非暴露者；③疾病的发生随病因的变化而变化，反之则不成立。但是，不同的研究设计提供的证据的真实性不同，如前瞻性队列研究提供的关于因果关系的证据高于病例对照研究，后者又高于前后对照研究，对照研究又高于无对照的病例系列观察。另外，即使是同一种研究设计（如前瞻性队列研究），由于具体的设计、测量和分析可能存在特异的偏倚，它们提供的证据的真实性也存在差别。

程序 在推断因果关系时，首先需要评估原始研究结果的真实性（这里仅指研究的内部真实性）。一项研究结果的真实性与研究中偏倚的多少成反比。决定研究结果真实性的因素是研究的方法学质量。一项研究的方法学质量是该研究对偏倚控制程度的总体衡量。因此，研究的质量决定研究结果的可信度，质量越高，偏倚就越小，研究提供的关于因果关系3个特征的证据就越可靠，说明因果关系存在的可能性就越大。

研究的质量由研究的偏倚控制措施决定。研究设计是一项研究控制偏倚最基本的最重要的方法，因此一项研究的质量首先取决于研究设计的种类。如评价疗效时，从设计上讲，随机对照试验的质量一般应高于非随机的对照试验，后者又高于病例对照研究。其次，研究的质量进而由该类研究特有的偏倚控制措施决定，如临床试验可使用合理的对照、随机分组、分组隐匿、盲法、维持原随机分组分析等偏倚控制措施。但一项研究不一定采取所有这些措施，使用越多，偏倚控制就越好，质量就越高。第三，研究的质量还取决于流行病学研究的一般偏倚控制措施，如收集资料的准确性、样本的代表性、高随访率、足够的观察时间等。另外，样本量决定结果估计的精确性，决定可信区间的宽窄，虽然影响的也是结果的不确定性，但一般认为与研究质量无关。

其次，当很多同类研究都显示同样的结论时，即不同研究结果存在一致性时，将进一步支持因果关系的存在。近些年来，循证医学和临床流行病学家对如何评估研究质量进行了大量的研究，设计了定量评估研究质量的方法，如GRADE的工作及其发表物，值得借鉴。

最后，如果流行病学研究的结论与其他各种有关的研究结论一致，而且根据现有生物医学知识判断是合理的，因果关系的可能性进一步提高。

20世纪60年代，希尔（Austin Bradford Hill）爵士提出了疾病与病因因果关系推论的9个准则，是循证医学的概念出现以前人们用来进行医学因果关系推论的主要依据。系统综述和meta分析提供了新的思路，尤其是在原始研究结果真实性、精确性和一致性方面的评估提出了一套统一的操作方法。原始研究和系统综述的设计和分析要素里包含了希尔的主要准则，如时间顺序、关联强度、剂量效应关系、实验证据、一致性等。然而，对于当证据质量达到什么水平，当证据累积到什么时候可以肯定地说结果是真实的，系统综述也没有明确的答案。

病因推论进展 包括以下几个方面。

系统综述 20世纪末，循证医学出现，对医学领域因果关系研究和推论推向了新的阶段。循证医学呼吁，临床决策必须基于现有最好的证据，这些证据主要指人群中进行的医学应用型研究。依据证据进行实践，首先必须对证据的真实性进行评估。但是，循证医学首先关注的不是病因，而是治疗的效果和副作用，治疗与其产生的效果和副作用的关系也是因果关系，因此循证医学关注的主要是随机对照临床试验，推断的是治疗和效果之间因果关系。其次，提出和参与循证医学的不是传统病因研究的公共卫生的流行病学家，而是关注临床医学人群研究的临床流行病学家。

由于循证医学这两个特征，在评估证据的问题上，循证医学似乎一开始就忽略了希尔的病因推论准则，而是采纳了新的系统综述和meta分析提供的思路和方法。系统综述加强了对文献收集的系统性以及对结果定量的推论，并在原始研究结果真实性、精确性和一致性方面，系统提出了一套统一的定量的评估方法。然而，原始研究和系统综述的设计和分析要素里包含了希尔的主要准则，如时间顺序、关联强度、剂量效应关系、实验证据、一致性等。时间顺序是随机对照试验的设计特征决定的，关联强度和剂量效应关系是随机对照试验的结果，它们是进行因果关系推断的必要因素，因为每项随机对照试验都必须具备，因此无需进行再评估。对于实验证据，随机对照试验提供的就是人群的实验证据。对于一致性，系统综述更是采用了定量的评估方法，即异质性检验。系统综述还提出了对异质性原因的探究方法，是新的贡献。

希尔的另4个标准，即生物学合理性、生物学一致性、特异性和相似性比较，对判断因果关系不十分重要，因此一般不是系统综述所必须涵盖的内容，必要时可以在论文的讨论部分进行分析。例如，如果流行病学研究的结论与其他各种有关的研究结论一致，而且根据现有生物医学知识判断是合理的，因果关系的可能性进一步提高。

证据质量评级 系统综述是对希尔准则的科学的、系统的、定量的应用和发展，并加强了原始研究质量评估的内容。作为一种总结和评估研究文献的方法，系统综述也可能出现偏倚，降低其结论的可靠性。针对如何依据系统综述进行因果关系推论的问题，近年来，国际上开发了一些评估系统综述真实性的工具，尤其是对真实性影响因素的讨论和分析，很值得病因推论的参考。国际医学推荐分级研究、开发和评估（grading of recommendations assessment, development and evaluation, GRADE）工作组正在尝试综合各种评价真实性方法的优点，制定出一个统一的合理的分级标准。有关工作组的工作及其发表物，可造访GRADE网站（http://www.gradeworkinggroup.org）。

病因推论的困难 有关病因推论，希尔认为其提出的九个准则没有一项可以对因果关系的存在与否提出确定无疑的证据。因果关系最多不过是一个尝试性的主观上的推论。任何科学工作都不是完美无缺的，所有科学证据都可能被推翻或修正，科学推论也带着不确定性，无法确切地知道一项研究的结果的真实性，但是，证据的不确定性并不赋予人们可以无视现有证据的权利，不能作为延迟必要行动的理由。

现代学者已经发展了一套更完善更合理的因果关系推论系统和准则，但是在方法变得更加细致和量化的同时，人们再一次认识到，科学推论的本质是模糊的，且带着不确定性，严谨的方法和量化的结果未必能相应地增加对决策的信心。因为在如何利用证据真实性进行决策的问题上，远没有找到满意的答案。例如，当证据质量达到何种水平，就可以肯定地说结果是真实的；证据真实性是如何影响决策的；证据真实性的差别对决策的影响。在满意回答这些问题之前，追求更精确的证据评估似乎有点盲目。在这些方面，系统综述也不是答案，也许永远也不会有确切的答案，因为证据只是影响决策的因素之一，其他因素包括资源的多少和人们的价值取向，而且同一证据在不同决策中的作用是变化的，并不是固定不变的。

（唐金陵）

kēhè fǎzé

科赫法则（Koch postulates）用动物模型、细胞培养或核酸序列检测验证病原体与疾病之间的关系的一套科学判定法则。最早是由德国科学家科赫提出的判断一个病原体是否某传染病病因的标准，是较早的用于推断病因的标准之一，曾成功地用于证明了炭疽芽胞杆菌与炭疽的关系。

主要内容 科赫认为如果一个病原体是一个传染病的病因，该病原体必须同时满足以下4个条件。①在所有同类患者中都会发现该病原体，但是在健康人中不存在该病原体。②能够从宿主体中分离出该微生物，并能在体外培养基中得到培养。③用体外培养的微生物感染易感的健康宿主，被感染者也会发生同样的疾病。④从实验发病的宿主中能再度分离并培养出这种微生物。

科赫法则是较早用于推断传染病病因的标准之一。该标准的第1条同时满足了米尔（Mill）的求同法和求异法，第3条考证了可疑病因和疾病的时间顺序，但是是在动物中进行。

从现代医学对传染病病原体和疾病关系的认识角度看，科赫法则存在明显的局限性。例如，由于传染病隐性感染和健康带菌带毒现象的存在，第1条第2部分（“在健康人中不存在该病原体”）以及第3条第二部分（被感染者也会发生同样的疾病）都不是必要条件。

又如，在某些情况下，甚至第1条第1部分（“在所有同类患者中都会发现大量该病原体”）也不是必要条件。例如，有些神经梅毒患者在出现神经系统表现的时候，并不知道自己几年前曾感染过梅毒。由于已经超过了病原体高速扩增的阶段，且相当一部分病原体已被机体清除，梅毒螺旋体的检出率很低，此时需要依靠相关抗体对梅毒进行诊断。即患者患病却不存在大量相关病原体。

另外，由于病毒、梅毒螺旋体等不能像多数细菌一样容易在体外培养基上进行培养，第2条第2部分（“能在体外培养基中得到培养”）以及第3条和第4条亦不是必要条件。因此，科赫法则也几度被后人修订。

改良的科赫法则 进入21世纪，新的核酸技术的应用，如聚合酶链反应，高通量测序等，发现了大量的病原微生物，尤其是大量不可培养的病毒，使科赫法则的应用受到了极大挑战。按照病毒核苷酸的检出情况，新的科赫法则曾被修订如下：①在大多数被感染病例中应检测到待定病原体的核苷酸序列，尤其从特定解剖部位。②在非患者中该病原体的核苷酸序列应无法检出或极少检出。③疾病痊愈后，该病原体的核苷酸序列应减少或无法检出，疾病复发和恶化时则相反。④当病原体的核苷酸序列的检出早于疾病发作或者二者呈剂量反应关系时，病原体和疾病的关系更可能是真的。⑤从现有的序列推断出的微生物的性质应该与该生物群已知的生物特征相一致。⑥应尽可能寻求细胞水平的组织-序列证据，证明微生物序列原位杂交存在于病理组织或微生物感染的区域。⑦以上发现可以被重复。

分子生物学科赫准则 分子生物学科赫准则是一系列实验准则，用以证明病原微生物中某基因片段的表达产物可以导致该病原体引起的疾病。满足分子生物学科赫准则的基因通常被称为致病因素。该准则由微生物学家斯坦利·福尔科（Stanley Falkow）于1988年在科赫准则基础上发展形成。该假设描述如下：①该表型应当存在于某种微生物所有致病菌株，而不存在于非致病性菌株。②该特定基因失活应导致致病性减弱。③回复突变或等位基因置换应导致致病性的恢复。④致病性基因必须在感染过程中表达。⑤免疫有保护作用。

对于许多致病微生物，目前无法适用分子生物学科赫准则。候选致病基因测试需要疾病相关的动物模型和基因操作的能力。许多重要的人类疾病仍然缺乏合适的动物模型，此外，许多病原体的基因实验技术也有待发展。

（唐金陵）

xī'ěr de bìngyīn tuīduàn zhǔnzé

希尔的病因推断准则（Hill criteria） 20世纪60年代由希尔（Hill）等提出的人群研究中判断因果关系的标准。因果关系推断就是判定两个因素之间是否存在真实的因果关系，是科学推论的一种。病因推断是因果关系推断的一种，就是判定某因素是否某疾病真正的病因。可靠的病因推断必须基于目前所有相关的研究，研究人类疾病病因，在人群中进行流行病学研究提供了最重要最直接的证据，而其他（如离体和动物）研究的证据或可用于形成病因假设，或可用做人群研究的辅助证据。

严格来讲，因果关系推断包括两个层面，一是两个事件之间是否存在因果关系，二是该因果关系的强弱，前者是对定性结论的推断，后者是对定量结论的推断，相对更难。目前常讲的因果推断主要指定性推断。希尔的9

个条件是依据多项研究进行病因推论时常用的准则。

发展历史 20世纪中期，流行病学研究首次发现了吸烟和肺癌的关系，是人类寻找慢性非传染性疾病病因的一个重要发现，当时很多人持怀疑态度。1962年，多尔（Doll）和希尔在关于吸烟与健康的世界专家会上，提出用流行病研究结果判断病因的5条标准。1965年，希尔在皇家医学会职业医学分会中，又将此标准扩展为9条。今天，该标准仍广泛地用于人群研究中判断因果关系的标准。

内容 希尔的9条标准包括以下几方面。

时间顺序（temporality） 因必须先于果发生的时间关系，是判断因果关系的必要条件。时间顺序是任何一项流行病学研究必须提供的证据，它寓于研究设计之中。例如，在设计前瞻性队列研究时，必须保证结果事件还没有发生，观察必须从已经发生的病因开始。在时间顺序的可信度上，临床试验高于前瞻性队列研究，后者高于回顾性病例对照研究，后者又高于横断面研究。

关联强度（strength of association） 用来评价病因和疾病之间关联高低的指标，一般用相对危险指标衡量，如相对危险度和优势比。两个因素间关联强度越高，二者间存在因果关联的可能性就越大。例如，吸烟和肺癌之间的相对危险度约为15，而移动电话与脑癌的关系强度约为1.2，吸烟是肺癌病因的可能性大于移动电话是脑癌病因的可能性。关联强度指标也是任何一项流行病学研究必须提供的信息。

剂量反应关系（dose-reponse realtion） 疾病的发生率随可疑病因的强度或数量的变化而变化的现象。剂量反映关系的存在进一步支持因果关系的存在。剂量反应关系证据指标也是一项流行病学研究可提供的重要信息。

研究的一致性（consistencey） 同类研究结果的一致性，一致性越高，因果关系的可能性越大。评估一致性需要比较不同的研究，不能在一个研究内得出一致性的结论。一致性又称可重复性（repoducibility），是不同时间、不同地点、不同人群、不同研究者使用类似的研究方法可重复获得相同或类似结果的现象。可重复性越高，因果关系存在的可能性就越大。

实验证据（experimental evidence） 关于某关联的实验性研究证据。在人群中的病因研究都属于观察性研究，观察性研究的结论可能出错，可以用更可靠的实验性研究加以确证。例如，在人群中研究吸烟和肺癌的关系只能使用观察性研究，如果在动物实验中能利用吸烟成功诱发肺癌，将会进一步支持吸烟是人类肺癌病因推论。如果随机对照试验证明在人群中减少吸烟可以降低肺癌的发病率，也可视作实验证据。

生物学合理性（plausibility） 某病因假设与该疾病有关的事实、知识和理论相符合或一致的程度，或前者与后者不相悖的程度。生物学合理性越高，因果关系的可能就越大。

生物学一致性（coherence） 某病因假设与现有一般性生物医学事实、知识和理论相符合或一致的程度，或与前者可以被后者解释的程度。生物学一致性越高，因果关系的可能就越大。有人认为，生物学合理性和一致性十分近似，可以合二为一。

特异性（specificity） 病因和疾病之间的排他性或特异程度。如果一种病因只能引起一种疾病，且该疾病只有一种病因，该病因与疾病的关系具有高度特异性。特异性越高，因果关系的可能就越大。

相似性（analogy） 存在确定的类似的病因和疾病的因果关系时，由于可以类比的因果关系的存在，将加强新的因果关系的可能性。例如，如果已知某化学物有致癌作用，当发现另一种类似的化学物与同一种癌症也存在关联时，它们之间存在因果关系的可能性加大。

1991年美国流行病学家马文·萨瑟（Marvin Susser）在此基础上增加了预测能力一项，使该准则共有10项标准。这是一项十分重要的补充。在科学上，对一个理论检验最有力的方法就是评估它的预测能力，简单地说，就是利用该理论提出一个对未来或者过去的预测，然后再收集数据评估预测的正确性。例如，根据相对论可以预测核能的可能性，原子弹和核电站的成功反过来证明了相对论的正确性。

总之，以上10个标准中，存在关联（包括剂量效应关系）以及关联的时间特征是判断因果关系的必要条件和特异条件。必要的意思是它们必须存在，如果不存在，就可以否定因果关系的存在；特异的意思是这两个条件是确立因果关系特有的条件，是每一项病因研究必须提供的信息。而其他7项条件是有关研究之间的信息或流行病学研究之外的知识，是非特异的条件，是科学推论中使用的一般性标准。它们又是非必要的条件，即缺乏任何一项或所有7项，都不能足以否定因果关系的存在。另外，这10项条件都不是充分条件，一个因果关系即使满足了这10项条件，也不能肯定其真实性。

缺点 希尔准则还存在几个明显的重要的缺陷。①是没有考虑原始研究是否全面和完整。②对原始研究证据的真实性（即原始研究的方法学质量）没有考评。如果两个因素之间符合所有10个条件，提示两者很可能存在因果关系，但是如果关于这些条件的证据是不可信的，则没有理由相信该因果关系的存在。③希尔准则将一个研究内提供的信息以及可在研究间观察到的信息和流行病学领域外的信息混为一谈，认为他们是同等重要的。显然，在判断因果关系上，存在关联以及关联的时间顺序是特异标准，其重要性大于其他非特异性标准。与生物学合理性、生物学一致性、特异性和相似性比较，研究的一致性、实验证据和预测能力则更具有因果关系的判定能力。④在非特异的标准中，一致性是最关键条的条件，但是希尔对什么是一致性没有量化的界定，因此很难判断。况且，缺乏一致性可能是交互作用造成的，交互作用的存在支持了病因推断的特异性的标准，因此一致性不好不一定是因果关系不存在，甚至可能相反，不可一概而论。

（唐金陵）

piānyǐ

偏倚（bias） 随机误差以外可导致研究结果与真实情况差异的系统误差。它可发生在研究的各个环节。偏倚一般分为3类，即选择偏倚（selection bias）、信息偏倚（information bias）和混杂偏倚（confounding bias）。偏倚从理论上讲是可以避免的，有方向性，在一定程度上可以测量与评价。

在医学研究时，无论采用何种研究方法，如观察性研究、实验性研究或其他方法，在研究设计、实施、数据分析、结果解释等过程中，有许多因素可影响研究的准确性，使研究结果与真实情况存在偏差。造成这种偏差的原因，一是随机误差，二是偏倚。进行研究设计的具体目的，就是如何减少这两类误差的发生。减少随机误差以提高研究的精确性，减少或避免偏倚可提高研究的真实性。因此，在进行科学研究过程中除了控制随机误差外，研究者还应充分了解在研究中可能出现的各类偏倚及其来源与识别、控制方法，以便采取相应的措施，将其控制在最低限度，从而保证研究的真实性。偏倚有些需要在研究设计阶段加以控制，有些需要在资料收集过程给予控制，有些可在资料分析时通过一定分析方法进行以分析与校正，如分层分析、多因素分析、灵敏度分析与外部校正分析方法等。有关3类偏倚及其基本的测量与控制方法，见选择偏倚、信息偏倚、混杂偏倚。

（赵仲堂）

xuǎnzé piānyǐ

选择偏倚（selection bias） 在进行科学研究过程中，由被选入到研究中的研究对象与没有被选入者特征上的差异所造成的系统误差。其在研究样本确定、比较组选择时很易产生，亦可产生于研究资料收集过程中的失访或无应答等。选择偏倚在各类研究方法中均可发生，以在现况研究与病例对照研究中较为常见。选择偏倚包括入院率偏倚（admission rate bias）、现患-新病例偏倚（prevalence-incidence bias）、检出综合征偏倚（detection signal bias）、无应答偏倚（non-response bias）、易感性偏倚（susceptibility bias）。

选择偏倚的测量 一项研究选择偏倚是否存在选择偏倚，理论上可通过比较总人群与研究样本所研究疾病（事件）与暴露因素分布两个四格表的数据予以测量。设：

$$\text{总人群比值比}\quad OR=\frac{A\cdot D}{B\cdot C}$$

$$\text{研究样本比值比}\quad OR^0=\frac{A^0\cdot D^0}{B^0\cdot C^0}$$

以α、β、γ、δ分别代表A、B、C、D的样本选择概率（$\alpha=A^0/A$，$\beta=B^0/B$，$\gamma=C^0/C$，$\delta=D^0/D$）。

$$OR^0=OR\cdot\frac{\alpha\cdot\delta}{\beta\cdot\gamma}$$

选择偏倚的程度与方向可以下式表示：

$$\text{选择偏倚}=\frac{OR^0-OR}{OR}$$

或

$$=\frac{\alpha\cdot\delta}{\beta\cdot\gamma}-1$$

若得值 = 0，即$\frac{\alpha\cdot\delta}{\beta\cdot\gamma}=1$，则不存在选择偏倚。

若得值>0，即$\frac{\alpha\cdot\delta}{\beta\cdot\gamma}>1$，存在选择偏倚，此时$OR^0>OR$，为正偏倚。

若得值<0，即$\frac{\alpha\cdot\delta}{\beta\cdot\gamma}<1$，存在选择偏倚，此时$OR^0<OR$，为负偏倚。

得值的大小即表示偏倚的程度。

选择偏倚的控制 自上述选择偏倚的测量方法可见，对一项研究资料，要确定其是否存在选择偏倚及其大小与方向是困难的，因须掌握研究总体有关情况或选择概率。尽管已有学者提出了有关分析方法，存在选择偏倚的资料，一般情况下很难校正，从而影响研究的真实性。因此，选择偏倚的控制主要应通过研究设计与认真的实施，予以控制。

掌握选择偏倚的发生环节　研究者对在一项研究过程中，可能产生选择偏倚的环节应有充分了解。例如所研究疾病是否涉及易感性问题，可否会存在易感性偏倚。研究疾病的某些症状或诊断是否与某些因素有关，可否会产生检出偏倚。随访研究中是否可出现失访（lost to follow-up）及其原因。以能在设计时考虑周全，采取相应措施防止或减少此类偏倚的发生。

严格研究对象选择标准　无论是观察性还是实验性研究，研究对象的纳入与排除须有严格、明确的标准，以使其能较好地代表所出自的总体。如现况研究中抽样样本的选择，队列研究中暴露组与非暴露组的选择，病例对照研究中病例组与对照组的选择等。例如，在病例对照研究中，一般规定病例的入选原则为新发、确诊的病例；对照的入选原则为：①不患所研究的疾病且有暴露于研究因素之可能。②不患与研究因素有关的其他疾病。③与病例组的可比性等。以避免奈曼（Neyman）偏倚，再如在实验研究中，应严格按拟定的随机分配原则将研究对象分组，绝不可将研究对象随意分组。例如在动物实验时，随意将先抓到者归入一组，后抓到者归入另一组；在以人为对象进行研究时，随意将志愿者分为一组、非志愿者分为另一组等。

取得研究对象合作　在研究过程中要采取相应措施，尽量取得研究对象的合作，以降低无应答率以及队列研究中的失访或实验性研究中的不依从等。如做好宣传工作，使研究对象了解研究的意义；调查方法要简便、易行，调查涉及敏感问题的处理方法等。在现况研究或队列研究中，由于涉及对象多或观察时间长，无应答偏倚难以避免。对无应答者要分析原因，采取相应措施以按原设计获得研究对象的资料。若无应答者比例较大，如超过10%，应对无应答者进行随机抽样调查，将对研究结果有影响的变量与应答者比较，以作为结果解释或外推的依据。

尽量采用多种对照　如在病例对照研究中，以医院为基础的病例对照研究，由于方便、易行、应答率高等优点，在实际研究工作中常用。但研究对象的选择易产生入院率偏倚，此时可选用两个或两个以上的对照组，如不同病种对照，其中之一最好选自一般人群。如此通过比较不同对照组的结果，可对存在选择偏倚与否予以判断，并可对研究结果的真实性做出估计。在队列研究中，可既应用内对照又设立比较队列，或用全人群资料为对照等。

（赵仲堂）

rùyuànlǜ piānyǐ

入院率偏倚（admission rate bias）

当用医院患者做研究对象进行研究时，由于入院率不同所导致的系统误差。又称伯克森偏倚（Berkson bias），是选择偏倚的一种。以假设的例子予以说明其产生。

在某医院住院患者中选研究对象进行一项病例对照研究，以A病为对照，研究B病与某因素X的关系。设人群中患A病与B病者各为1000人，X暴露者各为200人，非暴露者各为800人，X的暴露率均为20%，B病与因素X无关（$OR=1$）。如果患A病、患B病及暴露于X患者的住院率不同，A病患者的住院率为50%，B病患者的住院率为20%，暴露于X者的住院率为40%。若A病、B病及X是独立的，实际住院人数为：①患A病又暴露于因素X的200人中，因A病住院率为50%，住院者为100人；其余患者，40%因暴露于X而住院，住院者为40人，合计住院人数为140人。②患A病而非暴露于因素X的800人中，因A病住院者为400人。③同样，患B病又暴露于X的200人中，住院者为104人。④患B病但非暴露于X的800人中，住院者为160人。实际住院人数如表1所示。

由表1可见，A病与B病患者的X暴露率由20%变为25.9%和39.4%，显著性检验示B病与因素X有显著性联系。由此可见，由于研究对象入院率的不同，使本来无关的B病与X之间出现了统计学联系。这种联系是由入院

表1　住院的A、B病患者及其与因素X的关系

疾病	X暴露+	X暴露-	合计	X暴露率（%）
A	140	400	540	25.9
B	104	160	264	39.4
合计	244	560	804	30.3

注：$OR=1.86$；$\chi^2=15.22$；$P<0.01$。

率偏倚所致的虚假的联系。

不同疾病在某一类医院的就诊或住院率不同，其原因是多方面的，如患者所患疾病的严重程度、医院的技术专长、患者的经济状况、就诊方便与否等。因此以医院患者为对象进行研究时，入院率偏倚很容易发生。此种偏倚可通过适当的研究设计予以控制。

（赵仲堂）

xiànhuàn-xīnbìnglì piānyǐ

现患-新病例偏倚 （prevalence-incidence bias） 以现患病例为对象进行研究时，与以新发病例为对象进行研究的偏差所致的系统误差。又称奈曼偏倚（Neyman bias）。是选择偏倚的一种。例如，在进行病例对照研究或现况研究时，用于研究的病例通常是研究时的现患患者，不包括死亡病例和那些病程短、轻型或不典型的病例。在这种情况下，用于研究的病例特征类型会与队列研究或实验性研究有所不同，如在队列研究中，研究者可以随访观察到各种临床类型的新病例。由此而产生的偏倚即为现患-新病例偏倚。

例如，弗里德曼（Friedman）等在美国弗雷明汉心血管病的研究中发现：在队列研究中，高胆固醇水平（$>P_{75}$）者，与低血胆固醇水平（$<P_{75}$）者相比，患冠心病的 OR 值为 2.4；而在同一人群中以现患患者进行的病例对照研究发现，病例组与对照组却无明显差异（$OR=1.16$，$P>0.05$）。进一步的分析发现，许多冠心病现患患者在被诊断为该病后，改变了其原来的生活习惯或嗜好，如戒烟、多食低胆固醇食物、多进行体育锻炼等，从而使用于病例对照研究的患者血中胆固醇水平降低，或与一般人相比血胆固醇水平增高速度较慢所致。现患-新病例偏倚的控制见选择偏倚。

（赵仲堂）

jiǎnchū zhènghòu piānyǐ

检出症候偏倚 （detection signal bias） 某因素与所研究疾病在病因学上虽无关联，由于该因素的存在而导致该疾病相关症状或体征的出现，使患者及早就医，接受医学检查，从而使该人群比一般人群的检出率高，以致得出该因素与该疾病相关联的结论。

检出症候偏倚是选择偏倚的一种，在对一些慢性疾病如肿瘤、动脉硬化、结石等进行病因研究时，这种偏倚的意义特别重要。例如，有学者在以病例对照方法进行子宫内膜癌与雌激素关系研究时发现，病例组服用雌激素的比例显著高于对照组，研究结论系子宫内膜癌与雌激素暴露密切相关。但对这一结论，有学者发现是由检出症候偏倚所致，因为服用雌激素可以刺激子宫内膜生长，导致子宫容易出血，因而频繁就医，接受医学检查，从而使医生能及早发现该人群中患子宫内膜癌的患者。而未服用雌激素者，由于没有或很少有子宫出血症状，与病例组相比减少了就诊机会，使患该病者不易及早得到诊断。进而分析发现，该研究的研究对象早期患者较多，这无形之中使得病例组的暴露比例增高，从而导致了雌激素与子宫内膜癌之间的虚假联系。另一相关研究结果发现，子宫内膜癌与雌激素关系的 OR 为 12，但如果对照选自在妇科治疗的子宫出血患者，则 OR 降为 1.7。因此，在进行病例对照研究时，应对研究因素暴露可使无症状病例得以检测的可能性予以了解，以对可能发生的偏倚做出估计。检出症候偏倚的控制见选择偏倚。

（赵仲堂）

wúyìngdá piānyǐ

无应答偏倚 （non-response bias） 在特定研究样本中，无回答（反应）者的患病状况以及对某些研究因素的暴露情况与回答者可能会不尽相同而导致的系统误差。选择偏倚的一种。在进行科学研究过程中，由于种种原因那些没有对调查的信息予以应答的研究对象。在不同的研究中，研究对象无应答的原因是多方面的，如调查时的身体健康状况、心情好坏、对调查内容是否感兴趣，调查内容是否敏感问题以及调查员的调查方式、方法等均可影响研究对象的应答率。随访性研究中的失访（lost to follow-up）是无应答的另一表现形式，在随访过程中，由于某些原因，研究对象未能按照研究设计方案的计划被随访。在队列研究中，由于观察时间长，失访很容易发生，从而导致偏倚。因此在进行研究设计时，采取相应措施保证研究对象的应答率、避免或减少失访，是研究质控的重要内容之一。

（赵仲堂）

yìgǎnxìng piānyǐ

易感性偏倚 （susceptibility bias） 有可能直接或间接影响研究对象对所研究疾病的易感程度，从而导致某因素与某疾病间虚假联系而产生的误差。选择偏倚的一种。当对某疾病与某因素关系的效应予以研究时，研究对象暴露于某可疑致病因素与否，与许多主客观原因有关。如以职业人群为对象，对职业暴露相关疾病研究中的健康工人效应（healthy worker effect）等。例如，当在特定时段对某有毒、有害物质与作业工人健康的关系进行研究时，分析结果可能会发现暴露于该有毒、有害物质者研究疾病的发病率或死亡率不比一般人群高，反而比一般人群要低，该物质暴露与研究疾病无关。此结果可能系虚假现象，因不能排除易感性偏倚。因为接触此类有毒、有害物质的工人，可能是工作性质的需要，其本来的健康水平就比一般人群为高，或对暴露毒物的耐受性比一般人群要强，因而表现于对某些疾病的低易感性。此时，若不采取适当的研究设计方法，可导致该物质暴露与研究疾病无关的错误结论。

（赵仲堂）

xìnxī piānyǐ

信息偏倚（information bias）

在研究过程中，获取研究所需信息时产生的系统误差。又称观察偏倚（observational bias）。信息偏倚在各种类型的流行病学研究中均可发生，可来自研究对象、来自调查者，也可来自用于测量的仪器、设备、方法等。信息偏倚的表现是使研究对象的某种（些）特征被错误分类，如非患某种疾病者被错误地划分为该病患者，暴露于某因素者被错误地划分为非暴露者等。信息偏倚按其所导致的错误分类在观察组与对照组的分布情况可分为无差异错误分类（non-differential misclassification）和有差异错误分类（differential misclassification）。无差异错误分类指错误分类等同地发生在用于比较的两组之中；有差异错误分类指错误分类不等同地发生在用于比较的两组之中。这两类错误分类通常以信息获取的灵敏度（sensitivity）与特异度（specificity）予以衡量。以暴露信息的调查为例，灵敏度指用某调查方法正确获得有暴露史者占实际有暴露史人数的比例；特异度指正确获得无暴露史者占实际无暴露史人数的比例。

类型 信息偏倚常见的类型包括回忆偏倚（recall bias）、报告偏倚（reporting bias）、暴露怀疑偏倚（exposure suspicion bias）、诊断怀疑偏倚（diagnostic suspicion bias）、测量偏倚（detection bias）等。

信息偏倚的测量 测量与评价信息偏倚的常用方法是对调查的信息予以重复调查（测量），计算重复调查的一致率与 *Kappa*（κ）值，从而对可能存在的信息偏倚予以估计。此外，一项研究是否存在信息偏倚及其方向与大小，可用调查所得信息计算的 OR 值（OR_x）与根据实际情况（如客观检查、记录等）计算的 OR 值（OR）的差异予以估计。

$$信息偏倚=\frac{OR_x-OR}{OR} \qquad (1)$$

若得值=0，则不存在信息偏倚；若得值>0，则存在信息偏倚，此时 $OR_x>OR$，为正偏倚；若得值<0，则存在信息偏倚，此时 $OR_x<OR$，为负偏倚。

一般来说，发生无差异错误分类时，调查所得资料的效应估计值（OR 或 RR）低于实际效应值，使效应估计值趋于无效值，低估研究因素与研究事件之间的联系。当发生有差异错误分类时，所得资料的效应估计值高于或低于实际效应值，既可能高估也可能低估研究因素与研究事件疾病之间的联系。

例：有学者在关于乳腺癌与近两年内服用他汀类处方药关系的病例对照研究中，以研究对象自我陈述调查所得暴露信息计算所得 OR 为 1.27；以查阅用药记录所得暴露情况（金标准）计算所得 OR 为 1.56。代入上式得：

$$信息偏倚=\frac{1.27-1.56}{1.56}=-0.19$$

若得值≠0，为负值，表明存在信息偏倚，根据调查资料计算的 OR 值低估了服用他汀类处方药与乳腺癌之间的关联性，程度为 19%。

信息偏倚的控制 可通过以下对信息偏倚予以控制。

严格信息收集方法 研究者对拟进行的研究要制订严格、明细的资料收集方法。对调查内容要规定明确、客观的标准，并力求量化或等级化。研究中使用的仪器、设备应予校准，试剂、试药应符合测试要求。要设计统一信息调查用表，调查员要进行培训，了解调查项目的含义，统一标准、统一方法。对研究对象要做好宣传、组织工作，以取得研究对象的密切合作，客观地提供研究所需的信息。

采用盲法收集信息 根据研究的性质，收集研究所需信息时尽可能地采用盲法。如双盲法，使调查人员与研究对象对分组情况及相关内容均不知晓，以避免诊断怀疑偏倚、暴露怀疑偏倚或报告偏倚。在这种情况下，调查过程中虽然仍有可能发生信息偏倚，导致错误分类，但由于对比组间信息获取的准确性相似，即便发生错误分类，属于无差异错误分类的可能性也较大，可据此对研究结果的真实性做出估计。

尽量采用客观指标 根据研究内容，尽量采用客观指标作为研究信息。如采用研究对象的实验室分析结果、对研究对象的现

场测量数据、查阅研究对象的诊疗记录、体检记录作为信息来源等。在以常规资料作为资料来源进行研究时，常可获取许多研究所需的客观指标信息，如特定时间内的患病情况、有关生理、生化指标、药物使用情况等。

相关调查技术的应用　在对敏感问题（sensitive issues）进行调查时，根据实际情况应尽量采用敏感问题调查的技术或方法，如设计适合的问卷，应用随机应答技术（randomized response technique，RRT）等，以获取可靠的信息，避免报告偏倚。此外，对有些信息的调查，在询问时可同时收集一些与调查内容看似无关的变量来分散调查人员或被调查者的注意力，以减少主观因素对信息客观性的影响。如在研究服用阿司匹林与心肌梗死的关系中，可同时调查、询问阿司匹林以外的其他多种药物的暴露史。这种方法在不能应用盲法收集研究信息的研究中特别适用。

统计学处理　对一项研究资料的信息偏倚可应用错分分析予以分析与评价。此外，对简单资料可根据信息重测 κ 值用以下方法对效应估计值予以校正。

$$OR_T=\frac{\kappa+OR_O-1}{\kappa}$$

式中：OR_T 为 OR 的校正值；κ 为以重测信息计算的 *Kappa* 值；OR_O 为 OR 实测值。

（赵仲堂　宫　蕊）

huíyì piānyǐ

回忆偏倚（recall bias）　研究对象在回忆以往研究因素暴露等信息时，由于准确性（完整性）差异而导致的系统误差。信息偏倚常见的一种。这种偏倚在病例对照研究中为常见，其产生与许多原因有关。如被调查事件发生时间已久，研究对象记忆不清；被调查的事件发生的频率很低，未给研究对象留下的深刻印象；研究对象对调查的内容关心程度不同，因而回忆的认真程度不同等。

例如，2009 年姜红英等在对初中生伤害调查中，比较受伤学生在伤害发生的 3 天内第 1 次填写调查表与 6 个月后第 2 次填写调查表的结果，发现是否受伤害、有意还是无意伤害、伤害种类、伤害地点和伤害部位 5 个问题回答一致率分别为 82.3%、78.1%、55.8%、80.1% 和 77.8%。有学者在对自然流产史回忆准确性的研究中发现，研究对象对前 10 年发生的自然流产，82%可回忆完整；对 20 年以前发生的自然流产，仅有 73%能回忆完整。回忆妊娠前 6 周的早早孕流产史，有 54%可回忆正确，若回忆 13 周后的流产史，93%可回忆正确。例如，在研究药物与某些疾病的关系时，有学者报道，自费购买药物的患者，有 9%对使用过的新药名称产生回忆错误，而享受福利或医疗救助的公费医疗患者，回忆错误率达 20%。回忆偏倚的控制方法见信息偏倚。

（赵仲堂）

bàogào piānyǐ

报告偏倚（reporting bias）　在研究信息收集时，由于某些原因使研究对象有意夸大（缩小）某些信息而导致的系统误差。信息偏倚的一种。涉及对职业危害的调查研究，若调查收集的信息涉及研究对象的福利，研究对象可能会夸大某些有害因素的暴露信息。在对某些职业人群进行健康情况调查时，一些研究对象也可能为继续从事该项工作而有意掩盖某些患病信息。在临床试验中，如果盲法技术使用不当，研究对象知晓研究目的或分组情况，此时无论研究对象是否按自己的意愿接受了某种治疗措施，在收集其治疗效果或不良反应有关信息时，均可能会被有意夸大或缩小。在对敏感性问题如性行为、酗酒、吸毒等进行调查时，研究对象常会以其感知的社会认同性予以应答，如果未能采取适当的调查方法，此种偏倚很易产生。此种偏倚可通过适当的调查方法或技术，如随机应答技术等予以控制。

（赵仲堂）

bàolù huáiyí piānyǐ

暴露怀疑偏倚（exposure suspicion bias）　如果研究者事先了解研究对象的患病情况或某种结局，主观上认为某病与某种因素有关联时，在病例组和对照组中采用不同的方法或使用不同深度和广度的调查方法探索可疑的致病因素，如多次认真详细地询问和调查病例组某种因素的暴露史，而漫不经心地调查和询问对照组的暴露情况，从而导致错误的研究结论，由此引起的偏倚称为暴露怀疑偏倚。对同一组研究对象以不同的调查方法进行调查，结果出现很大偏差的系统误差。信息偏倚的一种，可发生于研究者或信息收集、处理者。研究者若事先了解研究对象的患病情况或某种结局，可能会对其以与对照组不可比的方法探寻认为与某病或某结局有关的因素，可能多次认真的询问病例组某因素的暴露史，而不认真地地询问对照组，从而导致错误结论。例如有学者在对儿童甲状腺癌过去放射性物质暴露史的调查中发现，在 36 例和 22 例两组患儿中，以常规与查阅医疗记录的方法调查发现有暴露史者分别为 28%和 0；而通过深入的调查和询问发现，两组有暴露史者分别达47%和50%。暴露怀疑偏倚可通过严格标准、适当得信息收集方法，如盲法等予以避免（见信息偏倚）。

（赵仲堂）

zhěnduàn huáiyí piānyǐ

诊断怀疑偏倚（diagnostic suspicion bias）

对暴露者（实验组）进行细微检查，而对非暴露者（对照组）则不然，从而导致不正确的研究结果的系统误差。信息偏倚的一种，当研究者或调查者事先已了解研究对象研究因素的暴露情况，在主观上倾向于应该或不应该出现某种结局，于是在做诊断或分析时，有意无意地倾向于自己的判断。诊断怀疑偏倚多来自研究者，多见于临床试验和队列研究，在病例对照研究中也可产生，特别是在诊断亚临床型病例、判断药物的某些毒副反应时，最容易产生。这种偏倚也可来自研究对象，当研究对象已知自己暴露于研究因素的情况或了解研究的目的，其主观因素可对研究结果造成影响。如在一项急性心肌梗死幸存者住院2周或3周疗效的评价研究中，无并发症的急性心肌梗死幸存者经医师及本人同意即可作为研究对象，以随机抽样和以年龄、性别配比方法分为住院2周组和住院3周组，以是否恢复工作和是否出现新症状等作为观察指标，随访半年。在此项研究中，若患者知道研究目的和自己的住院期限，主观因素可能会对研究信息的准确性产生影响，如恢复工作的时间，以及对是否出现新症状的主观判断与应答等。诊断怀疑偏倚可通过适当的研究设计与质控方法予以控制。

（赵仲堂）

hùnzá piānyǐ

混杂偏倚（confounding bias）

由于1个（多个）潜在混杂因素的影响，夸大（缩小）了研究因素与研究疾病（事件）之间的关系，使二者间的真正联系被错误估计的偏倚。简称混杂（confounding）。混杂偏倚在分析性研究、实验性研究中均可发生，以在分析性研究中为多见。

混杂偏倚的测量 对某可疑混杂因素潜在混杂作用的测量，可以通过比较该因素存在时研究因素与疾病之间的效应估计值（*RR*，*OR*等）与除外该因素后的效应估计值来实现。假设：存在某可疑混杂因素（f）时，研究因素与研究疾病的效应估计值为c*RR*（crude relative risk）或c*OR*（crude odds ratio），称作粗*RR*或粗*OR*；将该可疑混杂因素（f）调整后的效应估计值，即除外该因素的可能混杂作用后的效应估计值为a*RR*（f）或a*OR*（f），称作调整*RR*或调整*OR*。a*RR*（f）可以曼特尔·亨塞尔（Mantel-Haenszel）分层分析等方法予以计算。下面以*RR*为例，说明测量方法。

若：$cRR=aRR(f)$

f无混杂作用，c*RR*不存在f所致的混杂偏倚。

若：$cRR\neq aRR(f)$

f有混杂作用，c*RR*存在f所致的混杂偏倚。

若：$cRR>aRR(f)$

为正混杂（positive confounding），即由于f的混杂作用，使c*RR*高估了研究因素与研究疾病之间的联系。

若：$cRR<aRR(f)$

为负混杂（negative confounding），即由于f的混杂作用，使c*RR*低估了研究因素与研究疾病之间的联系。

混杂偏倚及其方向与大小可用下式测量：

$$\text{混杂偏倚}=\frac{cRR-aRR(f)}{aRR(f)} \quad (1)$$

若得值=0，为无混杂。当得值≠0时，若为正值，为正混杂；若为负值，为负混杂；值的大小为混杂的程度。

例如：某学者以病例对照研究探讨近期口服避孕药与心肌梗死的关系，年龄为潜在的混杂变量。若不考虑年龄对研究结果影响计算所得的粗比值比，$cOR=1.68$，按年龄分层（间隔5岁），以曼特尔·亨塞尔分层分析方法计算的调整年龄后的比值比，$aOR_{(\text{年龄})}=3.97$。

代入式（1）得：

$$\text{混杂偏倚}=\frac{1.68-3.97}{3.97}=\frac{-2.29}{3.97}=-0.577$$

得值≠0，为负值。表明年龄对近期口服避孕药与心肌梗死之间的关系起混杂作用，混杂方向为负混杂，混杂程度为使*OR*值低估57.7%。

混杂偏倚的控制 可通过以下措施对混杂偏倚予以控制。

限制（restriction） 在研究设计时针对某些潜在的混杂变量，对研究对象的入选条件予以限制。如前所述，在研究口服避孕药与心肌梗死的联系时，考虑年龄为潜在的混杂因素，可只以某一年龄组的人为对象进行研究。在对吸烟与冠心病的关系进行研究时，考虑到年龄与性别均可能均为潜在的混杂因素，可选择某社区某年龄段的男性居民为研究对象进行研究等。

针对潜在的混杂因素对研究对象予以限制后，可得到同质的研究对象，从而可防止某些混杂因素的混杂作用，有利于对所研究因素与研究疾病之间关系的正确的估计。但在此种情况下，研究对象对总体的代表性可能会受到一定程度的影响，研究结论的外推性会受到一定限制。

随机化（randomization） 以随机化原则、技术使研究对象以等同的概率被分配在用于比较的各组之中，从而使潜在混杂变量在各组间分布均衡。随机化方法常用于实验性研究，以在临床试验如随机对照试验（randomized controlled trial，RCT）中最为常用。随机分配方法分简单随机分配与分层随机分配，简单随机分配适用于在对混杂因素情况了解不太充分时应用，是以随机分配技术，将研究对象直接分配在各处理组中；分层随机分配适于在对主要混杂因素有较为充分了解的情况下应用，是根据拟控制的混杂因素事先将研究对象分层，然后再将每层的研究对象随机分配在各处理组中。

匹配（matching） 在为指示研究对象（病例、有某特征者等）选择对照时，针对一个或多个潜在的混杂因素，使其与指示研究对象相似，从而消除这一（些）混杂因素对研究结果影响。匹配在分析性研究和实验性研究中均常应用。例如在队列研究中，通过匹配使暴露组与非暴露组潜在混杂因素的频率相似；在病例对照研究或临床试验中，通过匹配得到在某些混杂因素方面与病例组或试验组可比的对照组等。匹配通常分为个体匹配和成组匹配，后者又称频数匹配。个体匹配是为每一研究对象针对要控制的混杂因素配上1个或多个对照；成组匹配是为一组研究对象配上潜在混杂因素频率可比的对照组。

对某因素予以匹配可以消除掉该因素的可能混杂作用，提高研究效率，但同时也失掉了对这一因素研究、分析的机会，既不能分析其作为所研究疾病危险因素的作用，也不能分析该因素与其他因素间的交互作用。由此可见，匹配在提高研究效率的同时又丢失信息，所选匹配因素越多，丢失的信息越多，研究成本越大。一般认为，匹配因素不宜太多，以只列入主要的混杂变量为宜。

统计学处理 对混杂因素的混杂作用，在资料分析阶段可以通过一定的统计处理方法予以识别与控制。如标准化法、分层分析、多因素分析等。分层分析是将研究资料按照拟控制的混杂变量分层，若各层间研究因素与疾病之间的联系一致，不存在混杂变量与研究因素的交互作用时，可用曼特尔·亨塞尔分层分析方法进行分析，得到将该混杂变量校正后的结果。若拟控制的混杂因素较多，分层分析常不适用。在这种情况下，可应用多因素分析方法进行分析，如协方差分析、多因素逻辑斯谛回归分析等。此外，对未能测量的潜在混杂变量的分析可用外部校正分析技术予以分析。

（赵仲堂）

hùnzá yīnsù

混杂因素（confounding factor）

可以歪曲（低估或高估）研究因素与研究疾病之间真正联系的因素。又称混杂因子或外来因素（extraneous factor）。

基本特点：①是所研究疾病的危险因素。②与所研究因素有关。③不是研究因素与研究疾病因果链上的中间变量。

上述3点是混杂因素成立的基本条件。具备这几个条件的因素，如果在比较的研究组中分布不均，即可导致混杂偏倚产生。例如在吸烟与肺癌关系的病例对照研究中，年龄即具备这样的条件，如果所选病例组与对照组年龄分布不均衡，即可产生混杂，从而导致对吸烟与肺癌关系的错误估计。图1为混杂因素成立与不成立的几种情况示意图。图1中，①~③为混杂因素成立的几种情况。在这几种情况之中，F均符合上述混杂因素的概念，F是混杂因素。其中③表示f是隐

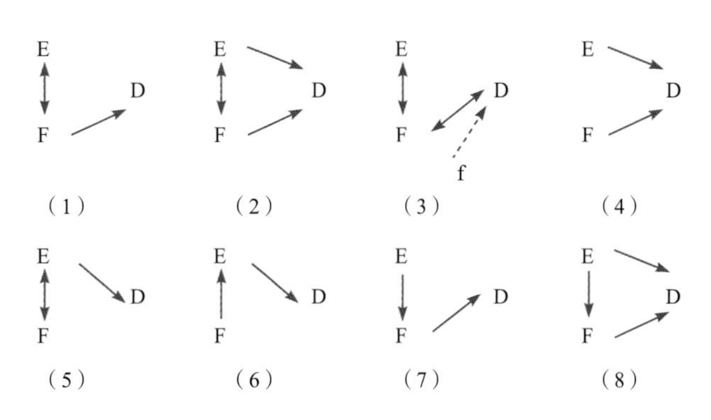

图1 混杂因素成立与不成立的几种情况示意

←→表示一般相关；→表示有因果联系；E：研究因素；D：研究疾病；F：外来因素。①~③示混杂因素成立，F为混杂因素；④~⑧示混杂因素不成立，F不是混杂因素。

藏的 F 的伴随因子，其始终与 F 相伴随。④~⑧为混杂因素不成立的几种情况，因为④~⑥皆缺少一个条件，⑦~⑧F 为 E、D 联系的一个中间环节，F 不是混杂因素。

（赵仲堂）

jiāohù zuòyòng

交互作用（interaction） 流行病学多因子疾病与病因探讨过程中的分析方法。又称相互作用。对于多因子疾病，各危险因素对疾病结局发生的影响通常不是独立的，而常是相互影响联合发生作用的。交互作用一般分为两类，即统计学交互作用（statistical interaction）与生物学交互作用（biological interaction）。二者本质不同，因为统计学交互作用描述的是变量之间数值的关系，而生物学交互作用反映的是暴露因素之间对疾病致病危险的影响。但在实际研究中，需要通过统计学交互作用的分析探讨生物学的交互作用。

统计学交互作用是自变量对因变量的影响值依赖于其他自变量数值的不同水平。在流行病学研究中，常用的统计学交互作用数学模型为加法模型（additive model）与乘法模型（multiplicative model）。

生物学交互作用是当两种或多种暴露因素同时存在时所致疾病的效应不等于它们单独存在时所致疾病效应之和（加法模型）或之积（乘法模型）。当前者大于后者时称正交互作用，即生物学的协同作用；当前者小于后者时称负交互作用，即生物学的拮抗作用。

在流行病学交互作用研究中，既可进行交互作用的定性分析，也可进行交互作用的定量分析。交互作用的定性分析可用不同的方法进行如分层分析、多因素回归分析等。需要注意的是，由于应用的效应指标以及回归模型不同，反映的交互作用的类型也不同，在进行交互作用分析时，必须说明所使用的尺度和所使用的关联测度。

（贾崇奇）

jiāohù zuòyòng cèliáng

交互作用测量（measures of interaction） 当探讨暴露因素之间交互作用对疾病发生的影响时，用一定的数学模型测量该生物学交互作用的过程。在流行病学交互作用研究中，常用的数学模型有两种，即加法模型（additive model）与乘法模型（multiplicative model）。应注意的是，交互作用的确定依赖于模型的选择，例如有加法模型交互作用，但无乘法模型交互作用；或无加法模型交互作用，但有负乘法模型交互作用；或既有加法模型交互作用，又有乘法模型交互作用等。因此交互作用的分析是主观的，是统计学现象。因此，在流行病学研究中，分析暴露因素之间交互作用时，一般认为应选用加法模型，特别是当实际数据处于两种模型之间难以做出判断时更是如此。

（贾崇奇）

jiāfǎ móxíng

加法模型（additive model） 若加法模型交互作用不存在，则两个因素同时存在所产生的效应等于两个因素单独存在时所产生的效应之和。

例：假设有两个因素 A 与 B 均为二值变量即暴露与非暴露，按 A、B 两因素各种不同暴露组合下所致疾病的效应可整理成表 1。

表 1　A 与 B 两因素各种不同暴露组合下的效应

因素 A	因素 B	
	暴　露	非暴露
暴　露	$R(AB)$	$R(A\bar{B})$
非暴露	$R(\bar{A}B)$	$R(\bar{A}\bar{B})$

表 1 中，R 表示效应，在病例对照研究中为病例数与对照数的比值，在队列研究中为率。$R(AB)$ 表示同时暴露于 A、B 两因素时的效应；$R(A\bar{B})$ 表示仅暴露于 A 因素时的效应；$R(\bar{A}B)$ 表示仅暴露于 B 因素时的效应；$R(\bar{A}\bar{B})$ 表示 A、B 两因素均无暴露时的效应，在此称本底效应。假定上述情况的本底效应一致，则 $R(AB)$、$R(A\bar{B})$、$R(\bar{A}B)$ 中均包含有 $R(\bar{A}\bar{B})$。

当 A、B 两因素无加法模型交互作用时，两因素同时存在时所致的效应（即两因素同时存在时的效应与本底效应之差）等于两因素单独存在时所致的效应（即因素单独存在时的效应与本底效应之差）之和，其数学表达式如下：

$$R(AB)-R(\bar{A}\bar{B}) =[R(A\bar{B})-R(\bar{A}\bar{B})]+[R(\bar{A}B)-R(\bar{A}\bar{B})] \quad (1)$$

由上式得 $R(AB)-R(A\bar{B})=R(\bar{A}B)-R(\bar{A}\bar{B})$，表明在 A 因素存在的情况下 B 因素所致的效应与 A 因素不存在时 B 因素所致的效应相同，因此 A、B 两因素之间无加法模型交互作用；同理，由上式得 $R(AB)-R(\bar{A}B)=R(A\bar{B})-R(\bar{A}\bar{B})$，表明在 B 因素存在的情况下 A 因素所致的效应与 B

因素不存在时 A 因素所致的效应相同，因此 A、B 两因素之间无加法模型交互作用。

将上式加以扩展，等式两边同除 $R(\bar{A}\bar{B})$，则变为用相对效应（*RR*）表示的公式，如公式(2)。在此 *RR* 既可表示为病例对照研究中的比值比（*OR*），也可表示为队列研究中的相对危险度（*RR*）。

$$RR(AB)-1 = [RR(A\bar{B})-1]+[RR(\bar{A}B)-1] \quad (2)$$

如果在队列研究中用特异危险度（*AR*），又称率差（*RD*）表示暴露效应，则得下式：

$$RD(AB)=RD(A\bar{B})+RD(\bar{A}B) \quad (3)$$

（贾崇奇）

chéngfǎ móxíng

乘法模型（multiplicative model） 若乘法模型交互作用不存在，则两个因素同时存在所产生的效应等于两个因素单独存在时所产生的效应之积。如加法模型中的例。

当 A、B 两因素无乘法模型交互作用时，两因素同时存在时所致的效应（即两因素同时存在时的效应与本底效应之比）等于两因素单独存在时所致的效应（即因素单独存在时的效应与本底效应之比）之积，其数学表达式如下：

$$\frac{R(AB)}{R(\bar{A}\bar{B})}=\frac{R(A\bar{B})}{R(\bar{A}\bar{B})}\times\frac{R(\bar{A}B)}{R(\bar{A}\bar{B})} \quad (1)$$

将上式两边取自然对数得：$\ln R(AB)-\ln R(\bar{A}\bar{B})=[\ln R(A\bar{B})-\ln R(\bar{A}\bar{B})]+[\ln R(\bar{A}B)-\ln R(\bar{A}\bar{B})]$，因此，乘法模型可看作为对数加法模型。

由上式得 $R(AB)/R(A\bar{B})=R(\bar{A}B)/R(\bar{A}\bar{B})$，表明在 A 因素存在的情况下 B 因素所致的效应与 A 因素不存在时 B 因素所致的效应相同，因此 A、B 两因素之间无乘法模型交互作用；同理，由上式得 $R(AB)/R(\bar{A}B)=R(A\bar{B})/R(\bar{A}\bar{B})$，表明在 B 因素存在的情况下 A 因素所致的效应与 B 因素不存在时 A 因素所致的效应相同，因此 A、B 两因素之间无乘法模型交互作用。

如果用相对效应表示，上式则变为下式：

$$RR(AB)=RR(A\bar{B})\cdot RR(\bar{A}B) \quad (2)$$

（贾崇奇）

jiāohù zuòyòng fēnxī

交互作用分析（analysis of interaction） 运用一定的统计方法，判断暴露因素之间是否存在交互作用，如果存在交互作用，则进一步对交互作用的效应量进行测量的过程。交互作用分析包括定性分析与定量分析。

定性分析 运用一定的统计方法，定性判断暴露因素之间是否存在交互作用的过程。可用分层分析法、数学模型法以及回归分析法予以分析。

分层分析法 在流行病学研究中，分层分析既可用来控制混杂因素的混杂作用，也可用来判断分层因素对暴露因素是否存在效应修饰。在分层分析中，通过各层暴露效应的一致性检验，如果各层暴露效应不一致，则说明存在效应修饰，即分层因素与暴露因素之间存在交互作用。病例对照研究与队列研究资料分层分析。

病例对照研究的分层分析 在病例对照研究中，假定将研究资料按分层因素分为 k 层，第 i 层（$i=1, 2, \cdots, k$）资料可整理成表 1 形式。

表 1 病例对照研究分层资料

	i 层		
	暴 露	非暴露	合计
病例	a_i	b_i	m_{1i}
对照	c_i	d_i	m_{0i}
合计	n_{1i}	n_{0i}	t_i

各层比值比一致性检验用下式进行。

$$\chi^2=\sum_{i=1}^{k}W_i(\ln OR_i)^2-\frac{\left(\sum_{i=1}^{k}W_i\cdot\ln OR_i\right)^2}{\sum_{i=1}^{k}W_i},\quad \nu=k-1 \quad (1)$$

式中：$\ln OR_i$ 为 OR_i 的自然对数值；W_i 为第 i 层的权重系数，用 $W_i=\left(\frac{1}{a_i}+\frac{1}{b_i}+\frac{1}{c_i}+\frac{1}{d_i}\right)^{-1}$ 计算；OR_i 为各层的比值比，用 $OR_i=\frac{a_id_i}{b_ic_i}$ 计算。

队列研究的分层分析 在队列研究中，假定将研究资料按分层因素分为 k 层，第 i 层（$i=1, 2, \cdots, k$）累积率资料可整理成表 2 形式，人时率资料可整理成表 3 形式。

表 2 队列研究分层累积率资料

	i 层		
	发病数	未发病数	合计
暴 露	a_i	b_i	n_{1i}
非暴露	c_i	d_i	n_{0i}
合 计	m_{1i}	m_{0i}	t_i

表 3 队列研究分层人时率资料

	i 层	
	发病数	人时数
暴 露	a_i	n_{1i}
非暴露	c_i	n_{0i}
合 计	m_i	t_i

各层相对危险度即率比的一致性检验，用下式进行。

$$\chi^2 = \sum_{i=1}^{k} W_i(\ln RR_i)^2 - \frac{\left(\sum_{i=1}^{k} W_i \ln RR_i\right)^2}{\sum_{i=1}^{k} W_i},$$

$$\nu = k-1 \qquad (2)$$

式中：$\ln RR_i$ 为 RR_i 的自然对数值；W_i 为第 i 层的权重系数，累积率资料用 $W_i = \left(\frac{b_i}{a_i n_{1i}} + \frac{d_i}{c_i n_{0i}}\right)^{-1}$ 计算，人时率资料用 $W_i = \left(\frac{1}{a_i} + \frac{1}{c_i}\right)^{-1}$ 计算；RR_i 为各层的相对危险度又称率比，用 $RR_i = \frac{a_i/n_{1i}}{c_i/n_{0i}}$ 计算。

各层特异危险度亦即率差的一致性检验，用下式进行。

$$\chi^2 = \sum_{i=1}^{k} W_i(RD_i)^2 - \frac{\left(\sum_{i=1}^{k} W_i RD_i\right)^2}{\sum_{i=1}^{k} W_i},$$

$$\nu = k-1 \qquad (3)$$

式中：W_i 为第 i 层的权重系数，累积率资料用 $W_i = \left(\frac{a_i(n_{1i}-a_i)}{n_{1i}^3} + \frac{c_i(n_{0i}-c_i)}{n_{0i}^3}\right)^{-1}$ 计算，人时率资料用 $W_i = \left(\frac{a_i}{n_{1i}^2} + \frac{c_i}{n_{0i}^2}\right)^{-1}$ 计算；RD_i 为各层的特异危险度亦即率差，用 $RD_i = \frac{a_i}{n_{1i}} - \frac{c_i}{n_{0i}}$ 计算。

数学模型法　用相应的数学模型定性判断暴露因素之间是否存在交互作用。在流行病学研究中，常用的交互作用数学模型有加法模型与乘法模型。

加法模型　若 $R(AB) - R(\bar{A}\bar{B}) < [R(A\bar{B}) - R(\bar{A}\bar{B})] + [R(\bar{A}B) - R(\bar{A}\bar{B})]$，则说明 A、B 两因素具有负加法模型交互作用，即两因素同时存在时效应减低，其生物学意义为加法模型的拮抗作用。

乘法模型　若 $\frac{R(AB)}{R(\bar{A}\bar{B})} > \frac{R(A\bar{B})}{R(\bar{A}\bar{B})} \times \frac{R(\bar{A}B)}{R(\bar{A}\bar{B})}$，说明 A、B 两因素具有正乘法模型交互作用，即两因素同时存在时效应增强，其生物学意义为乘法模型的协同作用；若等式左边的数值小于等式右边的数值，即 $\frac{R(AB)}{R(\bar{A}\bar{B})} < \frac{R(A\bar{B})}{R(\bar{A}\bar{B})} \times \frac{R(\bar{A}B)}{R(\bar{A}\bar{B})}$，则说明 A、B 两因素具有负乘法模型交互作用，即两因素同时存在时效应减低，其生物学意义为乘法模型的拮抗作用。

回归分析法　用回归的方法分析因素之间的交互作用。应注意的是，回归模型不同，反映的交互效应的模型亦不同。如线型回归模型反映的是交互作用的加法模型，而逻辑斯谛（logistic）回归、考克斯（Cox）回归等模型反映的是交互作用的乘法模型。

在应用多因素回归模型分析暴露因素之间的交互作用时，将暴露因素之间的乘积项作为自变量引入回归模型，乘积项的偏回归系数反映交互效应的量，因此通过检验乘积项的偏回归系数是否显著不等于零来判断交互作用的显著性，也可根据回归方程计算暴露因素各种不同暴露组合下的效应，将其代入交互作用定量分析中的有关公式，做交互作用的定量测量。

运用多因素回归方法不但能够分析因素之间的交互作用，而且可同时控制多个混杂因素的混杂作用。下面以线型回归模型与逻辑斯谛回归模型为例，简单介绍交互作用回归分析的过程。为了便于说明，现假设 A、B 两因素均为二值变量即暴露与非暴露；R 表示暴露效应。

线性回归模型　将 $R_{ij} = P(D \mid A_iB_j)$（$i$ 为 A 因素的暴露情况，j 为 B 因素的暴露情况）表示 A、B 两因素及其乘积项在各种不同暴露组合下的疾病发病概率，根据多因素线性回归模型，则 R 与因素 A、B 及其乘积项之间的线性回归方程为：

$$R_{ij} = \alpha + \beta A_i + \gamma B_j + \delta A_i B_j \qquad (4)$$

式中：α 为本底发病概率；β 为 A 因素的偏回归系数，反映单独暴露于 A 因素时所致的发病概率；γ 为 B 因素的偏回归系数，反映单独暴露于 B 因素时所致的发病概率；δ 为 A、B 两因素交互作用项的偏回归系数，反映因交互作用所致的发病概率。

当 A、B 两因素均为 0、1 两个水平时，A、B 两因素及其乘积项在各种不同暴露组合下的发病概率为：

$$R(AB) = \alpha + \beta A_1 + \gamma B_1 + \delta A_1 B_1 = \alpha + \beta + \gamma + \delta$$

$$R(A\bar{B}) = \alpha + \beta A_1 + \gamma B_0 + \delta A_1 B_0 = \alpha + \beta$$

$$R(\bar{A}B) = \alpha + \beta A_0 + \gamma B_1 + \delta A_0 B_1 = \alpha + \gamma$$

$$R(\bar{A}\bar{B}) = \alpha + \beta A_0 + \gamma B_0 + \delta A_0 B_0 = \alpha$$

将上述项目代入加法模型公式（见加法模型词条），变换得：

$$R(AB)-R(A\bar{B})-R(\bar{A}B)+R(\bar{A}\bar{B})$$
$$=(\alpha+\beta+\gamma+\delta)-(\alpha+\beta)-(\alpha+\gamma)+\alpha$$
$$=\delta \quad (5)$$

当 $\delta=0$ 时，则表明无加法模型交互作用，因此线性回归模型反映的是交互作用的加法模型，可通过对 δ 的显著性检验来判断加法模型交互作用的显著性。

logistic 回归模型　将 $R_{ij}=P(D|A_iB_j)$（i 为 A 因素的暴露情况，j 为 B 因素的暴露情况）表示 A、B 两因素及其乘积项在各种不同暴露组合下的疾病发病概率，根据多因素 logistic 回归模型，则 R 与因素 A、B 及其乘积项之间的多因素 logistic 回归模型为：

$$R_{ij}=\frac{\exp(\alpha+\beta A_i+\gamma B_j+\delta A_iB_j)}{1+\exp(\alpha+\beta A_i+\gamma B_j+\delta A_iB_j)} \quad (6)$$

$$1-R_{ij}=\frac{\exp[-(\alpha+\beta A_i+\gamma B_j+\delta A_iB_j)]}{1+\exp[-(\alpha+\beta A_i+\gamma B_j+\delta A_iB_j)]} \quad (7)$$

因此，当用相对效应表示时则得：

$$RR=\exp[\beta(A_1-A_0)+\gamma(B_1-B_0)+\delta(A_1B_1-A_0B_0)] \quad (8)$$

当 A、B 两因素均为 0、1 两个水平时，A、B 两因素及其乘积项在各种不同暴露组合下的相对效应为：

$$RR(AB)=\exp(\beta+\gamma+\delta)$$
$$RR(A\bar{B})=\exp(\beta)$$
$$RR(\bar{A}B)=\exp(\gamma)$$

将上述项目代入乘法模型公式（见乘法模型），变换得：

$$\frac{RR(AB)}{RR(A\bar{B})\cdot RR(\bar{A}B)}=\frac{\exp(\beta+\gamma+\delta)}{\exp(\beta)\cdot\exp(\gamma)}=\exp(\delta) \quad (9)$$

当 $\delta=0$ 时，则 $\exp(\delta)=1$，表明无乘法模型交互作用，因此逻辑斯谛回归模型反映的是交互作用的乘法模型，可通过对 δ 的显著性检验来判断乘法模型交互作用的显著性。

定量分析　由暴露因素之间交互作用所导致的效应量，可用不同的指标予以描述。在流行病学研究中，交互作用定量测量的常用指标包括：交互效应超额相对危险度（relative excess risk due to interaction，RERI）、归因交互效应百分比（attributable proportion due to interaction，AP），以及交互效应指数（synergy index，S）。

交互作用定量分析可分为不考虑混杂时的交互作用定量测量与控制混杂后的交互作用定量测量。控制混杂最常用的方法是应用多因素回归模型如 logistic 回归模型，此时可将各暴露因素及其乘积项，以及拟控制的混杂因素作为自变量同时纳入回归方程进行回归模型拟合，然后分别将各暴露因素及其乘积项的效应值代入有关交互作用定量测量指标公式，做交互作用的定量测量。

注意事项　在进行交互作用分析时，应该注意以下方面的问题。

关于交互作用的概念　统计学交互作用是描述资料本身所表现出来的关于两个或多个因素联合效应的一个统计学术语，并不表示一定具有生物学意义，即有正交互作用并不意味一定具有生物学的协同作用，有负交互作用也并不等同生物学的拮抗作用。因此有统计学交互作用可能有生物学意义，也可能没有生物学意义，而常是一种统计现象。所以应将统计学交互作用的概念与生物学上的含义区分开来。尽管如此，统计学交互作用分析则是研究生物学交互作用的一种手段，以便为正确判断因素之间的关系提供理论依据。

关于研究因素的分级　交互作用分析不但可以分析两个因素均为两个暴露水平，而且可以分析多个暴露水平乃至连续性变量之间的交互作用。此时可用多因素回归如逻辑斯谛回归估计相应变量的偏回归系数，然后将相应偏回归系数分别代入相应公式计算有关交互作用定量测量指标，但其相应指标可信区间估计此时无法应用霍斯默（Hosmer）及莱梅肖（Lemeshow）介绍的 Delta 方法，可应用阿斯曼（Assmann）等提出的抽样自助（Bootstrap）法。

关于所用指标率比或率差　判断 A、B 两因素之间是否存在交互作用可通过分层分析层间暴露效应的一致性检验来实现。在队列研究中，层间暴露效应的一致性检验有率比与率差两个指标，所用指标不同，反映交互作用存在的情况亦不同，以图 1、图 2 为例予以说明。

图 1 说明暴露组与非暴露组的率比不随 B 因素的变化而变化，而其率差则随 B 因素的变化而变化，因此用率比测量时 B 因素对 A 因素无效应修饰作用，而用率差测量时则 B 因素对 A 因素有效应修饰作用；相反，图 2 说明暴露组与非暴露组的率比随 B 因素的变化而变化，而其率差则不随 B 因素的变化而变化，因此用率比测量时 B 因素对 A 因素有效应修饰作用，而用率差测量时则 B 因素对 A 因素无效应修饰作用。

当层间率比一致而率差不一致时，说明 A、B 两因素之间无

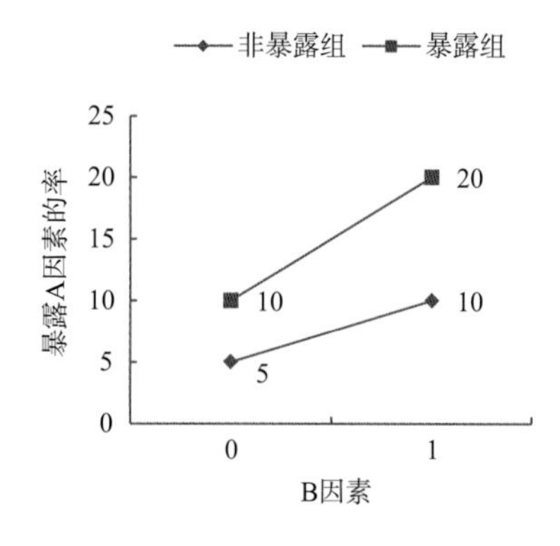

图1 暴露A因素的率随B因素变化情况

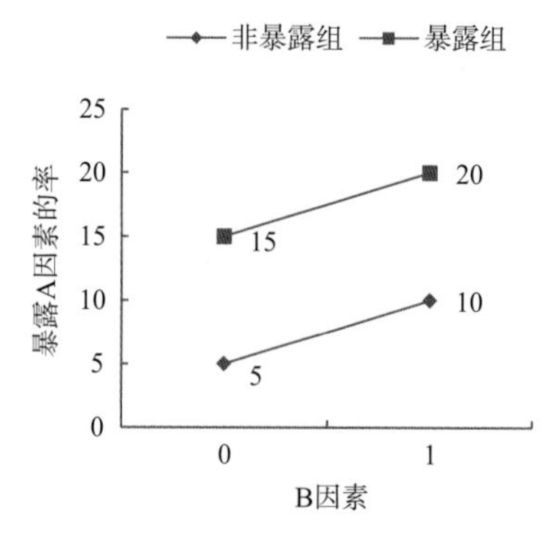

图2 暴露A因素的率随B因素变化情况

乘法模型交互作用，但有加法模型交互作用；当层间率比不一致而率差一致时，说明A、B两因素之间有乘法模型交互作用，但无加法模型交互作用。由上得知，当层间率比一致而率差不一致时，反映的是因素效应之间的加法作用；而当层间率比不一致而率差一致时，反映的是因素效应之间的乘法作用。因此，正如罗思曼（Rothman）所指出，描述交互作用时必须说明所使用的尺度和所使用的关联测度。

关于两种数学模型 在流行病学研究中，分析交互作用常用的数学模型有两种，即加法模型与乘法模型。交互作用的确定依赖于模型的选择，例如有加法模型交互作用但无乘法模型交互作用；或无加法模型交互作用但有乘法模型交互作用；或既有加法模型交互作用又有乘法模型交互作用。因此交互作用的分析是主观的，仅是统计学现象。在流行病学研究中，分析暴露因素之间交互作用时，一般认为应选用加法模型，特别是当实际数据处于两种模型之间难以做出判断时更是如此。

关于样本大小 在交互作用分析时，常需对交互效应量进行显著性检验，以判断交互效应的显著性。有时交互作用的效应量比较大，但显著性检验则无统计学意义，这是由于样本较小之故。特别是在分析基因-基因、基因-环境因素交互作用时，由于突变等位基因一般在人群中频率较低，并且其所致效应较小，此时所需样本含量庞大。因此，在报告交互作用分析结果时，应该说明检验的把握度。交互作用分析把握度或样本含量的估计可用Quanto软件实现，该软件是免费的，含有多种研究设计类型如病例对照研究、病例同胞对照研究、病例父母对照研究、单纯病例研究等。

关于交互作用的回归分析 许多回归模型如线性回归、逻辑斯谛回归、考克斯回归、泊松回归等皆可用于交互作用分析。

多因素线性回归模型适用于现患率资料及随访研究的累积率资料；逻辑斯谛回归模型既适用于现患率资料及随访研究的累积率资料，也适用于病例对照研究资料。但由于逻辑斯谛回归方程中偏回归系数的指数反映的是*OR*，所以只有在所研究疾病发病率很小时*OR*才近似等于*RR*；考克斯回归模型适用于随访研究的累积率资料及人时率资料。由于多因素线性回归模型与逻辑斯谛回归及考克斯回归模型皆适用于随访研究，可用其分别分析交互作用的加法模型与乘法模型。然而多因素线性回归模型不适用于病例对照研究，因此其不能用于分析病例对照研究资料交互作用的加法模型，但可通过构造线性比模型（Linear odds model），分析病例对照研究资料交互作用的加法模型。

尽管逻辑斯谛回归及考克斯回归模型等反映的是交互作用的乘法模型，但可利用其回归方程计算出暴露因素各种不同暴露组合下的相对效应即*OR*或*RR*，将其代入加法模型，以判断因素效应之间的加法效应；也可将其代入交互作用的定量分析中的有关公式，进行交互作用的定量测量。

利用多因素回归模型，不但可以直接评价暴露因素之间是否存在交互作用，而且可同时控制多个混杂因素的混杂作用后进行交互作用的分析。尽管利用多因素回归模型控制混杂后，对有关交互作用指标的计算尚存在某些缺陷，如斯克龙达尔（Skrondal）指出，用逻辑斯谛回归控制混杂时，RERI与AP值随协变量数值的变化而变化，而S值不变，但此种方法则是目前最便利的手段。

（贾崇奇）

guīyīn jiāohù xiàoyìng

归因交互效应（interaction contrast，*IC*） 以加法模型为基础，定量测量暴露因素之间交互作用效应量的一个指标。如加法模型中的例。

IC绝对值越大，说明因素之间交互作用越强。IC用式（1）计算。

$$IC=[R(AB)-R(\bar{A}\bar{B})]-\{[R(A\bar{B})-R(\bar{A}\bar{B})]+[R(\bar{A}B)-R(\bar{A}\bar{B})]\}=R(AB)-R(A\bar{B})-R(\bar{A}B)+R(\bar{A}\bar{B}) \quad (1)$$

在对交互作用做出定量测量之后，需要对其进行显著性检验，以判断其是否具有统计学意义。交互作用的显著性检验，可用下面介绍的U检验方法进行。

设两因素A、B之间的交互效应量为E，则$E=IC$。如果$E=0$，说明A、B两因素之间无加法模型交互作用；如果$E\neq0$，则说明A、B两因素之间存在加法模型交互作用。因此交互作用显著性检验的无效假设为$E=0$，显著性检验用式（2）进行。

$$u=\frac{E-0}{\sqrt{Var(E)}} \quad (2)$$

式中：Var（E）为E的方差，由$Var(E)=\sum_{i=0}^{1}\sum_{j=0}^{1}\frac{R_{ij}(1-R_{ij})}{n_{ij}}$计算，其中$R_{ij}$为A、B两因素各种不同暴露组合下的率；$n_{ij}$为A、B两因素各种不同暴露组合下的观察人数。

由于病例对照研究不能计算率，因此E及其Var（E）分别用式（3）（4）计算：

$$E=\left(\frac{a_3}{b_3}+\frac{a_0}{b_0}\right)-\left(\frac{a_1}{b_1}+\frac{a_2}{b_2}\right) \quad (3)$$

式中：a_0/b_0为A、B均不暴露时病例数与对照数的比；a_1/b_1为A暴露而B不暴露时病例数与对照数的比；a_2/b_2为B暴露而A不暴露时病例数与对照数的比；a_3/b_3为A、B均暴露时病例数与对照数的比。

$$Var(E)=\sum_{i=0}^{3}\frac{(a_i/b_i)^2(a_i+b_i)}{a_ib_i} \quad (4)$$

（贾崇奇）

jiāohù xiàoyìng chāo'é xiāngduì wēixiǎndù

交互效应超额相对危险度（relative excess risk due to interaction，RERI） 以加法模型为基础，定量测量暴露因素之间交互作用效应量的指标。在分析暴露因素之间交互作用时，有时需测量归因交互作用所引起的相对效应的大小，这可用RERI来描述，罗思曼（Rothman）称为交互对比度（interaction contrast ratio，ICR）。RERI绝对值越大，说明暴露因素之间交互作用越强。如加法模型的例。

RERI用式（1）计算。

$$RERI=\frac{IC}{R(\bar{A}\bar{B})}=\frac{R(AB)-R(A\bar{B})-R(\bar{A}B)+R(\bar{A}\bar{B})}{R(\bar{A}\bar{B})} \quad (1)$$

如果用相对效应表示，上式则变为下式。

$$RERI=RR(AB)-RR(A\bar{B})-RR(\bar{A}B)+1$$

如果用逻辑斯谛或考克斯回归进行分析，RERI用下式进行计算。

$$RERI=\exp(\beta_3)-\exp(\beta_1)-\exp(\beta_2)+1$$

式中：β_1、β_2、β_3分别为暴露于A因素、B因素以及同时暴露于A与B两因素3个哑变量的偏回归系数。

RERI的95%可信区间用霍斯默（Hosmer）及莱梅肖（Lemeshow）介绍的Delta方法估计，如式（2）。

$$RERI\pm1.96\,SE(RERI) \quad (2)$$

其中：

$$SE(RERI)=\sqrt{h_1^2\sigma_1^2+h_2^2\sigma_2^2+h_3^2\sigma_3^2+2h_1h_2\sigma_{12}+2h_1h_3\sigma_{13}+2h_2h_3\sigma_{23}}$$

式中：$h_1=-\exp(\beta_1)$；$h_2=-\exp(\beta_2)$；$h_3=\exp(\beta_3)$；σ_i^2和σ_{ij}为逻辑斯谛或考克斯回归拟合过程中的方差及协方差项，可从其矩阵中直接获得。

（贾崇奇）

guīyīn jiāohù xiàoyìng bǎifēnbǐ

归因交互效应百分比（attributable proportion due to interaction，*AP*） 归因交互效应是以加法模型为基础，定量测量暴露因素之间交互作用效应量的一个指标。在A、B两因素的效应中，归因交互效应所占的比重为归因交互效应百分比。AP绝对值越大，说明因素之间交互作用越强。

AP用式（1）计算。

$$AP=\frac{IC}{R(AB)}\times100\%=\frac{R(AB)-R(A\bar{B})-R(\bar{A}B)+R(\bar{A}\bar{B})}{R(AB)}\times100\% \quad (1)$$

如果用相对效应表示，上式则变为下式。

$$AP=\frac{RR(AB)-RR(A\bar{B})-RR(\bar{A}B)+1}{RR(AB)}\times100\%=\frac{RERI}{RR(AB)}\times100\%$$

如果用逻辑斯谛或考克斯回归进行分析，AP用公式（2）进行计算。

$$AP=\frac{\exp(\beta_3)-\exp(\beta_1)-\exp(\beta_2)+1}{\exp(\beta_3)} \quad (2)$$

式中：β_1、β_2、β_3分别为暴露于A因素、B因素以及同时暴露于A与B两因素三个哑变量的偏回归系数。

AP的95%可信区间用霍斯默

(Hosmer)及莱梅肖(Lemeshow)介绍的Delta方法估计，如式(3)。

$$AP \pm 1.96\, SE(AP) \qquad (3)$$

其中：

$$SE(AP)=\sqrt{h_1^2\sigma_1^2+h_2^2\sigma_2^2+h_3^2\sigma_3^2+2h_1h_2\sigma_{12}+2h_1h_3\sigma_{13}+2h_2h_3\sigma_{23}}$$

式中：$h_1=-\exp(\beta_1-\beta_3)$；$h_2=-\exp(\beta_2-\beta_3)$；$h_3=\dfrac{\exp(\beta_1)+\exp(\beta_2)-1}{\exp(\beta_3)}$；$\sigma_i^2$ 和 σ_{ij} 为逻辑斯谛或考克斯回归拟合过程中的方差及协方差项，可从其矩阵中直接获得。

(贯崇奇)

chúnyīnzǐ guīyīn jiāohù xiàoyìng bǎifēnbǐ

纯因子归因交互效应百分比

(net attributable proportion due to interaction，NAP) 以加法模型为基础，定量测量暴露因素之间交互作用效应量的一个指标。在AP的算式中(见归因交互效应百分比)，分母即A、B两因素的联合效应中包含有本底效应，因此其不能准确反映只考虑A、B两因素时归因交互效应所占比重的大小，需将A、B两因素的联合效应中除去本底效应后再测量归因交互效应所占比重的大小，故称为纯因子归因交互效应百分比，用NAP表示。NAP绝对值越大，则说明因素之间交互作用越强。NAP用下式计算。

$$NAP=\frac{IC}{R(AB)-R(\bar{A}\bar{B})}\times 100\%=\frac{R(AB)-R(A\bar{B})-R(\bar{A}B)+R(\bar{A}\bar{B})}{R(AB)-R(\bar{A}\bar{B})}\times 100\% \qquad (1)$$

如果用相对效应表示，上式则变为下式。

$$NAP=\frac{RR(AB)-RR(A\bar{B})-RR(\bar{A}B)+1}{RR(AB)-1}\times 100\%=\frac{RERI}{RR(AB)-1}\times 100\%$$

(贯崇奇)

jiāohù xiàoyìng zhǐshù

交互效应指数

(synergy index，S) 以加法模型为基础，定量测量暴露因素之间交互作用效应量的一个指标。根据加法模型数学表达式即：$R(AB)-R(\bar{A}\bar{B})=[R(A\bar{B})-R(\bar{A}\bar{B})]+[R(\bar{A}B)-R(\bar{A}\bar{B})]$，将等式左侧被等式右侧相除即获得S如下式：

$$S=\frac{R(AB)-R(\bar{A}\bar{B})}{[R(A\bar{B})-R(\bar{A}\bar{B})]+[R(\bar{A}B)-R(\bar{A}\bar{B})]} \qquad (1)$$

如果用相对效应表示，上式则变为下式：

$$S=\frac{RR(AB)-1}{[RR(A\bar{B})-1]+[RR(\bar{A}B)-1]} \qquad (2)$$

效应指数S既可用于交互作用的定性分析，又可用于交互作用的定量测量。当S=1时，说明A、B两因素之间无加法模型交互作用，两因素的作用是相互独立的。若S≠1，则表明A、B两因素之间存在加法模型交互作用。此时，若S>1，说明A、B两因素之间具有正加法模型交互作用，即两因素同时存在时效应增强；若S<1，则说明A、B两因素之间具有负加法模型交互作用，即两因素同时存在时效应减低。S绝对值越大，则说明因素之间交互作用越强。

如果用逻辑斯谛或考克斯回归进行分析，S用下式进行计算。

$$S=\frac{\exp(\beta_3)-1}{\exp(\beta_1)+\exp(\beta_2)-2} \qquad (3)$$

式中：β_1、β_2、β_3 分别为暴露于A因素、B因素以及同时暴露于A与B两因素3个哑变量的偏回归系数。

S自然对数值(lnS)的95%可信区间用霍斯默(Hosmer)及莱梅肖(Lemeshow)介绍的Delta方法估计，如下式。

$$\ln S\pm 1.96\, SE(\ln S) \qquad (4)$$

其中：

$$SE(\ln S)=\sqrt{h_1^2\sigma_1^2+h_2^2\sigma_2^2+h_3^2\sigma_3^2+2h_1h_2\sigma_{12}+2h_1h_3\sigma_{13}+2h_2h_3\sigma_{23}}$$

式中：$h_1=\dfrac{-\exp(\beta_1)}{\exp(\beta_1)+\exp(\beta_2)-2}$；$h_2=\dfrac{-\exp(\beta_2)}{\exp(\beta_1)+\exp(\beta_2)-2}$；$h_3=\dfrac{\exp(\beta_3)}{\exp(\beta_3)-1}$；$\sigma_i^2$ 和 σ_{ij} 为逻辑斯谛或考克斯回归拟合过程中的方差及协方差项，可从其矩阵中直接获得。

(贯崇奇)

yùfáng

预防

(prevention) 预防疾病(伤害)和残疾发生，阻止或延缓其发展的一系列活动。预防的主要目的是消灭或消除疾病或伤害，或将疾病、伤害和残疾对生活质量的影响降到最低，如果这些难以实现，至少推迟疾病的发生，延缓疾病和残疾的发展。

在疾病从发生到结局的任何一个阶段都可以采取措施达到预防目的。根据活动发生在疾病自然史的阶段，可将预防分为三级，即第一级预防、第二级预防和第三级预防。在疾病的病理发生期前针对病因或危险因素开展的预防活动为第一级预防，可以降低疾病在人群中的发病率。在症状发生前期开展的早发现、早诊断和早治疗等预防活动为第二级预防，在临床期开展的缓解症状、预防残疾、促进康复、提高生活质量等预防活动为第三级预防，这两级预防可以通过缩短病程、将疾病和残疾的影响降到最低，从而降低人群中的患病率、残疾率和病死率。很多情况下，疾病自然史的各个阶段间很难划出明确的界限，所以将这三级预防截然区分开来也存在一定的困难，三者在概念上或实践中有时会有一定的重叠。

同类措施会因预防的目标疾病不同而属于不同级的预防。例如，治疗糖尿病以控制血糖水平到正常范围，对于心血管疾病的预防来说属于第一级预防，即危险因素的干预，而对于糖尿病的预防来说，则属于第二级和第三级预防。同类措施也可见于相同疾病的各级预防。例如，通过健康教育可以改变个体不健康的生活方式，预防疾病的发生，辅助治疗，促进康复；通过健康教育也可以促进个体适当的利用医疗服务，如筛检、治疗和康复等，提高依从性。

（吕　筠）

dìyījí yùfáng

第一级预防（primary prevention） 在疾病和/或伤害尚未发生时针对病因或危险因素采取的措施。又称病因预防。目的是降低有害暴露的水平，增强个体对抗有害暴露的能力，预防疾病（或伤害）的发生，或至少推迟疾病的发生。第一级预防应该是消灭或消除疾病（或伤害）的根本措施。

实现第一级预防可以采取多类措施，如预防环境中的有害暴露（如对鲜牛奶采用巴氏灭菌法）、提高机体抵抗力（如免疫接种）或保护个体免受有害暴露的伤害（如有骨质疏松症的老年人穿戴髋关节保护器，缓冲跌倒对髋关节的冲击，预防髋关节骨折）、教育个体改变危险行为（如戒烟、限酒、合理膳食和增加体力活动）等。

有些学者从第一级预防中进一步划分出部分实践，称为根本预防（primordial prevention）。根本预防是针对整个人群，通过从根本上消除威胁健康的因素，从而创造一个健康的环境，进而消灭疾病的威胁。根本预防通常需要强烈的政治和社会意愿的支持以及多部门的行动，干预更多的要依赖于非医学措施，如环境工程措施、经济措施、法律措施等。在主要慢性病的预防中，根本预防这个概念也越发受到重视。例如，在加工食品中消除反式脂肪酸就是为了实现根本预防而采取的措施之一。

（吕　筠）

dì'èrjí yùfáng

第二级预防（secondary prevention） 在疾病早期，症状体征尚未表现出来或难以觉察，通过及早发现并诊断疾病，及时给予适当的治疗，帮助个体恢复健康；如果疾病无法治愈，可以通过治疗阻止疾病发展到更严重的阶段或至少减缓发展进程，减少对更复杂的治疗措施的需要的过程，又称三早预防。即早发现、早诊断、早治疗。

疾病的早发现可通过筛检、病例发现、定期体检等实现。例如，在50岁以上成人中通过大便潜血试验、乙状结肠镜检查或结肠镜检查筛检结肠直肠癌；在高危人群中定期检测HIV；通过定期的常规体检发现疾病。

很多慢性病的病因尚不完全清楚，要完全实现第一级预防非常困难。而慢性病的发生多为致病因素长期作用的结果，早发现是有可能实现的。因此，在很多慢性病的预防中，第二级预防至关重要。

（吕　筠）

dìsānjí yùfáng

第三级预防（tertiary prevention） 在疾病的症状体征明显表现出来之后，早期，通过适当的治疗缓解症状，预防疾病进一步恶化，预防急性事件的发生和复发，预防合并症和残疾的发生。到了疾病晚期通过早期发现和管理合并症，对已经发生的残疾进行康复治疗，最大限度地恢复个体的机体功能和社会功能，提高生活质量，延长寿命的措施。又称临床预防或疾病管理（disease management）。第三级预防旨在降低疾病和残疾给个体、家庭和社会带来的负担。第二级预防和第三级预防之间的区分有时不是很明确，存在一定的重叠。

（吕　筠）

cèlüè

策略（strategy） 为了实现某一特定目标而制定的引领全局的指导思想、行动方针。措施是为了实现预期目标所采取的具体方法、步骤。策略与措施对应着军事中的战略与战术。策略与措施密切相关，相互影响。只有在有效策略的指导下，采取对疾病或健康问题行之有效的一系列必要的措施，才能达到预期的效果。相反，不考虑措施可行性和有效性所制定的策略，也很难实现预期目标。

以全球消灭天花行动为例可以说明策略的有效性对既定目标能否实现起着关键的作用。1958年启动全球消灭天花行动后，策略的重点为提高人群疫苗接种率。经过近10年的努力，虽然全球天花的发病人数确实显著减少，但是在一些天花地方性流行的国家，发病率居高不下。在综合考虑有关天花流行特征的新旧证据后，全球天花消灭策略发生转变。自1967年起，消灭天花的策略修订为：① 在每个国家开展大规模的疫苗接种，至少覆盖80%的人群，使用的疫苗应该保证效价足够高且稳定。② 发展监测系统，及时发现病例和暴发疫情，以便采取更有针对性的围堵（或环形接种）措施。这个策略中涉及监测、确定病例及相关密切接触者、接种疫苗等具体措施。在这个策略的指导下，1979年世界卫生组织正式宣布全球消灭天花。

另外，虽然措施服从于策略，但一些措施的发展有时也会促进策略的改变。例如，针对某些传染病（如麻疹、脊髓灰质炎）的疫苗的研制成功和推广，改变了相应疾病的预防策略。

（吕　筠）

gāowēi cèlüè

高危策略（high-risk strategy） 以临床思维为导向的实现第一级预防的策略。高危策略是对未来发病风险高的一小部分个体，针对致病危险因素采取有针对性的措施，降低危险暴露水平及其未来发病的风险。例如，定期对成年人进行心血管疾病危险因素评估，对未来10年发生冠心病风险显著高的个体进行有针对性的危险因素干预，如戒烟，控制食盐摄入，多吃蔬菜水果和低脂乳制品，适量运动，控制体重、血压、血脂、血糖，服用低剂量阿司匹林等。

高危策略的主要优点包括：① 由于发现个体存在的某些健康问题，激发了动机，无论是高危个体还是医师都会愿意接受这种解决问题的干预措施。② 干预只针对高危个体进行，不会对其他风险较低的个体造成干扰。③ 更适应现有的生物医学模式为主导的医疗卫生系统。④ 任何干预措施都会有费用，还可能产生不良反应。如果每个人承受的费用和风险都相同，则收益越大，收益/风险比越高。对高危个体实施干预，收益更大，所以收益/风险比更高。⑤ 由于医疗资源有限，意味着医疗卫生是一个实行限量供应的系统，需要优先考虑那些最有可能受益或可能受益最多的群体。高危策略对资源的利用可能更符合成本效益原则。

高危策略的局限性包括：① 高危策略中风险评估标准的确定面临两难局面。如果采用较为宽松的标准确定高危个体，在一定时间内高危个体中多数人都不会发病，预测能力不强；如果增加限制因素，预测能力提高，但是高危人群大大局限，对筛检出的高危个体来说是最好的，但对降低人群总的疾病负担又作用不大。② 预防行为被过度医疗化，即过度依赖临床医学的观点和措施实现疾病预防。③ 进食、吸烟、运动等多数生活方式很大程度上受到所在社会的行为规范以及周围人的行为的影响和限制。而高危策略在本质上就是要求少数人在行为上必须与众不同，这无疑限制了这种策略的效果。④ 高危策略主要是帮助那些特别易感或显著暴露的个体，要么是保护个体免于暴露导致的效应（如服降胆固醇药物），或是降低个体的暴露水平（如建议个体戒烟或少喝酒）。这种预防方法没有理解和改变发生暴露的根本原因（如为什么会吸烟，为什么少运动，阻碍个体健康生活的障碍是什么）。只要问题的根源不解决，就会源源不断地有人步入这个高危行列，医务人员永远是被动地接收和处理高危个体和患者，且这个工作量只会越来越大。当问题涉及整个人群时，仅治疗那些患者和显著易感的个体，即冰山的一角，是治标不治本的策略。⑤ 如果某种疾病的绝大部分病例都发生在一小组很容易识别的人群中，如果针对这组人群的干预很有效、人们负担得起、可以接受，那么高危策略就足以控制这个疾病。否则，虽然干预可使覆盖的个体受益，但是单靠高危策略很难解决公共卫生问题。

（吕　筠）

quánrénqún cèlüè

全人群策略（population-based strategy） 以公共卫生思维为导向的实现第一级预防的策略。全人群策略不需要确定哪些个体未来发生疾病的风险高，哪些风险低，而是通过消除有害暴露，尤其是那些个体难以觉察或控制的环境暴露，或针对人群中有害暴露的决定因素（即远端病因、病因的原因、根本原因）采取措施，降低整个人群有害暴露的水平，进而降低人群总的疾病负担。

全人群策略一方面可以使大多数人受益，即使每个人因预防而获得的收益微不足道，但它给整个人群带来的累积健康收益非常可观。另一方面，整体人群的暴露（如血压）分布向着疾病低风险的方向移动，这将促使高危个体移出危险区域，必然会使异常值的发生率（如高血压发病率）相应降低。

全人群策略可采用的措施包括健康教育以及一些更根本性的健康促进措施，即借助一些政策的、法律的、经济的、环境的手段，从根本上去除阻碍个体采取健康行为的障碍，或控制来自各方的不利压力，努力推动整个人群行为规范的改变，创造一个能促进个体采纳健康行为、有利于健康的环境。这类根本性的措施旨在改变个体行为发生的背景环境，而不是行为本身，社会影响可能更大且更持久。例如，一些发达国家为消除加工食品中的反式脂肪酸所做出的努力可以算是全人群策略的一个范例。如果单靠教育个体远离反式脂肪酸其目的很难实现。一些发达国家出台政策禁止或限制食品生产商使用反式脂肪酸。这样做的好处是消费者不用费心去改变自己的行为，整个食物环境在发生变化。其他范例还包括：饮水加氟、食盐加碘、主食叶酸强化、立法禁止在公共场所吸烟、提高烟草税、立法要求餐馆在菜单上标注所供应食物的热量值等。全人群策略覆盖面广，干预措施更具根本性且通常成本低廉，是实现全人群健康的必经之路。

全人群策略也存在一定的局限性：① 无论全人群策略给整个群体带来多大的好处，对多数个体而言，预防的收益不会立竿见影，也不会特别显著，通常不为感知和理解，也就很难有行动的动力，不只是个体，对于医务人员和决策者来说都是如此。② 因为全人群措施给多数个体带来的收益很小，而任何很小的风险都很容易抵消收益，所以对措施的安全性要求就更加严格。③ 如果暴露和疾病风险之间呈 U 形或 J 形关系，那么促使整个人群的暴露分布曲线平移，在一部分人被移出高风险区域的同时，又有一部分人被带入另外一个高风险中。④全人群策略通常需要社会经济和运行方式发生重大变革，这一点通常很难在短期成为现实。

（吕　筠）

jiànkāng bǎohù

健康保护（health protection）

采取有针对性的措施保护个体或人群免受来自外界环境的有害物质（如生物、物理、化学类有害物质）对健康的威胁的过程。又称健康防护。健康保护涉及众多健康相关领域：传染病、职业卫生、环境卫生、放射卫生、食品卫生、学校卫生、药品及医疗器械和化妆品安全、意外伤害等。

健康保护措施包括：① 消除外界环境中的有害物质或将其控制到不会对人体健康造成有害影响的水平。如巴氏杀菌等工序对生牛乳进行消毒；建筑行业采用无危害或危害较小的建筑材料、采取不产生或少产生粉尘的施工工艺、施工设备和工具；勤洗手是个人卫生和感染控制的措施之一。② 为个体提供保护屏障。如施工机械的驾驶室或操作室密闭隔离，并在进风口设置滤尘装置；使用个人防护用品如防护服、防护手套和防护眼镜。③ 增强个体对抗有害物质的能力，或暴露后采取措施以预防发病或减轻发病时的症状：如接种疫苗、免疫血清或免疫球蛋白（见预防接种）；医护、公安等人员因职业原因不慎接触艾滋病病毒感染者及其体液时，可经短期抗逆转录病毒治疗降低艾滋病病毒感染的可能性，即预防性用药。

健康保护措施中，既包括医学措施，也包括环境工程措施、经济措施、法律措施等。很多健康保护措施是个体能力所不及的，也非医疗卫生部门可独自实施，需要政府和社会的共同努力。

（吕　筠）

chuánrǎnbìng liúxíngbìngxué

传染病流行病学（infectious disease epidemiology）　研究传染病在人群中发生、发展、分布规律和影响因素，制定与评价传染病预防及控制措施、策略的科学。

传染病流行史　疾病流行的历史源于传染病，人类与传染病的斗争贯穿了整个人类发展史。历史上天花、鼠疫、霍乱等瘟疫的流行，曾经造成大量患者死亡，严重影响了人类健康和生存繁衍。即使是在社会经济和科学技术高度发展的今天，传染病依然是严重危害人类健康的重要疾病。

据考古学研究结果，约 1 万年前，人类的生产方式从狩猎和采集转变为农耕，其生活和社会活动方式也随之改变。人群定居和动物驯养等行为增加了人与人，以及人与动物间的接触，也为传染病的发生和流行创造了条件。在人类早期历史上，传染病给人类带来了数次重大灾难。历史上明确记载的第一次世界性鼠疫大流行始于公元 6 世纪，源自中东，流行中心为东地中海沿岸，持续近 60 年，高峰期每天死亡近万人，死亡总数约 1 亿人。中世纪传染性疾病的流行对欧洲文明产生了很大的影响。1347 年，感染了鼠疫的老鼠和跳蚤随着商船到达意大利和埃及，带来了第二次世界性鼠疫大流行，史称黑死病，在随后的 5 年内，有大约 2 400 万人（30% 的欧洲人）死于黑死病。1348 年疫情高峰时，佛罗伦萨、威尼斯、伦敦等城市的死亡人数均在 10 万以上。天花是另一种对人类历史产生重大影响的传染病。公元前 1350 年天花在埃及被首次记载。公元前 1570 ~ 前 1085 年埃及王朝的木乃伊和拉美西斯五世木乃伊的脸上可见到典型的天花瘢痕。天花是伴随着阿拉伯人的领土扩张，宗教圣战，西印度的发现以及美国人的殖民地开拓而传播的。公元1555年，墨西哥天花大流行，200万人不治而亡；17～18世纪，天花是欧洲最严重的传染病，死亡人数高达1.5亿。梅毒也是一种产生巨大历史影响的流行性传染性疾病。15世纪90年代，梅毒作为一种高接触传染性的疾病在西班牙、意大利和法国广泛流行，并导致了较高的死亡率。

近代，传染病依然是威胁人类健康的主要杀手。第三次世界性鼠疫大流行起源于1894年的香港地区，20世纪30年代达到高峰，波及亚洲、欧洲、美洲、非洲和大洋洲的60多个国家，死亡逾千万人，其中，印度的疫情最为严重，20年内死亡约102万人，20世纪初，天花在世界各国的流行依然猖獗，1900～1909年，仅俄国因天花死亡人数就高达50万。1918年美国被卷入第一次世界大战，在大批美国士兵乘运输船前往欧洲途中，发生了流感流行，导致大量士兵死亡，并引发了欧洲乃至世界的流感大流行。全世界在这次流感大流行中死亡人数高达两千万，其中美国一个国家的死亡人数就达到了55万人。1817～1923年，全世界共发生了6次霍乱大流行。1817～1823年，霍乱第一次大流行，从“人类霍乱的故乡”印度恒河三角洲蔓延到欧洲，仅1818年，英国就有6万余人丧生。在此后的多次流行中，霍乱从亚洲穿越俄罗斯，先后到达德国、英国、澳大利亚、加拿大、美国和埃及等，遍及亚、非、欧、美各大洲。20世纪后期（1961～　和1990～　），发生了第七和第八次霍乱的世界性大流行，除了非洲和亚洲地区外，拉丁美洲各国也出现了严重的疫情，1991年在全球报告的59万多例霍乱病例中，拉丁美洲各国的病例占了总报告病例数的65.8%。人类历史上另一个重要的传染病是结核病，被称为“白色瘟疫”的结核病在全世界范围内流行了数百年，是传染病死亡的首要死因。1882年德国医师和细菌学家科赫（Robert Koch）在显微镜下发现了结核杆菌，在此后的一百多年间，全球约有100万人死于结核病。即使是在20世纪50年代后有了异烟肼、利福平等有效的抗结核药物，全世界每年仍有约940万新发结核病患者，其中70%发生在中低收入国家。

学科发展历史　传染病流行病学是现代流行病学的基础，也是现代流行病学的一个重要组成部分。对传染病发生的原因及如何防制传染病传播的研究，构成了传染病流行病学的雏形。

自有历史记载开始，传染性疾病的流行就备受人们的关注。伴随着传染病在人类社会的长期肆虐，人类对传染病流行的认识也逐渐深入。一方面，传染病的病原体、传播方式和影响流行的因素不断得以识别；另一方面，针对传染病的预防和控制策略也在不断发展和更新。在传染病流行病学形成的早期，意大利医生、科学家费拉卡斯特罗（Girolamo Fracastoro，1478～1553）关于接触传染性疾病的理论对传染病病因学做出了重要贡献。在1546年出版的《论传染、传染性疾病及其治疗》一书中，费拉卡斯特罗提出传染性疾病是由一些微小的、肉眼不可见的微粒在人与人之间的传播所致，这种粒子对每个病患个体都是不同的，它会进行自我复制，并作用于人体体液而致病。他还提出了接触传染性疾病的3种可能的传播方式，即人与人之间的直接接触传播，间接接触受污染的物品如污染物传播和没有明确接触的远距离传播。他认为在特定的情况下，环境受到微粒的污染，而疾病就在此环境下开始流行。1894年，人类传染病流行史上意义重大的黑死病的病原体——鼠疫杆菌被发现。此后的研究证明鼠疫在人和鼠之间的传播是由鼠跳蚤引起的，感染了鼠疫杆菌的鼠蚤能在谷物、衣服或其他物品中潜伏近50天，可通过叮咬感染人类。而鼠疫在人群间流行最危险的传播途径是空气传播。

18世纪末西方开始了工业革命，劳动力聚居于城市，给传染病的传播制造了条件，由此产生了强烈的对传染病防制的需求。在病原生物发现的前期，出现了许多流行病学典范的工作。例如，人们基于对天花流行的观察，认识到天花可能是经接触传播的，并且观察到感染了牛痘病毒的挤奶女工对天花有一定的免疫力。1796年，英国医师爱德华·詹纳（Edward Jenner）首次尝试用实验的方式进行牛痘接种，诱导对天花的免疫，他有目的地用牛痘感染后的皮损（牛痘病毒）在其园丁的儿子詹姆斯·菲利普（James Phipps）身上接种，结果这个小男孩获得了对天花的免疫力，由此诞生了预防接种，为在180年后人类彻底消灭天花提供了最重要的策略。此后，1839～1860年英国医师巴德（William Budd）关于伤寒的调查、1846年丹麦青年医师潘农（Peter ludvig Panum）对法罗群岛进行的麻疹大流行调查和1848~1854年英国内科医师斯诺（John Snow）关于伦敦霍乱流行的调查，均促进了人类对传染病的流行特点和规律的认识，并采取了相应的防制措施。斯诺通过伦敦霍乱流行中的死亡者名单，以标点地图等方式揭示了死亡病例的分布及其规律，分析出污染的饮用水为发病的原因，并推论其病原可能为一种活的物质，存在于饮用水内，进而追溯出某水厂为是次饮用水污染的源头，经采取关闭水源水井的措施，控制了霍乱发病和流行。这是人类在还没有发现病原生物前，通过调查分析发现霍乱流行原因的一次成功尝试。斯诺关于伦敦霍乱流行的调查，已成为流行病学发展史上不朽的案例。荷兰微生物学家安东尼·范·列文虎克（Anton van Leeuwenhoek，1632~1723）发明了显微镜，这使人们能观察到裸眼未及的微生物。1876年，科赫通过用病牛血对鼠进行接种而将炭疽传给鼠，并在病鼠体内获得了和病牛体内一样的杆状菌，从而证明了微生物能使人或动物致病。后来，他在鼠之间进行了类似的接种而使炭疽在鼠之间传播。这些实验证明了微生物是传染性疾病的致病原，并最终形成了关于特异病因学说的“科赫法则”，主要内容包括：①在所研究疾病的所有患者中都发现致病微生物。②该微生物不仅能从所研究疾病的患者中分离，而且能在体外培养。③将该种微生物接种到易感动物或人身上，能导致同样的疾病。④从该被感染的动物或人身上能重新分离出这一微生物，并得到鉴定。

伴随着对人类疾病细菌学研究的发展，科学家们开始着重研究由媒介动物传播的疾病。传染病流行病学研究的经典案例之一是在古巴进行的黄热病病原学和流行病学研究。尽管在18~19世纪已经有了大量关于黄热病流行的报道，但其传播方式却并不清楚，有人认为黄热病是直接在人与人之间传播的。1804年美国斯塔宾斯·弗斯（Stubbins Firth）发现照看黄热病患者的医生或护士中并没有二代病例的出现，认为黄热病可能并非是由人与人之间直接传播的。他在自己身上尝试进行了一系列的试验。他将自己暴露于患者的出血性呕吐物及其他分泌物或病死者的血液，结果发现并没有引起疾病的传播，由此推断黄热病传播不是由直接接触所致。19世纪早期，许多医生都认为黄热病可能是由蚊虫传播的，1881年，古巴医师卡洛斯·涓·芬莱（Carlos juan Finley）首次提出了蚊子传播黄热病的假设，并在一年后提出埃及伊蚊是传播黄热病的媒介。20年后，美国军医沃尔特·里德（Walter Reed）证实了芬莱的假设。在西班牙—美国之战期间，以里德为首的黄热病研究委员会成立了。委员会利用埃及伊蚊及志愿者进行黄热病的传播研究。在调查过程中，里德的朋友和助手、黄热病研究委员会成员之一的杰瑟·威廉·拉齐尔（Jesse William Lazear）作为志愿者，在被蚊虫叮咬后感染了黄热病并死于此病。一系列科学的实验使该委员会最终得出了结论，黄热病是通过受感染蚊虫的叮咬而传播给人类的。里德及其委员会对黄热病传播的研究为巴拿马运河建设中控制黄热病做出了重要贡献。

流行病学关于各种传染性疾病传播方式的理论总是先于实验室的病原体研究和临床研究。斯诺所做的关于霍乱传播的经典的流行病学研究，较霍乱致病原的最终确认早了将近30年。英国流行病学家威廉·巴德（William Budd）关于伤寒热传播方式以及人类携带者在伤寒热传播过程中的重要性的论述比伤寒杆菌的分离早了近35年。1846年，匈牙利医师伊格纳兹·赛缪维斯（Ignatz Semmelweiss）在维也纳分析了不同产科病房产妇的病死记录，认为产褥热与医学生和医生手上污染有传染物有关，当时的医师和医学生经常进行患者的尸体解剖，与经医生和医学生接生的产妇相比，由不接触死亡病例的助产士帮助分娩的妇女其产褥热死亡率较低。

传染病流行病学在对病原微生物和传染病传播途径的研究过程中发展形成，并与微生物学、病毒学、免疫学和公共卫生的发展相辅相成。传染病流行病学的发展对于制定有效的疾病预防策略具有重要意义。1846年，丹麦生理学和病理学家彼得·卢兹维·帕努姆（Peter ludvig Panum）受政府委托在法罗岛上开展有关麻疹流行的研究，并发表了关于麻疹流行期的观察结果。麻疹在斯堪的纳维亚地区的法罗岛上已经有65年未出现过，此次流行值得注意的是，虽然暴露人群的患病率高达97%，但几乎没发现65岁以上年龄的患者，由此可认为一次麻疹患病后其免疫力能维持终生。另外，帕努姆还记载了在病例之间有平均14天的潜伏期。

显微镜的发明与应用，促进了人们对病原微生物的发现与认识，由此也极大地促进了传染病流行病学的发展。1931年在英国，流行病学首次被定义为是关于传染病的科学——（关于传染病）

的主要原因、传播以及预防的科学。此时期的学者们也明确提出了传染病在人群中流行的3个环节，即传染源、传播途径和易感人群的概念，1850年伦敦成立了世界上第一个流行病学学会，标志着以传染病流行病学为主体的流行病学学科的形成。

自1854年斯诺对伦敦霍乱流行进行了经典的流行病学调查以来，传染病流行病学对消灭天花、脊髓灰质炎，预防和控制人类常见传染病如麻风病、白喉等做出了卓越的贡献。任何一种新出现的传染病的流行，除了需要从微生物学角度来识别病原体，从临床医学角度来治疗受感染的患者外，还必须从流行病学角度来识别疾病的流行特征，从而制订有效的针对传染源、传播途径和易感者的预防策略和措施，控制疾病在人群中的流行。

（徐 飚）

chuánrǎnbìng liúxíng qūshì

传染病流行趋势（trends of infectious disease epidemic） 20世纪以来，随着社会和经济的发展，人类的生活条件和卫生服务日益改善，健康状况也有了显著提高。传染病的发病和死亡也出现了明显的变化，尽管人类有效控制了多种传染病，但部分早已得到控制的传染病又死灰复燃，同时新发传染病亦不断出现。

传染病发病和死亡变迁 至20世纪末，人类已成功地消灭了天花，正朝着消灭脊髓灰质炎的目标努力，并有效地控制了麻风、白喉、鼠疫等多种传染病，全球传染病和寄生虫病死亡人数占总死亡人数的百分比也由19世纪的50%~60%下降至20世纪中后期的10%以下。中国在传染病的流行和控制方面也取得了很大成就。20世纪50年代初，急性传染病死亡位居中国居民主要死因第2位，到70年代，传染病已退出前10位死因。中国已在20世纪50年代消灭了古典型霍乱，60年代初消灭了天花、人间鼠疫，2000年中国被世界卫生组织正式确认为无脊髓灰质炎野毒株感染的国家，麻疹、白喉、百日咳、破伤风等传染病的发病率也明显下降。纵观20世纪传染病控制的成效，可以认为无论是在发展中国家，还是发达国家，安全的饮用水供应、抗生素发明和使用、免疫疫苗的诞生和计划免疫的实施、卫生宣教和教育事业的发展、医疗卫生服务的普及和改善等对传染病的控制起了重要的作用。

传染病流行现状 传染病流行与国家和地区的社会经济发展和卫生服务密切相关。目前，一些在历史上对人类健康造成重大危害的传染病如腹泻、疟疾等，仍在非洲、南亚等低收入国家流行。同时，即使是在最发达的工业化国家，也还不能完全避免传染病的威胁。自20世纪70年代以来，结核病等一批被认为早已得到控制的传染病卷土重来，同时，又新发现数十种包括艾滋病在内的传染病，使传染病的发病和死亡有了明显的回升，传染病对人群健康的威胁再次引起了人们的关注。2008年世界卫生组织对192个国家和地区2004年监测数据进行更新统计，传染病和寄生虫病占男女性总死亡的百分比分别为16.7%和15.6%，导致了约520万男性和430万女性死亡；在所有950万传染病死亡中，非洲和南亚的中低收入国家的死亡占总死亡的79%，死亡人数高达485万和267万；排在传染病死亡前3位的疾病依次为腹泻、艾滋病和结核病。

腹泻 腹泻是一种症状，通常由一系列细菌、病毒或寄生虫引起的肠道感染所致。引起腹泻的病原体可通过污染的食物、饮用水或接触而传播。每年，全世界约有20亿腹泻病例发生。腹泻是5岁以下儿童死亡的第2位主要死因，每年全世界约有150万儿童死于腹泻，其中80%为2岁以下儿童。2004年，低收入国家中的总死亡数有6.9%由腹泻所致，腹泻位列第3位主要死因。在发展中国家，3岁以下儿童每年平均可发生3次腹泻，腹泻严重影响了儿童的生长发育，是造成儿童营养不良的主要原因。腹泻，作为一种可预防、可治疗的疾病，至今仍是儿童主要的传染病杀手，主要与贫困人群缺乏安全饮用水和污水处理系统、个人卫生和食品卫生条件差、儿童营养不良、不能及时获得诊断和口服补液治疗、不能得到轮状病毒等疫苗的免疫接种和缺乏人群健康教育、健康促进有关。

艾滋病 自1980年首例感染了人类免疫缺陷病毒（HIV）的艾滋病例被发现以来，艾滋病已在全球范围蔓延，全球总计约有6千万人感染了HIV，其中3千万人死于艾滋病及其相关疾病。据世界卫生组织估计，2009年全球约有3 300万HIV感染者，其中260万为新感染者；180万艾滋病相关死亡。目前，艾滋病流行以非洲撒哈拉以南地区和南亚及东南亚地区最为严重。2009年非洲撒哈拉以南地区成年人中的HIV感染率高达5%，约有2 250万感染者；而南亚和东南亚地区的感染率也达到了0.3%，现有感染者410万。截至2010年10月底，中国累计报告HIV/AIDS病例共约

37万，其中已死亡6.8万。估计中国现存活HIV感染者和患者74万，女性占30.5%；中国的HIV感染者中，32.2%是经静脉注射毒品传播，44.3%是经异性传播，14.7%是经同性传播，7.8%是经既往采供血输血或使用血制品传播，还有1%是经母婴传播。

结核病　1990年全球新发结核病患者750万例，到1994年即上升为880万例。目前，全球约有1/3人口感染结核分枝杆菌，现患结核病病例1 400万，每年还有约940万结核病新病例发生，2009年，全球结核病死亡人数约为130万（不包括死于艾滋病）。结核病在世界众多的国家和地区流行，被世界卫生组织列为结核病高负担的国家有22个，遍布亚洲、东欧、非洲和拉丁美洲等地区，其中印度和中国分别位列第一、第二位。中国约有45%的人口曾感染过结核分枝杆菌。2010年第五次全国结核病流行病学抽样调查发现，中国的活动性肺结核经年龄、性别和抽样比加权的患病率为461/10万，其中菌阳患病率为122/10万，痰涂片阳性患病率为66/10万，估计中国现有活动性肺结核患者502万。结核病流行中的一个重要问题是耐药结核病流行呈上升趋势。目前，结核分枝杆菌耐单药现象已相当普遍，在现患结核病患者中，约有4.9%患者为同时对利福平和异烟肼耐药的耐多药结核病患者（multidrug-resistant tuberculosis, MDR-TB），全球的耐多药结核病患者数估计高达511万。中国的耐药结核病流行形势严峻，新发结核病患者中的耐多药率约为5%，在既往有治疗史的患者中更高达26%。

（徐　飚）

xīnfā chuánrǎnbìng

新发传染病（emerging infectious diseases）　最近的30～40年间在人群中新出现的一系列传染病。自20世纪70年代以来，人类已发现和确认了近40种新的传染病，如艾滋病、埃博拉出血热、军团病、新型克雅病、严重急性呼吸综合征，以及近些年引起人们高度警觉的人禽流行性感冒等。许多新发传染病的危害已被广泛认识，如艾滋病（AIDS）、埃博拉出血热、新型克雅氏病和禽流感等疾病的高病死率；莱姆病、戊型肝炎和O139型弧菌引起的霍乱等已在一些国家造成大规模的流行和暴发。

艾滋病　见传染病流行趋势。

新型克雅病　又称疯牛病或牛脑海绵状病，1986年英国首先在牛群中发现并报道，研究表明新型克雅病由一种朊蛋白或朊病毒所致，病死率高，无有效治疗方法，人感染此病可能与接触或摄入感染有牛海绵状脑病的牛肉有关。目前，世界上很多国家包括英国、北爱尔兰、爱尔兰、瑞士、丹麦、法国、加拿大、葡萄牙及阿曼等都报告有新型克雅病发生。

严重急性呼吸综合征　2002年12月在中国广东地区被首次报道，此后在全球多个国家发生流行的严重急性呼吸综合征（severe acute respiratory syndromes, SARS），又称传染性非典型性肺炎，是一种由新型冠状病毒引起的急性呼吸系统传染病。截至2003年6月14日，全球32个国家、地区报道临床诊断病例8 439人，中国25个省、自治区、直辖市都有临床诊断病例报告，累计达5 327人。SARS在全世界范围内的快速蔓延，在当时引起了严重的社会恐慌，反映了新发传染病可能对公共卫生、人群健康和社会稳定造成严重威胁。

人禽流行性感冒　简称人禽流感，是由甲型流感病毒某些亚型毒株引起的急性呼吸道传染病。1997年中国香港特别行政区发生H5N1型禽流感，12人感染，其中6人死亡；2003年，中国和越南均有人禽流感个案病例发生，2004年越南和泰国分别发生了29例和17例病例，此后，人禽流感疫情在印度尼西亚持续出现，2005～2008年，每年报告的确认病例波动在20～55例，2009年，埃及也有39例经实验室确认的病例报告。据世界卫生组织统计，到2014年1月，全球经实验室病原学确认的H5N1型人禽流感病例总数为649例，死亡385例，病死率高达59.3%。人感染禽流感病毒主要由接触感染的家禽或污染有禽畜排泄物的物体所致，但该病毒变异后在人与人之间传播的危险性正引起人们的关注。

（徐　飚）

zàixiàn chuánrǎnbìng

再现传染病（re-emerging infectious diseases）　一批被认为早已得到控制而又卷土重来的传染病，如结核病、白喉、登革热、霍乱、鼠疫、流行性脑脊髓膜炎和疟疾等。这些传染病既往已经存在，但其发病率（或覆盖范围）新近出现快速上升（或增大）。

结核病　在再度肆虐人类的传染病中，结核病是一个突出的例子，一度被认为获得了有效控制的结核病，1993年进入了全球结核病紧急状态（见传染病流行趋势）。

1961年中国广东省出现埃尔托霍乱病例，后来霍乱在中国的流行时起时落，高峰期报告病例超万例。到20世纪80年代末～90

年代初，霍乱疫情基本得到了控制，每年只有数百例病例报告。但1992～1996年，霍乱疫情出现反弹，局部地区还出现了O139新型霍乱暴发。中国霍乱流行规律目前尚不十分明确，引起霍乱流行的自然因素和社会因素依然存在。

疟疾　疟疾是由疟原虫引起的一种虫媒传染病。1955年世界卫生组织在全球发起了消灭疟疾行动，取得了突出的成就。但1970年以后，在非洲、亚洲的许多国家和地区，疟疾再度流行。至1994年，全球约有100个国家和地区不同程度地受到疟疾威胁。近年来，除非洲外，报告的病例主要集中在印度、巴西、斯里兰卡等19个国家。2019年，全球疟疾病例总数达到2.29亿，40.9万人死于疟疾，全球疟疾病例的90%以上集中在非洲地区。

再现传染病的种类远不止上述数种，尽管人们在控制这些传染病的过程中取得过显著的成就，但是这些疾病已再度成为传染病防治面临的严峻挑战。

主要影响因素　新发和再现传染病的发生受到生态及环境变化、社会发展不平衡、个人行为和卫生条件、国家卫生政策和卫生服务水平的影响。全球气候变暖可能影响病原微生物的分布；社会条件的变化如战争、移民和土地开发增加了人与动物传染病接触的可能性；贫困、不良性行为和吸毒等不仅影响个体营养水平和免疫状态，而且可以增加传染病传播的风险；快速发展的交通和物流，扩大了人与物品的世界性流动频率和范围；技术和工业的发展包括抗生素的广泛使用、食品供应全球化、组织器官移植等也为新发和再现传染病的发生、传播和流行提供了有利条件；微生物的变异受其自身生物学特性、适应力代价和流行过程的综合影响；公共卫生措施的失效和缺乏可及、公平、有效的卫生服务是导致新发、再现传染病在发展中国家蔓延、肆虐的重要原因。

（徐　飚）

chuánrǎnbìng chuánrǎn guòchéng

传染病传染过程（infectious process of infectious diseases）

传染病发生、发展直至结束的整个过程。传染过程不一定都有临床表现，只有当感染者出现临床症状和体征后，才成为传染病病例。传染病的传染过程受到病原体特征、数量、侵入门户以及宿主感染病原体后的反应程度的影响，因此，传染过程是复杂多样的。

病原体特征主要包括病原体感染宿主的能力、引起宿主临床疾病的能力、造成疾病病变严重程度的能力和病原体对应于环境条件和遗传因素的变异性；而宿主感染病原体后，除了受到损害，也能抵御、中和并清除外来侵入的病原体，宿主可保持健康状态，也可成为症状轻重不一的患者、隐性感染者或病原携带者。

传染力　指病原体引起易感宿主发生感染的能力。传染力的大小可通过引发感染所需的最小病原微生物量或用二代罹患率来衡量。

致病力　指病原体侵入宿主后，引起临床疾病的能力。一般认为致病力的大小取决于病原体在体内的繁殖速度、组织损伤程度及病原体产生毒素的毒性。

毒力　指病原体感染机体后引起严重病变的能力。毒力和致病力的差别在于毒力强调的是疾病的严重程度，可用病死率和重症病例比例来表示。

感染谱　指机体感染了病原体后，经过传染过程，表现出轻重不等的临床表现。不同病原体引起的传染过程中显性与隐性感染的比例不同，同时，由于宿主抵抗力和免疫水平的差异，也可影响疾病临床表现的严重程度。

以隐性感染为主的传染病：这类传染病隐性感染者所占比例较大，只有小部分感染者感染后有明显临床表现，重症和致死病例罕见。如流行性脑脊髓膜炎、脊髓灰质炎、乙型脑炎等。隐性感染必须借助实验室方法才能发现。

以显性感染为主的传染病：这类传染病的特征是绝大多数感染者有明显的症状和体征，而隐性感染者及重症感染者或死亡病例仅占极少数，如麻疹、水痘等。

大部分感染者以死亡为结局的传染病：这类传染病，大多数感染者呈现严重的临床症状和体征，以死亡为结局，如狂犬病、艾滋病等。

（徐　飚）

chuánrǎnbìng liúxíng guòchéng

传染病流行过程（epidemic process of infectious diseases）

传染病在人群中发生、蔓延的过程。一般需要传染源、传播途径和易感人群3个环节。这3个环节相互依赖、相互联系，缺少其中任何一个环节，传染病的流行就不会发生。流行过程也是疫源地连续不断发生的过程。在传染病流行病学中，一系列互相联系、相继发生的疫源地构成了传染病的流行过程。

（徐　飚）

chuánrǎnbìng liúxíng sānhuánjié

传染病流行三环节（three steps of infectious disease epidemic）

传染源、传播途径和易感人群是传染病流行的3个基本环节，即病原体从已受感染者排出，经过一定的传播途径，侵入易感者机体而形成新的感染，从而在人群中不断发生、发展并蔓延。

（徐 飚）

chuánrǎnyuán

传染源（reservoir of infection）

体内有病原体生存、繁殖并能排出病原体的人或动物。包括传染病患者、病原携带者和受感染的动物。

传染病患者 传染病患者体内通常存在大量病原体，同时具有有利于病原体排出的临床症状，如咳嗽、疱疹、腹泻等，因此，患者是最重要的传染源。患者作为传染源的意义取决于其排出的病原体数量和频度，在其病程的不同阶段有所不同。

潜伏期 自病原体侵入机体至出现临床症状的一段时间。各种传染病的潜伏期长短各异，如霍乱，可短至数小时，而麻风，则长达数年，但每种传染病的潜伏期变动幅度相对恒定。传染病的潜伏期受到病原体数量、毒力、侵入途径和机体状态的影响。病原体在潜伏期不断增殖，直至达到可引起宿主症状的阈值量。

潜伏期的流行病学意义：①根据潜伏期判断患者受感染时间，用于追踪传染源，查找传播途径。②根据潜伏期确定接触者的留验、检疫和医学观察期限。一般为平均潜伏期加1~2天，危害严重者按该病的最长潜伏期予以留验和检疫。③根据潜伏期确定免疫接种时间。④根据潜伏期评价预防措施效果。一项预防措施实施后经过一个潜伏期，如果发病数明显下降，则可认为可能与措施有关。⑤潜伏期长短还可影响疾病的流行特征。一般潜伏期短的疾病，一旦流行，常呈暴发，且疫势凶猛。

临床症状期 传染病患者表现出特异性症状和体征的时期。这一时期具有重要的流行病学意义，因为此阶段患者体内病原体数量多，同时又有诸多利于病原体排出的症状，因此患者的传染性在临床症状期最强，严格的隔离措施有助于限制病原体的播散。此外，尽管有临床症状的患者是重要的传染源，但轻型或非典型患者的传染性因其未能受到管理，活动和排出病原体范围广泛而不容忽视。

恢复期 传染病患者临床症状消失到痊愈的一段时间。此时疾病的传染性逐步消失，有些传染病患者已不再是传染源，如水痘；但也有些疾病如痢疾、伤寒等患者仍有恢复期排菌。

传染期 患者排出病原体的整个时期。传染期的流行病学意义在于它是决定传染病患者隔离期限的重要依据。同时，传染期的长短也可影响疾病的流行特征，如传染期短的疾病，继发病例常集中出现，传染期长的疾病，继发病例陆续出现，持续时间可能较长。

病原携带者 没有任何临床症状而能排出病原体的人或动物。带菌者、带毒者和带虫者统称为病原携带者。病原携带者是潜在的传染源，按其携带状态和临床分期可分为健康病原携带者或无症状病原携带者和潜伏期病原携带者、恢复期病原携带者；按其病原携带时间的长短又有暂时性病原携带者和慢性病原携带者之分。

健康病原携带者 整个感染过程中均无明显临床症状与体征，未曾患过该传染病，但却能排出病原体的人。这类携带者只有通过实验室检查方可证实，检出病原体后，经过一个潜伏期也未发展成为该病；某些健康携带者可能是极轻型患者或无症状隐性感染者，只是在目前检测手段和诊断标准下不能被判断为病例。很多传染病病原体存在有健康病原携带者，如白喉、脊髓灰质炎、乙型肝炎等。健康病原携带者在一定条件下可以成为重要的传染源。

潜伏期病原携带者 即在病原体侵入机体至出现临床症状前的潜伏期内就能排出病原体者。可在潜伏期内携带病原体的疾病较少，如麻疹、白喉等。这类携带者多数在潜伏期末排出病原体。

恢复期病原携带者 指临床症状消失后仍能在一定时期内排出病原体的人。可在恢复期携带病原体的疾病包括痢疾、伤寒、白喉、流行性脑脊髓膜炎和乙型肝炎等。一般恢复期病原携带状态持续时间较短，凡临床症状消失后病原携带时间在3个月以内者，称为暂时性病原携带者；超过3个月者，称为慢性病原携带者。少数人甚至可携带终身。慢性病原携带者因其携带病原时间长，具有重要的流行病学意义。

病原携带者作为传染源的意义取决于其排出的病原体量、携带病原体的时间长短、携带者的职业、社会活动范围、个人卫生习惯、环境卫生条件及防疫措施等。在饮食服务行业、供水企业、托幼机构等单位工作的病原携带者对人群的威胁非常严重。1900年，纽约的爱尔兰籍女厨师玛丽·马龙（Mary Mallon）是一个看上去非常健康的女性，她为纽约许多家庭做饭。在她被雇佣后，她服务的家庭陆续出现了53例伤寒。经过追踪调查，玛丽被查出粪便伤寒杆菌持续阳性。在1907~1910年，她被监禁，并禁止从事厨师工作，人们把她称为“伤寒玛丽”。出狱后，她改名换姓，从人们的视线中消失了。但2年后，纽约和新泽西地区暴发了伤寒，共发现200多例病例，流行病学追踪调查再次发现传染源就是当年的“伤寒玛丽”。因此，对饮食、供水、托幼服务人员的定期病原学检查和病后随访具有极其重要的流行病学意义。

动物传染源 由动物将病原体传播给人所致的传染病。这些疾病的病原体在自然界中的动物间传播，在一定条件下可以传给人，所致疾病称为自然疫源性疾病，如鼠疫、森林脑炎等。也有些疾病是在动物和人之间传播的，并由共同的病原体引起，称为人畜共患疾病，如血吸虫病、狂犬病等。动物传染源的意义，主要取决于人与受感染的动物接触的机会和密切程度，动物传染源的种类和密度，以及环境中是否有适宜该疾病传播的条件等。

（徐　飚）

chuánbō tújìng

传播途径（route of transmission）

病原体从传染源排出后，侵入新的易感宿主前，在外环境中所经历的全部过程。传染病可通过一种途径传播，如经空气、水、食物、接触、媒介节肢动物、土壤和医源性传播，或经母婴间垂直传播。传染病也可通过多种途径传播，以哪一种途径传播取决于病原体所处环境的流行病学特征和病原体自身的流行病学特征。一个典型的例子是土拉菌病，它可以通过虱或蝇传播，也可在狩猎季节由兔子和其他动物传播，实验室内通过吸入含病原体的气溶胶也可感染此病。

传染病的传播途径直接影响传染病的传播速度、流行范围和高危人群，掌握传染病的传播途径及各种传播途径在不同地区、不同人群所占比重对控制传染病流行具有重要意义。例如，中国早期的艾滋病流行主要由商业性卖血、同性性接触和吸毒共用注射器所致，但近年来异性间性接触传播已成为重要的传播途径，提示艾滋病在普通人群中传播的危险性正在上升。

（徐　飚）

jīngkōngqì chuánbō

经空气传播（air-borne infection）

当患者呼吸、说话、哭泣、咳嗽、打喷嚏时，大量含有病原体的飞沫随气流经口、鼻排出体外，患者周围的易感者吸入被病原体污染的空气后可造成感染的一种传播方式。经空气传播的方式包括经飞沫、飞沫核和尘埃传播这3种方式。经空气传播传染病的流行特征：①传播广泛，传播途径易实现，发病率高。②冬春季高发。③少年儿童多见。④在未免疫预防人群周期性升高。⑤受居住条件和人口密度的影响。

经飞沫传播 呼吸道传染病的病原体在人咳嗽、打喷嚏或叫喊等活动时随同黏液或渗出物的小滴经口鼻被排到传染源周围的空气里，与空气混合成气溶胶，当人们吸入含有病原体的飞沫时，可造成传染病的传播。通常，大的飞沫迅速降落地面，小的飞沫在空气中短暂停留，局限于传染源周围。因此，经飞沫传播只能累及传染源周围的密切接触者。这种传播在一些拥挤的公共场所如车站、临时工棚、监狱等较易发生。对环境抵抗力较弱的流感病毒、百日咳鲍特菌和脑膜炎球菌常经此方式传播。

经飞沫核传播 患者排出的小飞沫（直径1~10μm）在空气悬浮过程中其表面水分蒸发，形成一个内含病原体和水分、表面由蛋白质包围的飞沫核。飞沫核可以以气溶胶的形式飘散很远。结核分枝杆菌等耐干燥的病原体可经飞沫核传播。

经尘埃传播 人咳嗽或打喷嚏时排出的含有病原体的飞沫或分泌物落在地面，干燥后形成尘埃，可由于扫除、走动等重新飞扬悬浮在空气中，易感者吸入后可造成感染。凡对外界抵抗力较强的病原体如结核分枝杆菌和炭疽杆菌均可通过尘埃传播。

（徐　飚）

jīngshuǐ chuánbō

经水传播（water-borne infection）

因易感者接触（饮用）受病原体污染的水而发生感染的一种传播方式。多见于饮用水污染和疫水接触。水源水被污染的情况可由自来水管网破损污水渗入所致，也可因粪便、污物或地面污物污染水源所致，生物恐怖活动中对饮用水源的故意污染也需警惕。

经饮水传播传染病的流行特征：经饮水传播传染病流行常呈暴发，其流行特征为：①病例分布与供水范围一致，有饮用同一水源史。②在水源经常受到污染处病例终年不断。③除哺乳婴儿外，发病无年龄、性别、职业差别。④停用污染水源或采取消毒、净化措施后，暴发或流行的情况即可平息。

经疫水接触传播传染病的流行特征：人接触疫水时，病原体可经过皮肤、黏膜侵入机体，如血吸虫病、钩端螺旋体病等。其流行特征为：①患者有疫水接触史。②发病有季节性、职业性和地区性。③大量易感者进入疫区接触疫水时可致暴发或流行。④加强疫水处理和个人防护，可控制病例发生。

（徐　飚）

jīngshíwù chuánbō

经食物传播（food-borne infection）　摄入未经煮熟或消毒的、本身含有病原体或受到病原体污染的食物而发生感染的一种传播方式。1988年1~3月上海市发生甲肝流行，其原因就是人们食用生的或半生的受甲肝病毒污染的毛蚶。食物是病原微生物生存的良好环境，在其生产、加工、运输、贮存及销售的各个环节均可能被病原微生物污染，其中以鱼、肉类和乳制品污染最为重要。近年来，时有沙门菌、空肠弯曲菌和出血性大肠埃希菌污染食物而引起腹泻暴发的报道。

经食物传播传染病的流行病学特征：①患者有进食某一食物史，不食者不发病。②一次大量污染可致暴发。③停止供应污染食物后，暴发可平息。

（徐　飚）

jīngjiēchù chuánbō

经接触传播（contact infection）　因直接接触或间接接触引起感染的一种传播方式。通常分为直接接触传播和间接接触传播。

直接接触传播：指在没有外界因素参与下，传染源直接与易感者接触的一种传播途径，如性病、狂犬病等。

间接接触传播：指易感者接触了被传染源的排出物或分泌物污染的日常生活用品所造成的传播。被污染的手在此传播中起重要作用。许多肠道传染病、体表传染病及某些人畜共患病均可通过间接接触传播。

经间接接触传播传染病的流行特征：①一般很少造成流行，多以散发为主，但可形成家庭及同住者间的传播。②流行过程缓慢，无明显的季节性。③在卫生条件较差的地方及卫生习惯不良的人群中发病较多。④加强对传染源的管理及严格消毒制度后，可减少病例的发生。

（徐　飚）

jīngméijiè jiézhī dòngwù chuánbō

经媒介节肢动物传播（arthropod/vector-borne infection）　以节肢动物作为传播媒介而造成感染的传播方式。节肢动物门中能作为病原体传播媒介的主要是昆虫纲和蛛形纲。传播疾病的节肢动物，一类是不吸血的节肢动物，如蝇、蟑螂等，他们是通过机械方式传播，主要传播肠道传染病的病原体如伤寒、痢疾等；另一类是吸血节肢动物如蚊、蚤、蜱、螨等，其传播方式可以是机械性传播和生物性传播。在机械性传播中，吸血节肢动物叮咬血液中带有病原体的感染者，病原体在其体内并不发育或繁殖，当它再叮咬其他人或动物时，将病原体传给新的易感者。在生物性传播中，吸血节肢动物叮咬血液中带有病原体的感染者，病原体在其肠腔或体腔内经过发育、繁殖后，才能感染易感者。凡具有上述两种传播方式之一的节肢动物称为媒介昆虫。

经节肢动物传播传染病的流行特征：①地区性。其病例的分布与传播该病的节肢动物的分布一致。②季节性。其发病率升高与节肢动物的活动季节相一致。③职业及年龄分布特点。从事特殊职业的人群发病多，如森林脑炎多见于伐木工人；在老疫区发病多集中在儿童，在新疫区发病则无明显的年龄分布特征。④一般无人与人之间的相互传播。

（徐　飚）

jīngtǔrǎng chuánbō

经土壤传播（soil-borne infection）　病原体污染土壤后，可以在土壤中存活一段时间或发育至一定阶段，易感者接触受污染的土壤后可被感染。一些能形成芽胞的病原体（如炭疽、破伤风）污染土壤后可保持传染性达数十年之久。有些寄生虫卵从宿主排出后，需在土壤中发育一段时间，才具有感染新易感者的能力。

经土壤传播的传染病流行通常与病原体在土壤中的存活时间、个体与土壤接触的机会和个人卫生条件有关，如赤脚下地劳动与钩虫病、皮肤破损与破伤风等。

（徐　飚）

yīyuánxìng chuánbō

医源性传播（iatrogenic infection）　在医疗、预防工作中，由于未能严格执行规章制度和操作规程，而人为地造成某些传染病的传播。又称医院获得性感染（hospital-acquired infection）。如医疗器械消毒不严，药品或生物制剂被污染，患者在输血时感染艾滋病、丙型肝炎等。

（徐　飚）

chuízhíchuánbō

垂直传播（vertical transmission）　在围产期病原体由母体传给子代的传播方式。又称围产期传播（perinatal infection）。其主要方式包括经胎盘传播、上行性传播和分娩时传播。

经胎盘传播：受感染的孕妇经胎盘血液将病原体传给胎儿引起宫内感染。常见的如风疹、艾滋病、梅毒和乙型肝炎等。

上行性传播：病原体从孕妇阴道到达绒毛膜或胎盘引起胎儿

宫内感染，如单纯疱疹病毒、白色念珠菌等。

分娩时传播：分娩过程中胎儿可在通过严重感染的孕妇产道时被感染，淋球菌、疱疹病毒均可通过这种方式实施传播。

（徐　飚）

yìgǎn rénqún

易感人群（susceptible population）　对某种传染病缺乏特异性免疫力、容易被感染的人群。传染病是否在人群中发生流行、流行强度的大小与相应人群中易感者和免疫者的构成，即人群易感性和群体免疫力有关。当人群中的免疫个体足够多时，尽管此时尚有相当比例的易感者存在，但易感个体接触具有传染性的已感染个体，进而获得感染的概率下降到非常低的水平，从而阻断了传染病的流行。群体免疫的获得受到病原体特征和人工免疫方案及其覆盖程度的影响。那些传播易于实现的疾病通常要求较高的群体免疫水平来阻断其流行。

人群易感性　人群作为一个整体对某种病原体或某种致病因子容易感染的程度。人群易感性取决于构成该人群的每个个体的易感状态，可以用易感率来表示。

影响人群易感性升高的主要因素：①新生儿增加。出生后6个月以上的婴儿，其源自母体的抗体逐渐消失，而获得性免疫尚未形成，缺乏特异性免疫，因此对许多传染病易感。②易感人口迁入。流行区的居民因隐性或显性感染而获得免疫力。但一旦大量缺乏相应免疫力的非流行区居民进入，则会使流行区人群的易感性增高。③免疫人口免疫力自然消退。当人群的病后免疫或人工免疫水平随时间逐渐消退时，人群的易感性升高。④免疫人口死亡。免疫人口的死亡可相对地使人群易感性增高。

影响人群易感性降低的主要因素　①预防接种。预防接种可提高人群对传染病的特异性免疫力，是降低人群易感性的重要措施。预防接种必须按程序规范实施，不同国家有自己特定的免疫规划。②传染病流行。一次传染病流行后，总有相当部分人因发病或隐性感染而获得免疫，这种免疫力可以是持续较短时间，也可以是终身免疫，因病种而定。

免疫力　宿主不易感染或患病的状态，通常对与某种传染病有关的微生物或其毒素具有特异的抵抗力，常伴有具有特异活性的抗体或细胞参与。也指获得这种状态的机制。

群体免疫力　人群对于传染病的侵入和传播的抵抗力，可以从群体中有免疫力的人口占全人口的比例来反映。

（徐　飚）

yìyuándì

疫源地（epidemic focus）　传染源及其排出的病原体向四周播散所能波及的范围，即可能发生新病例或新感染的范围。一般将范围较小的或单个传染源所构成的疫源地称为疫点，较大范围的疫源地或若干疫源地连成片时称为疫区。如一个或几个村、居委或街道。

形成疫源地的条件：形成疫源地必须满足传染源的存在和病原体能够继续传播这两方面条件。疫源地范围大小因病而异，取决于传染源的活动范围、传播途径特点和周围人群的免疫状况。当传染源活动范围较大、传播距离较远（如生物媒介传播、水型传播）或周围易感者比例较高时，疫源地的范围相应较大。

疫源地消灭的条件：传染源已被移走（住院或死亡）或不再排出病原体（治愈）；通过各种措施消灭了传染源排于外环境的病原体；所有易感接触者，经过该病最长潜伏期未出现新病例或证明未受感染。

自然疫源地：有些疾病的病原体在自然界中的动物间传播，在一定条件下可以传给人类，所致的疾病称为自然疫源性疾病，如鼠疫、森林脑炎，其相应的流行地区称为自然疫源地。

疫区：甲类、乙类传染病暴发、流行时，县级以上地方人民政府报经上一级人民政府决定，可以宣布本行政区域部分或者全部为疫区；国务院可以决定并宣布跨省、自治区、直辖市的疫区。疫区通常针对鼠疫、霍乱、黄热病以及国务院确定和公布的其他传染病流行的地区。

（徐　飚）

chuánrǎnbìng liúxíng liǎngyīnsù

传染病流行两因素（two factors associated with infectious disease epidemic）　传染病流行通常受到自然因素和社会因素的影响和制约。传染病的流行依赖于传染源、传播途径和易感者3个环节的连接和疫源地的延续，任何一个环节的变化都可能影响传染病的流行和消长。

自然因素　气候、地理因素是影响传染病流行过程的最主要的自然因素。气候不仅对人类活动、动物宿主以及媒介昆虫的滋生、繁殖有明显影响，而且与环境中游离病原体的存活时间也密切相关。气温、降水量和温度等因素可直接或间接地影响病原体感染个体的危险性。此外，风作为传染病病原体和传播媒介的载体，其速度和方向也会影响传染病的传播。地形、地貌、植被、海拔和纬度等地理因素对传染病的流行同样具有较大的影响。草原、耕地适合啮齿类动物繁殖，因此有利于鼠疫等鼠源传染病的传播；血吸虫生活史的各个环节都需要在有水的条件下完成，因此该病主要分布在中国南方长江流域的13个省。

近年来全球气候变暖已使地球表面温度在100年内上升了近一度。温度的变化带来了新的降雨格局，改变了蚊蝇的滋生场所。温度的上升也促进了媒介昆虫的繁殖生长，增强了其体内病原体的致病力，增加了疟疾、登革热、乙型脑炎等暴发和流行的危险性。此外，气候变暖还使既往局限于热带和亚热带的传染病蔓延至温带，也带来了媒介昆虫和动物宿主迁徙方式的改变。如伊蚊历来只能生活在海拔1000m以下地区，但由于气候变暖，现在南美的一些国家可在海拔1350~2200m高度发现伊蚊。媒介昆虫和宿主动物的特异性栖息习性也影响到相应传染病的流行。如野鼠鼠疫的传染源旱獭，只栖息在高山、草原；而肾综合征出血热传染源黑线姬鼠则栖息在潮湿、多草地区。

社会因素 社会因素包括人类的一切活动，如人们的卫生习惯、卫生条件、医疗卫生状况、生活条件、居住环境、人口流动、风俗习惯、宗教信仰、社会动荡等。近年来新发和再现传染病的流行，很大程度上受到了社会因素的影响。

抗生素和杀虫剂的滥用使病原体和传播媒介耐药性日益增强。如耐多药结核病的流行。蚊媒对杀虫剂的普遍抗药，严重影响了灭蚊，从而引起了疟疾、登革热、黄热病等的流行。城市化和人口爆炸使人类传染病有增无减。贫穷、营养不良、居住环境拥挤、卫生条件恶劣、缺乏安全的饮水和食物，是传染病滋生与发展的温床。战争、动乱、难民潮和饥荒促进了传染病的传播和流行。全球旅游业的急剧发展和航运速度的不断增快也助长了传染病的全球性蔓延。环境污染和环境破坏造成生态环境的恶化，森林砍伐改变了媒介昆虫和动物宿主的栖息习性，这一切使肠道传染病、人畜共患传染病、自然疫源性疾病流行的威胁日益增加。

（徐 飚）

chuánrǎnbìng yùfáng kòngzhì cèlüè

传染病预防控制策略（policies for infectious disease prevention and control） 传染病是引起人类死亡的重要原因，必须根据实际情况制定预防和控制传染病的策略。随着社会发展和医疗服务的改善，抗生素的应用和免疫疫苗的不断问世，使传染病对人类生存和健康的威胁日益减轻，疾病的防治重点由传染病逐渐向非传染性慢性病过渡和转移。然而，近年来，一些传统的、疫苗可预防的传染病仍然在低收入国家和不发达国家流行；另外，一些被认为早已得到控制的传染病又卷土重来，同时还出现了数十种新发传染病，全球传染病控制形势严峻，流行、暴发事件不断，世界卫生组织在《1996年世界卫生报告》中提出："我们正处于一场传染性疾病全球危机的边缘，没有一个国家可以躲避这场危机。"因此，传染病的预防和控制仍是世界各国的一个突出重点。

预防为主 预防为主是中国的基本卫生工作方针。传染病的预防就是要在疫情尚未出现前，针对可能暴露于病原体并发生传染病的易感人群采取措施。多年来，中国的传染病预防策略可概括为：以预防为主，群策群力，因地制宜，发展三级保健网，采取综合性防治措施。

加强健康教育 健康教育是预防为主策略的基本要素。健康教育可帮助公众了解传染病的特征，认识传染病的危害，改变不良的卫生习惯和行为，及时获得传染病防治信息和医疗服务。健康教育的形式多种多样，可通过大众媒体、专业讲座和各种针对性手段来使不同教育背景的人群获得有关传染病预防的知识，其效果取决于宣传方式与受众的相关性。健康教育对传染病预防的成效卓著，如安全性行为知识与艾滋病预防；饭前便后洗手与肠道传染病预防等，是一种低成本高效果的传染病防治方法。

加强人群免疫 免疫预防是传染病防制的重要策略。全球消灭天花、脊髓灰质炎活动的基础是开展全面、有效的人群免疫。实践证明，许多传染病如麻疹、白喉、百日咳、破伤风、乙型肝炎等都可通过人群大规模免疫接种来控制流行，或将发病率降至相当低的水平。

改善卫生条件 保护水源，提供安全的饮用水，改善居民的居住条件，加强粪便管理和无害化处理，加强食品卫生监督和管理等，都有助于从根本上杜绝传染病的发生和传播。

加强传染病监测 传染病监测是了解国家和地区传染病流行现状、及时发现和控制传染病流行、制定有效的防治对策的重要手段。传染病监测内容包括传染病发病、死亡；病原体型别、特性；媒介昆虫和动物宿主种类、分布和病原体携带状况；人群免疫水平及人口资料等。必要时还需开展对流行因素和流行规律的研究，并评价防疫措施效果。

中国的传染病监测包括常规报告和哨点监测。2011 年，常规报告覆盖了甲、乙、丙三类共 39 种法定报告传染病。国家还在全国各地全面覆盖了艾滋病监测哨点。

传染病的全球化控制 传染病的全球化流行趋势日益体现了传染病的全球化控制策略的重要性。继 1980 年全球宣布消灭天花后，1988 年世界卫生组织启动了全球消灭脊髓灰质炎行动。至 2009 年底，全球脊髓灰质炎病例下降了 99%。病例数从 1988 年估计的 350 000 例减至 2009 年报告的 1 604 例；有脊髓灰质炎地方性流行的国家由 125 个降至 4 个。中国已在 2000 年正式被世界卫生组织列入无脊髓灰质炎野毒株感染国家。但是，在全球化高度发展的今天，只要有一例脊髓灰质炎感染的儿童存在，全世界的儿童就仍处于脊髓灰质炎的威胁之下，2009~2010 年，全世界有 23 个国家因为病毒输入而重新出现脊髓灰质炎病例。

为了有效遏制全球结核病流行，2001 年世界卫生组织发起了全球“遏制结核病”合作伙伴的一系列活动，其设立的目标为：2005 年，全球结核病感染者中的 70%得到诊断，其中 85%被治愈。2010 年，全球结核病负担（死亡和患病）下降 50%。2050 年，使全球结核病发病率降至 1/百万。

此外，针对艾滋病、疟疾和麻风的全球性策略也在世界各国不同程度地展开。全球化预防传染病策略的效果正日益显现。

（徐 飚）

chuánrǎnbìng yùfáng kòngzhì cuòshī

传染病预防控制措施（strategies for infectious disease prevention and control） 传染病的预防措施包括传染病报告和针对传染源、传播途径和易感人群的多种措施，当有传染病暴发或流行疫情时，还必须采取人群防治的紧急措施。

传染病报告 传染病报告是传染病监测的手段之一，也是控制和消除传染病的重要措施。根据《中华人民共和国传染病防治法》（2004 年公布）规定中国要求报告的法定传染病有甲、乙、丙 3 类 37 种。国务院可根据情况增加或减少乙类、丙类传染病病种，并予以公布。2011 年，中国要求报告的法定传染病数增加为 39 种。传染病报告可以由责任单位的临床医疗、疾病预防控制、兽医等人员为责任疫情报告人，报告方式可以为口头、书面、电报、电子邮件等方式。报告必须及时，满足报告时限规定。目前，中国已在大部分地区建立了传染病网络直报系统，使传染病的报告更为及时、应对更为迅速（见传染病报告）。

针对传染源的措施 传染病患者及其接触者、病原携带者和受感染的动物是传染病发生传播的传染源，因此，及时发现患者、识别感染者并采取针对性措施是控制传染病在人群中进一步蔓延的重要环节。

患者 对患者应做到早发现、早诊断、早报告、早隔离、早治疗。患者一经诊断为传染病或可疑传染病，就应按传染病防治法规定报告，并实行分级管理。

病原携带者 对病原携带者应做好登记、管理和随访至其病原体检查 2~3 次阴性后。在饮食、托幼和服务行业工作的病原携带者须暂时离开工作岗位。艾滋病、乙型和丙型病毒性肝炎、疟疾病原携带者严禁做献血员。

接触者 凡与传染源有过接触并有受感染可能者都应接受检疫。检疫期为最后接触日至该病的最长潜伏期。甲类传染病接触者应留验，乙类和丙类传染病接触者可正常工作、学习，但需接受体检、测量体温、病原学检查和必要的卫生处理等医学观察。对潜伏期较长的传染病如麻疹可对接触者进行预防接种，此外还可采用药物预防。

动物传染源 对危害大且经济价值不大的动物传染源应予彻底消灭。对危害大的病畜或野生动物应予捕杀、焚烧或深埋。对危害不大且有经济价值的病畜可予以隔离治疗。此外还要做好家畜和宠物的预防接种和检疫。

公众 利用各种宣传活动普及传染病的防治知识，提高公众对于传染病的识别和预防能力，促进传染病的早期发现。此外，对某些特殊职业人群的定期健康检查以及托幼机构的晨午检和缺勤报告制度的建立也是早期发现和早期诊断的有效方法。

针对传播途径的措施 对传染源污染的环境，必须采取有效的措施，去除和杀灭病原体。肠道传染病通过粪便等污染环境，因此应加强被污染物品和周围环境的消毒；呼吸道传染病通过痰和呼出的空气污染环境，通风和空气消毒至关重要；对艾滋病和性传播疾病，应开展安全性行为教育；而杀虫是防止虫媒传染病传播的有效措施。

消毒 用化学、物理、生物的方法杀灭或消除环境中致病性微生物的一种措施，包括预防性

消毒和疫源地消毒两大类。预防性消毒是对可能受到病原微生物污染的场所和物品施行消毒，如乳制品消毒、饮水消毒等。疫源地消毒是对现有或曾经有传染源存在的场所进行消毒。其目的是消灭传染源排出的致病性微生物。疫源地消毒分为随时消毒和终末消毒。根据病原体特征，可在传染源还存在于疫源地时进行随时消毒，也可在传染源痊愈、死亡或离开后进行一次性的终末消毒，从而完全清除传染源所播散、留下的病原微生物。只有对外界抵抗力较强的致病性病原微生物才需要进行终末消毒，如霍乱、鼠疫、伤寒、病毒性肝炎、结核、炭疽、白喉等。对外界抵抗力较弱的疾病如水痘、流感、麻疹等一般不需要进行终末消毒。

针对易感者的措施 保护易感者是预防传染病流行的重要策略，主要包括免疫预防、药物预防和个人防护。

免疫预防 传染病的免疫预防包括主动免疫和被动免疫，其中免疫规划是预防传染病流行的重要措施。此外，当传染病流行时，被动免疫可以为易感者提供及时的保护抗体，如注射免疫球蛋白预防麻疹、流行性腮腺炎、甲型肝炎等。高危人群应急接种可以通过提高群体免疫力来及时制止传染病大面积流行，如麻疹疫苗在感染麻疹 3 天后或潜伏期早期接种均可控制发病。

药物预防 药物预防也可以作为一种应急措施来预防传染病的传播。但药物预防作用时间短、效果不巩固，易产生耐药性，因此其应用具有较大的局限性。

个人防护 接触传染病的医务人员和实验室工作人员应严格遵守操作规程，配置和使用必要的个人防护用品。有可能暴露于传染病生物传播媒介的个人需穿戴防护用品如口罩、手套、护腿、鞋套等。疟疾流行区可使用个人防护蚊帐。安全的性生活应使用安全套。

传染病暴发、流行时的紧急措施 根据传染病防治法规定，在有甲类和乙类传染病暴发、流行时，当地政府应立即组织力量防治，报经上一级政府决定后，可采取下列紧急措施：①限制或停止集市、影剧院演出或其他人群聚集活动。②停工、停业、停课。③封闭或封存被传染病病原体污染的公共饮用水源、食品以及相关物品。④控制或扑杀染疫野生动物、家畜家禽。⑤封闭可能造成传染病扩散的场所。在采用紧急措施防止传染病传播的同时，政府卫生部门、科研院所的流行病学、传染病学和微生物学家、各级卫生防疫机构的防疫检疫人员、各级医院的临床医务人员和社会各相关部门应立即组织开展传染病暴发调查，并实施有效的措施控制疫情，包括隔离传染源，治疗患者尤其是抢救危重患者，检验和分离病原体，采取措施消除在暴发调查过程中发现的传播途径和危险因素，如封闭可疑水源，饮水消毒，禁食可疑食物，捕杀动物传染源和应急接种等。

除上述措施外，还可对出入疫区人员、物资和交通工具实施卫生检疫。经省、自治区、直辖市政府决定，可以对甲类传染病疫区实行封锁。由国务院决定，可以封锁大、中城市的疫区或者跨省、自治区、直辖市的疫区，以及封锁疫区导致中断干线交通或封锁国境。

（徐 飚）

chuánrǎn bìng bàogào

传染病报告（report of notifiable infectious diseases）

传染病报告是传染病监测的重要手段之一，也是控制和消除传染病的重要措施。

报告病种类别 1989 年 2 月 1 日中国颁布了《中华人民共和国传染病防治法》，2004 年 8 月 28 日通过修订。《中华人民共和国传染病防治法》规定法定报告传染病分为甲、乙、丙三类，共 37 种。国务院可根据情况增加或减少乙类、丙类传染病病种，并予以公布。至 2011 年，中国要求报告的法定传染病数增加为 39 种。

法定报告的甲类传染病为：鼠疫、霍乱。

法定报告的乙类传染病为：传染性非典型肺炎、艾滋病、病毒性肝炎、脊髓灰质炎、人感染高致病性禽流感、麻疹、流行性出血热、狂犬病、流行性乙型脑炎、登革热、炭疽、细菌性和阿米巴性痢疾、肺结核、伤寒和副伤寒、流行性脑脊髓炎、百日咳、白喉、新生儿破伤风、猩红热、布鲁氏菌病、淋病、梅毒、钩端螺旋体病、血吸虫病、疟疾、甲型 H1N1 流感。

法定报告的丙类传染病为：流行性感冒、流行性腮腺炎、风疹、急性出血性结膜炎、麻风病、流行性和地方性斑疹伤寒、黑热病、棘球蚴（包虫）病、丝虫病、除霍乱、细菌性和阿米巴性痢疾、伤寒和副伤寒以外的感染性腹泻病、手足口病。

上述规定以外的其他传染病，根据其暴发、流行情况和危害程度，需要列入乙类、丙类传染病的，由国务院卫生行政部门决定并予以公布。

对乙类传染病中传染性非典

型肺炎、炭疽中的肺炭疽和人感染高致病性禽流感，采取本法所称甲类传染病的预防、控制措施。其他乙类传染病和突发原因不明的传染病需要采取本法所称甲类传染病的预防、控制措施的，由国务院卫生行政部门及时上报，经国务院批准后予以公布、实施。

责任报告人 各级各类医疗机构、疾病预防控制机构、采供血机构、卫生检疫机构、学校、托幼机构、农场、林场、煤矿、劳教及其所有执行职务的医护人员、医学检验人员、卫生检疫人员、疾病预防控制人员、社区卫生服务人员、乡村医生、个体开业医生均为疫情责任报告人。

报告时限 ①实行网络直报的责任疫情报告单位。发现甲类传染病和乙类传染病中的肺炭疽、传染性非典型肺炎、脊髓灰质炎、高致病性禽流感的患者、疑似患者以及其他暴发传染病、新发传染病以及原因不明的传染病疫情时，接诊医生诊断后应于2小时内以最快的方式（电话）向当地县级疾病预防控制机构报告，同时将传染病报告卡通过网络进行报告。对其他乙类和丙类传染病患者、疑似患者、按规定报告传染病的病原携带者在诊断后应于24小时内进行网络报告。②尚未实行网络直报的责任报告单位：发现甲类和乙类传染病中的肺炭疽、传染性非典型肺炎、脊髓灰质炎、高致病性禽流感的患者、疑似患者以及其他暴发传染病、新发或不明原因传染病疫情时，接诊医生诊断后城镇2小时内、农村6小时内以最快的方式向当地县级疾病预防控制机构报告，同时送（寄）出传染病报告卡。责任疫情报告人发现甲类和乙类传染病中的艾滋病、肺炭疽的患者、病原携带者和疑似传染病患者时，城镇于6小时内，农村于12小时内，以最快的通信方式向发病地的卫生防疫机构报告，并同时报出传染病报告卡；如果发现乙类传染病患者、病原携带者和疑似传染病患者时，城镇于12小时内，农村于24小时内向发病地的卫生防疫机构报出传染病报告卡；在传染病监测区内发现丙类传染病患者时，应当在24小时内向发病地的卫生防疫机构报出传染病报告卡。对其他乙类和丙类传染病患者、疑似患者和规定报告的传染病病原携带者在诊断后，实行网络直报的责任报告单位应于24小时内进行网络报告；未实行网络直报的责任报告单位应于24小时内寄送出传染病报告卡。县级疾病预防控制机构收到无网络直报条件责任报告单位报送的传染病报告卡后，应于2小时内通过网络直报。

其他符合突发公共卫生事件报告标准的传染病暴发疫情，按《突发公共卫生事件信息报告管理规范》要求报告。

（徐 飚）

gélí

隔离（isolation） 在传染病的传染期内，将感染的人或动物就地分开，以防止或限制传染性病原体从感染者或动物直接或间接地播散给易感者的过程。同时进行管理和消毒，并使患者或动物得到及时治疗，对动物根据病种不同可直接处死或焚烧等，从而起到控制和消灭传染源的作用。甲类传染病患者和指定的乙类传染病如肺炭疽患者必须实施隔离治疗。乙类传染病患者，根据病情可在医院（家中）隔离，隔离通常应至临床或实验室证明患者已痊愈为止。甲类传染病疑似患者必须在指定场所进行隔离观察、治疗，乙类传染病疑似患者可在医疗机构指导下治疗或隔离治疗。

（徐 飚）

liúyàn

留验（modified quarantine） 对将染疫嫌疑者可以从其离开感染环境时算起，实施不超过该传染病最长潜伏期的收留诊察检验的过程。又称隔离观察。在留验期内，必须将染疫嫌疑者收留在检疫机关指定的处所，限制活动范围，每天接受必要的医学检查和检验，以便早期发现和诊断传染病。在留验期内如出现检疫传染病的症状应立即实施隔离，对接触者从卫生处理完毕时算起重新计算留验时间，留验方法可视具体情况而定。留验人员达到解除标准后，经批准后予以解除。

（徐 飚）

yīxué guānchá

医学观察（medical surveillance） 对乙类和丙类传染病的密切接触者进行体检、测量体温、病原学检查和必要的卫生处理等医学观察，但不限制其活动的过程。又称个人密切观察。如果发现接触者患检疫传染病或者疑似检疫传染病，应当立即采取必要的卫生处置，并将情况报告卫生检疫机关，采取必要的防范措施。医学观察的目的是使得这些密切接触者在疾病的潜伏期和早期获得诊断治疗与救护，同时减少和避免将病原体传播给健康人群。在医学观察期间出现可疑症状者，应在采取有效防护条件下，立即送到定点医疗机构进行医学隔离治疗。

（徐 飚）

jiǎnyì

检疫（quarantine） 在不超过某传染病的最长潜伏期的时间内，

对已经暴露于该传染病但尚未被发现罹患该传染病的人、家畜的活动进行限制，以便保护未曾暴露于该传染病的人群的过程。

国境卫生检疫：根据《中华人民共和国国境卫生检疫法》，为了防止鼠疫、霍乱、黄热病等传染病由国外传入或由国内传出，在中国的国际通航港口和机场所在地，以及国际边境和国境进出口岸，设立国境卫生检疫机关对进出国境的人员和交通工具、行李、货物实施医学检查、卫生检查和必要的卫生处理。国境卫生检疫法规定的传染病指检疫传染病和监测传染病，检疫传染病包括鼠疫、霍乱、黄热病以及国务院确定和公布的其他传染病；监测传染病由国务院卫生行政部门确定和公布。

入境、出境的人员、交通工具、运输设备以及可能传播检疫传染病的行李、货物、邮包等物品，都应当接受检疫，经国境卫生检疫机关许可，方准入境或出境。入境的交通工具和人员，必须在最先到达的国境口岸的指定地点接受检疫。除引航员外，未经国境卫生检疫机关许可，任何人不准下交通工具，不准装卸行李、货物、邮包等物品。出境的交通工具和人员，必须在最后离开的国境口岸接受检疫。

（徐　飚）

yàowù yùfáng

药物预防（chemoprophylaxis）

对于某些有特效防治药物的传染病，可通过给高危人群预防性服药来预防传染病的发生的过程。如疟疾流行时给易感者以抗疟药。药物预防可作为一种应急措施来预防传染病在人群中的传播，在传染病暴发流行中常用。药物预防实施简便、见效较快，但预防效果持续时间较短、需多次重复给药，将增加经济负担，且极易产生耐药，而且，病原体变异和毒力的改变可降低药物预防效果。此外，药物预防对绝大多数病毒性传染病无效。因此，药物预防在实际应用中受到一定的限制。

（徐　飚）

yìqū chǔlǐ

疫区处理（strategies for endemic focuses）

对疫区实施平息疫情的措施。传染病流行尤其是暴发时，传染源向外排出病原体，波及范围可以是较小的一家一户的疫点，也可以是连成片的较大范围的疫区。需对疫区进行处理的传染病指传染病防治法所规定的传染病。

对传染源的控制措施　对鼠疫、霍乱患者和病原携带者、肺炭疽患者等应予以隔离治疗，必要时可采取强制隔离措施。对除肺炭疽患者以外的乙、丙类传染病患者，根据病情可采取隔离措施，并指导有关人员采取必要的卫生管理措施。对疑似甲类传染病患者，在明确诊断前应在指定场所进行医学观察。对接触者可根据疾病类型采取医学观察、留验、应急预防接种和化学预防。对动物传染源必要时应该进行捕杀，对有重要经济价值的动物，应由兽医部门进行隔离治疗。鼠疫、流行性出血热、钩端螺旋体病和地方性斑疹伤寒等传染病疫区还需采取灭鼠措施。

对污染环境的处理　对患甲类传染病和炭疽死亡的患者，必须将尸体立即消毒，就近火化。对患其他传染病死亡的患者，必要时，应将尸体消毒后火化或按照规定深埋。对患传染病的动物尸体，应焚烧或消毒后深埋。对受到在外环境抵抗力较强的传染病病原体污染的环境，应进行消毒，包括随时消毒和终末消毒。对发生媒介节肢动物传染病的疫区要进行杀虫。

疫源地消毒是对现有或曾经有传染源存在的场所进行消毒。其目的是消灭传染源排出的致病性微生物。疫源地消毒分为随时消毒和终末消毒。根据病原体特征，可在传染源还存在于疫源地时进行随时消毒，也可在传染源痊愈、死亡或离开后进行一次性的终末消毒，从而完全清除传染源所播散、留下的病原微生物。

传染病暴发、流行时的紧急措施　在传染病发生暴发、流行的紧急状态下，可对出入疫区人员、物资和交通工具实施卫生检疫。具体见传染病预防控制措施。

（徐　飚）

fēichuánrǎnbìng liúxíngbìngxué

非传染病流行病学（non-communicable disease epidemiology）

研究非传染性疾病的分布、影响因素及其预防控制策略和措施的流行病学分支。又称慢性非传染性疾病流行病学。非传染病可以是急性的，如中暑；也可以是慢性的，如恶性肿瘤。非传染病流行病学主要研究慢性非传染性疾病，慢性非传染性疾病，（non-communicable disease，NCD）是以生活方式、环境危险因素和遗传因素为主要病因引起的恶性肿瘤、心血管疾病、糖尿病、慢性肺疾病、精神疾病、遗传代谢疾病等为代表的一组疾病。简称非传染病。但是，非传染性疾病与传染性疾病是一对相对的概念。多年来，人们把由生物病原体引起的感染性疾病与传染病等同起来，其实两者是有一定差别的。传染病指具有比较明确的传染源和传播途径的一类感染病，因此感染病包含传染病。有些与感染有关的疾病，由于发病较慢、传染源和传播途径又不很明确，常不被列入传染病的范畴，而列入慢性非传染病的范畴，如幽门螺杆菌感染引起的胃癌、人乳头瘤病毒感染引起的女性子宫颈癌等；近年来也有学者提出不再强调非传染性，以慢性病流行病学替代慢性非传染性疾病流行病学可能更为确切。

流行现状 慢性非传染病在世界上广泛分布，但不同地区、不同人群，由于社会经济状况的差异，慢性非传染病发生的病种和流行强度也有很大差别。在发展中国家，由于经济不发达，卫生水平、教育水平、生活水平等都比较低，疾病的发生主要以世界卫生组织定义的第一组疾病为主，即传染病、营养不良性疾病和孕产期疾病；而慢性非传染病的健康危害相对较小，发生的疾病以慢性呼吸道疾病、恶性肿瘤、先天性心脏病等为主；在肿瘤发病中，肺癌、乳腺癌、胃癌、子宫颈癌、食管癌、肝癌等高发；在发达国家，传染病、营养缺乏性疾病等下降，而与生活方式、环境因素和人口老化等密切相关的慢性非传染病，如恶性肿瘤、冠心病、脑血管疾病、糖尿病、阿尔茨海默病等，显著上升，不但占据全死因的前几位，也构成70%以上的死因。据报道，随着城市化、工业化的加速发展，环境污染日趋严重，加上不良生活习惯和行为方式的影响，恶性肿瘤已成为危害人类生命与健康的重大疾病之一。据统计，在全球近70亿人口中，每年新发肿瘤患者约1 300万，肿瘤死亡700多万人。中国每年新发肿瘤患者约250万，死亡140万。随着经济社会的发展，尤其是经济水平的提高，发展中国家的疾病谱有逐渐向发达国家疾病谱过渡的趋势。

慢性非传染病的主要危害 ①公共健康危害：慢性非传染病的公共健康危害主要是死亡、伤残、生活质量下降等，在西方发达国家早已是死亡的主要原因，近年也成为包括中国在内的发展中国家的主要死因；据《全球疾病负担》报告，2004年因慢性病所致的疾病负担为7.3亿人年，约占全球疾病负担总数的48%；2005年死于慢性病的总人数约为3 500万，占全球死亡总数的61%。其中，心血管疾病是全球第一位死因（30%），与癌症（13%）、慢性呼吸系统疾病（7%）、糖尿病（2%）所致死亡人数之和占全部死亡人数的52%；预计到2020年，慢性病死亡占所有死亡的比例将上升至73%，疾病负担的比例将上升至60%。②劳动力丧失：慢性病涉及人体重要器官病变，病程迁延，容易造成伤残和劳动力丧失；资料显示，慢性病死亡有45%发生在70岁以下人群，25%发生在60以下人群，已对劳动力人口的健康构成很大危害，严重影响社会和经济发展，也造成家庭因病致贫。③重大的经济社会负担：据美国有关报告称，目前美国糖尿病患者约2 600万，另有约6 700万人口为糖尿病前期患者；到2020年超过半数的美国人将患上糖尿病或出现糖尿病前期症状，仅治疗费用预计年均开支5 000亿美元，届时将给美国医疗体系带来3.35万亿美元的负担。《中国心血管病报告2010》显示，中国目前有心血管病2.3亿，每年新发病例500多万人，死亡300多万人，经济损失相当巨大；据国家卫生部2011年估计，中国由慢性非传染病造成的医疗费用占总医疗费用的80%以上；此外，由于慢性病的病程长、容易伤残等，常造成大量的陪护、医疗卫生设施的需求等严重的社会负担。据世界卫生组织估计，2005～2015年，印度、巴基斯坦、巴西、尼日利亚等国仅心脏病、脑卒中和糖尿病所致死亡可使国内生产总值（GDP）降低约1%，而俄罗斯与慢性病有关的GDP损失在5%以上；中国因心脏病、脑卒中和糖尿病所致过早死亡引起的国民收入损失将累积达到5 580亿美元。

危险因素 慢性非传染病的病因非常繁杂，种类多、范围广、暴露方式多样、交互作用复杂，综合起来有数百种，甚至更多。但主要的危险因素有：①吸烟。与数十种慢性非传染病有关，常见的有：心脑血管病、肺癌、食管癌、膀胱癌、胃癌、唇癌、口腔癌、咽喉癌、胰腺癌、慢性阻塞性肺疾病、新生儿低体重等；著名流行病学家皮托（Peto）在2001年的《自然》杂志上指出：发达国家所有癌症死亡病例的1/3是由吸烟造成的；据世界卫生组织2009年估计，全世界每年因吸烟引起的死亡约500万人，占总死亡人数的8.8%，主要死于慢性非传染病；吸烟还与众多的慢性非传染病的危险因素具有交互作用，如与饮酒、食用酸菜、血脂异常、遗传代谢因素、病毒感染等。②过量饮酒。与癌症、肝脏疾病、心脑血管病等有关。③不合理膳食。如高脂饮食是肥胖、心脑血管病、糖尿病等的重要危险因素；英国多尔（Doll）和法国皮托（Pitot）指出：膳食结构的调整实际上可防止英国1/3的癌症死亡；世界卫生组织于2002

年估计，高胆固醇每年引起的死亡约440万人，占总死亡人数的7.9%；与慢性非传染病有关的膳食因素还有微量元素、纤维素、维生素、食盐、食物加工和烹调方式等。④缺乏运动。其与高血压、冠心病、脑卒中、糖尿病、骨质疏松、多种癌症等有关。⑤职业暴露。职业危害因素的暴露可以造成呼吸系统疾病、肿瘤、心脑血管病等。⑥环境污染。随着全球工业化和人口的大量增加，环境污染日益严重，工业废气、废水等造成的污染以及人为环境破坏引起的生态失衡等因素，是慢性病升高的重要影响因素。⑦生物因子。某些生物性因子与慢性病也有关系，如乙型肝炎病毒与肝癌、人乳头瘤病毒与子宫颈癌、EB病毒与鼻咽癌、幽门螺杆菌与胃癌、黄曲霉菌毒素与肝癌等。⑧遗传与衰老。研究显示，几乎所有的慢性非传染病都与遗传因素有关，而家族史是高血压、心脑血管病、某些癌症、慢性阻塞性肺疾病、精神疾病等的重要危险因素；人口老龄化也是慢性非传染病升高的重要原因之一。

预防策略和措施 慢性非传染病的预防控制主要是三级预防策略与措施；即第一级预防（病因预防）、第二级预防（又称三早预防或临床前预防，即早发现、早诊断、早治疗）、第三级预防（又称临床预防，即早康复、防伤残）。根据疾病发生、发展的不同阶段和预防控制工作重点，三级预防策略具体可以区分为：全民预防、高危人群预防、临床预防、公共卫生政策与措施。

全民预防 全民预防策略和措施是预防控制慢性非传染病最为普及、最有效、经济、受惠最为广泛的方式。所谓全民预防就是以全社区人群或全社会人群为对象，进行预防疾病、促进健康的社会实践活动；其主要有两种手段：①健康教育。健康教育不仅是预防疾病、促进健康的重要手段，也是提高国民素质、养成良好社会风尚的重要手段；健康教育的内容包括减少危险因素暴露，如不吸烟、不饮酒或适量饮酒、不饮生水、合理膳食等；养成良好的生活行为习惯，如不随地吐痰、适量运动、避免不良性行为等；健康教育的手段有广播电视、互联网、传单、广告、讲座、知识竞赛等方式。②健康促进。一般是政府引导、部门配合、社区参与的群众活动，旨在预防疾病、促进健康；如中国广泛开展的高血压、糖尿病、恶性肿瘤等的社区防治项目，社区控烟项目等。通过健康教育和健康促进可以提高全民的健康水平，如国际上的研究表明，通过改变生活方式可以防止80%的冠心病和90%的2型糖尿病的发生；通过合理的饮食、适当的体育运动和保持正常的体重可以预防1/3癌症的发生。

高危人群预防 高危人群是指具有一定的危险因素但尚未发病的一类人群。对于此类人群的预防策略主要分为两部分：一是健康风险评估及高危干预，即在风险评估的基础上积极进行一级预防，如改变生活方式和行为干预等，必要时也可以采取药物预防干预；二是针对高危人群重点做好二级预防（早发现、早诊断、早治疗）。如40岁以上心血管病高危人群定期测量血压、血脂，询问心绞痛史等，积极筛查高血压和冠心病；对于胃肠道癌症高发区，进行大便隐血等的筛查等。

临床预防 临床预防有两层含义，一是在临床工作中准确诊断患者，科学、合理地进行治疗，尽快促进患者的康复、减少疾病造成的伤残和死亡；二是在临床工作中贯彻三级预防的思想，对就诊患者和家属等做好健康教育与健康促进工作。

公共卫生政策与措施 制定合理、有效的公共卫生政策是预防疾病、促进健康的重要手段，如公共场所禁止吸烟、全民健身等。公共卫生措施是预防疾病、促进健康必不可少的手段，如卫生监督、疾病监测、环境卫生改造、防止环境污染、食盐加碘等。通过制定公共卫生政策和落实公共卫生措施，可以建立预防疾病和促进健康的社会环境、工作环境和生活环境，也可以改变人们的生活方式和行为方式。

2011年第一届全球健康生活方式与慢性病控制部长级会议在莫斯科举行，会议发表宣言指出，全球和各国如果没有更强有力的措施预防和控制慢性病，人人就无法享有最高标准的可获得的躯体和心理健康的权利，并指出各国注意到与慢性病相关的行为、社会、经济和环境因素的政策应迅速和全面实施，以确保最有效地应对这些疾病，同时提高生活质量和卫生公平；强调预防和控制慢性病需要各个层面的领导力和广泛多层次跨部门手段针对慢性病病因链全过程（从个体水平到社会结构），创造健康生活的必要条件；这包括促进健康的生活方式，相关法律和法规等。有效预防和控制慢性病需要个人和社会、民间组织、工业组织机构，医疗卫生机构，各国政府和国际社会的积极与非正式的参与和领导。

（段广才）

dìfāngbìng liúxíngbìngxué

地方病流行病学（endemic epidemiology） 研究地方病的病因及影响因素、发病机制和流行规律以及探索有效防治措施的一门科学。地方病由于自然因素或社会因素的影响，在某一地区的人群中发生；不需自外地输入，并呈地方性流行特点的某种疾病。地方病流行病学是研究地方病在人群中分布、流行规律及其影响因素，并研究防制地方病的策略和措施的科学。中国是地方病病情严重的国家，全国各省份至少有1种以上的地方病，现在地方病仍是威胁中国居民身体健康和生命的疾病，是中国农村主要的公共卫生问题之一。地方病流行病学是流行病学的一个分支。

分类 地方病按其致病原因可分为4类：①地球化学性疾病。如碘缺乏病、水源性高碘危害、饮水型氟中毒、饮水型砷中毒、地方性硒中毒、地方性急性钡中毒等。②自然疫源性疾病。如血吸虫病、鼠疫、布鲁菌病疟疾、丝虫病、棘球蚴等。③与特定生产生活方式有关的疾病。如燃煤污染型氟中毒、饮茶型氟中毒、燃煤污染型砷中毒、库鲁病、烧热病、肉毒中毒等。④原因未明的地方病。如克山病、大骨节病、乌脚病等。其中原因未明的地方病，一旦查清病因，也将归入上述3类中。在上述各种类型地方病中，克山病、大骨节病、碘缺乏病、地方性氟中毒、地方性砷中毒被纳入国家重点防治管理。

地方病的流行特征 包括以下几方面。

地方性（endemic distribution） 地方病最显著的特征就是表现相对稳定，这是因为任何地方病发生，皆与病区中致病因子有密切关系，而地方病致病因子的分布有严格的地方性。或是这一地区土壤或水中有过量的化学元素或化合物，或是某些化学元素或化合物在这一地区环境中缺失，或是这一地区的环境适合病原体和媒介生物的繁殖和生长，或是这一地区气候适宜某些真菌生长和产生毒素，或是这一地区有根深蒂固的落后的生活方式和生产方式等。在大多数种类地方病诊断标准中，都有患者居住病区这一条。但大骨节病例外，无论生活在何地，只要接触到大骨节病致病因子就会患病，所以，对于大骨节病来说，居住在病区并非患病的严格的必要条件。鼠疫、布鲁菌病等均有类似情况。

地方病病区通常呈灶状分布，也有连成片状或带状的区域，诸如克山病、大骨节病、地方性氟中毒、地方性砷中毒等，其中克山病、大骨节病病区有重叠的现象。在片状的病区内，也可存在轻病区或非病区，像地方性砷中毒，在同一病村内的井水含砷量差异很大，甚至邻居间一墙之隔，一户井水含砷量高，另一户井水含砷量正常，所以，地方性砷中毒病区呈小灶块状和点状分布。

地方病发生及流行与病区自然地理环境关系极为密切，克山病、大骨节病病区均分布在中低山区、丘陵地带及相邻的部分平原地带，皆属大陆性气候，气候相对湿润，一般昼夜温差较大；碘缺乏病较为严重的病区是那些地形倾斜，雨水较多而致水土流失的地带，表现为山区重于丘陵，丘陵重于平原，内陆重于沿海；饮水型氟中毒重病区都分布在低洼易涝、地下水泾流条件较差地区或高氟岩矿地区；饮水型砷中毒病区都分布在山前冲积——冲积平原的地势低处或富砷床地区。

自然疫源性地方病亦有类似的灶状分布现象，与其他种类地方病比较，还具有地域迁移特点，一是受温度、光线、雨量、湿度等生态环境自然因素变化的影响，诸如气候变化对血吸虫中间宿主——钉螺的繁殖、毛蚴的孵化及血吸虫在螺体内发育产生影响，气候变暖、雨量过大，血吸虫疫区扩大，否则缩小；二是人为大型土建工程破坏了原有的生态环境，使动物传染源迁移其他地区，产生了新的病区；三是动物远距离交易规模越来越大，不仅包括家畜，还包括野生动物，使鼠疫、布鲁菌病传播及扩散的危险性增加。

人群多发（population prevalence） 农（牧）业人口多发，病区主要是农村地区，克山病、大骨节病尤其明显，患者绝大多数为自产自给的农业人口，同一地区的非农业人口极少发病。其他种类地方病，也是农村人口易接触到致病因子，如血吸虫、鼠疫、布鲁菌病、碘缺乏病、地方性氟中毒、地方性砷中毒，无一例外。首先生活在城市很少接触到致病因子，是由于城市经济、文化发达，卫生条件优良，几乎不可能形成自然疫源性疾病的疫源地；其次城市饮用水必须符合国家卫生标准，氟、砷绝对不能超标；三是城市生活水平较高，能从多种途径摄入碘等营养物质。

不同种类地方病，其好发年龄亦有所不同。克山病发病人群多是生育期妇女和断奶后的学龄前儿童；大骨节病主要发生于儿童和少年；碘缺乏病的高危人群是0~2岁婴幼儿、儿童和孕妇及哺乳期妇女；地方性氟中毒和地方性砷中毒均为累积性中毒疾病，通常年龄越大，其病情越重，但氟斑牙仅发生在儿童恒牙萌生时期，以后迁入的病区儿童不会再发生氟斑牙。其他种类地方病的好发人群年龄，仅与接触致病因子机会多少的年龄有关。

除克山病、碘缺乏病和氟骨症的发生与性别有关外，呈女性多于男性和女性重于男性现象，其他种类地方病基本上无明显的性别差异。在民族混居地区，若生产、生活方式相同，民族间地方病发病差异不明显。

地方病一般多发生于贫困地区，通常越贫困，病情越重。据统计，在1996年确定的全国592个国家级贫困县中，有576个县是地方病重病区，占总数的97.3%。

有的地方病呈家庭多发（clustering of disease in family）的现象，在同一家庭先后发生两例以上的患者，北方病区人们称为“窝子病”，多半是生活条件差，多子女的贫困户及外来户，克山病、大骨节病和地方性砷中毒都有明显的家庭聚集性。有的地方病还有“欺侮外来户”现象，外地非病区迁入病区居住的“外来户”如同当地农民在同样条件下生产、生活，则患病的概率明显高于当地人，克山病、大骨节病和地方性氟中毒都有明显的“欺侮外来户”现象。其他种类地方病，特别是自然疫源性疾病，均无这两种现象或不明显，其发病主要与接触致病因子（病原体或寄生虫）频数有关，接触越多，感染的可能性也越大。

季节多发（seasonal variation） 地方病通常表现为某一季节多发的特点，这与这种地方病致病因子在不同季节的分布和具体的流行机制有关，就是说这个季节人们容易接触到致病因子，或者说前段时间受到致病因子打击或感染，经过一段时间的潜伏期及病变发展过程，最终集中到某一季节发病。如克山病，在北方病区，急型克山病多发生在严寒的冬季，从11月~翌年2月，在南方病区，亚急型克山病多发生在炎热的夏季，集中在6~8月；大骨节病则多发于冬春季；地球化学性地方病发病一般与季节关系不明显，但其病情与气候关系明显；一年四季都能感染血吸虫，但以春夏感染的机会较多，冬季感染的机会较少；人间鼠疫好发季节主要取决于各类疫源地内啮齿动物鼠疫流行季节的变动，冬眠鼠类黄鼠、旱獭鼠疫疫源地人间鼠疫流行高峰为7~9月，长爪沙鼠疫源地人间鼠疫一年四季都可发生，但以4~5月为第一高峰，10~11月为第二高峰；布鲁菌病可发生于全年各月份，但以春夏季多发等。

有的地方病还存在年度多发的现象，这种现象的发生，通常是由于病区自然环境、生产生活条件的改变所造成的，如果完全除掉致病因子产生的条件，那么这种地方病就会被控制到较低水平或完全消除。如过去克山病年度发病波动较大，有高发年、平年和低发年之分，从20世纪90年代以来，克山病病情已降到历史最低水平，已看不到年度多发的现象。血吸虫病虽无固定规律的年度多发现象，但受降雨量、洪水发生的影响极大，90年代以后，长江流域内洪涝频发，高水位时间长，水淹面积大，江滩钉螺滋生面积增加，导致病区扩大，所以，降雨量多的年份，或洪水过后的几年，有可能是血吸虫病的高发年。

有的地方病还有一种不同于年度多发的“死火山”现象，即静息期，发病年份无法准确预测。如鼠疫自然疫源地长期存在，一般可表现为流行期短而间歇期长的特点，苏联、美国、伊朗、中国等国均发现相隔数十年又暴发动物或人间鼠疫的案例。有关鼠疫菌在疫源地内保存机制，至今仍不完全清楚。

危险因素 碘缺乏病、地方性氟中毒、地方性砷中毒作为病因明确的地方病，除了碘缺乏、氟摄入过多、砷摄入过多等在疾病的发生过程中起着决定性的作用外，其他许多因素对这些地方病的发展及严重程度也有影响，有些因素的影响还较为重要：①存在于饮食中的某些物质。如致甲状腺肿物质，通常来自食物，能够作用于甲状腺，阻断甲状腺激素的合成或增加肾脏对碘化物的排出而引起甲状腺肿；饮水中的化学成分对水氟含量相同、营养条件相似地区地方性氟中毒患病率有很大影响，水的硬度、钙、镁、碱度与地方性氟中毒的病情有关，其中水的硬度、钙和镁都可以降低氟的吸收，促进氟从体内排出，而碱度正相反。②营养因素。对碘缺乏病、地方性氟中毒、地方性砷中毒的影响都很大。贫穷地区患病率高，病情重，而较富裕地区，患病率低，病情较轻。砷在体内大量消耗巯基化合物，造成机体清除自由基的能力下降，最终导致脂质过氧化等自由基损害。因此，营养失衡、微量元素缺乏使机体抵抗力及清除自由基能力降低。在全部营养物质中，钙对地方性氟中毒的拮抗作用是最重要的。③环境污染，工业污染排放的毒物。其中有许多可影响甲状腺的形态和功能，如铀、铅、汞、铬可在甲状腺内蓄积。有机氯农药滴滴涕（DDT）的使用，造成食物残留，可竞争性地置换血中甲状腺结合球蛋白上的甲状腺激素，使甲状腺激素的运输过程出现障碍，引起甲状腺肿。④气候与气温。在气候炎热地区，居民耗水量增多，总氟、砷摄入量增加，病情相对严重，在气候寒冷潮湿地区，燃煤污染型氟、砷中毒病情相对会严重一些，因为取暖及烘烤食物的时间延长，居民通过空气及污染食物摄入的总氟、砷量增加。气温对患者临床表现有影响，气温寒冷使砷中毒患者通常有末梢循环障碍及雷诺现象，显示低温加重砷中毒血管损害。⑤遗传因素。多基因遗传可能对地克病的发病起一定作用，某些胎儿在碘缺乏或甲状腺激素不足的情况下有容易发生克汀病的倾向。⑥个体差异。一家人或同一病区的人群均生活在同一个高氟环境中，有的病情较重，有的轻微，这可能与个体的敏感性、生理、健康条件有关。在相同病区条件下，营养状况差、免疫力低下者易患病或病情重。

中国地方病防制策略 中国近70年的地方病防治，根据地方病流行特征和防治工作的特点，总结出政府领导、部门配合，群众参与的有效工作机制，以及预防为主，因时因地制宜的防制策略，对地方病防治工作有很大的指导意义。另外，从技术角度，制定某种地方病防制策略，必须按照预防为主的思想，依据正确的理论和防治经验，针对疾病链的薄弱环节，兼顾科学性与可操作性，因地制宜地实现对目标地方病疾病链的有效阻断，如大骨节病的防治，需采取换粮、主食大米、移地育人、搬迁等措施；燃煤污染型氟、砷中毒防治，需改炉改灶，改变主要食物干燥方式等措施；饮水型氟、砷中毒防治，需采取改换低氟、低砷水源或利用理化方法除氟、除砷；碘缺乏病防制，应坚持因地制宜、分类指导、科学补碘的策略，重点人群和重点地区要重点防治。地方病防治策略的制定，无论何种地方病，都要重视健康教育，普及地方病的防治知识，引导病区居民主动参与地方病防治工作，配合国家实现地方病早日控制的目标。

从新中国成立至今，中国建立了全国性完整的地方病防治体系，开展科研攻关，落实有效的防治措施，尤其“十一五”“十二五”“十三五”全国地方病防治规划和全国地方病三年攻坚行动的实施，使现在地方病防治措施基本得到全面落实，病情也有效地得到了控制乃至消除。但是，疾病发生与自然生态环境有关，与环境中的元素分布有关，这就决定了地方病防治工作的长期性、艰巨性和复杂性，因为人们很难消除这类致病因子，一旦放松防治，病情就会回升。何况，中国仍有一部分防治措施未落实病区，还有病情严重的地方，尤其是贫困地区，不仅病情较重，落实防治措施也比较困难，巩固也不容易。为此，地方病防治工作应继续得到重视，将其与中国巩固脱贫攻坚成果相结合，更要与健康中国建设目标相结合，彻底消除地方病对中国人民身体健康的危害。

综上，国家应建立地方病可持续性消除机制，保留地方病防治组织机构，稳定地方病防治科研队伍，保证充裕的地方病防治科研经费，不断创新推广先进的防治技术，实现基本消除中国地方病危害的目标，为病区人民造福。

（孙殿军）

shānghài liúxíngbìngxué

伤害流行病学（injury epidemiology） 运用流行病学原理和方法描述伤害的发生频率及其分布，分析伤害发生的原因及危险因素，提出干预和防制措施，并对措施效果做出评价的一门流行病学分支学科。伤害流行病学研究的主要目的是确定伤害的重点种类，阐明分布，探讨因果关系，制定防制策略，并评价其效果。伤害的英文 injury 来自拉丁语 in juris，其含义为损伤、伤害或丧失，可以理解为造成了人体损伤或功能丧失。伤害通常容易与意外事故混淆。意外事故通常指始料不及、不可抗拒、不可能预防的偶然事件，它在一定程度上排除了故意伤害（如自杀和暴力），也意味着这类事件是无法预知和预防的。另外，意外事故如果在一定的限度之内，不一定对人体造成伤害。因此，伤害和意外事故两者的概念和内涵差别很大，不能混为一谈。意外事故代表偶发事件，而伤害代表由事件引起的损害，意外事故可以造成伤害，但伤害不常由意外事故引起，伤害可以是有意识的（如自杀、谋杀、暴力），也可以是无意识的（如车祸、溺水、跌倒等），对公共卫生工作者而言最为重要的是，伤害是可以预防的。因此，1996 年在澳大利亚墨尔本召开的第 3 届国际学术会议名称由原来的意外和伤害预防（world conference on accident and injury prevention）这一主题改为伤害预防与控制（international conference on injury prevention and control），并建议各国统一采用伤害一词代替意外。

研究历史 有关伤害的研究始于20世纪中期。英国凯恩斯(Cairns)等人于1941~1943年期间的研究证实佩戴头盔可以降低摩托车上士兵的头部伤害发生率。美国学者戈登(Gordon)于1949年开始用流行病学方法研究伤害的分布和预防。美国前国家公路交通安全局负责人哈登(Haddon)将流行病学原理和方法系统地应用于伤害的研究和干预项目，他被认为是伤害流行病学的奠基人。而在全球范围大规模地开展伤害研究则是近些年的事情。

特点 ①伤害研究由个别发达国家扩展至世界各国，由最初个别高校和科研机构的研究向各地区、各部门扩散和辐射。另外，各国的政府部门也积极参与，伤害预防与控制正在由专家行为向政府行为转变。②各类各级伤害监测系统逐渐建立起来，监测伤害的发生动态和趋势。③从一般死因分析和伤害描述扩展到各类伤害研究。近年来，有关伤害的研究已从最初的交通事故描述扩展到火灾与烧伤、青少年伤害、老人跌倒、溺水、自杀、眼外伤、运动与训练伤、旅行伤害等。除了描述性研究外，还应用病例对照研究、前瞻性研究、病例交叉研究、临床试验和社区类实验研究，并将多因素分析方法应用于伤害原因和危险因素的探讨。④多学科交叉增多，将预防医学、临床医学、心理学、工程学、工效学、物理学、社会经济学、法学、行为科学、伦理学等多学科应用于伤害的研究与干预。⑤开展社区伤害研究，把伤害防治工作融入社区卫生服务工作中。继广东、安徽、宁夏、四川等地共15万青少年(幼儿园、小学、中学)伤害发生情况调查之后，南京、石家庄、深圳、北京、浙江和广州等省市先后调查了近10万社区人群的伤害发生情况。采用统一标准、统一调查方法在不同地区进行大规模的社区调查，基本反映了中国城市居民伤害的发生现状及其危害性。广东的江门市经过在中小学校的伤害干预试点之后，由卫生部门和教育部门联合在全市33所中小学校开展以安全教育为主的伤害干预研究，把安全教育作为综合素质教育的内容，建立起学生伤害登记和报告制度、安全监督制度和检查考核制度等，取得了显著的干预效果。⑥伤害描述指标的拓展与丰富。近年来伤害的统计指标由最初的发生率、死亡率等扩展到潜在寿命损失年(potential years of life lost，PYLL)、伤残调整寿命年(disability adjusted life years，DALY)、质量调整寿命年(quality adjusted life year，QALY)、无残疾生命年(quality adjusted life years without deformity)等。⑦加强国际交流，建立国际合作。中国学者自出席1996年在澳大利亚的墨尔本举行的第三届世界伤害预防与控制学术会议以来，又先后参加了第四届(荷兰，阿姆斯特丹，1998年)、第五届(印度，新德里，2000年)和第六届(加拿大，蒙特利尔，2002年)的学术会议，以及2001年在斯德哥尔摩举办的安全社区学习班、2002年在美国哈佛大学召开的发展中国家道路交通伤害和健康公平学术会议。1991年、1996年分别在上海和东京召开了中日交通安全与健康研讨会，1999年在重庆市召开了第16届国际事故与交通医学会议，以及在第1~5届粤港澳预防医学学术交流会议等国际或地区性学术会议上，交流了中国伤害领域所取得的成果，而且和澳大利亚的乔治全球健康研究所(George Institute for Global Health)、美国的哈佛人口和发展研究中心(Harvard Center for Population and Development Studies)、美国的儿童生存和发展特别工作组(Task Force for Child Survival and Development)和美国CDC的伤害预防与控制国家中心(the Center for Disease Control's National Center for Injury Prevention and Control)等机构建立了联系。

流行现状 伤害是一个严重威胁人群健康的、全球性的、重要的公共卫生问题。无论在发达国家还是发展中国家，伤害的发生率、致残率和死亡率都居高不下，是威胁人们健康的主要问题之一。全球每年有超过500万人因伤害死亡，占全球总死亡的9%。超过1/4的伤害死亡由自杀和他杀导致，道路交通伤害也导致近1/4的死亡，造成伤害死亡的其他原因还有跌倒、溺水、烧烫伤、中毒和战争。因伤害死亡的人群只是发生伤害人群中的一小部分，还有大量的伤害患者需要不同程度和类型的治疗。2013年全球需要住院治疗的伤害超过5 000万人次，需要其他非住院治疗的伤害超过9亿人次。全球90%以上的伤害死亡发生在中低收入国家。东南亚及西太平洋地区位居全球伤害死亡总数的首位。随着工业化进程的加快，中国伤害死亡率也在快速变化中。2014年全国死因监测数据显示，中国伤害总死亡率为49.70/10万，即全国约有65万人死于伤害，居全死因顺位的第五位，占全死因构成的7.67%，是1~44岁人群的第一位死亡原因。近年来，各地报告的老年伤害引起的老年人死亡率中，男性已达 151.88/10 万，女性 132.18/10 万，老年人群的伤害发生率虽不及儿童和青少年，但其造成的总死亡率却比儿童高 2~3 倍，并高于全年龄组的平均水平。

2014 年全国死因监测数据显示，在城乡分布上，2014 年城市与农村的伤害死亡均排在死因顺位的第五位。城市人口的伤害死亡率为 37.77/10 万，农村人口的伤害死亡率为 55.29/10 万。城乡人群伤害死亡的前五位原因一致，依次为：道路交通事故、意外跌落、自杀、溺水和意外中毒。东、中、西部地区伤害死亡率依次递增（分别为 45.69/10 万、48.14/10 万、58.08/10 万）。2014 年全国死因监测数据显示，男性伤害的死亡率是女性的 2.14 倍（男性伤害死亡率为 67.29/10 万，女性伤害死亡率为 31.38/10 万），且男性各年龄组的伤害死亡率均高于女性。1~44 岁人群的第一位死因均是伤害，其中 1~4 岁和 5~14 岁人群第一位死因均是溺水，15~29 岁和 30~44 岁人群第一位死因均是道路交通伤害。

中国伤害死亡有如下几个特点：第一，男性和女性人群的伤害死亡水平和西太平洋地区、东地中海地区人群的伤害死亡水平类似，低于其他地区的伤害死亡水平，但溺水是唯一列入前 5 位伤害死亡的国家。第二，中国是自杀死亡率最高的国家之一。中国每年约有 28.7 万人自杀死亡，占全球自杀死亡人数的 14%，占全国死亡总数的 3.6%。自杀是 15~34 岁年龄段的首位死因，占其全部死因的 19%，高于世界其他国家、全世界人群自杀的死亡率，且农村自杀率是城市的 3 倍。此外，中国的自杀情况又有其特点，世界上绝大多数国家因自杀而死亡的男性均高于女性，而在中国农村却恰恰相反，女性自杀死亡率高于男性。第三，道路交通伤害正在逐步增加。根据全国疾病监测点伤害变化趋势分析发现，交通事故所致的意外死亡一直呈上升趋势。

研究方法 伤害流行病学的研究方法包括个案调查、现况调查、生态学研究、病例对照研究、队列研究、社区干预研究及类实验研究等，随着方法学的发展，近年来一些新的流行病学研究方法被用于伤害研究领域，如病例交叉设计、meta 分析、巢式病例对照研究和捕获-标记-再捕获法等（见流行病学研究方法）。

与有关学科的关系 伤害流行病学是一门交叉学科，在预防医学领域中，伤害流行病学与卫生统计学、职业医学、环境医学、健康促进和卫生教育、妇女与儿童保健等有着紧密的联系。医学其他学科，如伤害流行病与急救医学、创伤医学、康复医学以及社区卫生服务也有交叉。

（叶冬青）

zìshā

自杀（suicide）

有明确的死亡意图或者可以推论出其有死亡意图而采取的致命性的自我毁灭行为。

自杀倾向：在美国国家自杀预防策略中，自杀倾向包括自杀想法、意念、计划、自杀未遂和自杀死亡，即包括所有与自杀有关的行为和想法，如自杀死亡、自杀未遂、有具体计划的自杀意念、无具体计划的自杀意念和自杀交流等。

自杀高危人群：指那些比一般人群自杀率高的人群，他们具备一项或多项自杀危险因素，某一个体具备的危险因素越多，其自杀的危险性越高。

自杀意念：范围很广，可以从短暂地认为生命无价值和有死亡愿望到有具体的自杀计划及满脑子都是自杀念头。一般狭义的自杀念头指有伤害或杀死自己的想法，又称自杀意图、自杀念头等，即有伤害或杀死自己的想法。

主动自杀愿望或念头：与被动自杀愿望或念头相反，即希望主动结束自己的生命。

被动自杀愿望或念头：希望外力或通过偶然的机会结束自己的生命，而非自己主动去结束自己的生命。如希望自己一觉睡过去，不再醒来；希望自己死去；希望自己出门不慎被车撞死而非自己主动撞车等。

自杀交流：通过言语、书信、艺术作品或其他方式直接或间接地表达自杀想法或者伤害或杀死自己的意图。自杀交流中表达的自杀计划越具体清晰，打算采用的自杀方式越致命，说明其自杀的危险性越大。

自杀威胁：一种特殊的自杀交流，即威胁或扬言要自杀，其意图是改变他人的行为。在临床工作和日常生活中，如遇到此种情况，应认真对待，因为他们在达不到自己目的的情况下实际采取自杀行为的危险性很高。

自杀计划：个体为实施自杀行为考虑或制订了具体计划，如考虑自杀时间、地点、方式、日期、安排后事、写遗嘱等。

自杀姿态：指个体有自杀意图，且身边有自杀工具，但未实施自杀行为。如个体准备跳楼自杀，并亲自到楼顶徘徊很久但最终未选择跳楼，这种情况属于自杀姿态而非自杀未遂。

自杀行为：美国国立精神卫生研究所（National Institute of Mental Health）将自杀想法、言语或文字、威胁、计划、未遂、蓄意自伤和其他可以察觉到的自我伤害行为均归为自杀行为。但一般来说，自杀行为仅包括自杀死亡和自杀未遂。

自杀未遂：指有明确的死亡意图或者可以推论出其有死亡意图而采取的非致命性的自我毁灭行为。曾称准自杀、蓄意自杀等。中国通常采用的定义为主动结束自己的生命但未导致死亡的结局，包括决心自杀但未死亡和自杀意图不强而蓄意自伤两种情况。自杀未遂强调的是个体已将伤害自我的行为付诸行动，但未导致死亡的结局。

（叶冬青）

shānghài

伤害（injury） 由于运动、热量、化学、电或放射线的能量交换超过机体组织的耐受水平而造成的组织损伤和由于窒息而引起的缺氧，以及由此引起的心理损伤。在实际的伤害研究过程中，需要根据伤害的定义和研究的实际情况来制定可操作性强的伤害诊断标准。1986 年美国国家卫生统计中心提出的伤害操作性定义为：所谓伤害必须到医疗机构诊治或活动受限一天。1998 年，国内学者建议中国伤害的操作性定义为凡具有下列情况之一者：①到医疗机构诊治，诊断为某一种伤害。②由家人、老师或其他人做紧急处置或看护。③因伤害请假半天以上。按照 WHO 国际疾病分类（ICD_{10}），伤害可分为非故意伤害（如道路交通伤害、空难、海难、烧伤、意外中毒、坠落/跌倒、溺水/窒息、工伤、运动/训练伤、休闲娱乐伤害与消费品伤害等）和故意伤害（如自杀、谋杀、虐待、疏忽照料、暴力和恐怖袭击等）。

暴力 由他人有意识地加害而造成的伤害。包括家庭暴力、虐待儿童、强奸、他杀、斗殴等。

意外伤害 无目的性、无意识的伤害。主要包括车祸、跌落、烧烫伤、中毒、溺水、切割伤、动物叮咬、医疗事故等。又称非故意伤害。

故意伤害 有意识、有目的地加害于个人或他人，并常伴有暴力行为的伤害。如虐待儿童、强奸、家庭暴力、恶性殴打、他杀或自杀等。

（叶冬青）

shānghài yuányīn

伤害原因（causes of injury） 从病因学的观点看，伤害发生的原因有致病因子、宿主和环境 3 个方面。

致病因子 引起伤害的致病因子是能量，短时间内暴露于大剂量的能量就会导致伤害的发生。通常引起伤害的能量有以下几种：①动能。又称机械能，如汽车相撞、跌落、枪伤所产生的能量传递即属于动能。②热能。各类烧伤均属于过度的热能暴露所致，而热能的过度缺乏则会导致冻伤。③电能。是导致触电或电烧伤的重要原因。④辐射能。大剂量的放射线暴露会导致烧伤。⑤化学能。通过干扰机体的能量代谢而造成伤害，如溺水时吸进的水会影响肺功能。

宿主 所谓宿主就是受伤害的个体，也是伤害流行病学的主要研究对象。在伤害流行病学研究中，应从宿主的人口学特征和心理行为方式两个方面予以关注。

人口学特征 ①年龄：不同的年龄发生不同的伤害而产生的危险性不同。儿童易发生溺水，青壮年易发生交通事故，老年人易发生跌落。②性别：伤害发生中存在明显的性别差异，除自杀外均为男性高于女性。③种族：伤害的种族差异是存在的。在美国，白种人和土著人的自杀率很高，而亚裔美国人的自杀率就明显低于其他种族。在中国，蒙古族的肢残率就明显高于其他民族。④职业：职业因素是伤害的一个重要影响因素。中国东风汽车公司 1983~1997 年的工伤流行病学研究中发现，冲击工工伤率最高，其次为机加工、特种工等。

心理行为特征 ①饮酒：饮酒是影响司机判断力的重要原因之一。中国 64% 的车祸原因为驾驶员责任，而其中 3% 为饮酒过量。②安全带：驾驶员系安全带是明文规定的，但很多驾驶员却因各种原因不愿意系安全带。在美国，车祸中有 13% 的司机是未系安全带所致，在中国这个比例则更高。③心理因素：心理素质是导致各类伤害的重要原因之一。由于女性和老年人心理较脆弱，容易产生自杀倾向。A 型性格的个体由于在生活中容易争强好胜，因此多发生车祸、溺水和坠落等伤害。

事故倾向 一部分人较其他人更多的发生事故，即他们具有易发事故倾向的特征。A 型性格人群在生活中容易争强好胜，所以易发生车祸、溺水和坠落等伤害，有学者将此称为事故倾向。在德国，选择士兵时要经过心理测试，凡具有事故倾向的人均被排除在外。在中国，部分城市也已开始对司机进行心理素质的测试。

A 型行为 A 型行为者一般具有以下几方面主要的行为综合

特征：①性情急躁、情绪易激动，经常不耐烦，容易发脾气。②具有时间紧迫感与匆忙感，语言、动作快，生活紧张、忙碌，走路、骑车或驾车喜欢高速行驶，并经常超车。③竞争意识强，有进取心，习惯于超负荷工作。随着研究的不断扩展，有关A型行为与其他心身疾病和伤害关系的研究也在进行之中，但目前国内外相关研究还较少，多集中在对职业性非致死性伤害的心理行为因素研究方面。通过对不同职业人群的前瞻性研究初步得出，A型行为者是职业多发性伤害的高危人群，为职业伤害的预防干预措施提供了科学依据。但相关研究还处于初级阶段，今后有必要扩大职业人群范围或对其他人群进行进一步深入研究。

环境 影响伤害发生的环境很复杂，主要包括社会环境、自然环境、生产环境和生活环境。①社会环境：主要强调的是社会支持环境。即一个国家和地区是否有相应的伤害预防的法律、法规及其执行的程度。如驾驶员开车时必须系安全带等。②自然环境：自然环境中气象条件是伤害发生的重要影响因素。雨雪天是交通事故的多发时间；浓雾或雨雾天极易造成撞车事故；天气长期干燥，易发生火灾等。③生产环境：生产环境中安全防护设施，生产管理水平，劳动时间、强度和种类以及操作规范都是影响伤害发生的因素。④生活环境：生活环境是最容易被人忽略，对伤害预防又是很重要的因素。如居室装修时通常未用防滑地板砖，从而使老年人跌落伤害增多；住宅设计未考虑通风装置，从而造成煤气中毒等。

（叶冬青）

shānghài zīliào láiyuán

伤害资料来源（data source of injury）

伤害资料来源是多渠道的，包括死亡登记系统、交通警察有关交通事故统计系统、医院统计、保险机构资料及其他有关系统。

死亡登记 WHO已建立全球多地区关于公路交通事故的信息系统，并定期公布有关交通事故的资料，由于中国与此系统尚未建立联系，国外尚未掌握中国资料。目前，在中国伤害死亡尚不属于法定报告范围，因此，医师及卫生行政管理人员无义务对伤害进行报告。即使在医院中一般性死亡登记中有所反映，但至多能反映伤害的临床直接死因，而不能说明引起伤害的死亡外因。这类报告对伤害流行病学研究作用是很小的。

公安部门的交通事故统计 公安部门的交通事故登记资料是研究交通性伤害流行病学的重要资料来源。中国交通事故的发生及死亡登记均由公安部门所属的交通警察部门主管。定期由公安系统发布交通事故信息。这些登记资料包括：受伤者姓名、事故发生的地点和时间、发生事故的可能原因、车辆型号及当时和当地所伤害人的情况等。必须指出，交通管理部门收集资料的目的在较大程度上是要弄清谁是事故的责任者，而不是着眼于伤害流行病学需要，因此不可能考虑伤害发生之前的预防和受伤之后受伤者的结局以及医疗处理问题。正因为如此，当前在中国进行的交通伤害研究必须加强流行病学、伤害医学研究者与交警单位的密切合作。在满足交警管理需要的基础上，适当增加伤害发生外因的询问与现场调查以及伤害发生后的结局的追访。

医院统计 医院资料可作为伤害发生率、伤害严重程度和致残率分析的重要依据。医院收住的伤害患者的统计资料应按照WHO公布的国际疾病分类（ICD_9）进行，以便进行国内外伤害的比较研究。

保险系统或其他来源的资料 在国外，人寿保险或汽车保险事业比较发达。因此，可以通过保险系统收集伤害发生或死亡资料，但这类资料很不完整。在中国企业单位可以通过劳动保护系统获得关于伤害的资料；在对残疾人的调查中也可获得此类信息等。

（叶冬青）

shānghài fāshēng pínlǜ de cèliáng zhǐbiāo

伤害发生频率的测量指标（measures for frequency of injury）

用于反映伤害发生频率的测量指标，包括伤害发生率、伤害死亡率、残疾患病率等。

伤害发生率　单位时间内（通常是年）伤害发生的人数与同期人口数之比。是进行伤害研究与监测常用的指标。

$$\text{伤害发生率}=\frac{\text{某人群发生伤害的人数或人次数}}{\text{同时期该人群的总人数}}\times 1000‰ \quad (1)$$

在计算伤害发生率时会出现很多种情况。以机动车伤害发生率为例，可以有机动车驾驶员伤害发生率，也可以有一般人群的机动车伤害发生率，在国外研究机动车伤害发生率时，有时应用车辆数或车辆-公里数作分母。

伤害死亡率　因伤害致死的频率。可以计算伤害的总死亡率，也可以按照伤害的种类计算分年龄、性别等人群特征的死亡率。

$$伤害死亡率=\frac{某人群因伤害死亡的人数}{同时期该人群平均人口数}\times100000/10万 \quad (2)$$

残疾患病率 发生伤害后，因伤害暂时或永久失去工作能力的频率。其中包括两种情况：一是活动受到限制，对其活动限制的天数进行统计；二是卧床残疾，即按卧床天数计算。

（叶冬青）

shānghài zàochéng sǔnshī de cèliáng zhǐbiāo

伤害造成损失的测量指标

（measures for loss caused by injury） 包括潜在寿命损失年、潜在价值损失年数、潜在工作损失年数、伤残调整寿命年、限制活动天数、卧床残疾天数等。

潜在减寿年数（potential years of life lost，PYLL） 人们由于伤害未能活到该国平均期望寿命而过早死亡，失去为社会服务和生活的时间。用死亡时实际年龄与期望寿命之差，即某原因致使未到预期寿命而死亡所损失的寿命年数来表示。对不同地区的PYLL进行比较时可以用PYLL率，即每1000人口的PYLL。两个地区的人口构成不同，比较前需做率的标准化，计算标化PYLL率。

潜在价值损失年数 一个人在有生之年对社会的价值大小，即以死亡为终点来比较给予及其对社会的贡献，来评价死亡时所损失的价值年数。

潜在工作损失年数 应工作年数与死亡时实际已经工作的年数之差，即在设定应该工作年龄之前死亡所损失的工作年数。

伤残调整寿命年（disability adjusted life years，DALY） 从发病（发生伤害）到死亡（或康复）所损失的全部健康生命年。包括因早死所致PYLL和疾病所致的伤残引起的健康生命损失年两部分。DALY是一个定量计算因各种疾病造成的早死与残疾致健康寿命年损失的综合指标，是将由于早死造成的损失和因残疾造成的健康损失二者结合起来加以测算的。疾病为人类健康带来的危害表现在两个方面：致死性疾病所致的早死和非致死性疾病所致的失能，DALY全面地反映了这两方面的危害，该指标由美国学者默里·克里斯托弗（Murry Christopher）等提出，最初应用于世界银行对1990年全球疾病负担的分析，此后在全国陆续研究和应用，成为目前评价疾病负担的最佳指标。

限制活动天数 伤害导致1个人活动受限、失去工作能力的天数。

卧床残疾天数 整天或几乎一天（若为白天，为一半以上时间）中1个人都卧病在床的天数，住院天数应列入卧床残疾天数。

（叶冬青）

shānghài zàochéng de jīngjìsǔnshī

伤害造成的经济损失

（economic loss caused by injury） 伤害造成伤、残、死和由此所带来的现实损失与潜在损失，以及急救、医治与康复等费用的总和就是伤害的社会代价。伤害社会代价的研究方法分为对伤害的测量，伤害的类型、人群、时间的特点与趋势，残疾的社会代价和社会负担，伤害的经济损失等几方面的分析。按照疾病对社会与人群的影响分为直接经济负担、间接经济负担、无形经济负担。

直接经济负担 直接用于预防和治疗疾病的总费用，包括个人、家庭和社会用于疾病和伤害预防、诊治及康复过程中直接消耗的各种费用。具体包括卫生机构提供卫生服务的费用，如预防投资费、急救费、门诊诊治费、住院费、医药费、卫生技术劳务费、家庭病床治疗与护理费用等；还包括患者在接受卫生服务过程中患者及陪护人员所支付的其他费用，如营养费、交通费、差旅费以及用来克服疾病而购置的各种康复器具等非处方费用；若因伤害死亡则还有尸体处理费、丧葬费及其他费用等。

间接经济负担 由于疾病导致劳动力有效工作时间减少和工作能力的下降，从而引起的社会和家庭目前价值和未来价值的损失。狭义上指生产能力损失，广义上包括社会生产力损失、收入损失、家务劳动损失、雇佣费用、培训费用、保险费用、管理费用等。家务劳动损失包括照看小孩、家具修理、洗衣做饭等。

无形经济负担 患者及亲友因疾病和伤害给家庭和本人造成的痛苦、悲哀与不便所带来的生活质量的下降，或因该疾病而引起的相关疾病所带来的其他成本花费。

（叶冬青）

shānghài jiāncè

伤害监测

（injury surveillance） 长期不间断地收集不同人群伤害的发生、死亡、伤残和直接经济损失等资料，其主要目的是阐明伤害类型-人群-时间分布的特点与趋势。伤害监测的目的是监测某种特定类型伤害的发展变化趋势，掌握人物、时间、地点、和如何发生伤害等详细资料，旨在用于寻找与环境、人群和成本-效益相关的伤害预防与控制方法，确定与特定地点、特定人群相关的伤害发生类型，并结合美国前国家公路交通安全管理局负责人哈登（Haddon）模型对伤害控制进行系统评估，最终实现从根本上减少伤害发生的目标。根据内容不同，伤害的监测可分为一般监测和特殊监测。以美国为例介绍伤害监测的不同种类。

一般监测 美国国家卫生统计中心（NCHS）汇集全国死亡登记，提供有关致死性伤害的趋势及分年龄、性别、州、市、县的详细资料。

特殊监测 又称专项监测。主要包括以下监测内容：①机动车伤害监测（motor vehicles injures surveillance），由美国国家公路交通安全管理局负责，包括死亡事故报告系统和普通估测系统两个监测系统。死亡事故报告系统始建于1975年，统计公路交通事故后30天以内死亡的资料并包括车辆、媒体及环境的详细情况，其大部分资料来源于交通警察的报告，辅助资料来源于机动车驾驶执照管理部门、医院、验尸官或医学检查者。普通估测系统自1988年开始加入到死亡事故报告系统，负责通过随机抽样收集交通事故中有关伤害的资料，估测和评价全美交通事故中非致死性伤害的资料。②攻击及他杀监测（assaults and homicides surveillance），由联邦调查局收集有关资料，包括武器应用的趋势、受害者的人口学特征、与攻击者的关系等。③自杀及企图自杀监测（suicides and attempts surveillance），由疾病控制与预防中心（CDC）负责自杀死亡登记。④职业性伤害监测（occupational injures surveillance），由美国劳工统计局按照职业安全及健康管理委员会制定的登记标准每年开展各行业职工的伤害统计调查，指导工厂雇主按照职业安全与卫生标准汇集有关伤害资料。⑤消费产品伤害监测（consumer products injures surveillance），由美国消费品安全委员会汇集相关资料。该委员会采用来自医院急诊室的抽样调查和死亡证明来确定商品相关的伤害变化趋势和新出现的问题。⑥火灾相关的伤害监测（fire-related injures surveillance），由国家火灾资料中心负责所致伤害的统计，大约有40个州向中心报告火灾发生的详细资料，包括火灾发生地点、时间、救助时间、发生地点的建筑结构、伤害的类型等。⑦船只相关的伤害（boat-related injures），由海岸警卫部门负责。收集的资料包括事故原因、是否酒后驾驶、船只类型及人口学资料等。

以医院为基础的监测 有些医院将伤害资料登记加入到创伤记录中以监测医护质量并将资料应用于科学研究。缺乏监测人群的详细资料很大程度上局限了以医院为基础的伤害监测资料的应用。如监测人群更倾向于到某个医院或某个医院的急诊反应系统的变化都会给监测结果带来一定的偏性。

危险因素监测 疾病控制与预防中心通过电话调查的方式尝试测量一些行为危险因素，其中一些与伤害有关，如吸烟、饮酒和安全带使用等。

以预防为导向的监测 基于监测而成功地预防伤害的发生包括以下几个主要步骤：①对伤害的发生率及严重程度的监测可以帮助确定其是否有聚集的趋势或是否存在危险因素使得其发生率或严重程度增加。②有具体的技术策略来减少或消除相应的危险因素。③在危险人群中实施干预措施。④持续监测人群中伤害的变化趋势。以预防为目标的监测方法能获得良好效果，如纽约市通过对伤害发生的环境监测成功预防和控制了儿童的致死性跌落。

（叶冬青）

shānghài yùfáng cèlüè

伤害预防策略（prevention strategies for injury）

用于预防伤害发生，阻止或延缓其发展的策略。通过对伤害流行病学特点的认识和危险因素的分析，人们逐渐认识到伤害是能够预防的。伤害研究的主要目的为预防伤害的发生并且减低伤害的严重程度。将伤害的预防策略局限到某个伤害发生的单一原因都是片面和效果不佳的，成功的策略通常需要不同领域的合作。伤害预防策略主要包括三级预防、主动干预与被动干预和哈登（Haddon）伤害预防十大策略3种主要策略。

三级预防 根据伤害发展的不同阶段，采取不同的相应措施阻止伤害的发生、发展，包括一级预防、二级预防和三级预防。

一级预防 又称病因预防，主要是疾病尚未发现时针对致病因素或危险因素采取措施，也是预防疾病和消灭疾病的根本措施。伤害一级预防的目标是通过减少能量传递或暴露，来预防和减少伤害事件的发生率。创建安全社区，提高居民的安全意识和自我防范的常识，通过大力宣传和健康教育与健康促进，在知、信、行上有所提高。主要包括全人群策略、高危人群策略和健康促进策略。全人群策略，即对广大群众进行伤害预防的健康教育，这一策略目的旨在提高全民对伤害危害的认识和预防伤害的重要性认识，进而提高每个人的伤害预防意识，加强自我保护；高危人群策略，即针对伤害发生的高危险人群，有针对性地开展伤害预防教育和培训，如对驾驶员的安全培训，对学校学生进行防火、交通安全、防电和防溺水的专题教育，使伤害的易发人群降低暴露的危险；健康促进策略是环境与健康相整合的策略，如针对工作场所的伤害现象，可以采取工作场所健康促进项目。

二级预防　又称三早预防，即早发现、早诊断、早治疗，是防止或减缓疾病发展而采取的措施。伤害二级预防的目的是减少伤害的严重程度，降低死亡率和致残率。但有效的二级预防并不能减少所有的伤害。如摩托车头盔对减少头部损伤很有效，但对于身体的其他部位损伤缺乏保护作用。

三级预防　又称临床预防，主要是对症治疗和康复治疗措施，三级预防可以防止伤残和促进功能恢复，提高生存质量，延长寿命，降低病死率。伤害三级预防的目的是伤害发生后控制伤害的结果，使伤者恢复正常功能。如现场紧急救助、心肺复苏等均属于三级预防。

主动干预与被动干预　伤害预防策略根据宿主的行为可以分为主动干预和被动干预两类。主动干预要求宿主采取措施使干预奏效，它要求人们改变某种行为、并且必须记住在每次暴露于危险行为时要重复新的安全行为。如安全带、头盔的应用等。被动干预不需要宿主的行动，一般通过改善因子、媒介或环境来实现，是自动发生作用的措施。如在车辆设计中改善刹车、安装安全气囊等。

哈登伤害预防十大策略　美国原国家公路交通安全局负责人哈登在伤害的预防与控制方面做了大量的研究，其杰出贡献是预防与控制伤害发生和减少死亡的十大策略原则，即：①预防危险因素的形成和出现。如禁止生产有毒、致癌杀虫剂；城区禁止销售、燃放烟花爆竹等。②减少危险因素的含量。如为了预防车祸，限制车速；限制城市游泳池跳台的高度；限制武器使用范围，禁止私人藏有武器；有毒物品应采用小包装、安全包装等。③预防已有危险因素释放或减少其释放的可能性。如药品安全存放以防止儿童误服；浴室、浴盆防滑等。④改变危险因素释放率及其空间分布，减少潜在性致伤能量至非致伤水平。如机动车司机及前排乘客应使用安全带及自动气囊等。⑤将危险因素从时间、空间上与被保护者分开。如行人走人行道、斑马线；戴安全帽、穿防护服、穿防护背心、拳手戴拳击手套等。⑥用屏障将危险因素与被保护者分开。如放射人员穿防护服，用绝缘物把电缆与行人隔开等。⑦改变危险因素的基本性质。如机动车车内突出的尖锐器件应改成钝角或软体，以防触及人体导致伤害；加固油箱防止撞车时油箱破裂，以防漏油造成火灾等。⑧增加人体对危险因素的抵抗力。如慢性暴露于缺氧状态可逐渐适应高原缺氧环境等。⑨对已造成的伤害提出有针对性的控制与预防措施。如120急救网络建设，提高应急反应能力等。⑩使伤害患者保持稳定，积极采取有效治疗和康复措施。

（叶冬青）

shānghài yùfáng cuòshī

伤害预防措施（prevention measures for injury）　用于预防伤害发生，阻止或延缓其发展的措施。主要包括四项干预措施、哈登（Haddon）模型和创建安全社区3种主要干预措施。

四项干预措施　包括工程干预、经济干预、强制干预和教育干预。①工程干预（engineering intervention）。目的在于通过干预措施影响媒介及物理环境对伤害发生的作用。如在设计汽车时注意配置儿童专座及伤害急救药品和器械。②经济干预（economic intervention）。目的在于用经济惩罚手段影响人们的行为，如在国内外有许多保险公司对住宅以低价安装自动烟雾报警器或喷水系统来防止火灾。③强制干预（enforcement intervention）。目的在于用法律及法规措施来影响人们的行为，如规定使用安全带。④教育干预（educational intervention）。目的在于通过说理教育及普及知识来影响人们的行为。目前，中国资源有限、经济尚不发达，在特殊人群中开展积极的健康教育，是一种有效的干预手段。

哈登（Haddon）模型　根据伤害发生的阶段，哈登提出按伤害发生前、发生中和发生之后3个阶段来进行有针对性的预防。以下表1是根据哈登伤害预防模型中伤害发生的3个条件和3个阶段所建立的预防模型简表。根据哈登模型和表1，伤害预防主要是根据发生的不同阶段，针对致病因子、宿主和环境开展针对性的预防。在实际伤害发生时，通常几个因素和发生时间是交织在一起的。这比根据哈登伤害预防模型所给出的简表更为复杂，但其原理是一样的，就是针对致病因子、宿主和环境开展预防。

创建安全社区　1989年由世界卫生组织（World Health Organization，WHO）在瑞典斯德哥尔摩

表 1 哈登伤害预防模型简表

伤害发生时间阶段	伤害发生条件	伤害预防主要内容
发生之前	宿主	遴选合格司机
	致病因子	上路前车辆安全检查，特别是车闸、轮胎、灯光
	环境	公路的状况及维修
发生之中	宿主	司机的应变能力和乘车者的自我保护意识
	致病因子	车辆内部装备（尤其是轮胎）性能
	环境	路面状况与路边障碍物
发生之后	宿主	防止失血过多，妥善处理骨折
	致病因子	油箱质地的改善与防止漏油
	环境	车祸急救、消防、应急系统与措施
结局	宿主	确定伤害严重程度和预防死亡
	致病因子	车辆损坏度评价及修复
	环境	公路整治与社会、家庭经济负担

举行的第一届世界事故和伤害预防会议提出了安全社区的概念，旨在整合社区资源，开展各类伤害预防和安全促进活动，最大限度地降低各类伤害的发生。安全社区建设最先在瑞典和挪威推行，后推广至美洲、亚洲和欧洲等地。2003 年中国香港的屯门和葵青两个社区被 WHO 认可为安全社区。2002 年中国流行病学家赵仲堂教授按照 WHO 标准，率先在山东济南市槐荫区青年公园街道创建了安全社区示范点，并于 2006 年被 WHO 授予“安全社区”称号，成为中国内地第一个安全社区。发达国家和发展中国家的实践证明，安全社区规划可以明显降低伤害危险，使伤害发生率降低 30%～60%。积极开展安全社区活动能够通过创建安全的生活、生产环境，从根本上消除发生伤害的隐患。因此创建安全社区可以说是预防与控制伤害的有效途径之一。

WHO 安全社区的标准包括：①有多部门参与的、合作的、负责本社区安全促进工作的组织机构。②有长期、持续、能覆盖不同性别、年龄的人员和环境的伤害预防计划。③有针对高危人群、高危环境和弱势群体的伤害预防项目。④有记录伤害发生频率的监测和发生原因的分析系统。⑤有对伤害预防项目的实施及其效果进行测量和评价的方法。⑥积极参与国家、国际安全社区工作网络的相关工作与交流活动。

（叶冬青）

ānquán shèqū

安全社区（safe community） 具有针对所有人、环境和条件的积极安全的伤害预防项目，并且具有包括政府、卫生服务机构、志愿者组织、企业和个人等共同参与的工作网络的地方社区。又称社区水平的安全促进。它的内涵在于：①安全促进理论应用于伤害防制/安全促进。②以政府牵头的强大的多部门合作。③针对社区自身的伤害问题与危险因素。④面对所有年龄、环境和条件，以高危人群特别是脆弱人群和高危环境为重点。⑤强调人人参与。⑥改进社区居民对安全的知识、信念及行为，降低伤害的危险性，减少伤害发生，减轻伤害疾病负担。当前，通过以社区为基础的安全促进活动预防伤害的模式受到全世界的认同，被认为是在社区水平预防和控制伤害的经济、有效且长期有意义的方法。

（叶冬青）

jīngshénwèishēng

精神卫生（mental hygiene; mental health） 狭义的精神卫生指对精神障碍患者进行广泛的防治，积极采取改善其处境和待遇、减少精神残疾、促进康复的对策；同时为患者本人和他人的安全实行必要的监护；对广大社会阶层和成员进行有关知识的宣传和普及，去除偏见，争取关爱和支持；以及培训专业人员，开展有关的社会调查，推动各种社会保健工作。广义的精神卫生是公共卫生范畴的概念，指人们在一定的自然环境和社会环境中保持健康的精神活动和正常的行为举止，维持和谐的人际关系，从而有效地完成应有的社会功能，有效地服务于社会。

精神卫生与心理卫生同义。精神卫生一词在不同语境和场景中有不同含义，其一是个体的心理和行为状态；其二是与心理健康促进和精神疾病防治康复有关的交叉学科；其三是提高个体和群体心理健康水平和精神疾病防治诊疗和康复的实践活动与服务。

精神卫生用于描述个体或群体心理与行为状态时，可以包括疾病与健康的整个连续谱，也可以特指某一种状态。2012 年通过实施的《中华人民共和国精神卫生法》的主体内容为：心理健康促进和精神障碍预防、精神障碍的诊断和治疗、精神障碍的康复，明确精神卫生法适用于“维护和增进公民心理健康、预防和治疗精神障碍、促进精神障碍患者康复的活动”。

世界卫生组织的精神卫生全球行动计划《精神卫生行动计划2013—2020》，从积极一面对精神卫生进行定义：精神卫生是一种积极的状态，指个体能够认识自身能力、应对日常生活压力、工作富有成效并为其所在社区做出贡献。在这个语境下，精神卫生与积极心理健康同义。

精神卫生在实际应用中的含义有时仅限于心理问题和精神障碍。根据精神卫生一词作为心理和行为状态时含义的不同，精神卫生事业、精神卫生工作、精神卫生学科、精神卫生服务相应也有不同的含义，简单的可作狭义和广义之分。一般而言，狭义聚焦于各类精神障碍患者和疾病的诊断治疗康复，广义致力于全民心理健康，但是广义和狭义没有绝对的分界。精神卫生涉及的领域除医学外，还包括生物学、心理学、社会学、人类学、哲学、法律、经济、宗教、民族、文化、艺术等各方面。

（黄悦勤　汪向东）

jīngshén zhàng'ài liúxíngbìngxué

精神障碍流行病学（psychiatric epidemiology）　将现代流行病学的原理和方法应用于精神医学领域，描述精神障碍在人群中的分布和发生、发展的规律，探讨精神障碍的病因和危险因素，并制订预防控制措施的一门交叉学科。因此，精神障碍流行病学具有精神病学临床特征和流行病学属性，涉及临床医学、预防医学、卫生政策以及人文科学等多学科多领域。

发展历史　20世纪中叶以来，世界各国尤其是欧美发达国家纷纷开展精神障碍流行病学调查。美国在1990和2001年两次开展国家共病调查（National Comorbidity Survey Replication，NCS-R）。21世纪初，超过30个国家和地区参加“世界精神卫生调查”（World Mental Health Survey，WMHS），调查样本量超过15万人，获得全球范围内的精神障碍流行病学与服务利用现状，分析精神障碍患病的影响因素，进行跨国家、跨文化的比较，有重大学术价值。中国的北京和上海的城区及深圳先后参加了WMHS。

中国精神障碍流行病学始于1940年代末，林宗义1953年和1973年应用美国的诊断标准在中国台湾地区进行过大规模的人群精神障碍流行病学调查。陈家鼐1993年在中国香港沙田社区人群中进行过大规模的精神障碍患病率调查。

1982年和1993年中国卫生部分别组织了由沈渔邨负责的两次全国大样本的精神障碍流行病学调查。新世纪以来，浙江省（2001）、江西省（2002）、西藏自治区（2003）、河北省（2004）、辽宁省（2004）、山东省（2004）、昆明市（2005）、深圳市（2005）、广州市（2006）、北京市（2010）、西安市（2010）等省市先后进行过区域性精神障碍流行病学调查。然而，因诊断标准和调查方法学的差异，影响调查结果的可比性。

2012年，国家卫生健康委员会（原卫生部）和科技部共同支持，北京大学第六医院负责组织、联合43家单位完成了首次中国精神卫生调查（China Mental Health Survey，CMHS），在近30年精神障碍流行病学研究成果的基础上，用国际公认的调查工具和一流现场调查质量控制和组织管理方法，对各类常见、严重的精神障碍进行首次全国抽样调查。调查包括的6大类35小类中任何一种精神障碍终生患病率为16.57%，12月患病率为9.32%，65岁及以上人群老年期痴呆患病率为5.56%。调查同时发现，精神障碍患者精神卫生服务的咨询率为15.29%，治疗率为13.55%。CMHS首次获得高质量的中国精神障碍数据，为科学地利用国家卫生资源，制定宏观卫生政策提供依据，并在国际上提升了中国在精神障碍疾病负担研究领域的学术地位。

研究内容　精神疾病流行病学的研究内容首先是描述精神疾病在不同时间、地区、人群中的发病率、患病率和死亡率，以及精神状况、社会功能缺陷等情况；通过比较疾病在不同时间、地区和人群的分布，寻找影响分布的原因，探讨疾病的危险因素、流行因素和病因；根据人群研究的结果估计某因素使个体罹患某病的危险性；通过对精神疾病自然史的研究评价涉及精神病的易感因素、保护因素（社会因素、家庭因素）、预后因素和生活事件等问题；在上述研究的基础之上研究制订对精神疾病的预防对策和措施，并评价其效果。

研究方法　目前国内采用的精神障碍诊断和分类系统为《国际疾病分类第十一版》（ICD-11）、《美国精神障碍诊断与分类手册第四版》（DSM-5）和《中国精神疾病诊断与分类第三版》（CCMD-3）。这三大分类系统均是以症状学为基础，因为绝大多数精神疾病的病因和发病机制不明，目前尚不具备按病因分类的条件。

精神障碍流行病学研究方法按照流行病学和精神医学的原理，采用以观察法和实验法为主的方法，描述和分析精神障碍的人群特征和临床表现，并研究治疗和干预及预防的措施和策略。

与有关学科的关系 近年来，精神障碍的诊断标准随着国际ICD和DSM体系的更新而改变，世界卫生组织不断组织各国精神疾病的多中心协作研究，目的是既可以推广使用标准化的诊断和分类标准，又可以获得世界各国具有可比性的精神疾病流行病学资料，同时探讨精神疾病的病因和危险因素，研究社会学、人口学、生态学、社会环境及社会心理因素等对精神疾病的影响，应用流行病学的方法学推动精神病学研究的深化。世界各国精神疾病流行病学研究除大量描述性研究之外，还包括各种精神疾病病因的分析性研究、自然史研究、治疗和康复的干预性研究以及精神疾病流行病学特殊方法的研究。社会学、心理学、遗传学、分子生物学、精神药理学等相关学科，以及最新统计学及电子计算机技术与精神疾病流行病学研究在越来越多的领域相结合，促进了精神障碍流行病学研究不断发展。

应用 中国的精神障碍流行病学与国际上该学科的进展面临同样的挑战，即将精神病学与流行病学有机地结合在一起。对于精神疾病的研究要从患者个体的诊治，扩大到对精神障碍及与精神健康有关的状态在人群中发生、发展的原因和分布规律的研究，探讨精神疾病的病因、发病机制、临床表现、诊治、预防及预后等临床规律，就必须对群体特性进行研究，这必然需要引入现代流行病学和卫生统计学的方法学，采用正规的设计、测量和评价方法进行研究。但是，将经典的流行病学方法应用到精神疾病的研究，常由于精神疾病病因的多重性、症状的不确定性、诊断的多轴性和治疗的复杂性而受到限制。流行病学研究要求调查资料有代表性、随机性和可比性，而精神障碍患者有时由于疾病状态而不合作，家属的病耻感及社会的歧视和偏见，使调查难以遵循严格的流行病学研究的原则，因而不能保证调查结果的真实性和可靠性。因此，提倡多学科和多中心、多国家的广泛合作，不仅从精神医学领域，亦从方法学角度探讨精神障碍流行病学研究的新突破。

近30年来，在世界范围内进行的精神障碍流行病学调查结果有很大差别，从方法学的差异加以解释，受访者向访谈者报告精神障碍的耻辱感、DSM系统对精神病理描述的充分性、DSM标准本土化翻译的实用性和调查工具的灵敏度，以及不同地区不同亚文化症状阈值的差异，都可能造成患病率的差异。而当排除了抽样误差和系统误差的干扰后，再深入探讨不同地区患病率的实质性差异，可以由应激经历暴露的差异、不同群体和个体不同的易患性以及生物遗传学等的差异来探究精神障碍的地区、时间和人群分布，将有利于探讨病因和危险因素，为制订预防和控制策略及措施提供科学的依据。

发展趋势 随着医学模式的转变，世界卫生组织在诠释人人享有健康时，更强调躯体和心理两方面的健康。世界精神病学领域普遍认为发展中国家精神卫生工作的优先领域是促进精神健康，预防和治疗精神障碍和精神残疾的康复，促进心理社会发展。这一发展趋势表明当前和未来精神障碍流行病学研究方向和研究对象必然要从临床的个体扩大到社区的群体，研究领域必然要从临床医学向社区医学发展，流行病学调查必然要从单一的方法向综合的多学科合作的方向努力。因此，加强国内外信息的交流和研究的协作，开展高质量的精神障碍流行病学研究，对于不断提高精神卫生事业水平，防治精神障碍，促进人群健康，具有前所未有的重大意义。

（黄悦勤）

shèqū jīngshénbìngxué

社区精神病学（community psychiatry） 以社区为工作地域，以精神病学为理论基础，对社区内精神障碍患者进行诊断、治疗、处理、康复、管理和对社区人群进行精神障碍预防的学科。将精神病与精神卫生学的基础理论和基本方法及技能应用于社区，在基层卫生机构中，在医疗机构的专业人员指导下，充分利用非医务专业人员的力量，对儿童至成人和老人，以及某些精神障碍的高危人群，针对心理适应不足或针对身处逆境具备促发精神异常危险因素者进行精神障碍的三级预防，开展社区精神卫生服务。

发展历史 社区精神卫生形成与20世纪中期，西方发达国家中以收治管理为主的精神病医院病床不断扩张，使卫生经费不断增长，最后不堪重负，于是去机构化运动和社区精神卫生服务应运而生，称为继精神药物应用后的第二个里程碑，是精神医学领域的一场重要变革。社区精神病学改变了以往以疾病为中心的理念，逐渐向以患者为中心的方向转变。

研究内容 社区精神病学首先是在社区进行精神障碍的病因学研究。近年来，在心理刺激因素对致病作用的基础理论研究中，已出现了向纵深发展的趋向，应用流行病学方法开展以社区为基础的精神障碍调查，把观察和研究的问题放在宏观地位中加以验证，有助于寻找疾病的发病规律。

其次，社区精神病学要研究社区早期干预和预防的方法。社区危机干预是近年来新兴的精神卫生领域，它主要针对家庭、生活、工作等出现的危机进行干预，包括婚姻或家庭生活中的严重冲突、重大自然灾害和社会动荡引起的暴力行为或自杀事件、重大的刺激性生活事件，这称为以事件为目标的预防性干预措施，即通过专业人员进行咨询与处理，使冲突减轻或清除，以达到减免意外事故发展成为精神障碍的目的。对于社区干预的作用和效果，需要通过临床研究和流行病学研究加以评价，并且要在实施过程中不断总结、修改，使其更科学化、系统化，并且更有利于在社区人群中实施。

第三，社区精神病学要开展精神障碍的社区康复和复发预防，有广阔的发展前景，许多精神障碍通过治疗与康复措施是可以达到治愈的目的。近年研究精神疾病的康复模式是以部分住院治疗或社区康复为重点，而且是区分不同类别来进行康复训练的。如医疗康复型，人格矫正康复型，社会生活训练康复型和劳动就业康复型等。精神障碍的预防和社区康复是对社会、家庭和患者均有益的事业。

（黄悦勤）

shèhuì jīngshénbìngxué

社会精神病学（social psychiatry） 狭义的社会精神病学是研究社会因素在精神障碍的发生、治疗、康复和预防中的作用。广义的社会精神病学则研究社会因素在精神健康和疾病发生中的作用，包括利用社会因素促进精神健康。又称社会精神医学。前者主要指精神障碍的发生、发展、预防、治疗和康复，后者还包括了精神健康的促进和心理素质的提高。社会精神病学是一门交叉学科，其一是属于医学分支的精神医学、流行病学和社区医学，其二是包括文化学、人类学在内的社会学。

发展历史 作为一门交叉学科，社会精神病学的历史并不长。在20世纪30年代，有学者开始使用这一术语，见于一些社会学家和心理学家的研究论文中。1950年美国康奈尔大学开始设立社会精神医学教授职位；1955年第一本专科杂志《国际社会精神病学杂志》问世。世界精神病协会自1980年开始设立了社会精神医学分会。中国从20世纪80年代随着改革开放，开始发展社会精神病学的理论和实践，并在中华医学会精神病学分会中设立了社会精神病学学组，在全国开展培训，系统地介绍相关的理论；同时广泛和深入地进行了以精神障碍在社区人群的流行强度和社会心理危险因素为重点的研究。

研究内容 现代的生物-心理-社会的健康和疾病模式认为，所有疾病都应该与生物、心理和社会因素有关，并且相对而言，精神障碍与社会因素的关系更加突出。精神障碍在人口中的分布是均衡的，社会地位、受教育程度、职业水平、收入等低下，均是精神障碍的社会危险因素。心理社会应激的研究为精神障碍的预防提供了重要线索，开辟了广阔的发展领域。社会精神病学主要的研究内容是社会、文化、环境等因素对个体精神健康的影响，以及精神障碍患者对其所在社会环境的影响。因此，社会精神病学重点研究精神健康、社会文化环境，以及二者之间的复杂相互作用。

与相关学科的关系 精神障碍给社会带来沉重的负担，因此，精神障碍带来的社会负担是社会精神病学的重要研究内容。这一研究需要综合运用流行病学、卫生经济学、卫生政策研究、卫生事业管理学等多个学科的理论和方法。疾病负担是社会负担的重要内容之一，通常用伤残调整寿命年（disability adjusted life year, DALY）来衡量。根据世界卫生组织估计，抑郁症占中国疾病负担的第2位，2030年抑郁症将成为世界疾病负担第一位。除了疾病负担之外，精神障碍所造成的经济负担，包括直接和间接经济负担、对工作能力和工作效率的损害、休工/休学、肇事肇祸、对其他人的伤害、对人际关系的损害等，都是重要的社会负担。除了上文中列举的社会文化环境因素之外，社会精神病学还很关注卫生政策、卫生服务体系等系统性因素对精神健康的影响，也就是精神卫生服务研究。这类研究主要包括4个部分，即精神卫生服务需求研究，精神卫生服务供给研究，精神卫生服务利用研究和精神卫生政策研究。

发展趋势 社会精神病学就其研究和实践而言，并无公认的范围。在精神医学领域中，除了生物精神病学以外，均属社会精神病学的范畴，而且其研究的范围和重点，也随着社会的发展而变化，并需要多学科的合作。社会精神病学的社会属性提示发展符合社会文化和理论的重要性，既有适合于世界各国的普遍规律，又有适应于当地的社会和文化特征的特点。

（黄悦勤）

wénhuà jīngshénbìngxué

文化精神病学（cultural psychiatry; transcultural psychiatry） 研究文化与精神病学关系为主要内容的交叉学科。跨文化精神病学的存在依赖于4个前提：①文化是一个富于广泛含意的概念，可以用术语加以描述。②精神疾病的发生、形式、内容和发展都可能受文化因素的影响。③有些方法可以检验文化和精神功能之间的相互关系。④应用跨文化精神病学的概念和方法有助于探讨精神障碍的病因。

特征 人群在对自然环境的长期适应中形成了各种不同的生活方式和文化，世代相传又不断变化。即文化随着人类狩猎生活方式的出现而扩大，随着农耕生活方式的出现而深化，又随着工业社会的出现而复杂化。习惯上以民族和地域来划分文化，一种民族在一块地域居住，形成了共同的语言、生活方式及文化。而在不同的文化当中，又可看到“世界大同”的趋势，即现代社会发达的信息交流，使各种文化之间的交往增多，产生相互影响。因此，文化不是孤立和封闭的，而是内涵丰富、传承与变化交错的复杂过程。

意义 关于文化对精神卫生的影响，有许多不同的学说，大体分为3种观点，其一为共同论，即认为文化虽然千差万别，但人类的精神活动本质上是相同的，同是主要的，不同是次要的。因此，人类的精神障碍也基本相同。在不同文化中精神疾病的病种是一致的，只是其症状有些表面的差异。这是从共同的角度来看待文化与精神卫生的关系。其二为进化论，即正常和异常精神活动都处于进化过程中。这种学说认为人类社会始终处于不断进化过程中，其中人类的精神活动也在不断地由简单趋向复杂，由单纯趋向丰富地进化和发展。各种精神障碍也是如此过程发展的。跨文化精神病学家在研究中发现，尽管在当今世界上同时存在着工业社会、农业社会和原始社会的不同阶段，但在农业社会和原始社会并未发现新奇的病种，而是见到了与工业社会相同病种的初级或原始的表现形式。其三为相对论，认为每一种文化皆有其独特的观念体系，是有历史渊源和内在连贯性的。一切正常和异常的精神活动现象，都有其文化的烙印，只有深入到该文化中去，用该文化的观念、词语去理解和描述精神病理现象，体会该文化对病因学的解释，才能了解文化对精神障碍表现的影响，进行跨文化精神病学研究。

（黄悦勤）

gōnggòng jīngshén wèishēng

公共精神卫生（public mental health） 通过社会、组织、公共和私人、社区和个人的有组织努力和知情选择，改善精神卫生和福祉，预防精神疾病的科学。公共卫生科学与技术在精神卫生领域的应用；其目标是提高全民心理健康水平、预防精神障碍、促进精神障碍诊治康复；基本途径是根据精神卫生的特点将精神卫生整合到公共卫生事业。

精神卫生作为较为突出的社会问题和重要的公共卫生问题，已经成为中国和国际社会的共识。神经精神疾病占全球疾病负担的近11%，前10位造成功能残缺的疾病中有5种属于精神障碍。中国人群约1/10在一年里患有某种精神障碍（12月患病率为9.32%）。

公共精神卫生与传统精神病学在服务范围、服务对象、服务场所、服务内容、服务手段、服务目标都有区别。

公共精神卫生在关注个体的同时要服务群体，在诊断和治疗病人的同时要进行高危人群的筛查。精神卫生机构是公共精神卫生的重要资源；但是，公共精神卫生服务需要各类专业人员和社区的参与，在社区、基层卫生保健机构、工作和学习场所提供服务。公共精神卫生服务的发展有赖于专业诊疗和干预的有效应用，还有诸多同样必要和重要而常常忽视的方面，如精神卫生政策和法规的制定与完善、精神卫生资源的分配与分布、精神卫生专业人员门类完备和合理配置、大众精神卫生素养。公共精神卫生是传统精神科服务的拓展，两者相互支持、促进。

（黄悦勤、汪向东）

shèhuì xīnlǐ kāngfù

社会心理康复（psychosocial rehabilitation） 在精神障碍和精神残疾的康复过程中，将心理学和社会学的理论和方法整合到精神医学的一个康复医学的分支学科。重点对象是慢性和残疾的精神障碍患者，在积极进行临床治疗的同时，针对其心理和社会功能的损害，进行心理社会干预，目的是使患者在生活、学习、工作、社会交往等能力全面恢复到病前水平。

社会心理康复包括医学康复，即祛除症状，防止复发；心理康复，即客观对待疾病，提高心理承受能力，矫正性格缺陷；社会康复，即提高社会交往技能；职业康复，即技能培训、就业咨询等。

国际上从1960年以后对精神疾病的管理模式相继改革，从传统的医院为主的模式转向社区精神卫生服务机构的设置。如建立社区精神康复机构——康复公寓、工疗站、日间医院等，通过生活、工作安排，减轻精神残疾的程度，培养训练代偿性生活和工作技能，以及社会适应能力。另一方面的改革是使原本集中的精神病医院分散到社区，以地区为单位设立精神卫生中心，负责该地区居民的精神障碍的治疗与预防，并指导康复和就业，同时提倡在各地区综合医院开设精神病房和心理咨询。社区支持系统不断发展，有效地为有精神残疾的患者提供了服务，除生活、治疗、训练及管理的服务外，还提供社会心理康复，这些工作在精神残疾的康复中起到重要的作用。

（黄悦勤）

xuèqīng liúxíngbìngxué

血清流行病学（seroepidemiology）

应用血清学方法对血清中各种成分（包括抗原、抗体、代谢产物、生化物质、营养成分及遗传因子等）的出现和分布进行研究，以阐明疾病及健康状态在人群中的分布及其影响因素，并在采取预防控制措施后应用血清学方法来考核其效果的流行病学的一个重要分支学科。

研究历史 在20世纪以前，限于微生物学与免疫学的发展水平，当时只能采用询问被调查患者病史的方法来了解人群免疫状态。从20世纪初开始，随着微生物学与免疫学的发展，不仅有了作为检测免疫状态的皮肤试验，而且作疾病诊断的血清学试验也相继问世，这些都为以后的血清流行病学调查工作提供了基础。

1950年美国学者保罗（Paul）等首先提出血清流行病学这一术语。1958年世界卫生组织专家委员会专题讨论了在传染病、营养病、血液病和遗传病等方面进行血清流行病学研究的问题。1960年在布拉格举行的国际流行病学学术会议上指出血清流行病学是流行病学的一个重要分支。同年世界卫生组织建立了3个血清参考库（serum reference bank），又称血清参考中心，分别设在美国耶鲁大学、原捷克斯洛伐克布拉格流行病学微生物学研究所和南非约翰内斯堡医学中心，后者于1951年停止工作，1971年改设在日本东京帝国卫生研究所。血清参考库的主要任务是收集、交换、储存血清样本，并组织和协调各国血清流行病学研究。1973年血清流行病学的先驱者保罗与怀特（White）主编的《血清流行病学》专著问世，对血清流行病学的基本理论、血清学技术及调查方法、分析方法等做了全面阐述。血清流行病学进入全面发展时期。进入1995年以后，随着分子生物学技术的发展成熟，血清流行病学有被分子流行病学取代的趋势。

研究内容 在血清流行病学发展初期（20世纪30年代前后），限于当时免疫学的发展水平，血清流行病学的研究范围以传染病为主。20世纪50年代后随着免疫学理论、血清学技术和流行病学研究方法的发展，血清流行病学的研究范围不仅包括传染病，还包括慢性病、血液病、遗传性疾病以及原因不明疾病等。

研究方法 血清流行病学不同于个例血清学化验，而是对群体的研究，故其调查设计通常要考虑血清学与流行病学两方面的要求，特别应当强调的是，血清学调查必须在流行病学调查分析的基础上进行。主要研究方法有现况研究、重复横断面研究、病例对照研究、队列研究等。

检测方法 病原体感染机体后，引起的免疫反应包括体液免疫和细胞免疫两方面，二者皆可以反映机体感染与免疫状态。因此，目前血清流行病学调查方法，已不单纯包括机体体液免疫的检测技术，也包括细胞免疫的检测技术。另外，皮肤试验也被应用在血清流行病学的调查中。体液免疫的检测方法中有的试验是检测抗体的，有的试验是检测抗原的，也有的是检测抗原抗体复合物的，常用的试验方法如下。凝集反应：常用的有血凝试验、反向血凝试验、免疫吸附血凝试验等；沉淀反应：常用的有免疫扩散试验、双向免疫扩散试验、免疫电泳等；中和试验；补体结合试验；血凝抑制试验、间接血凝抑制试验、反向血凝抑制试验等；免疫荧光试验；酶联免疫吸附试验；普通免疫球蛋白测定；免疫电镜检查；放射免疫试验、固相放射免疫试验等。细胞免疫的检测方法：目前常用的有体外法与体内法。常用的体外检测法有淋巴细胞计数、E玫瑰花试验、巨噬细胞移动抑制试验等方法。体内法是根据第Ⅳ型变态反应原理做皮肤试验，常用的有皮上划痕、皮内注射及斑贴法，如用布鲁氏菌素及结核菌素试验，观察人群对布鲁氏菌病及结核病的免疫状况等。此外，也可以选用植物血凝素、二硝基氯苯等物质做皮肤试验，以测定机体非特异性细胞免疫功能。

特征 传统流行病学通常使用发病率和死亡率等指标来反映疾病的分布，但这是不全面的。因为不同的疾病，由于报告制度不同、诊断的困难等，通常只能发现一部分的显性病例，而不能窥探到疾病流行的全貌。血清流行病学恰恰能弥补这一缺陷，在传染病感染后，由于机体免疫产生抗体，通过对血清特异性抗体的检测，可以了解人群新近或既往的感染情况，包括隐性感染。对于许多慢性病、遗传性疾病、代谢性疾病等，通过血清中某些成分检测，可了解其临床前期情况以及转归。同时血清学的检测项目从血清特异性抗体、抗原扩展到机体内的细胞免疫状态与血液中其他可测成分如血脂类、生物酶类等，以及血清学技术的越来越先进及完善，这些特点都使得血清流行病学成为流行病学的一个重要方法和内容。

应用 随着血清流行病学研究范围的扩展和检测技术的不断完善，血清流行病学的用途也越来越广泛。

研究感染结局，补充临床观察不足 ①发现隐性感染者，反映疾病在人群的流行全貌。一般临床观察的都是有症状的患者，但是某些传染病如乙型肝炎、钩端螺旋体病、脊髓灰质炎、军团病等常以隐性感染（亚临床感染）为主要感染形式，显性病例只占很少一部分，故临床病例所报的数据难以反映疾病在人群的流行全貌。因此，除了常规的疾病登记报告和疾病调查外，还需要进行必要的血清流行病学调查，以查明人群疾病感染谱及其真实感染情况，为疾病的防治提供依据。②了解各感染结局的频率和分布。

研究流行规律 ①用于阐明疾病的传播规律。据统计，上海市区每年春季出现急性病毒性肝炎高峰。对 1980 年与 1981 年急性肝炎进行血清学病原分型后，发现两年春季高峰的病例大部分为甲型肝炎，扣除甲型肝炎病例后即无春季高峰。当时怀疑冬春季上市的水产品如蚶、小蟹等因未煮熟而可能成为传播媒介。1988 年初上海市甲型肝炎暴发流行，当即调查病例组与对照组的食蚶史，迅速确定了毛蚶为该次暴发的原因。②研究自然疫源性疾病传播规律。可以阐明人与野生动物、家畜间的感染关系。如应用血清学检测技术进行流行性出血热病毒在宿主动物间传播方式及其流行病学意义研究，阐述了在自然条件下主要宿主间存在水平和垂直传播等方式，其中以密切接触传播为主，经破溃的皮肤感染为主要途径。这对流行性出血热疫源地的保存、延续、扩散和演变起了重要作用。

分析流行过程的长期趋势 如果某种感染遗留的血清抗体可持续终身，那么，根据对不同年龄组抗体阳性率进行横断面调查，可以推断流行过程的演变趋势。

探索病原体的长期变异 1977 年在中国东北，首先发生了绝迹 20 年的亚甲型流感病毒流行。日本在 1957 年亚洲甲型（A2）流感及 1968 年甲型香港株（A3）流行前收集的 19 世纪和 20 世纪出生的老人血清中已存在有 A2 及 A3 型流感抗体。因此，有人提出流感抗原变异是有限的，约 60 年为 1 个周期，旧的毒株可能会出现循环变异的观点。流感病毒的变异规律已成为病毒生态学中的重要课题，血清流行病学为研究这一课题提供了重要手段。

预防接种的效果考核 ①测定免疫前后抗体变化情况，评价疫苗的血清学效果。用血清流行病学方法检测人工免疫前后人群抗体水平或血清阳转率等，是评价预防接种效果的必要手段，尤其是对那些亚临床感染比较多的疾病和疫情报告不完善的地区，血清流行病学常可弥补现场流行病学观察之不足。②对已接种疫苗人群抗体测定进行定期血清学检测，随访免疫水平，为是否需要加强免疫提供参考。对接受预防接种的对象进行随访性检测，可以了解抗体的持续时间、免疫水平的下降情况，以提示何时、何种人群需要加强免疫。许多现场研究报告表明，国产血源性乙型肝炎疫苗有较好的免疫原性，一般在免疫 6 个月后乙肝表面抗体阳转率可达 90% 以上，免疫 3 年后有较大幅度下降，提示在免疫第 3 年后应考虑加强注射，以保持人群较高的免疫水平。③对缺乏历年预防接种记录及发病资料地区通过血清学调查估计免疫水平，为制定预防接种计划提供依据。

探索疾病病因及流行因素 在疾病的病因学研究中，血清流行病学调查是一项重要的方法。对于某些病因未明的疾病，应用血清学技术进行对比性研究，常有助于病因线索的发现和发病危险因素的推断。如应用血清流行病学研究单纯疱疹病毒Ⅱ型（HSV-Ⅱ）感染与宫颈糜烂的关系，病例组血清中 HSV-Ⅱ中和抗体阳性检出率为对照组的 3.3 倍；宫颈糜烂组的宫颈癌的发生率，是宫颈光滑组发生率的 7 倍，从而推断 HSV-Ⅱ感染，宫颈糜烂与宫颈癌之间的关系。

探索某些传染病的地理分布 根据不同地区人群对某病的抗体情况可推测目前或过去曾有该病流行的地理区域。对乙型肝炎病毒表面抗原（HBsAg）亚型血清学研究发现，东南亚和北美多见 adr 亚型，南亚、中非、北非以 ayw 亚型为主，中欧、南欧以

adw 亚型为主；中国的维吾尔族、藏族和蒙古族等少数民族居住的地区以 ayw 亚型占优势，adr 亚型主要分布在长江以北，adw 亚型主要分布在长江以南，ayr 亚型则少见，HBsAg 亚型分布具有明显的地区性。此类研究为制备乙型肝炎病毒疫苗提供了免疫学依据。

用于疾病的预测　①检测人或动物宿主群体相对某传染病的免疫水平，预测传染病流行趋势和疫情趋势大小。如乙型脑炎流行高峰前在其贮藏宿主猪群中抗体阳性率先有明显升高，故常在人群乙型脑炎流行前对幼猪群检测抗体阳性率，以预测乙型脑炎的流行。②防疫或研究部门通过系统、定期进行人群流感免疫水平血清学检测，结合病毒分离和抗原性分析来预测流感的流行情况。在甲型流感流行前或未发生流行地区的正常人群中对新毒株抗体水平进行测定，如多数人对此病毒有抗体，说明此毒株对流感流行并不重要。

用于疾病群体诊断　①采集流行地区患者血清进行抗体检测，可对群体患某种疾病做出快速诊断。例如，采用血凝抑制试验（HI）在北京市不同人群中调查人类多瘤病毒（BKV）的感染状况；在南京地区采用间接血凝技术（PHA）调查成人血中嗜肺性军团病杆菌抗体水平；在安徽、福建采用间接免疫荧光技术检查血清中特异性 IgG 抗体方法调查莱姆病等。②用各种病原体抗原测定人群血清所含各种抗体，对人群曾患疾病做出推断性诊断。如 1940 年在北美阿拉斯加对爱斯基摩人群进行的脊髓灰质炎血清抗体调查，发现 20 岁以下人群血清中脊髓灰质炎Ⅱ型中和抗体阳性率仅为 5%，而 20 岁以上者高达 85%。说明 20 年前有过Ⅱ型脊髓灰质炎的流行，实地调查证明确实如此。

与有关学科的关系　血清流行病学是流行病学的一个重要分支。传统的血清流行病学，是随着免疫学及血清学的理论与技术的发展而不断壮大的，在免疫学与血清学应用于人群研究之后，促使人们对传染病的发病机制、临床特征及流行规律有了进一步认识。

发展趋势　随着分子生物学技术的发展成熟，血清流行病学的主要内容已为分子流行病学所覆盖，有被分子流行病学取代的趋势。

（叶冬青）

xuèqīng liúxíngbìngxué yánjiū fāngfǎ

血清流行病学研究方法（research methods in seroepidemiology）　血清流行病学的常用研究方法方法包括短期调查、长期调查和专题调查等。

短期调查　包括现况调查和发病调查。

现况调查　即在特定的时间内在某个已选定具有代表性的人群内进行随机抽样采取血清标本，计算抗体阳性率。与病例现患率不同，它可反映以往和现在对某传染病病原的累积经历。这种调查方法在一些疾病报告制度尚不完善地区或调查以隐性感染为主的疾病尤为可取，在实际工作中常应用此种调查做某地区某患者群免疫水平的调查。例如，1949 年在阿拉斯加对因纽特人进行血清学调查，发现当地 20 岁以下人群中脊髓灰质炎Ⅱ型病毒中和抗体阳性率仅 5%，而 20 岁以上者抗体阳性率则高达 85%。流行病学资料证明，该地曾于 1930 年发生过脊髓灰质炎流行，故推测当地流行的型别为Ⅱ型，而且预测一旦有脊髓灰质炎Ⅱ型传染源输入，将会再次发生流行。果然不久后，该地发生了一次脊髓灰质炎流行。

发病调查　这种调查方法的主要目的是在血清学上对传染病的单个病例或一组病例进行确诊，是传染病流行病学调查中常用方法。疾病流行时对患者及疑似患者收集急性期及恢复期双份血清。第 1 份血清标本在发病 7 天内收集，第 2 份血清在 14~30 天后收集。若多数病例恢复期血清对某病原体抗体滴度等于或超过 4 倍，则认为该病为本次流行或暴发病例，可对流行的病因作初步诊断。如得不到成对血清或流行期已过，可参照朱既明建议的流感不成对血清作流行诊断方法。即可采取曾发病者和未发病者血清各 10~20 份与流感流行株抗原作补体结合试验。如多数发病者的抗体>1∶16，而多数未发病者的抗体<1∶16，也可做出初步诊断。或也可采集急性期患者与另一些恢复期患者血清各 10~20 份，测定其对当前流行株的 HI 抗体。如二者之几何平均值相差≥4 倍，即可做出初步诊断。但在选择二组对象时要注意年龄，既往史应均衡。这些方法在实践中证明确实可行，其思路可供群体中其他疾病流行诊断借鉴。

长期调查　包括重复横断面调查和纵向调查。

重复横断面调查　是在一定时间内多次对不同人群随机抽样收集血标本，以了解疾病在不同时间及地理环境的分布。目的在于了解人群中某血清指标（如抗体等）动态变化情况，作为制订防治计划的参考；也可用来验证某种与疾病有关因素是否恒定存在。如1979年和1981年两次重复对某市污水灌溉区与非污水灌溉区人群的HBsAg检测，结果污水灌溉区均高于非污水灌溉区，这样，污水可能与乙型肝炎感染相关的假说就从重复横断面调查中得到了验证。

纵向调查　是对同一人群每隔一定时间采取血清样本随访检查，可观察同一人群免疫水平的长期变迁和不同型别抗体的变化，也可进行隐性感染后跟踪观察抗体水平与以后感染率的关系等研究。本方法调查价值较大，但比较困难。因时间长、容易造成失访，可受检查人员及检测方法的变更以及用不同标准试剂测定多次调查标本而使结果难以进行对比等因素的影响，故在实验设计和实施时应给予考虑。流感调查中发现开始时HI抗体<1：10者2年内感染率为60%，而1：40以上者2年内感染率为0，有明显保护作用。

专题调查　常应用血清学技术调查研究疾病病因或暴露于某种危险因素和某病发病的关系，包括病例对照调查和队列调查。

病例对照调查　可以对比观察某病患者与健康人（或与研究病种无关的疾病患者）血清中某种病原相应抗体的检出率，以此推测某种病原感染是否为某种疾病的病因或危险因素。经过周密设计的配对病例对照研究，发现鼻咽癌患者中EB病毒抗体滴度显著高于其对照组（正常人对照组，其他非头颈部肿瘤患者对照组），而且接受放疗后鼻咽癌患者EB病毒抗体滴度明显下降；若转移或复发，EB病毒抗体滴度又明显上升；但其他非头颈部肿瘤患者对照组则无相应变化。这些结果提示EB病毒与鼻咽癌有密切联系，并且有人已将EB病毒IgA、IgG抗体滴度升高的现象作为人群受鼻咽癌威胁的流行病学指征或鼻咽癌患者的预后指标。

队列调查　可以根据某种危险因素或病因的血清学指标的检测结果分为暴露与非暴露两组。跟踪观察比较两组的某病罹患率来验证某危险因素和某病的关系。如EB病毒与传染性单核细胞增多症关系的研究，1968年以前一直未能证明该病的病因，主要原因在于事先未确定受试者血清抗体是否为阳性和各受试者并不属于同一个群体。后来对数千名耶鲁大学17~19岁新生进行一次前瞻性调查，事先测定EB病毒抗体，分为抗体阳性组与阴性组。结果阳性组无人发病，阴性组罹患率为11.4%，证明EB病毒感染与该病发生有关。

（叶冬青）

yíchuán liúxíngbìngxué

遗传流行病学（genetic epidemiology）

研究与遗传有关的疾病在人群中的分布、病因以及制订预防和控制对策的科学。它主要研究疾病发生发展过程中遗传因素与环境因素所起的作用大小、作用方式、作用后果以及预防和控制的方法。

该领域的先驱者美国学者莫顿（Morton）将遗传流行病学定义为遗传流行病学是研究亲属中疾病的病因、分布和控制方法以及人群中疾病遗传原因的一门学科。目前，这一定义已经被大大拓展，即在重视遗传因素在疾病发生中作用的同时也强调遗传与环境间的交互效应。1978年美国流行病学者库利（Khoury）等人提出了人类基因组流行病学，即采用以人群为基础的流行病学设计方法来研究遗传变异对健康和疾病的影响，这一概念的提出进一步丰富和拓展了遗传流行病学的研究领域。

遗传流行病学与传统流行病学的主要区别是它首先考虑遗传因素及家庭相似性；与医学遗传学的主要区别是它以人群为着眼点；与群体遗传学的区别在于它关注的是疾病或健康状况，而群体遗传学则主要研究群体中的基因频率及其影响因素。

发展简史　遗传流行病学是流行病学的分支之一，产生于20世纪70年代，是医学遗传学、流行病学与数理统计学相结合而形成的一门交叉学科。遗传流行病学最初起源于群体遗传学，特别是人类数量性状遗传学。遗传学与流行病学的结合源自人类对复杂疾病病因认识的需要。遗传学家利用遗传学理论阐明了正常性状的传递规律及一些遗传性疾病的遗传原理，但在研究高血压、糖尿病、肿瘤、出生缺陷、精神分裂症等复杂疾病时却遇到一定的困难，原因在于这些疾病常受多个基因调控，同时还受环境因素的影响，是遗传与环境综合作用的结果。由于这些复杂疾病不能用简单的孟德尔遗传定律来解释，促使医学遗传学与流行病学结合，产生了遗传流行病学这一分支学科。尽管遗传流行病学起源于遗传学，但与遗传学相关学科比较，又有其特殊性。首先，遗传流行病学是以人群为基础的研究，它采用了多种流行病学研究方法，这是这门学科与传统流行病学存在紧密联系的原因之一。其次，遗传流行病学强调遗传与环境因素的联合作用和交互作用。第三，遗传流行病学考虑到疾病发生、发展的生物学基础，这有助于建立疾病的病因模型。近年来，随着分子生物学技术突飞猛进，流行病学与分子生物学相互融合，逐步衍生出一门新兴学科——分子流行病学。值得注意的是，分子流行病学与遗传流行病学的研究领域既有重叠又存在区别，前者主要源于传染病流行病学和环境流行病学，它的出现主要是为了满足将分子生物学技术应用于流行病学实践以识别病原体和环境暴露生物标志物的需要。

研究内容 目前，遗传流行病学的研究领域已经拓展至既包括单基因遗传病，也包括一些常见的复杂性疾病。随着人们对表观遗传学和基因环境交互作用的认识，越来越多的人认为单基因遗传病其实也是一种复杂性疾病。因此，所有与遗传有关的人类疾病，包括单基因遗传病、多基因复杂性疾病、染色体病、线粒体遗传病等均属于遗传流行病学的研究对象。在群体水平上研究与这些疾病有关的问题均属于遗传流行病学的研究范畴，包括：疾病在人群中的分布；疾病发生、发展的原因；疾病发生中遗传因素与环境因素的相互作用；疾病控制对策与措施。此外，也包括一些方法学上的探索。遗传流行病学的任务主要是解决以下问题：①疾病是否具有家族聚集性。②疾病家族聚集性产生的原因。③疾病在家系中的传递方式，分析该疾病是单基因遗传病还是多基因遗传病，有无主基因效应，遗传因素与环境因素是否存在交互作用等。④疾病的预防策略和措施。

研究方法 遗传流行病学是流行病学的一门分支学科，因而传统流行病学的研究方法同样适用于遗传流行病学。不同之处在于，遗传流行病学涉及的是一个特殊群体，即有亲缘关系的人群，研究这个特殊群体中与疾病相关联的一系列问题，因而又有其特有的调查与分析方法，如家系调查、双生子分析、遗传与环境的交互作用分析等。传统流行病学对遗传流行病学发展做出的一项重要贡献在于它将流行病学方法引入遗传学研究设计，如人类群体数量遗传学所采用的研究方法有双生子法（见双生子研究）、同胞法、半同胞法（见半同胞研究）以及养子法（见养子研究）等，通过这些方法来研究遗传因素和环境因素在人类性状变异和疾病发生中的作用。此外，传统流行病学中的病例对照研究和队列研究设计的应用使这些研究方法得到进一步拓展。许多流行病学家积极推广前瞻性队列研究设计，主要是看重它在基因与疾病的关联研究和基因与环境交互作用研究方面的潜力。但是，无论采用哪一种方法，强调“以人群为基础”均是十分必要的。

遗传流行病学研究的资料主要来源于家系调查、一般群体调查、特殊群体调查和常规登记资料等。分析方法主要包括：家族聚集性研究、系谱分析、分离分析、连锁分析及关联分析等。家族聚集性研究通常采用的是病例对照研究、双生子研究、养子研究等。系谱分析是初步了解某疾病或性状遗传方式的常用方法，通过系谱分析可以初步判断该病是单基因遗传病还是多基因遗传病。如果是单基因遗传病，可判断是常染色体显性遗传还是隐性遗传。怀疑为单基因遗传病时，可以用分离分析检验实际观察的子代同胞分离比与特定遗传方式的理论分离比是否存在统计学上的差异。连锁分析通过分析染色体上已知位点的标志基因和易感基因（待研究的目的基因）间的连锁关系，探讨与性状或疾病相关的基因位点在染色体上的位置，从而将该易感基因在染色体上予以定位。关联分析是检验候选基因是否与疾病或性状存在关联的一种研究方法。

随着遗传学和基因组学的发展，一些新的调查方法和分析手段不断出现，因而遗传流行病学的研究目标也随之发生变化。有学者提出，真正的单基因疾病实际上并不存在，单基因疾病的不同表型是基因和环境因素交互作用的结果。如果考虑疾病表型差异的复杂性，那么所有的疾病都可以认为是复杂性疾病。这就意味着需要开发更新的遗传流行病学研究方法和统计分析手段，这是遗传流行病学面临的一个重要挑战。

应用 当遗传学家和流行病学家不断努力寻求最优策略来识别人类疾病的致病基因并试图克服复杂性疾病遗传学研究方法缺陷的同时，一个新的问题随之产生，即如何将遗传流行病学的研究成果应用于公共卫生实践。在基因组学出现之前，针对遗传病的流行病学研究已经对公共卫生做出了重大贡献，其中值得一提的就是美国实施的新生儿筛查项目，这或许是至今为止最为成功的遗传病公共卫生研究项目。20世纪80年代开展的镰状细胞病的临床干预研究，更是为新生儿筛查项目的实施铺平了道路。通过研究，科学家认为新生儿出生后应接受镰状细胞病的筛查，筛查出的患儿在出生后一年内应尽早注射青霉素以预防感染。这是临床流行病学研究结果在遗传性疾病卫生服务方面应用的一个经典案例。

进展 纵观遗传流行病学的发展历史，它的产生部分源于人类对疾病病因和遗传特征的兴趣。在遗传流行病学这一领域有明确的定义之前（20世纪50年代以前），那些早期遗传流行病学家，就已经开始争论人类疾病是先天形成的还是后天发生的，这一争论在20世纪持续不断。目前，关于先天和后天的争论已经逐渐被另一种观点所取代，即疾病的发生是先天因素和后天因素共同发挥作用的结果，因为遗传和环境均能够影响疾病的发生风险。库利等人在2003年提出，大部分的疾病都是潜在的遗传易感性与环境暴露相互作用的结果，这一观点已被大多数学者所接受。近30年来，随着医学遗传学及流行病学方法的不断发展，特别是分子遗传学技术及数理统计学方法的不断更新，以及这些学科之间的相互渗透，遗传流行病学得到了充实与发展，已成为生物医学领域中一个重要的研究方法。人类基因组计划的完成，为遗传流行病学研究、探讨人类遗传变异与疾病的关系提供了重要的信息与必要的工具。人类基因组测序和人类基因组单体型图（HapMap）计划的完成，为找到常见复杂性疾病病因提供了有利条件。可以预料，未来10~20年，遗传流行病学将会有更快的发展。

（沈洪兵）

jiāzú jùjíxìng yánjiū

家族聚集性研究（family aggregation study） 对一个家族中各级亲属呈现的某种共同的特性的研究。开展人类疾病或性状遗传流行病学研究时，研究者首先需要找到遗传变异确实对疾病和性状有重要影响的证据，家族聚集性研究则是找到证据的一种重要方法。根据孟德尔遗传简单定律，同一家系的成员可能会拥有更多相似的基因。例如，同胞兄弟姐妹从父母处遗传约50%的相同基因，而堂兄弟姐妹从其祖父母处只遗传约12.5%的共同基因。如果遗传变异确实对疾病的发生和发展产生影响，那么相对于一般人群而言，同一家庭的成员将更容易罹患相似的疾病，呈现疾病的家族聚集现象。在实际研究中，一般将患者亲属中某疾病的频率与健康对照亲属中该疾病的频率进行比较，若某病的发生与遗传有关，则表现为家族（或家庭）高发现象；反之，若无家族聚集现象，则可能与遗传无关。研究某种疾病的发生是否存在家族聚集现象，可以采用现况调查、病例对照研究或队列研究设计。常用的分析方法有：比较患者亲属与一般人群某疾病的患病率或发病率，若前者高于后者，则提示该病有家族聚集性；比较患者亲属与对照亲属中某疾病的患病率或发病率，若前者高于后者，则提示存在家族聚集性；患者亲属中某疾病的患病率或发病率若随亲缘系数的降低而降低，如一级亲属>二级亲属>三级亲属，则表明该病存在家族聚集性；某些数量性状，如血压值、血糖水平等，若亲属对之间的相关性大于非亲属对，则提示该性状存在家族聚集性。

一种疾病存在家族聚集性现象，除了与遗传有关外，也可能是由于家庭成员共同暴露于某些共同的环境因素所致，或与教养传递有关，如通过学习或模仿与发病有关的行为和生活方式等。家族聚集性为探讨疾病与遗传的关系提供了重要信息，但不能区分这种聚集性是由遗传还是由环境因素所致。为精确估计遗传效应的大小，研究者可以分别收集病例、对照及其亲属的环境暴露资料，利用统计学方法进行校正。如果所研究的疾病是一种常见病，则可以采用同卵双生子或异卵双生子设计，采用这种设计可以较好地区分环境和遗传因素在疾病发生风险中的作用。

对某些严重的单基因遗传病（孟德尔遗传病）而言，如果该病呈显性传递模式并且在病例年轻的时候即已出现临床症状，那么就不易发现病例的阳性家族史，原因在于此类患者不太可能生育。该类疾病的发生大多起源于新的基因突变，这种突变一般不会在他们的祖先身上表现出来。而对于隐性遗传病而言，父母通常不会意识到他们携带了隐性遗传的突变基因，从而认为家庭内出现的病例是一种偶然事件。

应该指出，即使在家系研究中未获得某种疾病存在家族聚集性或遗传性的证据，也并不意味着就可以排除小部分病例（1%~5%）是由某种基因突变所造成的可能。存在于这一小部分病例中的家族聚集性现象可能会被忽视，原因在于对大部分病例（95%~99%）而言，遗传变异对患病风险的影响有限。举例来说，大多数的散发性乳腺癌缺乏明显的家族聚集现象，而且在双生子研究中也找不到关于遗传性的充分证据，仅有小于5%的乳腺癌呈家族聚集现象。研究发现，乳腺癌相关基因BRCA1、BRCA2和其他一些相对罕见的基因突变对个体的患癌风险产生巨大影响，从而导致家族性乳腺癌的发生。因此，探讨罕见遗传形式的生物学机制，不仅对遗传性疾病，而且对非遗传性疾病的诊断、治疗和预后同样重要。

（沈洪兵）

shuāngshēngzǐ yánjiū

双生子研究（twins study） 通过比较在相似或不同环境中成长起来的同卵双生子及异卵双生子在疾病或性状方面的一致性，分析遗传与环境因素在疾病发生中作用大小的研究方法。双生子包括同卵双生（monozygotic twin，MZ）和异卵（双卵）双生（dizygotic twin，DZ）。同卵双生又称单卵双生，是由同一受精卵分裂而来，所携带的基因相同。异卵双生是由两个卵细胞接受不同精子受精发育而成，在遗传特点方面无异于两次妊娠。在不同环境下成长的同卵双生子，某种性状或疾病的不一致可以认为是环境因素对相同基因的影响；而异卵双生子性状的差别可认为是由遗传和环境二者共同作用所致。双生子中某疾病或性状的一致性称为同病率。

双生子研究有助于对常见疾病病因学的认识，采用双生子研究可以评估基因和环境因素在疾病发生中的作用大小。同卵双生子的基因100%一致，而异卵双生子则拥有50%的相同基因（类似于同胞间的遗传模式）。通过比较同卵双生子和异卵双生子的信息，可以计算某种疾病的遗传度指数。与同胞对研究相比，异卵双生子由于年龄相同，两者的差异不能归因于年龄和出生队列效应。如果同卵双生子间的相关性显著大于异卵双生子，则意味着遗传因素在该病的发生中占主导地位。

英国高尔顿（Galton）医师首先认识到双生子研究在确定疾病或性状遗传度中的重要性。1875年，在双生子历史一文中，他描述道："双生子为评估遗传和环境的效应提供了可能。"他指出有两种类型的双生子，一种是由一个受精卵发育而成，称为同卵双生，另一种是由两个不同的受精卵分别发育而来，称为异卵双生。但直到19世纪20年代，科学家才提出可以通过比较同卵双生子和异卵双生子的同病率作为检测遗传度的一种方法。1924年，德国皮肤病学家赫尔曼·西门子（Herman Siemens）利用双生子开展了黑色素痣研究，美国心理学家柯蒂斯·梅里曼（Curtis Merriman）利用双生子开展了认知能力研究，标志着双生子研究的真正开始。1970年英国学者约翰·金克斯（John Jinks）和大卫·富尔克（David Fulker）发表了一篇文章，提出采用生物统计遗传学方法来开展人类行为学研究，并提出遗传学研究的设计框架，这标志着双生子研究史上的另一个重大进展。

双生子模型的起源和假说 某种疾病存在家族聚集性仅表明该病可能存在遗传性。由于父母向子代不仅传递了遗传物质，而且也传递了教养环境、行为方式等环境因素，家族聚集性既可能是遗传所致，也可能受环境因素的影响。传统的父母-子女研究设计方法无法正确估计遗传和环境因素在疾病发生中的作用大小，而选择在不同环境中分别喂养的双生子开展研究则可以弥补这一缺陷。这类双生子拥有相同的遗传基因，但却生长在不同的环境中。如果双生子之间疾病的患病风险不同，则可归因于环境暴露的差异。这一研究设计的主要问题是，双胞胎一出生即被分开是极其罕见的，这就加大了样本的收集难度，尤其在罕见疾病的研究中难度更大。

同卵双生子和异卵双生子比较研究基于这样一种假设，即所研究的与性状有关的环境因素在同卵双生子和异卵双生子间区别不大。这种同等环境暴露假说在解释双生子研究结果时相当重要。只有这样，才能将同卵双生子和异卵双生子性状的差异归咎于遗传而非环境因素。也有人认为，同卵双生子经历的环境与异卵双生子还是有所不同，因为父母对同卵双生子的态度和抚养方式更倾向于一致，他们在一起相处和生活的时间也更多，这就违反了同等环境暴露假说，实际研究中有必要对此进行校正。

双生子模型的发展 传统双生子研究方法的一个主要缺陷是遗传效应可能受到基因-环境的交互作用和基因型-环境相关性的影响。例如，携带某种基因型的个体可能更倾向于某种特定的环境，或对某种环境暴露会产生特定的反应，在这种情况下环境暴露在人群中的分布就是非随机的了。

收集双生子家系中的配偶和其他家庭成员的信息有助于评价遗传和环境因素在疾病发生中的效应。双生子-子代模型则可以用来评估基因-环境的相关性和交互效应。根据双生子亲代特征，其子代可被划分为高危环境暴露组、低危环境暴露组、高危遗传组和低危遗传组。例如，在抑郁症研究中，如果某研究对象的父亲不是抑郁症患者，但其父亲的双胞胎同胞符合抑郁症的条件，则可认为其具有高遗传风险和低环境风险。基因-环境的效应还可以通过比较不同环境暴露下遗传度的改变大小来估计。

除了评价在疾病发生中遗传

和环境的效应外，双生子法对于识别某些影响疾病发展的特定基因也具有潜在价值。在连锁分析中应用异卵双生子为研究对象可以显著提高把握度，因为他们针对家庭内暴露环境和年龄提供了一种内对照。关联研究也能从双生子研究中获益，因为双生子提供了遗传背景相似的对照，从而可以估计某种特定基因的效应。

（沈洪兵）

tóngbìnglǜ

同病率（concordance rate）双生子中某种疾病或性状的一致性。遗传病在同卵双生子中的同病率通常大于异卵双生子或一般同胞对。研究双生子同病率时需根据家庭成员的确认情况采用不同的公式计算。

完全确认资料 前瞻性调查能够将每个家庭成员都确认（完全确认），该资料称为完全确认资料，此类资料可整理成表1格式：

表1 双生子研究资料分析表

双生子Ⅱ	双生子Ⅰ	
	+	−
+	a	b
−	c	d

$$同病率\ C=\frac{a+d}{a+b+c+d} \qquad (1)$$

不完全确认资料 如果不能将所有家庭成员都确认时，则称为不完全确认。一般调查获得的资料多属于不完全确认资料（如病例对照研究资料），因为研究开始时病例已经存在。此类资料只需计算“患病一致”和“不一致”的对子数。同病率分为成对同病率（pairwise concordance rate，Cw）和先证者同病率（proband concordance rate，Cp）两种，计算方法如下：

$$成对同病率\ C_w=\frac{C}{C+D} \qquad (2)$$

$$先证者同病率\ C_p=\frac{(C+C')}{(C+C'+D)} \qquad (3)$$

式中：C 为共同患某疾病（或性状）的双生子对子数；D 为研究疾病或性状表现不一致的对子数；C' 为发病一致的双生子中两个成员均各自作为先证者被独立发现的双生子对子数。

（沈洪兵）

yǎngzǐ yánjiū

养子研究（adoption study）通过比较养子与其同胞、生身父母、寄养同胞和养父母的相似性，从而探讨遗传与环境因素在疾病或性状中发挥的作用的研究方法。养子（adopted children）是夫妇领养的非亲生子女。养子与其领养父母以及领养父母的亲子之间不存在血缘关系，但由于他们共同生活在一起，形成了生活环境类似而遗传背景不同的特殊情况。通过养子分析，可以确定所研究的疾病或性状与遗传因素的关系。

养子研究常用方法有两种，一是以亲生父母和寄养父母患病状态为索引者，调查各种寄养子的患病情况；二是以不同寄养子为索引者，调查其亲生父母和寄养父母的患病情况。根据资料来源可以选择相应的研究方法。

赫斯顿（Heston）等按照第一种研究方案，从精神病院中选择患精神分裂症的母亲，将其子女共47名寄养于非亲属关系的家庭中，另外以50名亲生父母正常的养子为对照。结果发现，实验组有5名子女患精神分裂症，对照组无1例精神分裂症患者。该研究提示患精神分裂症妇女的子女，即使离开有病母亲的生活环境，寄养于新环境中，患精神分裂症和其他精神性疾病的概率仍然较高，提示遗传因素起主要作用。

（沈洪兵）

bàntóngbāo yánjiū

半同胞研究（half sibling study）根据同父异母或异父同母所生的子女中所研究疾病或性状的分布情况，可以分析疾病或遗传性状遗传自父方还是母方的研究方法。同父母的子女谓之全同胞（full sibs），同父异母或同母异父的子女称为半同胞（half sibs）。

历史上的马丁家系便是一个典型的例子。在美国南北战争时期，马丁与一名智力低下的女性发生关系并生育一子，随后该家系子孙繁衍了480人。在调查到的189人中，143人为智力低下或犯罪者，正常者仅46人。战后马丁又与一名正常智力的女性结婚，该家系子孙496人，均正常。

（沈洪兵）

xìpǔ fēnxī

系谱分析（pedigree analysis）将家系调查所获得的资料按照一定的方式绘成图谱的分析方法。绘制系谱图一般从先证者入手，先证者是家族中第一个被发现患某种疾病或具有某种性状的成员。根据先证者的主诉或实地调查资料并经随访证实，了解其家族主要成员的发病情况，把家系中各代成员的数目、亲属关系以及疾病或性状在家系成员中的分布情况按一定格式，用一定的符号绘制成示意图（图1）。父母及其子代构成的小家系称为核心家系。1个核心家系加上3位指示者，即组成一个系谱分析单位。所谓指示者，是指某病的患者或具有某种性状的表现者。指示者位于它

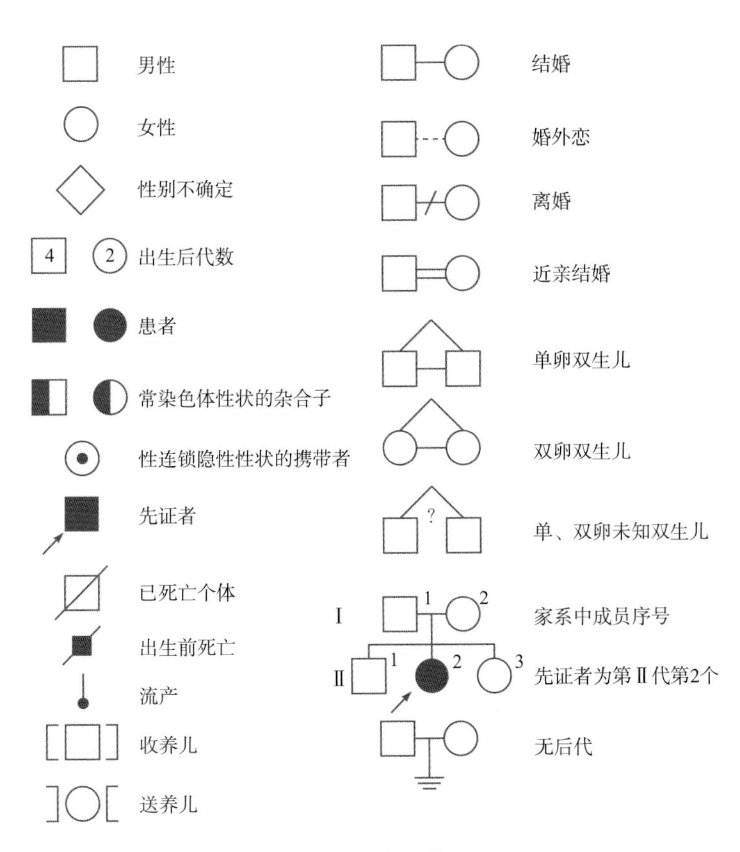

图1 系谱图符号

所指示的核心家系外，但又与核心家系内的成员有着或近或远的亲缘关系，附有指示者的核心家系是对多基因遗传病进行系谱分析的理想单位。

根据调查资料绘制成的系谱图，可以全面、清晰地展示家庭成员中疾病的发病情况，并可以根据遗传规律来分析其表型及基因型。如果结果符合孟德尔遗传方式，则提示该病属单基因遗传病，可进一步了解其属于何种单基因遗传病。如果疾病不符合孟德尔遗传方式，但又显示与遗传因素密切相关，则提示该病可能为多基因遗传病。

在对某种遗传性状或疾病进行系谱分析时，仅依据一个家族的资料通常不能反映出该病的遗传方式和特点，通常需要综合多个系谱或分析包括几代人在内的大家系才能得出正确的结论。

通过系谱分析，可以初步了解某种疾病（或性状）的遗传方式。在系谱分析中，如果发现血缘亲属的发病率高于非血缘亲属，随着亲缘系数的增加其亲属发病率也相应增高，则可认为遗传因素在其中起着很重要的作用。系谱分析是遗传咨询最常用的方法之一。

（沈洪兵）

fēnlí fēnxī

分离分析（segregation analysis） 通过系谱分析，怀疑某疾病为单基因遗传病时，用实际观察的子代同胞分离比与理论分离比是否存在显著性差异来判断所研究疾病是否符合假定的遗传方式的检验方法。包括常染色体隐性遗传、显性遗传或共显性遗传以及X染色体连锁显性或隐性遗传等。所谓分离比是患者数占同胞总数的百分比。

以常染色体显性遗传为例。有学者对疑为软骨发育不全的100个家庭调查后发现，父母一方患病而另一方无此病的家庭共有子女235人，其中127人患病（观察值），本病是否为常染色体显性遗传呢？根据常染色体显性遗传的特点，此婚配型子女发病的概率应为0.5，子女理论发病数应为235＊0.5=117.5。通过χ^2检验，观察值与理论值间的差异无统计学意义，表明该病符合常染色体显性遗传（表1）。

表1 分离分析χ^2检验整理表

子女	正常	患病	合计
观察值（O）	108	127	235
理论值（E）	117.5	117.5	235
$(O-E)^2$	90.25	90.25	-
$\frac{(O-E)^2}{E}$	0.768	0.768	1.536

$$\chi^2 = \sum \frac{(O-E)^2}{E} = 1.536,$$

$df=1, P>0.05$

此种分离分析的基础是假设患者均为杂合体、基因为完全外显且不存在遗传异质性。如果群体中显性基因的频率较高，则患者有可能是纯合子发病，此时若用以上方法分析可造成较大偏差。在这种情况下，应采用其他方法来检验常染色体显性遗传的假设。如果统计学检验显示观察值与理论值差异有显著性，与假设的遗传方式不符则应查明原因，包括遗传方式的假设是否有错误，是否存在偏倚，以及是否存在遗传异质性等。

对于常染色体隐性遗传的疾病或性状而言，遗传方式比显性遗传复杂，有时即使双亲均为携带者，但因为家庭较小，子女数少，子女中可能无发病者，这样的家庭通常被遗漏。若每个家庭都被确认时则称为完全确认（complete ascertainment），不能都确认时则称为不完全确认。完全确认的常染色体隐性遗传病可采用李·曼特尔·加特（Li-Mantel-Gart）法进行分析。对不完全确认的常染色体隐性遗传病的分析可采用经修正的温伯格（Weinberg）先证者法。

分离分析方法已成功应用于多种单基因疾病的研究，但是对复杂疾病而言，其应用价值还相当有限，因为在复杂疾病中，多个易感基因会通过交互作用影响疾病的患病风险。分离分析通常需要假设遗传的同质性，这就意味着所研究的疾病是由同一基因的突变所致。实际上，如果一些家系遗传了一个显性基因，而另一些家系则隐性遗传了同一或不同基因的突变，那么分离分析就不太可靠。即便对于单一疾病或单一性状而言，分离分析也存在严重不足。首先，研究者必须了解家系和家系成员的选择方式，并进行正确调整，以避免确认偏倚。其次，一些共同的环境暴露因素无法识别，因而不能正确估计遗传效应的大小。对于数量性状而言，如果其分布偏离正态，就可能导致对其传递模式的错误推论。近年来，虽然对分离分析方法进行了一些改进以弥补其缺陷，但它在遗传流行病学中的地位正逐步被以DNA为分子标志物的家系研究所取代。

（沈洪兵）

bìnglì-fùmǔqīn duìzhào yánjiū

病例-父母亲对照研究（case-parental control study） 在病例对照研究中使用双亲作为对照来研究遗传与疾病关联的一种新的设计方法。由于患者及其双亲具有相似的遗传背景，鲁宾斯坦（Rubinstein）等提出了该设计方法。他以患者及其双亲为研究对象，对患者及其父母进行基因分型，收集环境暴露资料，检测与疾病发生相关的遗传标志或与其存在连锁不平衡的相邻遗传位点，评估环境因素与基因间交互作用。

首先根据研究目的确定一部分家系，家系成员包括一名患者及其父母。收集患者及其父母的一般情况、环境暴露资料和生物标本，运用分子生物学技术检测患者及其父母的基因型，以传递给患病子女的两个等位基因为病例组（即患者的基因型），以双亲未传递给子女的基因型作为一种虚拟对照，比较患者和虚拟对照的等位基因分布特征，从而估计遗传标志与疾病之间基于基因型的单体型相对风险（genotype-based haplotype relative risk，GHRR）和基于单体型的单体型相对风险（haplotype-based haplotype relative risk，HHRR）。为了在存在关联时检测连锁状态，考虑杂合子双亲传递遗传标志等位基因给受累子女的传递率，可采用传递-不平衡检验（transmission disequilibrium test，TDT）。

在流行病学研究中，常应用关联分析来研究特定遗传标志与疾病间的关联程度。由于人群常存在种族分层，不同种群间遗传标志的频率可能存在差别，选择不恰当的对照就可能会产生虚假关联。病例-父母亲对照设计方法可以克服遗传因素由于种族差异产生的混杂，消除了群体分层所带来的虚假关联。研究发现，当不存在人群结构差异时，病例-父母对照设计检验交互作用的效能等于或者高于传统病例-对照研究，但是当存在潜在人群结构差异时，该方法就比传统的病例对照设计要稳定。如果双亲的基因型与所研究的疾病有关，而且该疾病会影响生育选择时，以双亲作为对照组的代表性则相对较差。

如果分析方法选用恰当，病例-父母亲对照设计可以很好地用来研究遗传因素或遗传与环境的交互作用，而且所需的样本含量较小。尽管这种设计需要服从孟德尔遗传规律和条件独立两个假设，但是在很多情况下，这两个假设都能够近似服从。在研究基因型与环境的联合作用的时候，病例-父母亲对照设计可以检测遗传的作用或者交互作用，但是不能评价单独的环境作用，因为这种设计没有提供参照值以用来评价单独暴露是如何影响患病风险的。

（沈洪兵）

bìnglì-tóngbāo duìzhào yánjiū

病例-同胞对照研究（case-sibling study） 以患者的未患病同胞作为对照，通过比较同胞的等位基因或基因型来检测遗传标志是否与某基因位点存在关联或连锁，即采用同胞对关联检验法来分析基因与疾病的关系。在该设计中，患者是随机抽样得到的，对照则选择患者未发病的同胞。选择未发病的同胞比选择发病的同胞作对照容易得多。对于发病年龄较晚的一些疾病而言，患者双亲存活的概率较低，选择未发病的同胞比选择患者的双亲更容易。因此，与其他研究方法相比，病例-同胞对照设计中对照的资料比较容易获得，能够解决其他设计选择对照的困难。此外，由于同一家系里有多个成员填写调查表，可以交叉验证患者和同胞所填调查表的信息是否一致，从而有助于评估资料的可靠性。类似于病例-父母亲对照设计，病例-同胞对照设计也可以有效避免人群分层所带来的偏倚。但是该类设计也存在一定不足，例如，如果所研究疾病的发病年龄不确定，则要求对照在到达病例发病年龄时未患病，这就把对照限制为病例的年长同胞。如果病例与同胞间年龄相差悬殊，会对研究结果产生一定的影响。此外，无同胞的患者无法纳入研究，这一限制使得样本量减少，可能产生选择性偏倚；由于同胞对的基因来源于相同的亲代，容易导致匹配过度。

（沈洪兵）

bìnglì-pèi'ǒu yánjiū

病例-配偶研究（case-spouse study） 以患有所研究疾病的患者为病例，以其未患该病的配偶作为对照开展的研究，俗称夫妻对研究。对于一些成年期或老年期发生的疾病而言，应用病例-父母对照研究设计似乎不太现实，因为病例的父母可能已经去世。没有父母的基因型资料则无法追踪等位基因向子代的传递情况，可使用病例-配偶研究解决。

病例-配偶研究是以患有所研究疾病的患者为病例，以其未患该病的配偶作为对照。通过收集各种环境因素和遗传因素的暴露水平，比较它们在病例与配偶间暴露比例的差异，在充分估计各种偏倚的影响后，如果存在统计学上的关联，则可借助病因推断方法，建立起病因假设。这种设计与传统病例对照研究设计原理基本一致。除了具有观察时间短、成本低、操作简便、可实施性强等特点外，还具有其他独到之处。如病例及其配偶在某些共同生活环境因素的暴露上是比较一致的，分别收集这些资料后进行比较，有利于评估偏倚的大小和方向。由于配偶间的环境暴露异质性相对较小，故同源性高。选择的病例与配偶至少3~4代内没有血缘关系，在遗传特征上几乎完全独立，这正好符合病例-对照设计在遗传学病因研究中求同又求异的设计要求，更适合于对遗传因素的探讨。

在应用病例-配偶对照设计时，应充分估计其局限性对结果的影响，这些局限性主要包括：①未婚或丧偶的病例无法进入研究，病例及其配偶均患病的也无法进入研究，这一限制使得样本量减少，可能产生选择性偏倚。②不适用于仅在男性或仅在女性中发病的疾病的研究，对男女性别间发病率差异非常悬殊的疾病也不适用。③当配偶年龄明显小于病例时，可能因年龄原因导致对照尚未达到疾病高发年龄，从而出现假阳性关联或假阴性关联。④难以对夫妻共同暴露的环境因素，如饮食因素进行充分探讨，也不宜评价这些因素与基因间的交互作用。

（沈洪兵）

guānlián fēnxī

关联分析（association analysis） 研究特定遗传标志与疾病关联的方法。这种方法易于实施而且对于基因定位非常有用，因而在分析复杂遗传性疾病时发挥了重要的作用。遗传关联研究是分析流行病学的一种特殊研究类型，该设计以常见的遗传变异，如单核苷酸多态性或缺失（插入）多态作为暴露形式，开展暴露与疾病间的关联研究。遗传关联的确定对于包括癌症和心血管病在内的多种复杂疾病的预防、诊断和治疗具有重要作用。识别与疾病发生有关的特定基因多态位点有助于发现高危人群并针对高危人群采取预防措施；根据不同遗传变异对特定治疗的反应，可以制订有针对性的个性化治疗方案，以达到最佳治疗效果和最小毒副反应。

统计学上的关联并不一定是一种病因学的因果关联，产生的原因可能有很多：①直接原因。若等位基因A使人易感疾病D，携带等位基因A可能既不必要也不足以使某人患疾病D，但增加了患病的可能性。②自然选择。那些患有疾病D的人如果也有等位基因A，则很可能生存下来并生育子女。③群体分层。群体包含几种遗传背景不同的亚群，疾病D和等位基因A同时出现于某一亚群中。④第一类错误。关联研究通常需检验大量遗传标志与某一疾病的关系，由此产生的假阳性（第一类错误）不容忽视。为了避免假阳性发生，原始P值需要根据统计学检验的次数进行校正。过去研究者没有充分认识这一问题的严重性，导致很多关联研究的结果无法在后续的研究中得到重复。

流行病学常用的研究设计方法均可以用来开展遗传关联研究。如在病例对照研究设计中，通过比较病例组和对照组暴露于某一特定的遗传危险因素（通常是某种遗传变异）比例的差异，判断所研究的遗传因素与疾病间是否存在关联。遗传因素可以通过多种形式与疾病产生关联：①与染色体上特定等位基因频率有关（等位基因分析）。②与基因座上特定等位基因组合的频率有关（基因型分析）。③与染色体上特定单体型有关，即在同一个染色体的不同基因座上等位基因的序列存在关联（单倍型分析）。④与单倍型特定组合的频率有关（双倍型分析）。

根据对照的选择方法，关联分析可分为下列两种类型：①基于自然人群的关联分析法。其优点是不需要家系资料，样本容易收集。不仅可以检出主效应基因的作用，还可以检出微效应基因的作用。但是，在遗传学分析中，总的人群可能被一些因素如种族、民族等分为多个亚人群，有不同的遗传背景诸如存在人群分层或者人群内异质，此时遗传变异的频率在不同的亚人群中不同，从而改变关联的结果。②基于家系为基础的关联分析法，包括病例-同胞对照研究、病例-父母对照研究、传递不平衡检验等。

由于不同人群的等位基因频率存在差异，在流行病学研究中基因多态和疾病之间的关联可能受多种混杂因素的影响，如种族差异所致的人群分层现象和/或多态位点间以及多态位点与其他邻近位点间存在的连锁不平衡会导致遗传与疾病间的真实联系被歪曲。不恰当地选择对照就会使病例组和对照组之间有不同的遗传背景，从而产生虚假关联。

即使如此，与传统流行病学研究相比，针对遗传多态性的关联研究一般不易受到回忆偏倚等信息偏倚的影响，而且暴露（基因变异）和结局（疾病）的时间先后顺序可以保证，因为遗传变异在卵子受精时已经确定，暴露的存在必然先于结果（如疾病发生）。

（沈洪兵）

hādài-wēnbógé pínghéng dìnglǜ

哈代-温伯格平衡定律（Hardy-Weinberg equilibrium law）

一个大规模、随机婚配的群体中，如果没有迁移、选择的影响，突变率保持不变，各种基因型的频率也将代代保持稳定的遗传平衡定律，是1908年，由英国数学家哈代（Hardy）与德国医生温伯格（Weinberg）同时提出的。例如，假设一对等位基因 A 和 a，群体中的频率各为 p 与 q，且 $p+q=1$，随机婚配时子代基因型及其频率如图1：

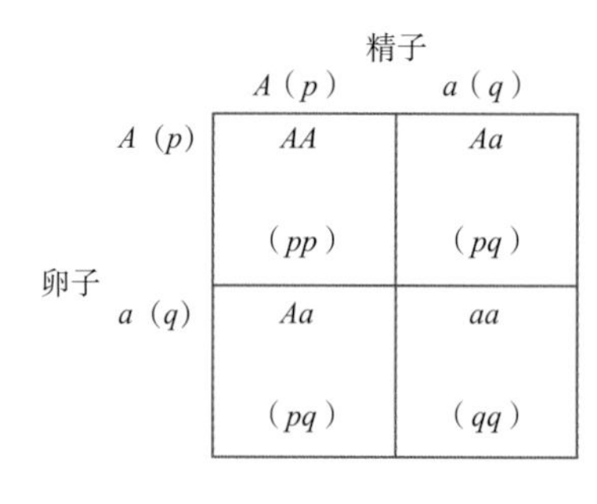

图1

基因型频率的分布为 $p^2(AA)+2pq(Aa)+q^2(aa)$，即 $(p_{(A)}+q_{(a)})^2$ 的展开式。若以后各代群体为个体间随机婚配的话，代代基因与基因型频率的关系均可用 $(p_{(A)}+q_{(a)})^2$ 的展开式来表示。以常染色体隐性遗传病为例，根据群体调查结果，某人群中白化病发病率（x）为1/40 000，该病为一种罕见的常染色体隐性遗传病，发病者的基因型均为纯合子 aa（q^2）。因为：

$x=q^2=0.000025$，$q=\sqrt{0.000\,025}=0.005$

正常等位基因频率：

$p=1-q=1-0.005=0.995$

杂合子频率：

$2pq=2\times0.995\times0.005=0.009\,95\approx0.01$

由此可见，该病发病率虽然仅为1/40 000，但在群体中杂合子即隐性基因携带者的频率达1%。

目前，哈代-温伯格平衡定律还常用于判断流行病学研究中所选择的样本人群的代表性或基因分型是否可靠。

（沈洪兵）

liánsuǒ bùpínghéng

连锁不平衡（linkage disequilibrium，LD）

不同基因座位上的等位基因在人群中通常以一定的频率出现的现象。如果在某一群体中不同基因座位上某两个等位基因出现在同一条染色体上的频率与期望频率之间存在显著差异，则称为连锁不平衡。LD实际上是生物群体在自然选择过程中的一种现象。若特定标志等位基因与疾病易感基因相距很近，即使经过多代仍共同传递，人群中受累的无血缘关系个体仍可能享有共同的等位基因。最早的LD可以由符号D来衡量，代表两位点单体型频率和等位基因随机分离期望频率之差。

假设 A 和 B 为相邻的两个位点，等位基因分别为 A、a 和 B、b，P_A 为等位基因 A 的频率，P_B 为等位基因 B 的频率；包含等位基因 A 和 B 的单体型频率（观察值）为 P_{AB}；若等位基因独立分离，则期望单体型频率是两个等位基因频率的乘积即 $P_A\times P_B$。所以有：$D=P_{AB}-P_A\times P_B$。

当染色体某点发生突变时，如果该点附近有一个携带特定等位基因的位点，则可能就会出现LD。重组事件可以逐渐削减LD，再发突变也可以削弱相邻位点等位基因的LD。不过对于单核苷酸多态来讲，再发突变较为少见，并且也没有证据表明突变有助于减弱SNPs之间的LD。

如果群体中大多数受累个体共享有相同的突变等位基因，则可通过检测疾病位点和附近标志位点的不平衡，定位疾病位点所在的区域，并且连锁不平衡很少发生于和易感基因相距超过 1 cM 的标志位点，因而可以显著地缩小候选区域。群体混居、选择、遗传漂移等引起的非连锁位点等位基因关联可在一定时期内迅速减弱以致消失，这种关联是一种短暂现象。然而，连锁不平衡的衰减却相对缓慢，主要取决于重组距离和经过的时间。正因为如此，连锁不平衡才可以成为疾病易感基因研究的有用工具。将 LD 应用到大规模的关联研究中，可定位复杂的疾病基因，而且在定位常见疾病易感基因时，LD 能进行基因组关联研究。在关联分析中，主要关注基于 LD 的间接关联分析，其基本原理为：如果某致病基座与遗传标志（多态性的等位基因）存在强的 LD，那么就可以通过比较遗传标志在患者与正常个体间的差异，最终得到该致病基因座在疾病发生中的相对危险度。

例如，HLA 的不同基因座位上的某些等位基因经常连锁在一起遗传，而连锁的基因并非完全随机地组成特定的单体型，有些基因总是较多地在一起出现，致使某些单体型在群体中呈现较高的频率，从而引起连锁不平衡。对于连锁不平衡的度量已有多种不同方法，其中大多数都是应用双等位基因的配对检验。目前常用的两种配对检验方法为连锁不平衡系数（coefficient of linkage disequilibrium，D'）和 r^2。

（沈洪兵）

chuándì bùpínghéng jiǎnyàn

传递不平衡检验（transmission disequilibrium test，TDT） 基于连锁不平衡的连锁分析方法，主要用于人类疾病基因与标志连锁关系的检测。群体关联研究是鉴定疾病易感基因的一个重要方法。关联研究比连锁分析更容易进行，因为它不需要寻找多发病例的家系或特殊的家系结构。开展关联研究时，对照组选择是非常关键的，必须注意关联是否由不合适的对照导致，而不是易感基因座的连锁不平衡引起的。这种不确定性的叠加以及过多的不可重复的结果，使得病例-对照研究在 20 世纪 80 年代受到人类遗传学家的冷落。这一时期，针对这一问题科学家们研发了一些新的设计方法，这些方法可以称为内对照的关联研究（association study with internal-control），最流行的方法是传递不平衡检验（TDT）。TDT 是由斯皮尔曼（Spielman）等人首先提出，它是以家系为基础的连锁不平衡检测，观察双亲（至少 1 人为杂合子）将标志位点的等位基因传递给受累后代是否表现出连锁不平衡，即是否存在某种等位基因传递给患者的频率显著增加。TDT 分析的群体是：①已知标志位点等位基因与性状相关。②患者双亲中至少有 1 人是标志位点的杂合子。③至少有 1 个受累子代。传递不平衡检验的优点是这种方法不需要疾病传递的遗传模型，而许多复杂疾病很难确定遗传模式。此外 TDT 方法对分层人群并不敏感，避免了由此所产生的虚假联系。该方法的缺点是如果没有关联则无法检测遗传标志与疾病的连锁。此外，假如由于某些原因随机人群遗传标志等位基因的分离偏离了孟德尔遗传规律，TDT 方法的结果就会产生偏差。

（沈洪兵）

liánsuǒ fēnxī

连锁分析（linkage analysis） 通过分析在染色体上已知位点的基因（标志基因）和某易感基因（目的基因）的连锁关系，从而将该易感基因在染色体上予以定位的基因定位方法。是遗传流行病学中常用的定位方法，从一个有很强疾病史的家系内获取的遗传资料，可以用来追踪家系内疾病的传递方式，因而可以确定该家庭内疾病相关基因的位置。在实际应用中，连锁分析通常将生物学遗传法则与统计推断相结合，以识别连锁的基因座。

基本原理 以 19 世纪 60 年代孟德尔的研究为基础。孟德尔遗传第二定律指出，每个人遗传位点的传递彼此独立。这种独立分配机制发生的原因在于同一基因分别位于两条染色体上，在形成卵子或精子的时候会发生随机分配。这就是为什么同胞间会存在类似但不完全相同的性状，因为每个同胞都从父母方各获得一个染色体。如果两个基因位点位于不同染色体上，他们将各自独立传递，这意味着每个位点将有 50%概率被分配至同一子代个体。然而，同一个染色体上的位点倾向于共同遗传，因为在减数分裂过程中，染色体部分区段会发生重组，相同的染色体上距离较近的位点发生重组的频率远低于相距较远的位点。因此，可以通过检测家系内的遗传模式来确定遗传位点的相对位置。

实际应用 利用连锁分析研究疾病的遗传模式，必须收集多组相关个体的基因型和表型数据，其中一些个体需患所研究的疾病或具有所关注的症状。在大多数连锁分析中，一般要对家系成员染色体上已知区域内数百个遗传标志进行检测，常用的遗传标志包括微卫星多态和单核苷酸多态。基于遗传模式，采用统计学软件确定性状相关位点附近的遗传标志。

开展连锁分析需要以下几个假设：第一，个体性状具有遗传性。这一点可以通过家族聚集性分析确定，当然家族聚集性也可能是由非遗传因素，如共同的环境暴露和共同的生活方式、行为等所致。第二，连锁分析需假定性状的传递遵循孟德尔遗传定律，而且传递模式是已知的。这一点可以通过分离分析，采用统计学方法确定一个最可能的性状传递模式。然而，一些因素的存在使得连锁分析变得异常复杂，如遗传异质性和异位显性。遗传异质性指不同的基因可以通过不同的通路产生相同的表型，在这种情况下连锁分析几乎不可能进行。异位显性是一种由两个或多个基因间的交互作用产生一种表型的状态，这种现象也会使连锁分析困难重重。

因为基因在染色体上是呈线性排列的，某易感基因与某标志基因的连锁关系可用统计方法予以度量。参数连锁分析主要用于已知遗传方式、基因频率和外显率的单基因性状的基因定位，尤其适用于以孟德尔传递方式遗传的单基因疾病的分析。常用统计指标为 lods（log odds score）。当 lod 得分≥3，认为存在连锁；当 lod 得分≤-2，则可排除连锁。该方法计算过程虽然比较复杂，但由于有计算机的协助，得到了较为广泛的应用，在与遗传有关的人类疾病易感基因定位研究中发挥了重要作用。常用的计算机分析软件有 LINKAGE 等。

局限性 连锁分析可以提供与表型相关基因所在位置的线索，但它无法确定具有因果关联的等位基因或突变位点。不同家系中的连锁分析可能发现同一基因座与同一疾病有关，但不同家系的疾病可能是由不同的遗传变异所引起。正是基于这个原因，连锁分析后通常需进一步开展遗传关联研究，以确定由连锁分析发现的候选基因中的致病等位基因。如 1990 年霍尔（Hall）及其同事发表了一项连锁分析的结果，将早发性家族性乳腺癌与 17 号染色体某一区段联系在一起。该研究的资料来源于 23 个有早发性乳腺癌家族史的 329 名个体。该基因随后被证实为一抑癌基因，并被命名为 BRCA1。现今，很多具有高危家族史的女性选择进行 BRCA1 基因突变检查，以预测早发性乳腺癌和卵巢癌的发病风险。

在对多基因遗传病易感基因的定位研究中，参数连锁分析的作用通常受到限制，近年来越来越多的研究者采用非参数方法进行连锁分析（nonparametric linkage analysis），常用的方法有受累同胞对（affected sib-pair）法和受累家系成员（affected pedigree member）法等。

（沈洪兵）

huànbìng qīnshǔduì yánjiū

患病亲属对研究（affected relative-pair study）

利用患者亲属中另一个患该病的病例，观察患病亲属对中基因型的分布，检查患病亲属对间遗传一致的等位基因上特殊位点的数量的研究方法。其分析方法见表 1。在没有遗传连锁的无效假设下，两个亲属间遗传一致的等位基因期望值是：0 个等位基因为 25%，1 个等位基因为 50%，2 个等位基因为 25%。偏离该分布提示疾病与标志位点间存在连锁。

根据患者是否暴露于环境因素分层，也可以评估基因与环境间的交互作用。该研究的局限是：①它只能评估基因位点的连锁，不能评估易感性基因型的效应，也不能评估环境致病因素的独立效应。②由于该研究假定期望值分布应符合孟德尔遗传定律，任何偏离分离定律和随机分类的现象均可影响研究结果。③因为该研究需要一个家庭内有两个患者，减少了研究可用病例的数量。④因素的选择，包括生存期、病程和确定病例的方法都可能影响研究结果。常用的患病亲属对研究是患病同胞对研究（affected sib-pair study）。

（沈洪兵）

huànbìng tóngbāoduì yánjiū

患病同胞对研究（affected sib-pair study）

患病同胞对法通过受累同胞标志座位的基因分布来检验标志等位基因与疾病易感基因的分离是否独立，从而推断两者是否存在连锁的研究方法。又称受累同胞对法（ASP）。是一种常用的患病（受累）亲属对研

表 1 患病亲属对研究中基因-环境的交互作用分析

遗传一致性的等位基因数	非暴露病例	暴露病例	期望值	比值比（非暴露者）	比值比（暴露者）
0	A_{00}	A_{01}	0.25	1.0	1.0
1	A_{10}	A_{11}	0.50	$A_{10}/2A_{00}$	$A_{11}/2A_{01}$
2	A_{20}	A_{21}	0.25	A_{20}/A_{00}	A_{21}/A_{01}

究方法。其特点是无需知道遗传病的遗传方式，即可对同胞对中某一遗传标志易感基因做出连锁关系的判断。同胞对是最简单的家庭单位，且容易确定，故同胞对连锁分析被广泛用于复杂性状遗传机制的研究。潘罗斯（Penrose）首次提出这种方法，他当时是基于这样一种思想：有相同表现型的同胞对拥有共同等位基因的概率较大，而具有不同表型的同胞对应该没有共同的等位基因。

患病同胞对数据的分析是非参数的，不需要假设遗传病的遗传方式，不需要考虑致病基因与标志位点间的重组事件，它是建立在检测受累同胞对是否具有比期望值更高的传递一致性的基础上。在同胞对研究中，受累同胞对的疾病表型与多态性标志进行分析，父母共有 4 个等位基因（A1、A2、A3、A4），如果不存在连锁，标志等位基因随机分配到子代中，同胞对共享 0、1、2 个等位基因的概率是 1/4、1/2、1/4，即在所研究的同胞对中将有 25%的同胞对共享分别来自父母的等位基因，50%的同胞对共享一个等位基因，25%的同胞对不共享父母的等位基因。如果标志与致病基因连锁，患病同胞对共享一个或两个等位基因的比例就会高于预期的 25%或 50%。通过比较患病的同胞对之间是否非随机地共享了某一位点的相同等位基因，从而推测该位点是否与易感基因连锁。如果双亲的标志等位基因的状况是已知的，就能确定共有的等位基因是否来自该家系的同一祖先，即同一染色体的同一区域，称为传递一致性（identical by descent，IBD），若不知其是否来自同一条染色体，称为状态一致性（identical by state，IBS）。

（沈洪兵）

zōnghé fēnlí fēnxī

综合分离分析（complex segregation analysis） 合并研究人类的某些质量和数量性状在家系中的传递方式，以及分离检验多基因中主基因作用的一种方法。又称复合分离分析。该方法是莫顿等人于 1971 年提出来的，是经典的分离分析方法的拓展。所谓主基因指在多因子遗传病中那些外显率较高，对多因子遗传病的易患性影响较大的基因。主基因可以是完全显性、不完全显性基因，也可以是隐性基因。借助于这种方法可以分离出在多因子遗传性疾病发生中，遗传因素是否存在主基因的作用。莫顿等人 1969 年提出的混合模型是综合分离分析的基础，混合模型将单基因、具有主基因和不具有主基因的多基因遗传进行综合分离分析。随后莫顿等人又提出一个用于核心家系的混合模型，可以同时分析主基因的遗传方式，微效多基因的遗传率和教养继承程度，并编制成计算机程序 MIX MOD，被广泛用于综合分离分析。

简单分离分析只能通过计算并检验家庭中患病与非患病子代的比例是否和孟德尔遗传分离比相同来判断疾病的遗传方式，而综合分离分析不仅能够利用各种家系资料，检验各种复杂的遗传模式，还可同时考虑环境因素的作用，是一种稳定高效的分析方法。应该注意的是，在进行综合分离分析时要有大量合适的样本。所谓合适的样本指以人群为基础的抽样或按照以表型为基础的抽样方案来抽样，前者不需要确证校正，后者则需要确证校正。家系通常是通过先证者来确证的，并非随机抽取。如果不进行正确的校正，得到孟德尔遗传方式的结论就有可能是错误的。

综合分离分析因其计算复杂，需依靠计算机来完成，许多软件包可用来进行此种分析，如 PAP、POINTER、SAGE 等。

（沈洪兵）

fēnzǐ liúxíngbìngxué

分子流行病学（molecular epidemiology） 研究人群中疾病（健康）状态相关生物标志的分布及其影响因素、医学相关生物群体特征及其与人类疾病/健康的关系，制定防治疾病、促进健康的策略与措施的学科。分子流行病学是将现代分子生物学的先进技术与传统流行病学的理论和方法相结合形成和发展起来的学科。纵观分子流行病学的历程和医学、生命科学的发展趋势，分子流行病学代表着流行病学发展的一个重要方向，对流行病学的发展和疾病的防治将产生重大而深远的影响。

发展简史 自 20 世纪后期以来，流行病学研究和应用遇到了一些新的挑战。首先，基于暴露（干预）与发病率或死亡率关联的黑箱原理式的传统流行病学研究方法已经不能满足新时期疾病防治和健康促进的要求。传统流行病学在疾病病因研究中，主要是判断某个（些）暴露因素与某个（些）疾病的发生是否相关联，并不关注中间具体发展过程。多数慢性非传染性疾病具有多病因、多阶段、长潜隐期等特征，从暴露到发病或死亡的时间通常需要几年或几十年，暴露因素如何导致该疾病发生；暴露因素作用于人体后，最早的生物学效应；它们与疾病发生、发展的关系；传统流行病学的研究方法无法解答上述问题。同样，在疾病预防控制策略和措施的研究和实践中，传统流行病学方法遇到了困难：一是这类疾病的潜隐期长，如果以疾病率的变化为指标则周期长，影响因素复杂，给研究工作带来很大困难；二是慢性非传染性疾病发病的因素多，在采取多种措施后测量其疾病率的变化，无法准确判断不同干预措施在疾病防治中的效应。此外，在传染病的防治工作中也出现了一些新的课题，主要表现在：①病原生物存在多样性和多变性，由于没有有效的检测、监测方法，如流感病毒、艾滋病病毒等，流行病学工作者在追踪传染源、确定传播途径、阐明流行规律以及制定疾病预防控制策略和措施等方面遇到了许多困难，通常难以获得满意的防治效果。②抗生素的广泛应用，使各种耐药性病原体不断出现，如结核杆菌、金黄色葡萄球菌等，而且具有广泛传播的趋势，应用传统流行病学方法不但无法很好地阐明耐药性发生、发展和传播规律，也难以很好地制定预防控制措施。③新发传染病不断出现，迫使需要在最早期应用最快速的检测方法发现并鉴定新的病原体，并通过环境生物群落的研究和监测，获得更多的信息，为传染病的预防控制提供依据。

分子流行病学的概念产生于20世纪70年代。1972年，基尔伯恩（Kilbourne）在美国传染病学会第10次年会上作了题为流感的分子流行病学的学术报告，第一次使用了分子流行病学这一术语，该论文发表在1973年《传染病杂志》上，探讨了流感病毒抗原分子结构的变异与流感大流行的关系；1977年法国学者希金森（Higginson）对分子流行病学做了如下解释：应用精细技术进行生物材料的流行病学研究。但因当时分子生物学技术的限制，分子流行病学并没有取得很大进展，相关文献也很少。这一时期，分子流行病学主要应用于传染性疾病研究，可称为传染病分子流行病学的诞生阶段。

20世纪80年代以后，分子生物学技术发展迅速，分子流行病学也被应用到慢性非传染性疾病研究；1982年，佩拉雷（Perera）和温斯坦（Weinstein）提出癌症分子流行病学，并认为：癌症分子流行病学是一种方法，这种方法应用先进的实验室技术结合分析流行病学，在生化或分子水平确定人类癌症病因中起作用的特异性外源因素和/或宿主因素。1993年美国舒尔特（Schulte）等出版了《分子流行病学—原理和实践》专著，书中提出分子流行病学的功能定义：在流行病学研究中应用生物标志或生物学测量；这里的生物标志包括生物群体中发生事件的生化的、分子的、遗传的、免疫学或生理学的信号；这些事件代表致病因子与所致疾病之间连续过程中一个个不可分割的环节。1996年第14届国际流行病学学术会议上，意大利学者萨哈希（Saracci）提出：分子流行病学研究狭义上讲是测量作为暴露或效应的生物标志——信息大分子，即DNA、RNA和蛋白质，广义上讲则包括任何实验的、生化的测量。这些概念的发展都极大地丰富了分子流行病学的内涵，扩大了研究领域。

中国从20世纪80年代初开始进行分子流行病学研究。早期的分子流行病学研究也仅限于传染病，研究内容主要是针对造成某一流行的病原体，在基因水平上分析其特征，从而更准确地解决传染源和传播途径及有关的流行病学问题。20世纪90年代后期，分子流行病学研究得到了长足的发展，逐渐推广到流行病学的各个领域，其概念在这一时期也得到了拓展：分子流行病学是利用分子生物学原理和技术，从分子乃至基因水平上研究医学事件在人群和环境生物群体中的分布及其决定因素和调控手段的学科。这一定义将分子流行病学的研究对象从人群扩展到人群和环境生物群体，研究内容从传染病扩展到医学相关事件，包括传染病、慢性非传染性疾病和健康状态等。目前，分子流行病学已经发展成为流行病学研究中最为活跃的研究领域之一。

研究内容 分子流行病学的研究内容主要是探讨疾病和健康状态相关生物标志的分布、影响因素、人群易感性、防治效果评价、病原生物的群体进化与变异规律和检测技术等，其中对于反映功能或结构变化的细胞、亚细胞、分子水平的物质，即生物标志的确定和检测是分子流行病学研究的重点。

暴露测量 暴露测量可分为外暴露测量和内暴露测量。外暴露测量主要指环境因素暴露检测，其中生物性因素包括病原生物的分子分型/分类和检测鉴定，病原生物进化变异规律研究，以及传染病病原体传播途径的研究等；非生物性因素主要是确定与内暴露和早期生物效应相关的暴露剂量或比例，如吸烟烟雾浓度、环境中的有毒元素和化学物质含量、饮食因素构成等，为进一步的内暴露和早期效应研究提供证据。内暴露测量在传染性疾病和慢性

非传染性疾病的研究和应用中各有侧重，传染性疾病研究主要通过生物标志的检测，如病原体抗原、抗体、核酸、蛋白质等，快速、准确地判断疾病的感染情况，如HIV感染、HBV感染等，同时可以根据患者或感染者病原体的分子生物学特征及其遗传序列关系，推断传染源；慢性非传染性疾病的研究则主要通过检测体内生物标志物暴露水平，如细胞、组织、血液、组织液等生物标本内的含量，与外暴露测量相比更能反映个体的真实暴露水平，为进一步的生物作用剂量和早期生物效应研究提供直接有力的证据，如胃癌与饮水和食物中硝酸盐、亚硝酸盐、胺类化合物摄入量有关，后者在体内形成亚硝基化合物，这些化合物可与细胞内DNA形成加合物，DNA加合物水平可以视为亚硝基化合物的生物作用剂量，为进一步研究其与致癌效应的关系提供了生物学基础。

效应测量 对于病原体感染后效应的测量主要是免疫效应和病理性效应的测量。病原生物感染机体后，可以引起机体特异和非特异的免疫反应，如产生抗体，因此通过对人群中某病原体的特异性抗体水平及其影响因素的研究，对阐明传染病和寄生虫病的流行规律、制定防治对策和措施、评价防治效果等方面都具有重大意义；病理性效应则指病原生物感染后对机体产生一定的病理损害，如肝炎病毒感染引起的肝细胞损害，痢疾杆菌感染引起的肠黏膜损伤等，测量机体损害性的生物标志不仅可以了解感染状况及其影响因素，而且对研究病原体特征和预后也是非常重要的。对于慢性非传染性疾病来说，在宿主暴露于危险因素之后，首先发生生物效应的靶物质就是生物大分子，尤其是基因和蛋白质结构和功能改变等。由于早期生物效应常是暴露因素直接作用的结果，把早期基因表达或代谢异常作为生物标志，可以更好地研究不同暴露因素作用强度和作用机制。早期生物效应分子既可作为暴露后的生物效应结局，也可以作为下一级生物效应结局的影响因素。例如，亚硝胺暴露能与食管癌上皮细胞内DNA形成加合物，继之引起抑癌基因突变失活或原癌基因激活，后者又使细胞癌变转化直至肿瘤形成。因此，亚硝胺-DNA加合物和抑癌基因突变等不仅可以作为早期效应标志进行研究，也可作为下一步的暴露标志进行研究。研究并测量暴露后不同阶段的生物效应分子，对研究疾病病因、发病机制、早期诊断、高危人群筛检和疾病防治具有重要价值。

易感性测量 个体对疾病发生发展和预后的易感程度存在差异，这种差异通常采用易感性生物标志进行衡量。

疾病防治效果评价 对于传染性疾病防治效果评价，分子流行病学主要是开展预防接种的效果评价。例如，对于疫苗接种，可以通过检测体内免疫抗体产生情况判断免疫效果。此外，在预防接种过程中，有时会发生疫苗相关病例或逃逸病例，应用分子流行病学方法对患者分离菌株或病毒株与疫苗株和野生株进行研究，如核酸序列分析等，方可得出明确结论。在进行慢性非传染性疾病的预防控制效果评价中，不同于传统流行病学以疾病率的变化为判断指标，分子流行病学采用早期的生物效应标志为结局进行测量，大大缩短了效果评价的时间，也使不同措施的效果评价更加客观和准确。

研究设计和方法 分子流行病学在应用传统流行病学研究设计的基础上，结合分子生物学手段完成生物标志的检测，因此分子流行病学的研究方法具有流行病研究设计的共性，而在样本采集和指标检测等方面又有其自身的特点。

现场研究方法 流行病学描述性、分析性、实验性研究方法都可以应用于分子流行病学研究。分子流行病学研究可以较准确地测量体外和体内的暴露剂量，早期检测机体内微细的形态结构和功能变化，因此能够减少错误分组和错误诊断的可能性，有效提高研究的效能。

标本采集和指标测量 分子流行病学需要从生物标本这个载体中获取信息，标本来源一般包括病原标本和人体的生物标本，其采集过程应按照标准的操作流程开展，并按照规范的程序储存于生物标本库，根据研究内容选择相应的标本进行指标的检测。测量指标的选择应坚持指标特异、稳定，标本采集、储存方便，检测方法简单实用、操作规范、易于同类比较，且灵敏度和特异度均较高的原则。

实验室检测 实验室检测技术已经广泛应用于分子流行病学研究，是分子流行病学区别于传统流行病学的重要特征之一，相关指标的检测方法包括基因组（核酸）技术、蛋白质技术、酶学技术、生物芯片技术以及免疫学技术等。实验室检测中的质量控制极为关键，决定检测结果的真实性和可靠性，其要点如下：①标本采集和储存。采集的主要影响因素有采集部位、时间和方

法；储存的影响因素有储存温度、时间和标本介质等。②试剂和材料。同一测定指标最好使用同一批次的试剂材料，确需使用二批以上试剂材料，则不同批次要进行对比分析和标准化。③仪器。原则上使用前对仪器进行统一调校，不要随意更换，特别是有量度的仪器设备。④实验方法。一项研究中，同一种生物标志的测量方法要统一。⑤操作规范。每一步骤都要制定操作规范，要保证操作者内（即同一操作者）和操作者间（即不同操作者）的可重复性。

此外，设立对照和重复实验也是进行实验室质量控制的重要原则。在实验过程中可以通过盲法的原则在实验样本中加入一定量的标准对照、空白对照和重复对照，以监督和控制检测质量。重复试验包括实验室内重复试验和实验室间重复试验，前者为控制实验室内操作偏倚，在同一实验室内部不定期进行不同操作者之间的交叉重复试验；后者是为控制实验室间系统偏倚或检验实验室内结果可靠性，可在不同实验室进行同一批标本的检测，核查其一致性。

研究偏倚　分子流行病学是传统流行病学和现代分子生物学相结合的一门学科，因此，在研究设计和实施过程中，除了可能产生现场流行病学研究的各种偏倚外，在标本的采集和指标的检测过程中还可能引入一些新的偏倚，如标本采集的部位、时间、机体状态、方法等不同可能造成选择偏倚，而检测中操作、试剂（材料、仪器）、方法等以及生物标本储存条件和时间不同则可能造成信息偏倚。

发展趋势　分子流行病学已经形成比较完整的理论和方法体系，不仅在传染性疾病的研究和预防控制中做出了突出贡献，如流感病毒的变异及其监测，艾滋病及艾滋病病毒携带者的监测及病毒变异和耐药性研究，霍乱、痢疾、病毒性腹泻等传染病暴发或流行中传染源、传播途径的确定，疫苗相关病例的判定，细菌耐药性及其传播规律，预防接种效果评价等；而且，在慢性非传染性疾病的研究和预防控制中，如在肿瘤、心脑血管病、糖尿病等的病因和发病机制以及遗传易感性等方面的研究，同样做出了巨大贡献。分子流行病学在疾病的预防控制中发挥着越来越重要的作用，尤其是近年来发展很快，主要表现在研究内容更加丰富；研究手段越来越多；应用范围不断扩大。

总之，分子流行病学是一门新兴学科，随着基因组学、蛋白质组学、糖生物学、生物信息学等学科的发展和融合，以及先进的生物标志检测技术、计算机技术、信息技术和统计学方法等不断引入，分子流行病学将把流行病学推向一个崭新阶段，使人们对健康、疾病和死亡等生命现象有更加深入的认识，为防制疾病、促进健康做出更大的贡献。

（沈洪兵）

yíchuán yìgǎnxìng

遗传易感性（genetic susceptibility）　不仅是遗传性疾病，大多数的传染性疾病和慢性非传染性疾病的发生发展也与个体遗传背景有关，即具有特定遗传背景的人罹患某种疾病的概率高于其他个体，这种由个体遗传背景差异所导致的不同个体对同一疾病易感程度的强弱，即为遗传易感性。遗传易感性研究的主要内容是易感性生物标志物的测量。易感性生物标志物是机体稳定存在的遗传性的可测量指标，这种生物标志可以是某个基因的缺失，也可以是某段未知染色体片段的拷贝数变异（copy number variation，CNV），但目前研究更多的是单核苷酸多态性。

此类研究的研究方法比较成熟且结果可靠，研究手段丰富，人群研究更容易实现。该研究领域进展非常快，目前基于大样本多中心的全基因组关联研究，已经广泛应用于遗传易感性生物标志的研究工作，并且取得了令人瞩目的成果。

遗传生物标志与疾病的发病风险密切相关，是影响整个疾病进程的重要因素，但不同遗传生物标志对疾病风险的贡献程度并不相同。根据对疾病风险贡献的高低，通常将易感性生物标志分为高共显性生物标志和低共显性生物标志：如携带 *BRCA*1 和 *BRCA*2 基因突变的个体发生乳腺癌的概率为 40%～80%，拥有此类突变的个体发病风险较高，因此被称为具有高度外显性的遗传标志，但这类标志物在人群中通常比较罕见，一般小于 1%，人群的归因危险度也比较低。对高共显性遗传标志的检测可用来评估个体发生疾病的遗传易感性，有利于采取有针对性的预防措施，也可用于遗传咨询；高度外显性的易感生物标志主要见于遗传性疾病，对于绝大部分非遗传性疾病而言，低共显性遗传标志是决定个体遗传易感性的主要因素。这类易感性生物标志单独对疾病的贡献通常较小，外显率较低，主要通过多个变异或者与环境因素的协同作用增加个体对疾病的易感性，但人群分布的频率较高，

表 1 高共显性和低共显性易感性生物标志的比较

特征	高共显性	低共显性
外显性	高	低
相对危险度	高	低
归因危险度	高	低
人群归因危险度	低	高
人群分布	低（<1%）	高（≥1%）

一般大于 1%，故人群归因危险度较高。高共显性和低共显性遗传标志的比较见表 1。

（沈洪兵）

shēngwù biāozhì

生物标志（biological marker；biomarker） 生物材料中可测量的、反映机体特征或状态的各类指标。包括生理、生化、免疫、细胞和遗传等方面。这些与疾病或健康状态相关的生物标志（即可识别的物质特征）就构成了分子流行病学测量指标，它们可以是数值的，也可以是分类的。生物标志一般分为 3 类：暴露生物标志（exposure biomarker），简称暴露标志；效应生物标志（effect biomarker），简称效应标志；易感性生物标志（susceptibility biomarker），简称易感标志。生物标志的分类不是绝对的，就某一种生物标志而言，它们的概念是相对的：如某基因的突变，当研究影响其分布的原因时，它是因变量，是效应标志；但当研究其与疾病发病的关系时，该突变又成了影响因素或暴露标志。因此，生物标志的分类应根据具体情况而定。

筛选 机体在从暴露到产生结局的过程中，发生许多生物特征的变化，但具有代表性且能够作为生物标志的可能只是其中很小一部分。因此，在不同阶段需要根据候选生物标志的特性、在疾病过程中的意义、检测方法等情况结合其关联程度进行筛选。如乙肝病毒（HBV）感染的生物标志有 HBsAg、抗 HBs、HBcAg、抗 HBc、HBeAg、抗 HBe、HBV-DNA 等。如果关注的是病毒早期感染，由于体内尚未产生抗体，只能选择 HBV-DNA 或 HBsAg 等病毒标志为生物标志；如果关注的是 HBV 在群体中的总感染水平，则可以选择 HBV 抗原作为生物标志。

特性 分子流行病学研究中需要明确生物标志的具体特性，确保生物标志测量的准确性。生物标志特性主要包括：①分子特性。即生物标志的化学结构和组成、物理特性、稳定性等。②时相特性。即生物标志在疾病不同进展阶段的表现和意义。③个体内变异。由于生物标本采集时间、部位等不同，即使同一个体生物标本检测的结果也可能具有一定差异。④个体间变异。不同生物体之间生物标志检测结果的差异。⑤群体间变异。不同生物群体（如年龄、性别、民族等）生物标志检测结果的差异。⑥储存变异。生物标志的生物特性、储存条件、储存时间等都会影响其检测结果。

检测 初步选定生物标志以后，需要选择适当的方法进行检测。由于流行病学研究样本量一般较大，生物标志检测花费较高，需要一定仪器设备和实验室条件，因此，应选择生物标志检测的最佳方法，即成熟稳定、操作简便、标本容易采集，兼顾检测方法的有效性和稳定性，而不应盲目追求所谓的最新方法。

（沈洪兵）

dānhégānsuān duōtàixìng

单核苷酸多态性（single nucleotide polymorphism，SNP） 基因组中单个碱基变异所引起的 DNA 序列多态性。是人类可遗传基因组变异中最常见的一种，占所有已知多态性的 80% 左右。SNP 在人类基因组中广泛存在，平均每 300～500 个碱基对中就有 1 个，估计其总数超过一千万个。

SNP 所表现的多态性只涉及单个碱基的变异，理论上讲，SNP 既可能是二等位基因多态性，也可能是 3 种或 4 种等位基因多态性，实际上后两者非常少见，通常所说的 SNP 都是二等位多态性。这种变异可能由转换（C<=>T 或 G<=>A）（transition）或颠换（transversion）（C<=>A，C<=>G，T<=>G，T<=>A）引起，也可由单个碱基的插入或缺失所致，通常所说的 SNP 一般不包括插入或缺失的情况。在基因组中，理论上任何碱基均有可能发生变异，因此 SNP 既可能存在于基因序列内，也有可能发生在基因以外的非编码序列；可以位于基因编码区域，也可以位于非编码区域。编码区域的 SNP 可分为两类，一类称为同义 SNP（synonymous SNP），其碱基改变并不导致所编码氨基酸改变，另一种是非同义 SNP（non-synonymous SNP），指碱基序列的改变导致编码氨基酸发生改变，这种改变可能影响蛋白质的功能，甚至引起生物性状改变。

目前可用于 SNP 检测的方法有许多种，如限制性酶切片段长度多态性（restriction fragment length polymorphism，RFLP）、单链构象多态性（single strand conformation polymorphism，SSCP）等传统的检测方法，这些技术均能够有效地完成SNP的检测工作，但是由于它们必须通过凝胶电泳进行检测，通常需要人工判读，难以实现快速、高效、自动化的目标，不能满足大规模基因分型的需要。近年来SNP的检测方法和相关仪器的研发进展很快，除了TaqMan、SNPstream、SNPlex、OpenArray和Sequenom等多种中等通量基因分型技术平台得到广泛应用外，基于芯片技术和二代测序技术的各种高通量基因分型平台使得几十万甚至上百万SNP可以同时得到检测，这些基因分型技术的开发和应用，极大地推动了SNP的相关研究工作。

SNP被认为是人与人之间存在差别最主要的遗传变异，不仅决定着不同表型和性状，还与个体对疾病的易感性，对治疗的反应性和疾病的预后转归等都存在相关性。因此SNP被广泛应用于生命科学的各个领域，由于其具有稳定、易于检测等良好特性，是一类重要的遗传生物标志，尤其适合进行人群研究。因此，在分子流行病学研究领域，SNP也被广泛应用于研究与疾病发生发展的关系，目前基于SNP的关联研究是分子流行病学研究的热点之一。

（沈洪兵）

biǎoguān yíchuán gǎibiàn

表观遗传改变（epigenetic variation）

遗传序列不发生变化的情况下，基因表达发生的改变也是可以遗传的，这种基因型未发生变化而表现型发生变化且在发育和细胞增殖过程中能稳定传递的现象。又称为表观遗传修饰（epigenetic modification）。属于表观遗传学（epigenetics）的研究领域。遗传改变是遗传物质（如DNA）的差异会引起生物体表现型的改变，这种改变可以遗传给后代。

表观遗传改变可以从以下3个层面上调控基因的表达：①DNA修饰。DNA共价结合一个修饰基团，使具有相同序列的等位基因处于不同的修饰状态，如DNA甲基化。②蛋白修饰。通过对特殊蛋白修饰或改变蛋白的构象实现对基因表达的调控，如组蛋白乙酰化。③非编码RNA的调控。RNA可通过某些机制实现对基因转录的调控以及对基因转录后的调控，如RNA干扰（RNA interference，RNAi）。表观遗传学研究内容一般包括染色质重塑、DNA甲基化、X染色体失活、非编码RNA调控等方面，任何一方面的异常都将影响染色质结构和基因表达，导致复杂综合征、多因素疾病甚至癌症。表观遗传改变与遗传改变不同的是，许多表观遗传的改变是可逆的，从而为疾病的干预和治疗提供了乐观的前景。

将表观遗传改变的研究内容和技术方法应用于流行病学的人群研究，就产生了一门新兴的交叉学科，即表观遗传流行病学。表观遗传流行病学就是通过描述表观遗传改变在人群中的分布并分析其与疾病和健康的关系，为疾病预防和健康促进服务的一门科学。表观遗传流行病学的核心内容是进行表观遗传改变的检测，表观遗传改变是生物标志的一种，因此表观遗传流行病学又属于分子流行病学的研究范畴。目前，国内外流行病学工作者已经开展了大量的表观遗传流行病学研究，特别是在DNA甲基化方面，由于甲基化水平的检测易于在大样本的人群研究中实现，甚至基于高通量芯片的全基因组DNA甲基化研究也已有报道。因此，以表观遗传改变为特征的群体研究是未来流行病学研究的一个新的增长点。

（沈洪兵）

jīyīnxíng-biǎoxíng xiānghù guānxì

基因型-表型相互关系（genotype-phenotype correlation）

一般认为基因型是因，表型是果，但是这种因-果关系不是简单的线性关系，由于受到表观遗传改变和环境等因素的影响，二者更多的是一种影响关系，研究影响某种表型相关的基因型的过程就是基因型-表型相互关系确立的过程。基因型-表型相互关系可以通过人群研究进行探讨，在分子流行病学研究中，基因型一般是一类遗传生物标志（如DNA修复基因变异），表型可以是一类生物标志（如DNA修复能力），也可以是具体的性状或疾病（如着色性干皮病）。

（沈洪兵）

shēngwù biāoběnkù

生物标本库（biological specimen bank，BSB）

储存有一种或多种类型生物标本，并能保持它们的生物活性以供后期研究之用的系统。如血清库、组织库、病原生物库等。生物标本采集和储存是分子流行病学研究的关键步骤，一般要求按照严格的规定进行操作。生物标本库建立的要点有：①在采集和储存过程中不能受到污染，包括外界生物的、化学的和其他标本的交叉污染。②储存的生物标本在有效时间内进行检测都可以获得稳定一致的结果。③所有的生物标本都应有详细的背景材料和鉴别标识。常用的生物标本有病原生物标本、血液（血清、白细胞）标本、组织标本、其他生物标本（如唾液、胃液、尿液、精液、头发、媒介生物等），其采集和储存要保证标本内各种生物大分子、细胞结构等不被破坏。生物标本的储存方法视生物标本的性质而定，一般应低温保存（-20℃短期或-80℃、液氮长期储存）。

（沈洪兵）

jīyīn-huánjìng jiāohù zuòyòng

基因-环境交互作用（gene-environmental interaction） 大部分疾病的发生，既有遗传因素的影响，又有环境的作用，两者的效应通常并非互相独立，呈现出一定的交互作用。

类型 奥特曼（Ottman）根据遗传与环境对疾病作用的形式，定义了5种不同基因-环境交互作用的模式，见图1。

模型A 环境是导致疾病的原因，遗传本身不直接导致疾病，但能够诱发环境暴露。如常染色体隐性疾病苯丙酮尿症（PKU），当患者两个等位基因都是致病等位基因（纯合子）时，患者缺乏将苯丙氨酸转化为酪氨酸的苯丙氨酸羟化酶，导致苯丙氨酸堆积引发智力障碍。出生后若给予饮食控制，则不会发生智力障碍。但反之，即便患儿并非致病等位基因的纯合子，其母亲若缺乏有关的酶，在子宫内也有可能发生苯丙氨酸堆积。因此，苯丙氨酸堆积是发生智力障碍的原因，不管有无致病等位基因，苯基丙氨酸堆积导致智力障碍的风险是一样的，故严格来讲，这种关系并非统计学上的交互作用。

模型B 环境是导致疾病的原因，遗传本身不直接导致疾病，但能够加强环境暴露的作用。如干皮病（xeroderma，一种常染色体隐性疾病）和紫外线辐射与皮肤癌的关系。一般人群过量的紫外线辐射暴露可以增加皮肤癌的发病风险，但干皮病患者缺乏紫外线辐射导致DNA损伤的修复酶，因而具有更高的发病风险。如果这些干皮病患者避免暴露于紫外线辐射，他们发生皮肤癌的风险就大大降低。

模型C 遗传是导致疾病的原因，环境能加强它的作用，但若没有遗传因素，环境单独不能导致疾病。如卟啉症（porphyria，一种常染色体显性遗传病），能引发轻重程度不同的皮肤疾病，包括对阳光过于敏感及皮肤易于龟裂。如果他们暴露于巴比妥酸盐（一种对于正常人无害的物质）会发生严重的损伤，甚至致死。

模型D 基因和环境必须都存在，才能诱发疾病。如遗传性葡萄糖-6-磷酸脱氢酶（G6PD）缺乏的个体（X染色体隐性疾病），具有这种基因型的人食用蚕豆时，会发生溶血，但正常个体，食用蚕豆不会发生溶血。

模型E 基因和环境单独就能诱发疾病，但两者同时存在时，能相互协同或拮抗。例如 α^2-1-抗胰蛋白酶缺陷、吸烟及慢性阻塞性肺疾病之间的关系，若个体吸烟但没有 α^2-1-抗胰蛋白酶缺陷时，发生慢性阻塞性肺疾病的风险增加；若个体不吸烟，但有 α^2-1-抗胰蛋白酶缺陷时，风险同样增加。但若两个原因都存在，则风险大大增加，程度高于两个因素单独存在导致的风险之累积。

识别 若研究为一个病例对照研究，所关心的结果为二分类变量，则建立的逻辑斯谛（logistic）回归模型为 $\text{logit}\ P=\alpha+\beta_E E+\beta_G G+\gamma GE$，$E$ 和 G 分别代表环境和基因的主效应项，GE代表两者间的交互作用项。β_G、β_E、γ 分别表示三者对应的回归系数。在理想的状况下（即样本含量足够，混杂得到控制等），回归系数通常有如下表现。

模型A 由于基因完全通过环境发生作用，环境对疾病的作用更为直接，故 β_G 和 γ 两项通常无统计学意义。由于基因能诱发暴露，故 G 和 E 间存在着相关性，可用列联相关系数来描述。

模型B β_G 无统计学意义，但 β_E 和 γ 有统计学意义。

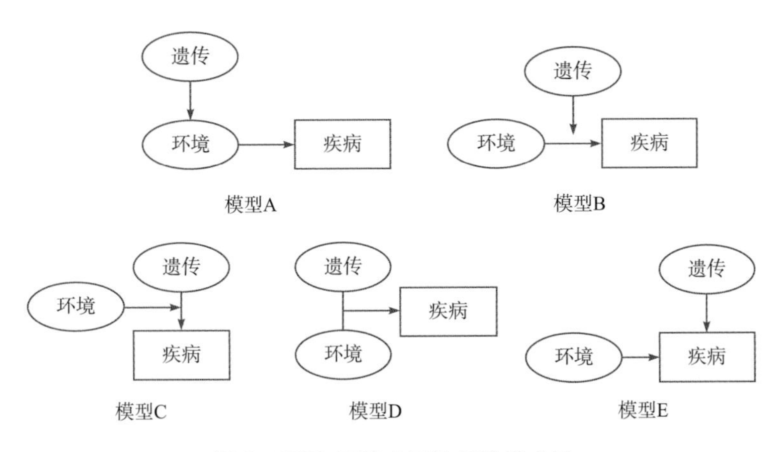

图1 基因-环境交互作用的模式图

模型C　与模型B相反，β_E无统计学意义，但β_G和γ有统计学意义。

模型D　两个主效应β_E和β_G均无统计学意义，但交互作用γ有统计学意义。

模型E　两个主效应β_E和β_G和交互作用γ均有统计学意义。

研究设计　常见的病例-对照研究、横断面调查或队列研究中获得的资料均可用于分析基因-环境交互作用。在传统的病例-对照设计研究基因环境交互作用时，对照组的选择非常重要，研究对象是否被选中应当常取决于其是否患病，而与是否暴露无关。但在实际研究中，病例是从所有的患者中随机抽样所得，可能包含多重暴露，而对照通常来自于某一群体，暴露相对较为单一。因而病例组与对照组间在除了所研究的暴露因素外的其他暴露因素上存在着不均衡，从而干扰研究结果。鉴于传统设计方法的不足，有研究者提出其他类型的设计方法，如单纯病例研究，后者也可以有效地进行基因-环境交互作用的识别。

（沈洪兵）

jiànkāng-jíbìng liánxùdài

健康-疾病连续带（health-disease continuum，HDC）

通过研究疾病发生发展过程中的各类分子事件（或生物标志），将疾病的发生发展过程表现为一系列相关分子事件的相互作用及分布变迁，绘制分子水平的疾病自然史。传统流行病学一般以观察病例发生或死亡为基础进行流行病学描述和分析，这种以病例为基础的流行病学所能研究的仅是“冰山”的顶部，而海水下面的冰山则具有更重要的流行病学意义。分子流行病学的发展，使“海水下面的冰山”得以探明。HDC对于深入了解疾病的发生、发展规律，防治疾病、促进健康等具有重大的公共卫生意义。

替代性终点生物标志（surrogate endpoint biomarker，SEB）：生物标志的应用使得医学研究、预防和治疗的观察终点不再局限于疾病的出现，而是前移为某些特定的生物标志。目前替代性终点生物标志一般特指癌变过程中的生物标志，在恶性肿瘤干预研究中作为研究的观察终点，以达到较高的成本效益。例如，在前列腺癌预防干预的临床试验中，高度前列腺上皮内瘤变（high-grade prostate intraepithelial neoplasia，HGPIN）、微血管密度（microvessel density）和前列腺特异抗原（prostate-specific antigen，PSA）都曾被选为替代性终点生物标志。因为此类生物标志是替代性标志，不是真实的观察终点，而所选择的生物标志越接近观察终点，即肿瘤发生，则预测价值越高。

（沈洪兵）

wēixiǎndù píngjià

危险度评价（risk assessment）

根据个体具备的某种特征、处于某种状态或暴露于某种环境危害因子，分析和评估其健康程度和发生某种疾病的风险的过程。在流行病学研究中，常用来测量暴露和疾病效应相关程度的指标是危险度和比值比。危险度主要分为相对危险度（*RR*）、归因危险度（*AR*）和人群归因危险度（*PAR*），在病例对照研究中常用比值比（*OR*）对相对危险度进行估计。比值比与相对危险度之间的差异取决于疾病发病率的大小。

危险度评价作为一种基本的也是重要的流行病学方法，已经广泛应用于疾病病因和与健康安全相关因素的研究，用于预防和控制疾病的干预措施的评价，为制定公共卫生政策提供依据。对于高危险度的危险因素与疾病的联系，极少引起争论，如在毒理学领域开展的化学品危险度评价工作已经广泛地应用于实际工作，指导人们的生产和生活。但低危险度的影响因素由于其效应相对较弱，容易受到偏倚的影响，对研究设计要求更高，通常难以精确估计其对疾病发生的真实影响。但是，这些低危险度因子广泛存在，对健康和疾病的影响更为广泛和深远，如对于高血压、肿瘤和糖尿病等慢性非传染性疾病而言，主要是由多种低危险度的影响因素所导致的，因此近年来低危险度的评价已越来越引起人们的重视。

（沈洪兵）

yìgǎnxìng cèliáng

易感性测量（susceptibility examination）

个体对疾病发生发展和预后的易感程度存在差异，这种差异通常采用易感性生物标志进行衡量，不同疾病阶段的生物标志类型也不相同，确定易感性生物标志的过程即易感性测量，这对于了解人群的疾病易感程度，鉴定个体的疾病风险，预防疾病的发生以及延缓疾病的进展等都具有重要意义。

遗传性疾病　人类的单基因遗传病有几千种之多，有25%～30%的人会受到各种遗传病的危害。除少数已经查明原因以外，大多遗传病病因不明，分子流行病学研究是阐明遗传病易感性生物标志、分布规律和影响因素的重要手段。例如，亨廷顿（Huntington，HD）病是一种遗传性舞蹈病，中年发病，而后逐渐加重，因无法治疗，10～20年后死亡，人群患病率约为5/10万，但对某些家族危害甚大。20世纪80年代以前，分子生物学的手段尚没有应用于流行病学研究，因此对其病因的研究始终没有进展；80年代初，分子流行病学研究通过对不同家族群体进行分析，很快确定了HD基因紧密连锁遗传位点D4S10及其DNA标志，为该病的早期诊断和防制提供了可靠指标。此外，发展灵敏度和特异度高、快速方便的基因诊断方法用于遗传病基因分布研究、高危人群筛检等也是分子流行病学的重要研究内容。

慢性非传染性疾病 虽然环境因素在慢性非传染性疾病发病中具有重要作用，但机体易感因素也不可忽视。分子流行病学研究已经发现了恶性肿瘤、糖尿病、心脑血管病等慢性非传染性疾病都有遗传易感性相关生物标志存在。目前，全基因组关联研究在慢性非传染性疾病相关的研究中鉴定了大量的遗传易感生物标志物。这些易感性标志物对于界定疾病的高危人群，实施有效的个体化疾病预防策略具有重要价值。

传染病 传染病易感性水平的高低可以从两个方面评判，即特异性免疫水平和个体对病原体致病的遗传易感性。特异性免疫水平常用血清学生物标志进行评价，如血清中特异性抗体的有无与水平高低，HBV抗体水平经常用于评价个体对乙型肝炎的易感性，并以此为依据进行乙肝疫苗的注射；遗传易感性的评判与慢性非传染性疾病类似。如非洲疟疾流行很严重，每年造成大量人群患病，数万人死亡，疟疾的流行除了与当地自然环境和社会环境有关外，西部非洲人群HLA特定抗原基因的分布与疟疾发病的严重程度也有密切关系。

（沈洪兵）

duōchóng bǐjiào

多重比较（multiple comparison） 在多变量的情形下，通过对多个变量的反复检验来回答某一问题。其针对某一个问题提出假设，该假设是一系列假设，并非单一假设。例如，全基因组关联研究的芯片数据分析时，同时检验几十万个遗传变异（基因多态性）与疾病或表型的相关性，这就是一种多重比较。假设检验总是从特定的研究假设出发，在$\alpha=0.05$时，作一次假设检验，犯第一类错误的概率为0.05，而在多重比较数据中，如微阵列数据，一般包括成百上千甚至上百万个变量，此时若各个假设检验独立，每个假设检验的水准均为α时，则n次检验，至少犯一次假阳性错误的概率为$1-(1-\alpha)^n$，当n增加时，假阳性错误的概率趋于1。因此，在多重比较中应采用特定的统计方法进行处理，以降低研究结果出现假阳性的概率。

针对多重比较的统计方法可谓层出不穷，按控制指标可分为控制第一错误率［如邦费罗尼（Bonferroni 校正）］，控制FDR（false discover rate）等；按控制的操作程序可分为：单步法，逐步法，基于再抽样的方法等；按学派主要分为频率学派和贝叶斯（Bayes）学派的方法等。这些方法相互交叉、组合，思路互相借鉴、渗透所组成的方法非常之多，实际工作中可以根据具体的数据合理选用。

（沈洪兵）

bāngfèiluóní jiàozhèng

邦费罗尼校正（Bonferroni correction） 在多重比较的数据分析中常用的一种统计处理方法。其原理是通过控制假设检验的显著性水准以降低假阳性结果发生的概率，如在全基因组关联研究中，同时研究100万个遗传变异与某表型的关系，此时邦费罗尼法将显著性水准控制在0.05/100万，即检验水准为5×10^{-8}。因此，邦费罗尼校正是一种较为严谨的统计方法，可以很好地控制假阳性结果出现的概率；但是，这种校正方法也被认为是多重比较调整方法中最为保守的一种方法，存在校正过度的可能，即增加了假阴性的概率，因此实际工作中可以与其他多重比较的校正方法相结合酌情选用。

（沈洪兵）

rénqún fēncéng

人群分层（population stratification） 在遗传关联分析中，由于研究人群存在遗传背景的差异从而引入系统偏倚，这种偏倚的存在将导致遗传标志与待研究疾病或表型之间的关联强度的大小被掩盖或夸大，这种遗传背景的差异称为人群分层，其本质是一种混杂偏倚。人群分层产生机制较为复杂，可能与各亚人群祖先的迁移模式、婚配习惯、生殖强弱及基因组的随机突变等因素有关。群体分层对遗传关联分析的直接影响是可能导致结果偏倚，产生假阳性或假阴性的结果。因此在进行遗传关联研究时，应尽可能排除人群分层的干扰，常用的手段是尽可能地选择遗传背景同质的群体，也可以对可能存在亚人群的两组人群进行匹配，如出生地、年龄结构、种族、性别比例等，可以部分限制人群分层的影响。当研究人群确实存在人群分层现象时，特别是在多中心的大样本全基因组关联研究中，经常采用统计学方法对数据进行处理，目前常用的校正手段有基因组对照（genomic control，GC）法、结构化关联（structured association，SA）法以及主成分分析（principal components）法等。

（沈洪兵）

rénlèi jīyīnzǔ liúxíngbìngxué

人类基因组流行病学（human genome epidemiology，HuGE）

应用流行病学与基因组信息相结合的研究方法，开展以人群为基础的研究，评价基因组信息（基因或基因变异及其相应编码的产物）对人群健康和疾病的流行病学意义，是遗传流行病学与分子流行病学交叉的前沿领域。HuGE的产生是人类基因组计划（human genome project，HGP）发展的产物，但强调了在人类基因组研究中系统地应用流行病学方法，用量化的指标和统计学方法来描述人群中基因及其相关标志物的分布特性及其与疾病的关联。HuGE从其本质上说，是基于核酸生物标志（基因组特征）的分子流行病学研究。

随着人类基因组计划草图的完成，环境基因组计划（environmental genome project，EGP）、国际人类基因组单体型图计划（international hapmap project，HapMap）、千人基因组计划（1000 Genomes Project）等多个基因组相关项目的启动和推进，后基因组时代的研究相继启动，人类基因组流行病学也被广泛应用。例如，基于基因组水平的全基因组关联研究通过比较不同的人群之间某一（多）个基因遗传变异的频率差异，进而明确这些遗传变异与疾病的发生、发展及预后之间有无关联以及关联的强弱（疾病基因组学）；探讨有功能学意义的环境应答基因的多态性在相同环境暴露下对复杂性疾病产生的危险性差异并鉴定其与特定环境之间的基因-环境交互作用（环境基因组学）；通过研究遗传背景不同的患者对同种药物或方案的不同反应性（药效和不良反应），建立药物的基因预测模型，预测不同个体对药物的反应及预后，达到个体化治疗的目的（药物基因组学）。上述这些基于人群的研究均需要用到基因组流行病学的理论与方法。在将人类基因组信息转化为医学实践的过程中，流行病学将自始至终发挥着关键性的作用，同时将迎来基因组流行病学发展的良好契机。

（沈洪兵）

huánjìng jīyīnzǔ jìhuà

环境基因组计划（environmental genome project，EGP）

1997年美国国立环境卫生科学研究所（National Institute of Environmental Health Sciences，NIEHS）首先提出了环境基因组计划，1998年美国国会正式批准了名为环境应答基因及其对人类健康的影响的研究项目，即EGP，该项目由隶属于美国国家健康研究院（National Institutes of Health，NIH）的几个研究所、能源部和其他联邦政府机构共同合作开展。

EGP是继人类基因组计划（Human Genome Project，HGP）启动后的有关基因组研究的又一重大工程，其最终的目标是更好地理解环境和基因及其相互作用对疾病的影响。HGP发现人类基因组碱基序列99.9%以上是相同的，剩下不到0.1%的基因组差异是不同个体对于相同环境暴露却导致不同效应的基础。EGP即应用由HGP发展而来的技术，在人群中识别与环境暴露相关疾病的易感基因并发现这些基因序列的差异（即基因多态性），建立基因多态性数据库，服务于以人群为基础的流行病学研究，并通过动物模型以期鉴定相关基因多态性的功能。希望能够更准确地预测影响人类健康的环境因素的危险度，帮助政府制定环境保护政策，改善人类健康。

EGP的两个目标是：①识别和鉴定环境应答基因的功能性多态性。②开展基因-环境相互作用的流行病学研究以确定其在疾病发病中的作用。针对上述目标，该项目优先选择了代谢、DNA修复、细胞周期、氧化应激以及信号转导等多个环境相关通路的600多个基因，通过对95名多种族美国人进行重测序，建立环境应答基因多态性数据库，并对其中的重要基因多态性开展功能学鉴定，如酶学分析、细胞定位、蛋白折叠、功能基因组学和动物模型鉴定等，最后开展以人群为基础的流行病学研究包括环境流行病学、分子流行病学、生物标志物、遗传易感性和基因-环境相互作用等方面的项目。

（沈洪兵）

quánjīyīnzǔ guānlián yánjiū

全基因组关联研究（genome-wide association study，GWAS）

利用高通量基因分型平台对大规模的群体DNA样本进行全基因组高密度遗传标志（如单核苷酸多态性或拷贝数变异等）检测，筛选与某种表型（包括疾病和性状等）相关的遗传变异的关联研究方法。GWAS在全基因组层面上同时选择几十万个甚至上百万个遗传变异进行检测，样本量要求较大（一般1000例以上），采用严格的统计学检验水准（10^{-7}或10^{-8}），以降低研究结果的假阳性率，并进行多中心反复验证，保证研究结果的真实性和可靠性。GWAS为阐明疾病、健康和生命现象的遗传和生物机制提供了强大的手段。

据美国人类基因组研究院（National Human Genome Research Institute，NHGRI）的不完全统计，自2005年首个全基因组关联研究问世以来，截至2011年6月，已经发表的GWAS超过1 400项，发现了数千个与200多种疾病或性状相关的遗传位点，这些疾病包括糖尿病、高血压和肿瘤等慢性非传染性疾病，也包括肝炎、结核、麻风病等传染性疾病，生理指标包括体质指数（BMI）和血脂水平等，生理性状如身高和头发颜色等，以及行为方式如吸烟成瘾等。该领域进展非常迅速，其检测平台和分析方法层出不穷，是当前分子流行病学最活跃的研究领域之一。GWAS的研究成果具有巨大的潜在应用价值，包括通过遗传检查预测疾病的发生发展风险，在高危人群中开展前期预防和早期筛查；通过阐明疾病的病理生理机制，寻找新的药物靶点，开拓疾病治疗新途径新方法；通过个体遗传信息制订合理的治疗方案，预测疾病的转归，指导临床治疗，促进个体化医学的发展。GWAS揭示了疾病发生、发展与治疗相关的众多未知遗传因素，为更好地了解人类疾病的发病机制、预防和治疗疾病掀开了新的一页。

（沈洪兵）

yàowù liúxíngbìngxué

药物流行病学（pharmacoepidemiology） 运用流行病学原理和方法研究人群中对药物的利用、效应及行为的一门应用学科。临床药理学与流行病学两个学科相互渗透、延伸而发展起来的新的医学研究领域，形成于20世纪80年代，是应用流行病学的原理和方法，研究人群中药物的利用及其效应的一门应用科学，也是流行病学的一个新分支。药物流行病学是在与药害做斗争的过程中发展起来的，主要用于药物上市后研究。最初的研究内容以药品不良反应为主，但近些年来研究领域不断扩大，如从不良反应监测扩大到不良事件监测，从强调药物利用扩大到研究有益的药物效应，以及药物疗效的卫生经济学评价、生命质量评价和循证评价等。

简史 流行病学是研究疾病和健康在人群中的分布及其影响因素的一门科学，药物则是影响疾病和健康分布的重要因素之一，如疫苗的问世导致许多传染病流行谱的改变，抗生素的应用使传染病的死亡率大幅度下降。随着新药不断问世，药品不良反应也相继出现，尤其是20世纪60年代发生的震惊世界的反应停（沙立度胺）事件，更是促进了人们对药物上市后的安全性和有效性的关注。1968年世界卫生组织（World Health Organization，WHO）制订了一项由10个国家参加的国际药品不良反应监测试验计划，并于1970年正式成立WHO药物不良反应监测中心。由于研究的视角从临床拓展到广大的用药人群，应用流行病学知识、方法和推理研究人群中药物的应用及效果，即药物流行病学这门应用科学于20世纪80年代应运而生。中国药品不良反应监测从1988年开始进行试点，并于1989年成立中国药品不良反应监测中心。1998年3月中国正式加入WHO国际药品监测合作计划并开始履行其成员国义务。1999年，国家食品药品监督管理局和卫生部联合颁布了《药品不良反应监测管理办法（试行）》；2001年，新修订的《药品管理法》对ADR监测工作有了进一步的明确规定；2004年3月正式推出了《药品不良反应报告和监测管理办法》。截至2003年，中国各省、自治区、直辖市均成立了药品不良反应监测中心，加上解放军药品不良反应监测中心，中国共成立了32个药品不良反应监测分中心。

研究范围 药物流行病学最初主要关注药品不良反应，但近些年来研究领域不断扩大，如从不良反应监测扩大到不良事件监测，从强调药物利用扩大到研究有益的药物效应，以及药物疗效的卫生经济学评价、生命质量评价和meta分析等。近年来药物流行病学的主要研究内容包括：药物流行病学的方法学研究，做到能快速并准确地发现用药人群中出现的不良反应，保证用药人群安全；在众多药品中挑选和推荐经过科学评价的药品，保障合理用药；使药品上市后监测方法规范化与实用化，尤其是计算机的应用与用药人群数据库的建立；研制实用药物不良反应因果关系判断程序图或逻辑推理流程图；研究处方者的决策因素，改善其处方行为，提高处方质量；通过广大用药人群，对常见病、多发病的用药（抗癌药、心血管药、抗感染药、解热镇痛药）进行重点研究，推动合理用药；以社会人群为基础对抗菌药合理应用与控制病原体耐药性的研究与成果，进行系统、深入、有效的推动与实践。

不良反应 合格药品在正常用法用量下出现的与用药目的无关的或意外的有害反应。一般按是否与剂量有关分为A类反应和B类反应。A类反应与剂量有关，因而是可预期的，包括过度作用、副作用、毒性反应、首剂反应、继发反应、停药综合征等。B类反应与常规的药理作用无关，反应的发生与剂量也无关，可能涉及遗传易感性和变态反应等机制，因此难以预测。

药物不良事件　在药物治疗过程中出现的不利的临床事件，但该事件未必与药物有因果关系，例如在使用某种药物期间出现的病情的恶化，并发症，就诊或住院，化验结果异常，各种原因的死亡，各种事故如骨折、车祸，或导致这些事故的原因——瞌睡、眩晕、晕厥、视力障碍等，以及可疑的药品不良反应。不良事件是否确为药物所致必须经分析评估才能确定。

药源性疾病　当药物不良反应致使机体某个器官或局部组织产生功能性或器质性损害而出现一系列临床症状与体征时，就成为药源性疾病。药源性疾病不仅包括药物正常用法用量情况下产生的不良反应，还包括由于超量、误服、错误应用以及不正常使用药物等情况而引起的疾病。

研究方法　药物流行病学作为流行病学的一个分支，可以根据研究目的使用流行病学的各种研究方法，如常用的描述性研究、分析性研究和实验性研究。药物流行病学的研究方法还包括不良反应因果关系评价的一些方法。

药物不良反应（adverse drug reaction，ADR）因果关系评价准则　ADR因果关系评价准则包括时间方面的联系，即用药与不良反应的出现有无合理的时间关系；联系的普遍性，即与现有资料（或生物学上的合理性）是否一致；联系的特异性，即特异性在生物学上并不总适用，如氯霉素可引发再生障碍性贫血，但不是所有服氯霉素者都会发生再障，然而当某个病例符合时，则说明有极强的因果关系；联系强度，即发生事件后撤药的结果和再用药的后果，如停药或减量后反应是否消失或减轻，再次用药是否又再次出现同样的反应；有否其他原因或混杂因素，即反应是否可用并用药物的作用、患者病情的进展、其他治疗措施来解释。

ADR因果关系评价方法　药品不良反应因果关系评价及其评价信号的可靠程度是不良反应监测工作的重要内容。目前世界上使用的ADR因果关系评价方法有20多种，其中卡奇（Karch）和拉萨尼亚（Lasagna）评定方法被各种评价方法引为基本准则，该法将因果关系的确实程度分为肯定、很可能、可能、条件、可疑五级。具体如表1。

与有关学科的关系　①与流行病学的关系。药物流行病学是将流行病学的研究方法与临床药理学、药物治疗学等相结合而产生的，主要研究药物在人群中的利用情况与效应的分布。②与临床药理学的关系。临床药理学是研究药物与人体的相互作用，以指导药物研究、开放、使用与评价，药物不良反应监测是临床药理学的主要职能之一。药物流行病学是从宏观的角度去研究广大用药人群中的不良反应，以获得正确的评价，并指导人群合理用药，为药品生产提供依据。药物流行病学发现的问题（如药源性疾病），又可以通过临床药物学分析其发病机制，寻找防治的方法。③与医药信息学的关系。医药信息学是研究以计算机及网络系统为基础的信息处理技术在医药领域开发应用的学科。药物流行病学是要借助医药信息学开发大规模的药物流行病学数据库与网络。④与药事管理学的关系。药事管理尤其是药政管理对促进药物流行病学的诞生与发展起了很大的作用，进行药物流行病学研究与发展所需要的人力、物力应由药政部门大力支持，药物流行病学的研究成果也优先服务于药政决策，以便取得人群用药效应的可靠数据，决定对药品研究、开发、产销、使用的管理，从宏观调控的角度，趋利避害，使人群用药效益得到法律保障。

意义或应用　药物流行病学主要用于上市后研究，可补充上市前研究中未获得的信息，包括：①通过大量人群用药调查，确定药物在治疗和预防时可能发生的不良反应的发生率，或是有效效应的频率。②了解药物对特殊的

表1　ADR因果关系评价方法的基本准则

肯定	很可能	可能	条件	可疑
时间顺序合理 与已知的ADR相符 停药后反应停止 重新用药反应再现	时间顺序合理 与已知的ADR相符 停药后反应停止 无法用患者疾病来合理解释	时间顺序合理 与已知的ADR相符 患者疾病或其他治疗也可造成这样的结果	时间顺序合理 与已知的ADR相符 不能合理地以患者疾病来解释	不符合前述各项标准

人群组，如老年人、孕妇和儿童的作用。③研究并发疾病和合并用药的影响。④比较并评价新药是否更优于其他常用药物。另外，药物流行病学还能获得上市前研究不可能得到的新信息，包括：①发现罕见的或迟发的不良反应或是有益效应，并用流行病学的方法和推理加以验证。②了解人群中药物利用的情况。③了解过量用药的效果。④对药物在预防和治疗工作中的花费和效益进行评价。目前，药物流行病学已经成为上市药品监督的科学基础。近年来，药物流行病学也开始应用于其他领域，包括：药物利用研究、评价与改进医生处方、药物利用评价、有关疫苗安全性的药物流行病学具体方法学问题、医疗器械的药物流行病学研究、药物导致的出生缺陷研究、药物流行病学与风险管理、药物流行病学在用药错误中的应用，以及医院药物流行病学等。

上市前研究　新药上市之前Ⅰ期到Ⅲ期的临床研究。Ⅰ期研究为人们提供一种新化合物进入人体后的最初认识，主要是安全性和药物剂量的评价；Ⅱ期研究将药品应用在与疾病有关的患病人群，主要评价的依然是安全性和药物剂量；Ⅲ期研究为随机化试验，评价安全性和新药的疗效，同时与安慰剂或与可能被新药替代的现有疗法比较。

上市后研究　指药品被批准上市以后，药品利用及其效应的研究，包括药品安全性研究、药品有效性研究、质量控制研究和药品经济学研究。研究目的主要是评价药品的安全性和有效性。

上市后监测　由于上市前临床试验观察时间短，观察对象样本量有限（500~3000人），病种单一，多数情况下排除老人、孕妇和儿童，因此一些罕见的不良反应、迟发反应和发生在某些特殊人群的不良反应难以发现，所以新药上市后仍需开展监测研究，即上市后监测，再次保证药物的安全有效。

发展趋势或存在问题　与传统的基于人群研究的流行病学方法相比，利用数据库开展的药物流行病学研究，特别是在探索药物不良反应信号方面，有着诸多的优点。其重要性也在另一个方面加快和促进了该方法的发展和完善。但同时也需要看到，进行药物不良反应信号探索过程中仍然有许多的地方需要提高和改进，例如：如何优化和完善作为方法学基础的数据库资源，特别是提高自发报告系统类型数据库的质量；如何统一规范世界各国各个地区数据库中关于药物和不良反应的定义，从而保证各种数据库之间能进行衔接，最大化地利用资源；如何平衡各种方法在探索信号方面的灵敏度，特异度，假阳性率和假阴性率，从而建立优化的信号背景比值；如何评价在各个方法中，不同类型的不良反应、不同的报告途径，以及时间因素对比值测量的影响；如何开展对可疑不良反应信号的验证研究，从而对人群药物使用安全提出指导意见。

（詹思延）

yàopǐn fēngxiǎn guǎnlǐ

药品风险管理（risk management for pharmaceutical products）　通过药品安全性监测，在不同环境（不同状况、不同事件、不同社会、经济背景、不同药品）对药品风险/效益的综合评价，采取适宜的策略与方法，将药品安全性风险降至最低的一个管理过程。风险识别是依靠相关初始信息，对药品安全性的已知风险或潜在风险进行判断、归类和鉴定的过程；风险评估是对药品安全性风险的性质、特点、频度和严重程度进行分析，将风险分为可接受风险、合理风险和不可接受风险；风险交流是在药品风险管理全过程中，事件相关各方进行全面、连续的风险信息交流，是药品风险管理的重要组成部分；风险最小化计划指针对药品的每一个安全性问题所制订的，控制或减少其安全风险发生，以达到风险最小化目的的各种管理举措的详尽实施方案。

（詹思延）

yàowù bùliáng fǎnyìng jiāncè

药物不良反应监测（adverse drug reactions monitoring）　根据中国药品管理法的有关规定，对合格药品在正常用法、用量时出现与用药目的无关或意外的有害反应开展的监督和考察。各国药品监督主管部门的重要职责，是确保药品安全、保障公众健康的主要手段。目前国际上常用的不良反应监测方法包括自愿报告系统、义务性监测、重点医院监测、重点药物监测、速报制度。此外，许多国家还利用本国的医疗、保险等数据库发展了各具特色的不良反应数据链接。

自愿报告系统（spontaneous reporting system；SRS）　又称黄卡制度。早在20世纪60年代初期就用于药品不良反应监测，因英国的报告卡为黄色而得此名。这是一种自愿而有组织的报告制度，医务人员或药厂如果怀疑某种药物与服药者的某种不良事件有关，就应当填写药品不良反应报告卡片，并向上级主管部门报告。监测中心通过收集大量分散的不良反应病例报告，经整理、分析因果关系评定后储存起来，并将不良反应信息及时反馈给各监测报告单位以保障用药安全。目前，世界卫生组织国际药物监测合作中心的成员国大多采用这种方法。

义务性监测（mandatory or compulsory monitoring） 1975年瑞典在自愿报告制度的基础上发展起来的，要求医师报告所发生的每一例不良反应，从而使报告率大为提高。

重点医院监测（intensive hospital monitoring） 指定有条件的医院，报告不良反应和对药品不良反应进行系统监测研究。虽然覆盖面较小，但针对性和准确性提高，能反映一定范围内某些药品的不良反应发生率。

重点药物监测（intensive medicines monitoring） 主要是对一部分新药进行上市后监测，以便及时发现一些未知或非预期的不良反应，并作为这类药品的早期预警系统。哪些药物需要重点监测，通常根据该药物是否为新药，其相关药品是否有严重不良反应，并估计该药是否会被广泛应用，而由药物不良反应专家咨询委员决定。

速报制度（expedited reporting） 许多国家要求制药企业对其产品有关的药品不良反应做出迅速报告。如美国、法国等欧共体成员国和日本均要求，上市后的药品发生严重不良反应要在15个日历日内向药品安全性监测机构报告，如属于临床试验之中的药品发生不良反应要在7个日历日之内报告。中国规定最迟为15个工作日之内上报。

不良反应数据链接（adverse drug reactions data link） 在不良反应监测方面，许多国家利用本国的医疗、保险等数据库发展了各具特色的ADR数据链接，如美国的凯撒（Kaiser）永久医保项目和医疗补助数据库，加拿大萨斯喀彻温省的健康数据库，荷兰的自动化药房记录链接，英国泰赛德区的用药监测单元和英国全科研究数据库等。

（詹思延）

yàowù lìyòng

药物利用（drug utility）

把合理用药扩展到一个更广更深的领域。一方面，它把研究对象从个别患者的合理用药扩展到一个医院、一个地区、甚至全国，即从药物使用的宏观角度考察药物利用情况；另一方面，它根据经济学原理，把研究领域扩展到对整个社会药物资源的最佳利用上。不仅考虑个别患者用药是否合理，而且从药物资源的社会分布，处方用药的频度、数量等考察药物是否达到物尽其用，以避免出现滥用药物和用药过度或用药不足等问题。

（詹思延）

yàowù jǐngjiè

药物警戒（pharmacovigilance）

发现、评估、理解和预防药品不良反应或其他任何可能与药物有关问题的科学活动。药物警戒不仅涉及药物的不良反应，还涉及与药物相关的其他问题，如不合格药品、药物治疗错误、缺乏有效性的报告、对没有充分科学根据而不被认可的适应证的用药、急性和慢性中毒的病例报告、与药物相关的病死率的评价、药物的滥用与错用、药物与化学药物、其他药物和食品的不良相互作用等。药物警戒不等同于传统的药品不良反应监测，它是上市药品的安全保障体系，最终目的是提高临床合理、安全用药水平，保障公众用药安全。

（詹思延）

shùjùkù wājué

数据库挖掘（data mining）

在药物流行病学，特别是在药物警戒领域中，在医药卫生相关的数据库中，应用一些传统的流行病学和统计学知识，描述、分析在一定时间内用药人群中可疑药物使用和效应分布（不良反应发生）的情况，进而探索两者之间可能存在的关联的过程。

比值失衡测量法（measures of disproportionality） 是通过计算药物使用和对应的药物不良反应发生事件之间的比值来探索药物不良反应信号的一种方法。

报告比值比（reporting odds ratio，*ROR*） 该方法是荷兰药物警戒中心的拉尔布（Lareb）实验室首先提出，是探索药物不良反应信号的一种方法。该方法利用简单的四格表法来进行计算，计算简单、灵敏度较高，消除大量偏倚，但特异度较低，存在假阳性，结果波动大，比较不稳定。

比例报告比值比（proportional reporting ratio，*PRR*） 探索药物不良反应信号的一种方法。该方法利用简单的四格表法来进行计算，计算简单、灵敏度较高，但特异度极低，即假阳性率较高，结果很不稳定。

信息成分（information component，IC） 贝叶斯判别可信区间递进神经网络模型可用于探索药物不良反应信号，这种方法是通过计算信息成分来实现。信息成分值的大小反映了可疑药物和可疑不良反应发生之间联系的强弱。如果信息成分值大于0，说明可疑药物和可疑不良反应之间存在着某种联系。

相对比值比（relative rate，*RR*） 通过估计数据库中实际报道的不良反应事件的数量与预期发生数量的比值，来推断可疑药物和可疑不良反应事件之间联系的强弱。如果相对比值比大于1，提示可疑药物和可疑不良反应事件之间很可能存在着某种方式的联系。

预测模型法（predictive modeling） 是探索不良反应信号的一种方法，非常类似统计学中的多元回归分析，通过建立模型，预测服药人群将来可能发生的结局。但需要注意的是预测的结果通常会受数据库中一些异常值的影响。

聚类分析法（clustering or database segmentation） 探索不良反应信号的一种方法，是通过比较不同记录报告间相同和不同的地方，对数据库中的记录进行分组和归类。

倾向评分（propensity score） 当研究中各对比组间存在着和研究因素协同对结果变量起作用的因素即混杂因素时，可以采用一个综合评分（即倾向评分）来代替所有已知的混杂因素，从而均衡各对比组间各个特征变量的可比性。

工具变量（instrumental variables） 在模型估计过程中被作为工具使用，以替代模型中与随机误差项相关的随机解释变量。选择为工具变量的变量必须满足以下条件：与所替代的随机解释变量高度相关；与随机误差项不相关；与模型中其他解释变量不相关，以避免出现多重共线性。

边缘结构模型（marginal structural model） 一类新的估计药品不良反应因果效应的模型，当存在依时间变化的协变量及处理值的情况下，从观察数据出发，对问题进行研究。

（詹思延）

jīfā shìyàn

激发试验（provocation test）

模拟自然发病条件、以少量致敏原引起一次较轻的变态反应发作、用以确定变应原的试验。其可以帮助确定药物不良反应因果关系，包括去激发和再激发。去激发指停药、减量或使用特异性对抗药后，反应是否消失或减轻。再激发指再次使用可疑药物后，是否再次出现同样反应。

（詹思延）

yàowù bùliáng fǎnyìng xìnhào

药物不良反应信号（adverse drug reactions signal）

从发展的趋势看，有可能发展为药物不良反应的药物不良事件，是在以往发生过的药物不良反应事件报告基础上产生的，用来揭示可疑药物使用和可疑不良反应发生之间可能存在的某种因果关系。

（詹思延）

kōngjiān liúxíngbìngxué

空间流行病学（spatial epidemiology）

利用地理信息系统和空间分析技术，描述和分析人群疾病、健康和卫生事件的空间分布特点及发展变化规律，探索影响特定人群健康状况的决定因素，并为防治疾病、促进健康以及卫生服务提供策略和措施的流行病学分支学科。

随着空间技术的迅速发展，空间流行病学已发展成为以空间视角研究人群疾病和健康与空间环境之间关系的一门学科；主要任务是描述疾病的空间分布，研究空间分布的特点与规律，探索病因，为疾病预防和医疗保健工作服务；空间流行病学主要是对空间位置上的健康和疾病状态及其解释因素（包括人口学指标、环境指标、行为学指标、社会经济学指标、遗传学指标和感染危险因子等）进行研究，主要研究内容包括疾病地图的绘制；评价点、线源的疾病危险度；聚群识别和疾病聚类分析；地理相关性研究等方面。

虽然空间流行病学的研究中心是疾病与健康的空间分布，但它更侧重于空间分析的手段，尚处于发展初期的学科理论与技术还处于不断发展和完善过程。随着现代信息技术的发展，空间流行病学将发展成为一门独立学科。

（周晓农）

jíbìng zhìtú

疾病制图（disease mapping）

将疾病危险度的空间变异（时空变异）在地图上表现出来的工具。其可为进一步病因学或其他研究提供线索。疾病制图是空间流行病学中重要的描述和评价疾病地区分布的工具，它是统计学与地图学相结合而产生的应用技术。

疾病制图由来已久，最早例子之一是1854年约翰·斯诺（John Snow）所绘制的英国伦敦地区与供水地点相关的霍乱患者住址地图。地图可以快速、形象地概括复杂地理信息，在各种场合下用于描述产生病因学假设、监测明显的高危地区，并辅助政策制定和资源配置。疾病制图通过构建模型来描述地图上疾病的总体分布，目的是清除地图上疾病的额外噪声，揭示潜在的疾病分布结构。

简单统计制图 最简单的制图形式是在一系列位置上展示疾病病例或病例数或粗率。对病例事件而言，就是画出病例所在的位置，而对区域内计数而言，就是在一些合适的位置上（如区域重心）展示区域内的事件数目。展现病例数值时，计数可以是总数，也可以是平均数，如果区域不规则，则要决定是在某位置（如区域重心）上定位计数数据，还是在整个区域用填充色或阴影来代表计数数据。对前者而言，位置的选择将影响到地图的解释，对后者而言，填充方式和颜色的不同可能导致不同的解释。将风险本底效应纳入疾病制图的方法最为常用，也是标准化方法。

如果所进行的是抽样调查研究，而且试图估计非调查点的疾病/健康状态，则要采用插值（interpolation）方法。例如，如果认为计数代表的是连续变化的危险度表面（risk surface），则可能希望制作一系列的区域计数等值线图。常用的插值方法有核平滑法（kernel smoothing）和克里格（kriging）法。尽管地图直观形象，易于为读者所接受，但单纯应用制图可能产生严重误导，原因有：数据质量、混杂、随机误差的不恰当处理、多重比较等。

基于模型的疾病制图 当存在与问题有关的实质性假设或更多先验信息时，宜采用基于模型的方法来制作疾病地图来消除这些地图上的随机成分，以利于揭示问题的本质。在选择建模方法时，除了考虑是采用经典频率统计方法（frequentist approach）或采用贝叶斯方法（Bayesian approach）外，还应注意以下方面：①数据类型。对点数据和区域数据进行建模方法不同。②分布假设。数据可能服从二项分布或Poisson分布等。③随机效应（stochastic effect）。是否需要考虑空间异质性、空间自相关性和时间自相关性所带来的随机效应等。不管选用何种模型对空间数据进行分析，基于模型的统计制图实质都是将模型所产生的估计结果（如危险度、患病率、死亡率等）在地图上展现出来，同样也应注意到图形形式可能对地图解释产生的影响。

（周晓农）

dìlǐ xiāngguānxìng yánjiū

地理相关性研究（geographical correlation study） 从地理（或生态学）的角度研究与疾病相关的环境（空气、水、土壤等）或生活方式等因素的地理变异。又称为生态学分析（ecological analysis）。其为研究与环境有关的地理变量（如空气、水体、土壤等）或生活方式等因素与健康之间的相互关系，能够为环境危险因素的研究提供必要的信息。地理相关性分析与疾病制图的统计学模型基本相同，区别仅在于前者重在分析，后者重在描述，即地理相关性分析主要回答的是病因学问题，而疾病制图主要展示疾病的分布，为病因学研究提供线索。

地理相关性研究是分析疾病发病空间分布与解释变量间的关系，通常在区域或其他合并的空间水平上进行，这与采用个体测量值的研究不同。然而，即使是相同的数据，由于合并水平的改变，对结果的解释也可能不同。例如，从较大尺度上（如区域或国家水平）的分析推断个体可能会产生生态学谬误，同样，从个体测量值推断平均特征可能会产生原子谬误（atomistic fallacy）。广义的生态学研究是关于任何基于解释变量探索描述或解释疾病空间分布的研究。该广义定义包括以下情形：病例住址通过解释变量（如到危险地的距离和方位）与污染风险关联，病例个体资料与解释变量相关，即包含了个体水平上的研究。

在不同尺度上关联健康和暴露数据的研究例子很多，它们均在不同尺度上探索疾病发生的分布差异以提供重要的病因学线索。小地域研究的优势在于其具有减少生态学偏倚的潜力。

（周晓农）

kōngjiān piānyǐ yǔ hùnzá

空间偏倚与混杂（spatial bias and confounding） 在空间流行病学研究中，分析结果的不确定性是影响对研究结果正确评价的一大障碍。而传统流行病学中存在的偏倚与混杂是空间流行病学研究中从研究设计到数据分析全过程中均应该考虑的问题。混杂（confounding）指由于一个或多个潜在混杂因素的影响，缩小或夸大研究因素与疾病（事件）之间的联系，使两者之间的真正联系被错误地估计。混杂因子指与所研究的因素（如环境暴露）和疾病结果都相关的研究因素以外的变量。混杂因素不是研究感兴趣的变量，对混杂因素未进行合理调整将导致偏倚（bias），即研究结果偏离（大于或小于）所要估计的“真”值。

空间流行病学中的偏倚和混杂主要有：①选择性偏倚（selection bias），特别是由于特定地域、时间、疾病和人口层的选择所导致的偏倚。②确证、分子和分母偏倚（ascertainment, numerator and denominator bias）。③由疾病诱导期/潜伏期的选择和暴露-疾病模式的不当选择所致的偏倚（bias induced by the choice of the disease induction/latency period and mis-specification of exposure-disease model）。④暴露不准确偏倚（exposure inaccuracy bias）和变量误差问题。⑤空间依赖性（spatial dependency）。⑥显著性检验（significance tests）。⑦生态学偏倚（ecological bias）。⑧社会-经济混杂（socio-economic confounding）等。其中社会-经济混杂是空间流行病学中偏倚的主要潜在来源。

选择性偏倚 在空间流行病学中，选择性偏倚可能产生于研究地区、疾病分类、时段和风险人群的选择上。特别是在疾病聚集研究中，应该注意到选择性偏倚的存在。因为这些疾病聚群通常并不反映事先关注的特定危险因素，因此没有专门的假说，且该地区危险度升高是与某一参考值比较后得出的，但这结果是由数据本身产生，传统的检验方法则无效。这样会存在许多问题，例如为什么选择该地区，而不是别的地区，为什么是这个时间段、这种疾病等。由于总是缺乏有关这些选择机制或方法的相关信息，故无法得知统计检验量的合适分布。如使用地理信息系统（GIS）对乳腺癌进行空间分析时，某些研究对象由于住址缺失或不详细的原因而排除在研究之外，但这些被排除的对象通常和某些特定的人口学特征（如种族、出生地等）、居住地（如城镇的收入水平等）及其疾病（诊断的年份）相联系，造成在城市抽样过度和在农村抽样不足。当这些被排除的对象占较大比例时（如15%时），就可能产生选择性偏倚。

边界收缩（boundary shrinkage）效应也干扰疾病聚集性研究。在调查中，边界（地理、时间、人口和疾病）通常紧缩在病例的周围，使得观察到的病例呈聚集性，而期望病例数是减少的，这样显然会增加观察到的病例与期望的病例之比的比值。例如在敦雷（Dounreay）核工厂附近有关年轻人白血病和淋巴瘤的发病研究中，不同时间段和地理边界的选择产生了不同危险度估计的结果。

确证、分子和分母偏倚 确证指确定某事件在某一人群或研究组中是否发生的过程，确证偏倚是将某一个样本的所有病例或个人的多个级别当作同一级别的系统错误，该偏倚可由资料来源的特性产生，如病例来源于某一个特定的诊所或病例来源于某一受文化、习惯等影响的诊断过程。在小面积人群中通常具有相似的社会种族的背景、收入水平、职业阶层和教育程度等，这将导致研究结果产生确证偏倚。

在危险度估计中，分子和分母计数不准确都能导致研究结果在方向上产生偏倚，这样在给定的地区/时段需要详细地了解所研究的疾病、注册系统和人口数据，以解释偏倚产生的可能方向及大小。当分子和分母不准的计数在地理上分布不均匀时，在危险度估计中就会产生偏倚。即使不准的计数在不同地理上对等地分布，相对危险度的估计未产生偏倚，仍会对发病率或患病率的估计产生偏倚。

由疾病诱导期/潜伏期选择和暴露-疾病模式的不当选择所致偏倚 选择合适的暴露-疾病模式是流行病学中疾病危险度估计的一个重要问题，如果疾病的诱导期或潜伏期是非特异的，那么由诱导期/潜隐期选择所致的偏倚趋向于零，但是各种疾病的诱导期/潜伏期长短不一，一般具有特异性，如果研究期间选择不当，就可能产生偏倚。一般来说，空间流行病学比较适合研究那些诱导期和潜隐期短的疾病，这是因为由失访、移民或人口流动和疾病的竞争病因所致的偏倚少有发生，以及个体在这段时间的变异较少和比较容易确定一个合适的研究时段。也正是这些原因，胎儿和婴幼儿对环境损伤特别敏感，空间流行病学对与出生有关事件（如低出生体重、先天性异常和儿童期癌症）的研究是富有成效的［费克廷等；斯旺等（Feychting et al.，1996；Swan et al.，1998）］。对于其他疾病，如大多数癌症，其诱导期/潜隐期很长，有的长达30年以上。使用空间流行病学对这些疾病进行研究时，必须考虑所研究疾病的基本生物学模式，选择合适的暴露-疾病模型，进而确定适宜的研究时段，以避免因暴露-疾病模式的不当选择所致的偏倚。

暴露不准确偏倚和变量误差建模 空间流行病学理论框架是“人群-暴露-健康结果”（population-exposure-health outcome）。个体在时间或空间上不是均匀分布，其在特定的时间出生于某地点，以一定的概率取决于人群结构和密度，作为日常生活的一部分或由于移民，个体在空间上迁移。在迁移过程（可经由时间检索）中，个体将经过许多暴露表面，总的暴露决定生物学数量——终身剂量（虽然在某些情况下总的加权暴露量或最大剂量可能更合适）。个体特征如性别、年龄、遗传因素、生活方式如吸烟、饮酒等对疾病结果也有影响。如果能够获取研究区域人群这些方面的精确信息（包括个体特征、迁移、个体暴露以及健康结果等），则将是一项理想的研究。

缺乏准确的暴露和混杂信息

是流行病学研究（特别是空间流行病学研究）的一个主要困难。这种测量不准确的问题在流行病学中被称为暴露错误分类或暴露错分。最为理想的是能够对暴露因素的终生生物学暴露剂量进行测量。但在流行病学研究中，常采取多种间接方法对暴露进行测量，比如对空气污染的测量，其方法有测量某一点暴露因素的浓度、用离污染源的距离作为指标替代对暴露的测量和用个体采样器对个体暴露进行测量等，此外对个体的混杂因素（饮食、吸烟和饮酒）的测量，也不可避免地出现测量误差，所有这些都会影响研究结果有效性，产生暴露不准确偏倚。

空间依赖性 在空间流行病学研究中存在一个特殊的问题—空间依赖性，即邻近地区的变量值（如发病率、死亡率等）不是互相独立的，而是一个地区的变量值依赖于其邻近地区的变量值，也就是通常所说的，存在空间自相关性：距离较近地区的变量值之间的相关倾向于正相关，而距离较远地区之间的相关多为负相关或非相关。空间依赖是由于相邻地区具有某些共同的特征（包括社会和物理环境等）所致，如果所有这些特征都能测量，这些特征就可以在统计分析中得到合理的分析，并合理地选择统计模型，但在实际中却很难做到，不可测的因素可能引入空间依赖中。此外，如果所选择的空间研究单位的大小和形状不合理，也会导致研究结果偏离真实值和绘制出有偏倚的疾病分布图。因此，在研究分析中如果没有考虑空间的相关性，就有可能使研究结果产生偏倚。

显著性检验 对空间流行病学研究的资料进行统计学检验与评估时，存在着以下主要问题：①研究对象的选择有时不是随机的，其选择机制也不清楚，因而无法知道数据的分布。②由于相邻地区的变量值通常不是独立的（即空间依赖），对具有空间依赖的数据不合理地使用传统的统计学方法。③空间流行病学研究中常存在多重比较，如不同地区、病种、时间段、年龄和性别等之间的两两比较，只有最显著性的才被选择报告，这类似于发表偏倚（publication bias），同时也不清楚进行了多少次的有效检验。使用统计模型对混杂因素进行控制时（如回归模型变量选择的向前、向后和逐步选择法），由于不清楚混杂因素的选择机制并只有最显著性变量才保留在模型中，这样会对主效应的估计产生偏倚。④空间研究单位（如地区）上的人口数量不同，也会使研究结果产生偏倚。如人口数较大的地区倾向有一个较小的 P 值，即使它们的相对危险度（RR）相同。因此，对空间流行病学数据进行分析与结果的报告，应小心谨慎。

生态学偏倚 空间流行病学通常以地区为研究单位，是从群体水平上分析暴露与疾病的关系，这和生态学研究一样，也会产生生态学偏倚，导致生态学谬误。生态学偏倚一般有下列几种来源：①模型选择偏倚（specification bias）。分析暴露与疾病关系的回归模型，有直线回归模型、对数直线回归模型和非直线回归模型。模型的不合理选择以及模型中没有包括交互项（效应修饰）和需要控制的变量，都有可能产生模型选择偏倚。②混杂（confounding）。无论地区之间还是地区内存在混杂，都有可能发生生态学偏倚。地区之间的混杂类似于个体水平研究中的混杂。例如，如果研究因素在地区内是随机分布的，但由于本底危险因素（除研究因素之外的其他危险因素）在地区之间分布不同并与研究因素有联系，即使该研究因素与所研究的疾病无关，也有可能导致它与所研究的疾病有关的虚假结论，这时地区就成了混杂因素。地区内混杂的效果一般很难测定与控制，因为这需要知道混杂和暴露因素在地区内的分布。例如，研究因素在地区内分布不是随机的，即在地区内与本底危险因素有关，即使研究因素在地区之间与本底危险因素无关，也可以导致生态偏倚的发生。因此在个体水平上无混杂，并不能保证在群体水平上也无混杂；即使群体上无混杂偏倚，个体水平上仍可能发生混杂。③标准化偏倚（standardization bias）。当对混杂进行不完全的调整时，如只对结果指标（如率）标准化，没有对暴露因素标化，就可能产生偏倚，即标准化偏倚。④效应修饰（effect modification）。生态学偏倚可由纯效应修饰产生。例如在食管癌地区变异与吸烟的关系研究中，如果存在一个协变量（如某营养不足），其在不同地区的分布有较小的变异，并当研究因素（吸烟）不存在时它本身不是一个危险因素（即没吸烟的人群，其跨地区的食管癌发病率是一个常数），但研究因素的效果在地区之间是变化的。在这种情况下用地区食管癌发病率作因变量、地区人群吸烟比例作自变量进行直线回归的生态学分析，就可能产生较大的生态学偏倚，甚至完全颠倒研究因素的效应。

社会-经济混杂 在小地域流

行病学研究中，特别是对环境污染与健康的关系研究，社会-经济混杂是偏倚产生的一个主要潜在来源，这是因为社会经济因素（如住房条件、收入、文化程度、医疗服务、饮食等）不仅与疾病的患病率有较强的联系（这种联系是可以独立于污染的效应），也可以与高工业化水平和污染的地区有联系。这样，即使污染对所研究的疾病没有作用，仍可得出该疾病与污染有联系的虚假结论。对社会-经济混杂的处理方法有间接标准化法和回归模型法。间接标化法指先对小地域上的社会经济剥夺（socio-economic deprivation）从群体水平上进行测量，得到“剥夺”指标，然后将“剥夺”指标分5层对期望病例数进行调整。但这种方法也有不足之处，存在过度调整的现象。

总之，空间流行病学研究中的偏倚来源众多且较为复杂，它可以夸大或掩盖研究因素的效应，如在疾病聚类分析中，通常不明确的选择机制有高估效应的倾向，而暴露错分和移民问题有低估效应的可能，但也并非总是如此。在空间流行病学研究中应仔细考虑这些问题，并慎重解释研究结果。

（周晓农）

kōngjiān fēnxī

空间分析（spatial analysis）

利用地理数据库解决某一设定的问题，而分析的标准则具体规定了如何利用地理信息系统解决设定的问题。空间分析的成果通常表现为图件或报表。图件对于显示地理关系是最好不过的，而报表则用于概括数据并记录计算结果。常用的空间分析方法包括缓冲区分析、叠加分析、网络分析、空间插值、空间分类分析、空间统计分析、数字高程模型与地形分析等。

缓冲区分析 基于对点、线或面等因素，按指定的条件，在其周围建立一定空间区域作为分析对象，该区域称缓冲区。建立点状地物的缓冲区只需要以点状地物为圆心，以缓冲区距离为半径绘圆即可，线状地物和面状地物缓冲区的建立也是以线状地物或面状地物的边线为参考线，做参考线的平行线，再考虑端点圆弧，即可建立缓冲区。对于形状比较简单的对象，其缓冲区是一个简单多边形，但对形状比较复杂的对象或多个对象集合，缓冲区则复杂得多。按照常规算法建立的缓冲区之间通常出现重叠，并可能彼此相交。实际上缓冲区分析涉及两步操作，第一步是建立缓冲区图，第二步是进行叠加分析。常见缓冲区类型主要有点缓冲区：选择一组点状地物、一类点状地物或一层点状地物，根据给定的缓冲区距离，形成缓冲区多边形图形；线缓冲区：选择一类或一层的线状空间地物，按给定的缓冲距离，形成线缓冲区多边形；面缓冲区：选择一类或一层面状地物，按给定的缓冲区距离，形成缓冲区多边形。面缓冲区有外缓冲区和内缓冲区之分。外缓冲区仅在面状地物的外围形成缓冲区，内缓冲区则在面状地物的内侧形成缓冲区。

叠加分析 将有关主题层组成的数据层面，进行叠加产生一个新数据层面的操作，其结果综合了原来两层或多层要素所具有的属性。叠加分析是地理信息系统空间分析的重要组成部分，包括了交叉、合并等多个功能。叠加分析有拓扑叠加和图形叠加之分。叠加分析不仅包含空间关系的比较，还包含属性关系的比较。

叠加分析同视觉信息复合的主要区别在于视觉信息复合后，参加复合的各图层均不改变数据结构，也不形成新的数据，只给用户带来视觉效果。而通常所说叠加分析，叠加的结果不仅产生视觉效果，更主要的是形成新的目标数据。其中，对空间数据的区域进行了重新划分，属性数据中包含了参加叠加的多种数据项。叠加分析的目的就是寻找和确定同时具有几种地理属性的地理要素的分布，或者按照确定的地理指标，对叠加后产生的具有不同属性级的多边形进行重新分类或分级。地理信息系统叠加分析可以分为以下几类：视觉信息叠加、栅格图层叠加、点与多边形叠加、线与多边形叠加、多边形与多边形叠加。

视觉信息叠加 将不同侧面的信息内容叠加显示在结果图件或屏幕上，以便研究者判断其相互空间关系，获得更为丰富的空间信息。视觉信息叠加不产生新的数据层面，只是将多层信息复合显示，便于分析。

栅格图层叠加 是利用某种计算模型对不同栅格图层中相同位置像元的值进行计算，得到新的栅格图层。栅格数据中，层间叠加可通过像元之间的各种运算来实现。设A、B、C等表示第一、第二、第三等各层上同一坐标处的属性值，f函数表示各层上属性与用户需要之间的关系，U为叠加后属性输出层的属性值，则：

$$U=f(A,B,C,\cdots) \quad (1)$$

叠加操作的输出结果可以为以下几种形式：①各层属性数据的平均值（简单算术平均或加权

平均等)。②各层属性数据的最大值或最小值。③算术运算结果。④逻辑条件组合。

矢量图层叠加 矢量叠加分析涉及点与多边形的叠加、线与多边形的叠加、多边形与多边形的叠加等。

点与多边形叠加 通过点与多边形叠加，可以计算出每个多边形类型里有多少个点，不但要区分点是否在多边形内，还要描述在多边形内部的点的属性信息。通常不直接产生新数据层面，只是把属性信息叠加到原图层中，然后通过属性查询间接获得点与多边形叠加的需要信息。如图 1 所示，叠加结果是改变点属性内容。

线与多边形叠加 线与多边形的叠加，是比较线上坐标与多边形坐标的关系，判断线是否落在多边形内。计算过程通常是计算线与多边形的交点，只要相交，就产生一个结点，将原线打断成一条条弧段，并将原线和多边形的属性信息一起赋给新弧段。叠加的结果产生了一个新的数据层面，每条线被它穿过的多边形打断成新弧段图层，同时产生一个相应的属性数据表记录原线和多边形的属性信息。根据叠加的结果可以确定每条弧段落在哪个多边形内，可以查询指定多边形内指定线穿过的长度。如图 2 所示，叠加结果是产生新弧段，改变线属性内容。

多边形叠加（图 3） 将两个或多个多边形图层进行叠加产生一个新多边形图层的操作，其结果将原来多边形要素分割成新要素，新要素综合了原来两层或多层的属性。多边形叠加结果通常把一个多边形分割成多个多边形，属性分配过程最典型的方法是将

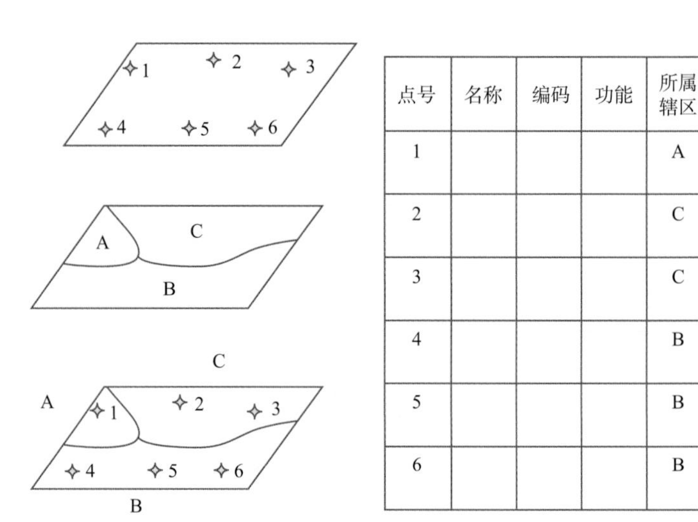

点号	名称	编码	功能	所属辖区
1				A
2				C
3				C
4				B
5				B
6				B

图 1 点与多边形叠加

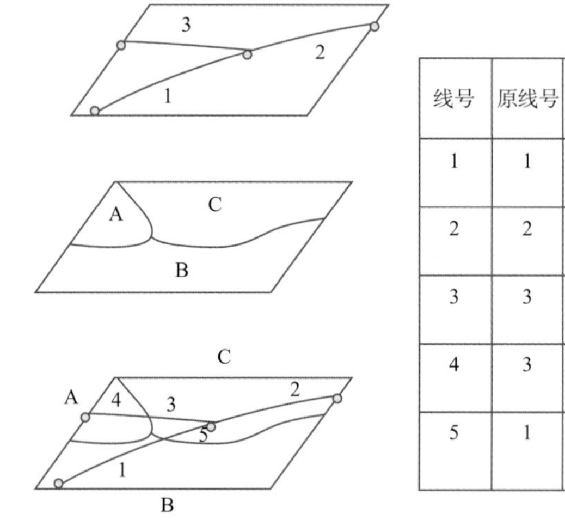

线号	原线号	名称	等级	所属辖区
1	1			B
2	2			C
3	3			C
4	3			A
5	1			C

图 2 线与多边形叠加

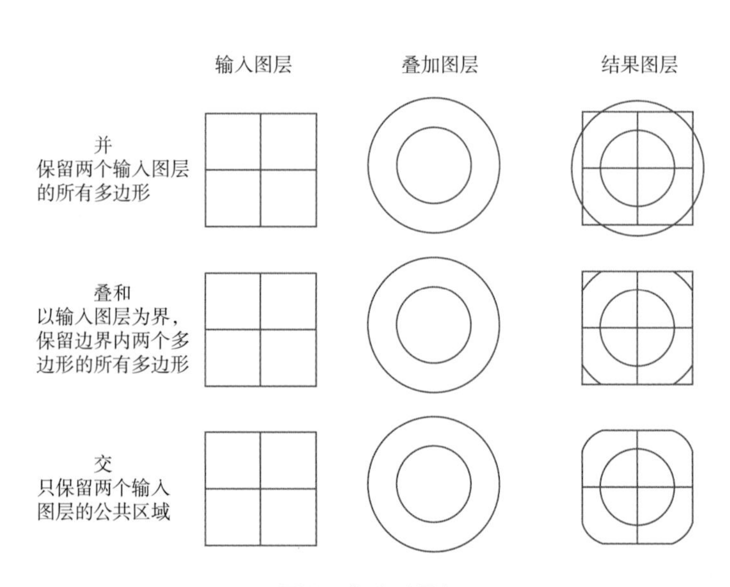

图 3 多边形叠加

输入图层对象的属性拷贝到新对象的属性表中，或把输入图层对象的标识作为外键，直接关联到输入图层的属性表。这种属性分配方法的理论假设是多边形对象内属性是均质的，将它们分割后，属性不变。也可以结合多种统计方法为新多边形赋属性值。多边形叠加完成后，根据新图层的属性表可以查询原图层的属性信息，新生成的图层和其他图层一样可以进行各种空间分析和查询操作。

网络分析　依据网络拓扑关系（线性实体之间，线性实体与节点之间，节点与节点之间的连结、连通关系）通过考察网络元素的空间和属性数据，对网络的性能特征进行多方面的分析计算。网络分析的主要用途主要为选择最佳路径；选择最佳布局中心的位置。所谓最佳路径指从始点到终点的最短距离或花费最少的路线；最佳布局中心位置指各中心所覆盖范围内任一点到中心的距离最近或花费最小。

空间插值　一种通过已知点的数据推求同一区域其他未知点数据的计算方法。空间外推算法则是通过已知区域的数据推求其他区域数据的方法。空间插值常用于将离散点的测量数据转换为连续的数据曲面，以便与其他空间区域的分布模式进行比较，它包括了空间内插和外推两种算法。空间内插算法是一种通过已知点的数据推求同一区域其他未知点数据的计算方法；空间外推算法则是通过已知区域的数据，推求其他区域数据的方法。空间插值的理论假设是空间位置上越靠近的点，越可能具有相似的特征值；而距离越远的点，其特征值相似的可能性越小。

空间分类分析　即将大量未经分类的数据输入地理信息系统的数据库，然后根据用户建立的具体分类算法来获得所需要的信息。地理信息系统存储的数据则具有原始数据的性质，用户可以根据不同的使用目的对数据进行任意提取和分析。对于数据分析来说，随着采用的分类方法和内插方法的不同，得到的结果会有很大的差异。

空间统计分析　以区域化变量理论（theory of regionalized variable）为基础，以变异函数（variogram）为基本工具来研究分布于空间并呈现出一定的随机性和结构性的自然现象的科学，是现代计量地理学中一个快速发展的方向和领域。又称地质统计学、地统计学（geostatistics），是在研究某些变量（或特征）的空间分布特性并对其进行最优估计，或要模拟所研究对象的离散性、波动性或其他性质时均可应用空间统计分析的理论与方法。

20 世纪 60 年代，地理学计量革命中的部分模型初步考虑了空间信息的关联问题，成为当今空间数据分析模型的萌芽，法国统计学家马特龙（Matheron）在前人的基础之上通过大量理论研究，总结并提出了地统计学，或称克里格（Kriging）方法。克利夫（Cliff）等于 1973 年发表的空间自相关的书籍，是地理学发展的里程碑，成功地构造了空间自相关这一指标，从而为测度地理空间单元之间的相互联系提供了一个具有统计学意义的有效手段。1979 年地理学家托布勒（Tobler）指出了空间自相关性的存在，并在此基础上提出地理学第一定律指出："空间上分布的事物是相互联系的，但近距离事物之间相似性大于远距离事物之间的相似性。"随后，包括安瑟兰（Anselin）、克雷西耶（Cressie）、格里菲思（Griffith）、格蒂斯（Getis）等学者在这一领域的学术研究，则从根本上将理论地理学和区域科学中的研究重点从传统的空间分析导向了空间数据的统计分析。库尔多夫（Kulldorff）等于 1995 年，提出了一种可以对某些疾病的空间聚集性进行观察和推断的方法，即扫描统计量（scan statistic）。

空间统计分析主要用于空间数据的分类与综合评价，它涉及空间和非空间数据的处理和统计计算。为了将空间实体的某些属性进行横向或纵向比较，通常将实体的某些属性制作成统计图表，以便进行直观的综合评价。有时，人们不满足于某些绝对指标的显示与分析，需要了解它的相对指标，因而密度计算也是空间统计分析的常用方法。另外，空间数据之间存在着许多相关性和内在联系，为了找出空间数据之间的主要特征和关系，需要对空间数据进行统计分析，或者说进行空间聚类分析。

空间统计分析方法包括统计图表分析和空间自相关分析。统计图表分析即采用统计图表示的信息易被用户直观地观察和理解。统计图的主要类型有柱状图、扇形图、直方图、折线图和散点图等。空间自相关分析则是认识空间分布特征、选择适宜的空间尺度来完成空间分析的最常用方法。普遍使用空间自相关系数，如 Moran I 统计量，I 的值介于-1 与 1 之间，$0<I\leqslant 1$ 表示空间自正相关，空间实体呈聚合分布；$-1\leqslant I<0$ 表示空间自负相关，空间实体呈离散分布；$I=0$ 表示空间实

体是随机分布的。

数字高程模型与地形分析 数字地形模型（digital terrain model，DTM）最初是为了高速公路的自动设计提出来的。在测绘中被用于绘制等高线、坡度坡向图、立体透视图，制作正射影像图以及地图的修测。在遥感应用中可作为分类的辅助数据。它还是地理信息系统的基础数据，可用于土地利用现状的分析、合理规划及洪水险情预报等。

构成DTM的基础是数字高程模型（digital elevation model，DEM），它是数字地形模型中地形属性为高程时的模型。从数学的角度，高程模型是高程 z 关于平面坐标 x，y 两个自变量的连续函数，数字高程模型只是它的一个有限的离散表示。高程模型最常见的表达是相对于海平面的海拔高度，或某个参考平面的相对高度，所以高程模型又称地形模型。实际上地形模型不仅包含高程属性，还包含其他的地表形态属性，如坡度、坡向等。高程是地理空间中的第三维坐标。另一常用的是三角网DEM分析（TIN）方法，即在建立TIN后，可以由TIN解求该区域内任意一点的高程。TIN的内插与矩形格网的内插有不同的特点，其用于内插的点的检索比网格的检索要复杂。一般情况下仅用线性内插，即三角形三点确定的斜平面作为地表面，因而仅能保证地面连续而不能保证光滑。基于TIN绘制等高线直接利用原始观测数据，避免了DTM内插的精度损失，因而等高线精度较高；对高程注记点附近的较短封闭等高线也能绘制；绘制的等高线分布在采样区域内而并不要求采样区域有规则四边形边界。而同一高程的等高线只穿过一个三角形最多一次，因而程序设计也较简单。

（周晓农）

dìlǐ xìnxī xìtǒng

地理信息系统（geographic information systems，GIS） 在计算机硬件和软件系统支持下，对整个或部分地球表层（包括大气层）空间中的有关地理分布数据进行采集、储存、管理、运算、分析、显示和描述的技术系统。运用系统工程和信息科学的理论，对空间数据按地理坐标或空间位置进行各种处理，对数据实行有效管理，研究各种空间实体及其相互关系，通过对多因素信息的综合分析，可以快速地获取满足应用需要的信息，并能以图形、数据、文字等形式显示处理结果。查询、分类是GIS最简单也是最常用的分析功能。

GIS组成 一个完整的GIS主要由4个部分构成，即计算机硬件系统、计算机软件系统、地理数据（或空间数据）和系统管理操作人员。其核心部分是计算机系统（硬件和软件），空间数据反映GIS的地理内容，而管理人员和用户则决定系统的工作方式和信息表示方式。

计算机硬件系统 计算机系统中的实际物理装置的总称，可以是电子的、电的、磁的、机械的、光的元件或装置，是GIS的物理外壳。系统的规模、精度、速度、功能、形式、使用方法甚至软件都与硬件有极大的关系，受硬件指标的支持或制约。GIS由于其任务的复杂性和特殊性，必须由计算机设备支持。构成计算机硬件系统的基本组件包括输入/输出设备、中央处理单元、存储器（包括主存储器、辅助存储器硬件）等，这些硬件组件协同工作，向计算机系统提供必要的信息，使其完成任务；保存数据以备现在或将来使用；将处理得到的结果或信息提供给用户。

计算机软件系统 必需的各种程序。对于GIS应用而言，通常包括：计算机系统软件、地理信息系统软件和其他支持软件。地理信息系统软件和其他支持软件包括通用的GIS软件包如ArcGIS、MapInfo等，也可以包括数据库管理系统、计算机图形软件包、计算机图像处理系统如Photoshop、CAD等，用于支持对空间数据输入、存储、转换、输出和与用户交互接口。地理信息系统软件包括5类基本模块，即数据输入和校验，数据存储和管理、数据变换、数据输出和表示、用户接口等。

空间数据 地理信息系统的重要组成部分，是系统分析加工的对象，是地理信息系统表达现实世界的经过抽象的实质性内容。它一般包括3个方面的内容：即空间位置坐标数据、空间拓扑关系以及属性数据。

系统使用管理和维护人员 地理信息系统是一个复杂的系统，仅有计算机硬件、软件及数据还不能构成一个完整的系统，必须要有系统的使用管理人员。其中包括具有地理信息系统知识和专业知识的高级应用人才；具有计算机知识和专业知识的软件应用人才以及具有较强实际操作能力的硬软件维护人才。

功能 大多数商用GIS软件包都提供了如下的功能。

数据的采集及输入 即在数据处理系统中将系统外部的原始数据传输给系统内部，并将这些数据从外部格式转换为系统便于处理的内部格式的过程。对多种

形式、多种来源的信息可实现多种方式的数据输入。主要有图形数据输入（如疾病发生地点数据、区域图的输入）、栅格数据输入（如遥感图像的输入）、测量数据输入（如GPS数据的输入）和属性数据输入（疾病发病率、病死率、感染率及文字描述等内容的输入）。

数据编辑与更新 数据编辑主要包括图形编辑和属性编辑。属性编辑主要与数据库管理结合在一起完成，图形编辑主要包括拓扑关系建立、图形编辑、图形修饰、图幅拼接、图形变换、投影变换、误差校正等功能。数据更新即以新的数据项或记录来替换数据文件或数据库相对应的数据项或记录，它是通过删除、修改、插入等一系列操作来实现的。

数据存储管理 建立地理信息系统数据库的关键步骤，涉及空间数据和属性数据的组织。数据存储和数据库管理涉及地理元素（地物的点、线、面）的位置，空间关系以及如何组织数据，使其便于计算机处理和系统用户理解等。

空间查询与分析 空间查询与分析是GIS的核心，也是GIS有别于其他信息系统的本质特征。它主要包括数据操作运算、数据查询检索与数据综合分析。数据查询检索即从数据文件、数据库或存储装置中，查找和选取所需的数据。综合分析功能可以提高系统评价、管理和决策的能力，主要包括信息测量、属性分析、统计分析、二维分析、三维模型分析及多要素综合分析等。

应用模型 由于地理信息系统应用范围越来越广，常规系统提供的处理和分析功能很难满足所有用户的要求。因此一个优秀的地理信息系统应当为用户提供二次开发手段，以便用户开发新的空间分析模块，即开发各种应用模型，扩充地理信息系统功能。

数据显示与输出 数据显示是中间处理过程和最终结果的屏幕显示，通常以人机交互方式来选择显示的对象与形式，对于图形数据根据要素的信息量和密集程度，可选择放大或缩小显示。GIS不仅可以输出全要素地图，还可以根据用户需要，分层输出各类疾病相关专题图、统计图、图表及数据等。

（周晓农）

kōngjiān tǒngjì

空间统计（spatial statistics）

南非学者克里格（Kriging）最初提出其萌芽思想，后经法国数学家马瑟龙（Matheron）从随机过程的理论出发进行彻底的改造和完善，其应用领域在伴随其理论成长的同时也不断扩大，发展前景也日益显现。传统的统计学方法的基本假设是数据具有独立性和随机性，而在空间流行病学中首先要分析这些数据是随机的还是有聚集性的，是彼此独立的还是有一定相关性的，然后利用数据的空间位置关系进一步分析，显然，传统的统计方法不再适用，空间统计学应运而生。

空间统计学方法包括空间自相关分析（spatial autocorrelation analysis）、趋势面分析（trend surface analysis）、空间插值分析、空间回归模型、时空模型、谱分析（spectral analysis）、半方差分析（semivariance analysis）等。

空间自相关分析（spatial autocorrelation） 空间位置上越靠近事物或现象就越相似，即事物或现象具有对空间位置的依赖关系。如果没有空间自相关，地理事物或现象的分布将是随意的，空间分布规律就不能表现出来。

相关有3种：正自相关性（最常见，指附近的观察值很可能是彼此相似的）、负相关（较少见，指附近的观察值很可能是彼此不同的）以及无相关（零自相关，观察值的空间分布是随机的）。空间自相关分析一般分为以下3个步骤：①取样。②计算空间自相关系数或建立自相关函数。③自相关显著性检验。

空间自相关分析包括全程空间自相关分析和局部空间自相关分析两部分，全程空间自相关分析用来分析在整个研究范围内指定的属性是否具有自相关性，但并不能确切地指出聚集在哪些地方。局部空间自相关分析用来分析在特定的局部地点指定的属性是否具有自相关性。自相关分析的结果可用来解释和寻找存在的空间聚集性或焦点。空间自相关分析需要的空间数据类型是点或面数据，分析的对象是具有点或面分布特征的特定属性。

空间自相关系数有数种，分别适合于不同数据类型。例如，共邻边统计量（join-count statistic）适用于类型变量（即各种类型图），而Moran *I*和Geary *C*等统计量主要适用于数值型变量。此外，还有Mantel检验可用来研究多变量数据中的自相关系数。目前，在空间流行病学中，表示空间自相关大小的常用统计量有3个，即Moran *I*，Geary *C*和*G*统计量。

空间插值分析 利用样本点值的空间分布规律可以对未抽样点值进行估计，估计值可以制作疾病地图，以供卫生决策参考。空间插值分析就是这样的一类方法，由于采用空间插值分析、通过有限的样本点数据可以对地图平面上的所有点位置的值进行估计，采用这些估计值所制作的疾病地图可以连成一个光滑的表面，所以空间插值分析又被认为是一种平滑（smoothing）技术。常用的插值方法有：①距离倒数插值。②样条插值。③最小曲线法插值。④等方位加权法插值。⑤多项式拟合插值。⑥克里格法插值。

空间回归模型（spatial regression model） 从地理（或生态学）的角度研究疾病发病（或患病、死亡等）空间分布与解释变量（环境因素如空气、水、土壤等，社会经济学因素）间的关系的模型。通常在区域或其他合并的空间水平上进行。又称生态学回归（ecological regression）、空间模型（spatial model）。是空间流行病学研究内容之一，是地理相关性研究（生态学分析）的主要分析方法。

在传统统计中，分析结果变量和解释变量的关系时，常采用线性回归或逻辑斯谛（logistic）回归等方法，这些方法均要求个体间彼此独立，而由于受共同环境的影响，在空间分布的个体间可能彼此相关，为了解决这个矛盾，在传统的回归分析中引入随机效应项，以解释可能存在的空间相关性的影响，即发展为空间模型。

时空模型 空间模型（或生态学回归）的扩展，即在考虑空间相关性的基础上增加时间随机效应（考虑时间相关性），以及时空交互效应。与空间模型相比，其计算要复杂得多，因此，大多数时空模型是从贝叶斯空间模型扩展而来，类似的、所涉及的数据在空间分布上既可以是点数据也可以是区域数据，同时还具有时间属性。

时空模型还处于不断发展的阶段，近年来，基于贝叶斯框架的许多时空模型被提出，对疾病患病率资料的时空分析成为一大热点。通过贝叶斯时空分析，①识别疾病或健康状况的时间和空间趋势。②提示疾病或健康状况潜在的危险或保护因素供进一步流行病学或实验室研究，时空模型在分析潜在影响因素与疾病或健康状况的关系时考虑到空间相关性和时间相关性的影响，从而避免对影响因素效应的低估或高估。③预测并制作疾病或健康状况的平滑地图，为公共卫生行动提供参考依据。

上述基本模型只考虑时间和空间主效应，而且假设二者是相互独立的，在这种结构下，空间效应不随时间的推移而变化，然而，实际的情况可能是各时间点上的空间效应不尽相同，此时，需要引入时空交互效应，如疾病发生数服从泊松（Poisson）分布时（同样适合于二项分布）：

$$\log(\theta_{it}) = \alpha + \sum_k \beta_k X_{itk} + u_i + \eta_{it} \quad (1)$$

式中：η_{it} 为时空交互效应，反映空间结构和空间（自）相关性大小的参数在各时间点上不同。

上述模型只考虑了空间非结构效应和时空交互效应，而2000年克诺尔-赫尔德（Knorr-Held）在基本模型的基础上增加了时间非结构效应和时空交互效应：

$$\text{logit}(\pi_{it}) = \alpha + \sum_k \beta_k X_{itk} + u_i + e_i + v_t + \delta_t + \eta_{it} \quad (2)$$

式中：v_t 为时间非结构效应，服从均数为0的正态分布；η_{it} 为时空交互效应，代表不能被主效应所解释的变异部分，其余项同前。克诺尔-赫尔德给出了交互效应的4种先验形式。

模型比较 为了尽可能使建立的空间或时空模型能反映疾病或健康事件潜在的分布规律，通常需要建立不同的模型并进行比较以选出最佳模型。模型比较集中在两个方面，即拟合优度和预测效果。

模型拟合优度 最佳的模型应该是以最少的参数获取最好的拟合效果，由于增加模型的复杂性一般会提高拟合优度，模型的比较就是在这两者中权衡。对复杂的模型而言，参数的个数可能比观察记录还多，显然此时不能直接用传统的方法进行模型比较，因此，2002年斯皮格尔哈尔特（Spiegelhalter）等提出了用于贝叶斯统计框架下模型比较的统计量 p_D（表示有效参数个数）和DIC（deviance information criterion）。DIC越小则模型拟合效果越好，目前该统计量已广泛应用于贝叶斯空间模型和时空模型的比较。

模型预测效果 拟合效果好的模型预测效果不一定好，因此还需要同时对模型的预测效果进行比较。有两种方式：一是将收集的数据随机分成二组，一组为训练样本（training sample），另一组作为测试样本（testing sample），利用训练样本建立模型，然后对测试样本中的个体进行预测，比较实测值与预测值间的差异。另一种方法是交叉验证（cross validation），将所有的数据作为训练样本，设其中观察个体为 n 个，依次取出一个个体，用剩下的 $n-1$ 个建立模型，然后对取出的个体进行预测，如此循环

n次，最后比较所有实测值与预测值间的差异。2006年哥索尼亚（Gosoniu）等对前一种方法进行了较为详细的探讨。

（周晓农）

kōngjiān shùjù

空间数据（spatial data） 有空间坐标或相对位置的数据。空间流行病学研究中使用的所有数据指向空间地物或赋予了空间特征。空间数据通常包括空间特征数据、时间特征数据和属性特征数据。空间特征数据指记录空间实体的位置、相邻物体的拓扑关系的数据。时间属性数据指记录空间实体的时间变化或数据采集时间的数据。属性特征数据的范围较大，既可以是地理、环境因素的数据，如水文、植被指数、土壤类型、大气质量等，也可以是疾病与健康相关的数据，如发病率、死亡率等。

在空间流行病学中，把指向空间地物的空间特征数据和空间地物属性特征数据称为通用空间数据；而把疾病和健康事件相关的数据称作专题数据。这两类数据的来源各不相同，通用空间数据常通过现场测量与采集获得，而专题数据常通过现场调查或监测工作获得（图1）。

数据是信息的载体，将表示特定信息的数据合理地组织、存储、表达的过程就是数据建模过程。空间流行病学中，空间数据最常用的组织方式为矢量模型和栅格模型（图2）。在矢量模型中，用点、线、面来表达；在栅格模型中，用空间单元或像元来表达。

矢量数据 矢量数据结构通过记录坐标的方式尽可能将地理实体的空间位置表现得准确无误，适于描述地理实体的空间属性。矢量数据的特点是用离散的点或线描述地理现象及特征，定位明确，但属性隐含；能够用拓扑关系描述矢量数据之间的关系；矢量数据的操作主要是面向对象，因而提高了精度，减少数据的冗余，降低计算量；矢量数据难以与遥感数据结合，通常需要矢量数据和栅格数据的转换。

栅格数据 栅格数据的结构是由规则的正方形或矩形栅格组成，每个像元的位置由栅格所在的行列号定义，栅格的数值为栅格所表达的内容的属性值。遥感影像属于典型的栅格结构，每个像元的数字表示像元的灰度等级。栅格数据的特点是用离散的量化栅格值表示空间实体，描述区域位置明确，数据结构简单，易于与遥感结合，但是，数据量大，而且难以建立地物间拓扑关系。

空间数据的质量指空间数据

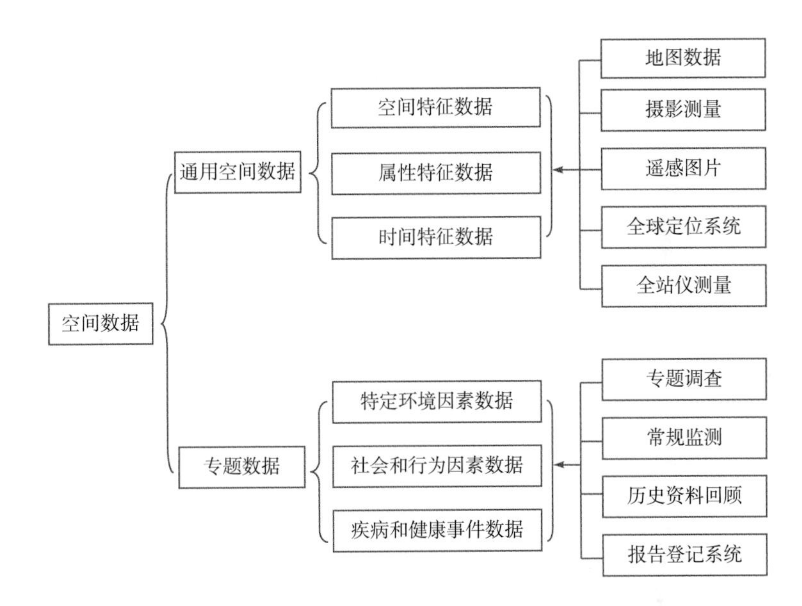

图1 空间数据的分类与来源

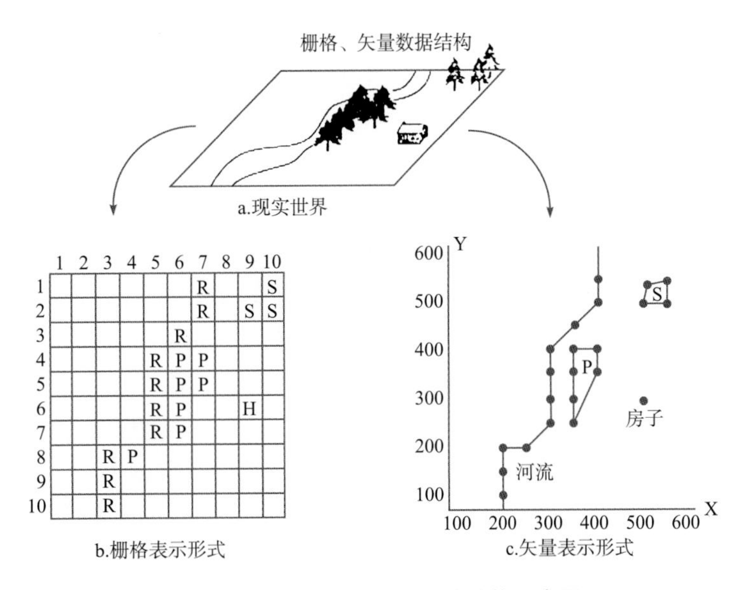

图2 空间数据的矢量和栅格结构示意图

的可靠性和精度，通常用空间数据误差来衡量。影响空间数据质量的因素很多，既有数据采集过程中的误差，也有数据整理过程中的误差；既有硬件、软件的质量引起的误差，也有计算、分类、编码等方面的误差。地理信息系统（GIS）的主要功能之一就是综合不同来源、不同分辨率和不同时间的数据，利用不同比例尺和数据模型的转换进行操作分析，这种不同来源数据的综合和比例尺的更改都会使GIS数据误差问题变得极为复杂。因此，空间数据的质量问题涉及定位精度、属性精度、分辨率、逻辑一致性。

定位精度指GIS的空间坐标数据与真实的地理位置之间的误差。这种误差主要有两种，一种是表达位置偏移于真实位置的距离，另一种是偏移的分布。属性精度指数据库中的点、线、面的属性数据正确与否。属性精度除了受到人为因素影响外，还受技术因素的影响。对于数字遥感图像和栅格型数据，分辨率越高，像素就越小，这就意味着每个度量单元具有较多的信息和潜在的细节；分辨率越低，则意味着像素越大，每个度量单元的细节就越小，因而看起来就有些粗糙。逻辑一致性主要指拓扑一致性检验，包括悬挂点、多边形未封闭、多边形标识点错误等。构建拓扑关系后，通过判断各线段的端点在设定的容差范围内是否有相同坐标的点进行悬挂点检查，以及检查多边形标识点数量是否正确。欧拉公式在拓扑检验中具有重要作用。运用该公式进行拓扑检验，可发现点、线、面不匹配及多余和遗漏图形元素等错误。除了上述的质量问题外，还有数据的完整性、现势性、时间性、地域性等方面的问题。

误差是评价数据质量的重要指标之一。空间数据的误差是普遍存在的，在数据的产生和使用的每个环节都可能产生误差。除了原始数据本身带有的误差外，在空间数据库中进行各种操作、转换和处理也将引入误差。由一组测量结果通过转换处理产生另一种产品时，通常转换次数越多，则产品中引入的新误差和不确定性就越多。

信息共享是现代信息社会的基本特征，GIS数据的标准化直接影响着地理信息的共享。数据的标准化过程主要包括以下内容：①统一的地理基础。地理基础是地理信息数据表达格式与规范的重要组成部分。它主要包括统一的地理投影系统，统一的地理坐标系统，统一的地理编码系统。通过投影坐标、地理坐标、网格坐标对数据进行定位，可以使得各种来源的数据信息和数据在共享的地理基础上反映出它们的地理位置和地理关系。②统一的分类编码原则。随着学科的发展，越来越多的边缘学科和交叉学科产生，与此同时也带来了丰富的数据资源，但是，必须明确分类标志和统一的标准，对信息进行分类编码。分类粗细会影响对数据分析的深度，分类过细会大大增加工作量。③ 数据交换格式标准。数据交换格式标准是规定数据交换时采用的数据记录格式，主要用于不同系统之间数据的交换。对于属性数据而言，由于数据类型较少，数据转换较为简单；但是对于空间数据而言，数据转换要复杂得多。如比较常用的GIS数据格式有MapInfo（＊.tab）数据格式，MapInfo（＊.mif）数据格式，AutoCAD（＊.dwg，＊.dxf）数据格式，ESRI Shap（＊.shp）数据格式，ESRI Exorpt（＊.eod）数据格式，ESRI Coverage（＊.adf）数据格式，ESRI Geodatabase（ArcSDE）数据格式，ESRI Geodatabase（MDB）数据格式，Microstation Design（＊.dgn，＊.fc1，＊.pos）数据格式等。因此，在制定数据转换格式时总的原则是简单实用，能够独立于数据提供者和用户的数据格式、数据结构及硬件和软件环境，数据格式应该便于修改、扩充和维护，便于同国内外重要的GIS软件数据格式进行交换，保证较强的通用性。

（周晓农）

kōngjiān chōuyàng

空间抽样（spatial sampling）

在空间流行病学中，根据其研究的多重目的，不但要研究疾病的空间分布规律，还要研究某种与地理因子直接相关的因素与疾病分布之间的关系。也就是在收集疾病和健康状态及某影响因素时，必须考虑地理因素。因此，抽样问题除了确定适当的样本大小外，还要确定样本的空间位置。

为了确保以上抽样条件的实现，空间流行病学抽样的基本过程为：①根据研究范围确定抽样框。②确定总体变异、误差及置信区间。③估算样本含量。④估算样本均值及方差。⑤作精度-点图。⑥抽样决策。

空间抽样的最终目标是实现资源投入与分析结果之间的优化平衡。空间抽样是针对在地理空间上分布且相互间有关联性的研究对象而言，是具有空间关联性的抽样。空间抽样最优模型的发展经历了经典抽样、连续及离散关联的应用模型阶段，近年又提出了空间抽样优化决策模型，从而实现空间抽样的最优化。

解决空间抽样优化问题可从3个层面上入手，一是样本选取，包括了简单随机、分层、系统、整群及多阶段等；二是空间关联性，即如何确定样本点之间存在的空间关联特性，包括无空间关联、连续关联或离散关联3种可能；三是精确度，可用方差（误差）的倒数来衡量，它是决定抽样方法好坏的标准，也是作样点数-精度图用于抽样决策的关键。

在先验数据缺乏的情况下，一般对同一抽样数据采用多种方法进行比较分析，从而得到较好的抽样方案。一般与基本的抽样方法（如简单随机抽样）进行比较分析。常用有以下7种：①简单随机抽样。②随机空间关联。③分层随机抽样。④三明治（Sandwich）模型。⑤系统抽样。⑥系统空间关联。⑦克里格方法。

在空间流行病学研究抽样时，最常用的抽样方法是区域抽样方法。区域抽样是将调查总体人为地划分成面积相等的一定子区域，如将一个县行政地图上打上井字型网络，各网格之间的长宽及面积相等，将该县划分成若干个单位区，将这些单位区编上序号，然后按随机抽样法，抽取一定数量的单位区开展各种主题的调查，并以样本单位区的各主题指标值推算该县总体的指标值。常用规则网格方案有矩形（正方形）、等边三角形和正六边形等（图1）。

与传统的方法不同的是，现在考虑的是空间随机过程 $Z(u)$，抽样结果要得到的估计量 $p(Z(u))$ 的最优估计是空间位置的函数并依赖于估计位置周围的样本值，或更多是要得到样本数据的方差函数或相关函数（样本距离的函数），因此，抽样问题除了确定适当的栅栏数外，还要确定样本的空间位置的坐标 u。

通过区域抽样方法，可以得到D中 n 个位置上的样本。方法有简单随机抽样、分层随机抽样、集团随机抽样、系统随机抽样和系统非随机抽样等。随机抽样容易实现，其中等边三角形允许有3个方向的空间依赖性调查，它可能比六边形更好（因为六边形的划分比较困难）。同时，系统随机抽样提供了定义好的方向和距离分组，使得方差函数更容易计算。可以节省大量的计算，包括节省方差函数的计算量和减少克立格估计时的屏蔽作用。

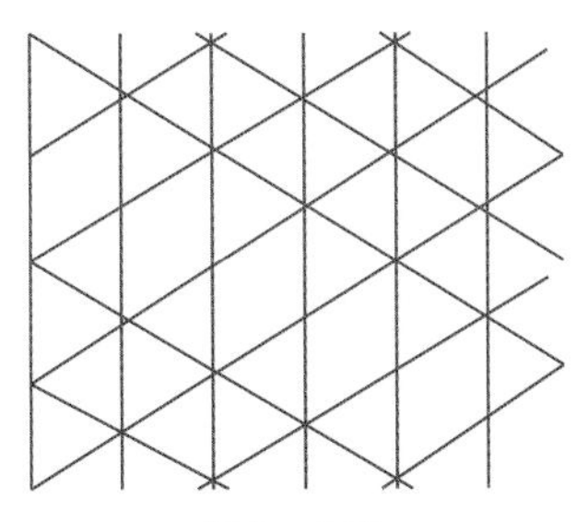

a 等边三角形

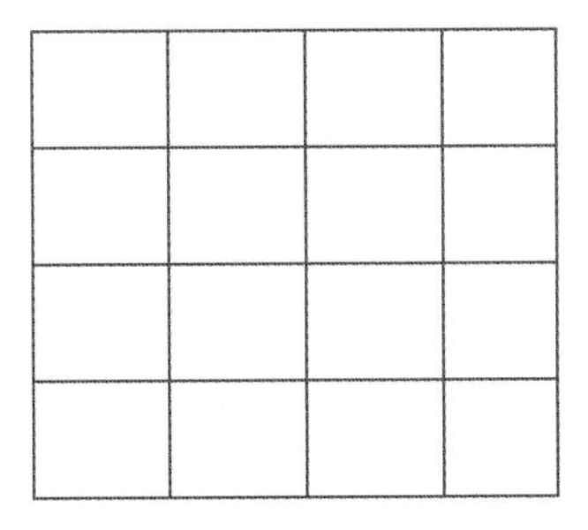

b 正方形

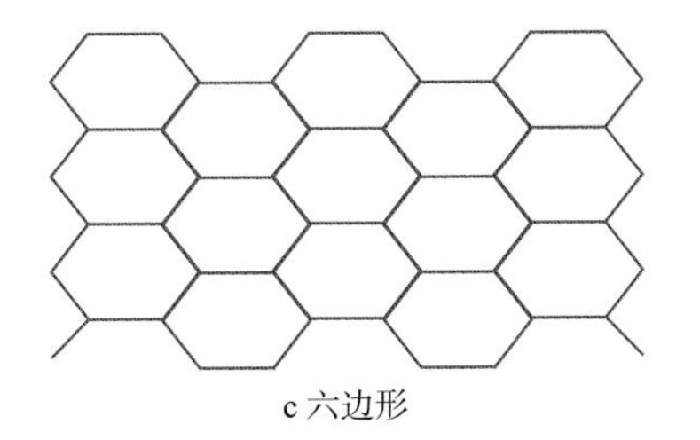

c 六边形

图1 区域抽样的网格方案

在估计和抽样时，另一个影响空间估计的因素是样方面积的大小。总体上讲，如果采用大单位面积的样方，在估计和抽样时由于样本数的减少使得总计算量减少了，但是估计误差会增大。因此从传统的格局分析方法中容易看出，当样方面积增大，均值不变，方差变小，变化系数CV值是逐步减小的。

（周晓农）

línchuáng liúxíngbìngxué

临床流行病学（clinical epidemiology） 采用现代流行病学原理和方法研究临床医学问题的方法学。临床流行病学是20世纪70年代后期流行病学在临床医学领域应用上发展起来的，是在人群中探讨疾病的病因、转归、诊断、治疗和预后等一般规律的方法论，目的在于提高疾病的诊断和治疗水平。其核心内容曾经被简称为DME，即临床研究的设计（design）、测量（measurement）与评价（evaluation）。

发展历史 1982年，国际临床流行病学工作网（international clinical epidemiology network，INCLEN）成立，其宗旨是：“在最可靠的临床依据和最有效地使用卫生资源的基础上，促进临床医学实践的发展，从而致力于改善人民健康。”该组织现已在美国、加拿大和澳大利亚建立了5个一级国际临床流行病学资源和培训中心，为世界部分国家的著名医科大学培训了大量的临床流行病学高级专业人才，并在全世界34个国家的84所知名医科大学建立了临床流行病学组（clinical epidemiology unit，CEU）。成绩显著的CEU已经升格为地区性的二级临床流行病学资源或者培训中心。

中国于20世纪80年代初开始引进该学科，部分医学院校自1983年开始对临床研究生及本科生开设临床流行病学课程。1988年，中国成立了中国临床流行病学网（China CLEN），1993年，中华医学会成立了临床流行病学学会。

学科特点 临床流行病学的学科基础是临床医学和流行病学。其任务是采用现代流行病学研究方法，解决临床诊断、治疗、判断预后乃至医院管理等多方面的问题。目的在于提高临床医学的诊治和疾病预防水平，促进临床医学的进步。临床流行病学具有以下几个显著的特征：①群体性特征。与传统的流行病学一样，临床流行病学的研究对象通常是患有某种疾病或具备某种特征的人群。②对比性特征。对比性是流行病学研究的核心方法，临床流行病学也同样需要通过比较不同人群而做出结论。③定量的特征。只要是开展人群的研究，就需要采用统计学和概率论等定量分析方法。④临床特征，与传统流行病学不同的是，临床流行病学注重解决的是临床实践相关的问题。

核心内容 一项临床流行病学研究的展开一般围绕以下几个步骤：针对临床上需要解决的问题提出研究问题，针对研究问题的特征进行研究设计，应用流行病学的研究方法进行数据收集，依靠统计学的方法进行数据分析，验证假说，并对可能存在的残留偏倚进行评价，以确保研究结果的内部有效性。而且整个研究过程与临床实践紧密联系，以保证研究结果的应用价值和外部有效性。在临床流行病学指导下的科学研究，可为循证医学提供有效的临床决策证据。

研究方法 临床流行病学研究方法主要有描述性研究、分析性研究、实验性研究和理论研究，也包括最近兴起的系统综述和meta分析，后者属于二次文献研究。

描述性研究（descriptive study） 利用已有的资料（如各种临床累积的资料）或特殊调查的资料，按不同地区、不同时间及不同人群特征分组，描述疾病（或健康状态）与暴露因素之间的关系，对病因或疗效进行初步的探索，为进一步的研究提出研究假设。描述性研究主要包括病例报告（case report）、系列病例研究（case series study）、横断面研究（cross sectional study）和生态学研究（ecological study）等。

分析性研究（analytic study） 在描述性研究提出的假设之上，进一步在特定的人群中探讨疾病的病因和治疗的效果，进一步验证研究假设。由于仙音后果的时间顺序明确，设有内部、平行对照组，分析性研究的论证强度高于描述性研究，常用的方法有队列研究（cohort study）和病例对照研究（case-control study）。

实验性研究 证明病因和疗效最可靠的方法。在实验流行病学研究中，研究对象被随机分为两组或多组，分别接受不同的干预措施，随访观察一段时间，然后比较各组某（些）结局或效应的差异。实验性研究具有以下基本特点：①属于前瞻性研究。实验性研究必须是干预在前，效应在后。②随机分组。严格的实验性研究应采用随机方法把研究对象分配到实验组或对照组，以控制研究中潜在的偏倚或混杂。③只能用于研究对人们可能有益的干预措施，而不能研究对人们有害的危险因素，这是与观察性研究的一个根本的不同点。没有随机分组的干预研究一般称为类实验研究（quasi-experimental study）。常见的实验研究包括临床实验、现场实验、社区实验、和动物模拟实验。但是，现在一般把这类研究称为试验研究，而称为实验研究。

临床试验（clinical trial）试验研究的一种，一般是以患者为研究对象，目的是评价临床干预措施的效果。临床试验也可分为随机对照试验（randomized controlled trial，RCT）、非随机同期对照试验（non-randomized concurrent controlled trial），历史性对照试验（historical controlled trial），前后对照试验（before-after trial）、交叉对照试验（cross-over trial）、序贯试验（sequential trial）等。

系统综述和meta分析（二次研究） 二次研究是相对于原始研究而言的，它指对一系列的原始研究结果进行再次研究、综合和创新。二次研究是随着循证医学的发展而发展起来的一类研究系统综述已被公认为客观地评价和整合针对某一特定问题的研究证据的最佳手段。

（唐金陵）

zhěnduàn shìyàn

诊断试验（diagnostic test）

用于诊断的测试方法。诊断的本质是将患者与非患者区别开来。病史、症状、体征、实验室检查、影像学检查以及病理学检查（活检、手术、尸检等）都可以看做诊断的测试方法，用来确诊或排除疾病。

目的和意义 诊断试验的作用主要是疾病诊断，诊断对指导治疗有决定性意义。然而，目前对诊断试验的研究和评价相对落后，临床流行病学方法学还没有在诊断试验的研究与评价中得到广泛采用，导致不少新的诊断试验在刚开始应用于临床时，其价值被夸大，但随着治疗的累积，有些被证明并不理想。准确理解临床流行病学对诊断试验的评价方法有助于正确认识诊断试验的实用性及其诊断价值，避免凭经验判断的盲目性和片面性。

标准（gold standard） 目前诊断疾病最可靠的方法。对诊断测试方法的评价，需要与金标准进行比较。理想中的“金标准”理论上应 100% 准确，但现实中“金标准”多指本专业公认的、比较客观、而且比待评价的诊断方法更准确的检查方法。“金标准”通常比待评价的诊断方法价格昂贵，或者更容易在检查时给患者带来危险，或检查手段更复杂，或是完成诊断所需的时间更长，因而在临床实践中不适合做首选诊断措施。由于疾病定义的本质，医学研究中的“金标准”多为组织活检、手术病理和尸检等。但对于一些非自限性、在发现可疑征兆数年后、疾病表现可能才会更典型或更明确的疾病（如大部分癌症及退行性疾病），如果它们的金标准诊断太危险、太具伤害性、太昂贵或患者难以接受时，也可把患者数年后的随访诊断结果作为诊断方法评价研究的“金标准”。

述诊断方法准确性的指标 最常见的描述诊断方法准确性的指标有灵敏度、特异度、ROC 曲线、似然比、一致率、尤登（Youden）指数等。诊断结果常用二分变量来表示，即阴性或阳性、正常或异常。通过与金标准的检查结果比较，诊断准确性数据可被整理成四格表（表 1）的形式。

灵敏度和特异度 灵敏度（sensitivity，Se），又称真阳性率（true positive rate，TPR），指在金标准诊断的患者中，诊断试验为阳性者的比例：

$$Se=TP/(TP+FN) \tag{1}$$

特异度（specificity，Sp），又称真阴性率（true negative rate，TNR），指在金标准诊断的“非患者”中，诊断试验为阴性者的比例：

$$Sp=TN/(FP+TN) \tag{2}$$

与灵敏度和特异度相互补的两个指标分别为假阴性率和假阳性率。假阴性率（false negative rate），又称漏诊率，指被金标准诊断的患者当中，诊断试验为阴性者的比例：

$$漏诊率=假阴性率=FN/(TP+FN)=1-灵敏度 \tag{3}$$

假阳性率（false positive rate），又称误诊率，即被金标准诊断的非患者当中，诊断试验为阳性者的比例：

$$误诊率=假阳性率=FP/(FP+TN)=1-特异度 \tag{4}$$

从灵敏度和漏诊率以及特异度和误诊率的关系可以看出，灵敏度越高则漏诊率越少，特异度越高则误诊就越少。当一个诊断试验具有很高的灵敏度时，一旦结果为阴性，则可以有较大把握排除该疾病的存在；反之，当一个诊断试验具有很高的特异度时，一旦结果为阳性，则可以有较大的把握确定该疾病的存在。

灵敏度和特异度的大小主要由试验本身特性决定，其大小不受患病率的影响。这一特点具有重要意义，意味着在估算灵敏度和特异度的研究中，研究样本中患者和非患者的比例并不影响灵敏度和特异度的估计，研究者可以根据具体情况使用不同比例患者和非患者；此外，研究获得的灵敏度和特异度结果可以用于不同患病率的人群。虽然诊断试验的灵敏度和特异度不受患病率的影响，但有时会受疾病谱或疾病严重程度等的影响。

受试者工作特征曲线（receiver operator characteristic curve）简称 ROC 曲线，以不同的切分点对应的灵敏度（真阳性率）为纵坐标，以 1-特异度（假阳性率）为横坐标，依照切分点的大小顺序，用这些点对应的灵敏度和特异度即可绘制出 ROC 曲线。

ROC 曲线下围成的面积（又称曲线下面积，area under the

表 1 待评价的诊断试验与金标准检查结果比较表

待评价的诊断试验结果		金标准结果		合计
		患病	为患病	
阳性（异常）	+	TP	FP	TP+FP
阴性（正常）	-	FN	TN	FN+TN
合计		TP+FN	FP+TN	N= TP+FP+ FN+TN

注：TP 为真阳性（True Positive）；TN 为真阴性（True Negative）；FP 为假阳性（False Positive）；FN 为假阴性（False Negative）。

curve，AUC）可用来比较用于同一疾病诊断的不同方法的综合诊断准确性。ROC 的正常取值范围在 0.5~1，ROC 为 1 的 ROC 曲线为最理想的 ROC 曲线，此时灵敏度和特异度均为 100%，即诊断试验和金标准的结果完全吻合。如果 ROC 为 0.5，则 ROC 曲线与坐标系 45°线重合，这样的诊断试验与随机猜测的结果没区别，因此没有任何临床价值。因此，综合准确性好的诊断试验的 ROC 曲线应该尽可能靠近左上角，即 ROC 越大越好。

似然比（likelihood ratio，LR） 患病者中出现某种检查结果的百分比与非患病者中出现同类检查结果的百分比的比值。当检查结果为二分变量时，似然比可分为阳性似然比（likelihood ratio for positive result，LR+）和阴性似然比（likelihood ratio for negative result，LR-），阳性似然比表示患者诊断试验为阳性结果的概率与非患者出现阳性结果概率的比例；阴性似然比表示患者诊断试验为阴性结果的概率与非患者出现阴性结果的概率的比例。其计算公式如下：

$$LR+ = 灵敏度/误诊率 = 灵敏度/(1-特异度) \quad (5)$$

$$LR- = 漏诊率/特异度 = (1-灵敏度)/特异度 \quad (6)$$

当检查结果为连续变量时，一般需要把连续变量转换成 3~5 个等级变量，然后计算各等级检查结果的似然比。对于受检者来讲，其检查结果对应的似然比大于 1 时，提示一个人患诊断目标疾病的概率大于无该病的概率；似然比等于 1 时，提示一个人患病的概率和无该病的概率相等；似然比小于 1 时，提示一个人无该病的概率大于患该病的概率。

总之，似然比是综合利用灵敏度和特异度信息的指标，且不受患病率的影响。无论诊断试验的结果是二值变量、等级变量还是连续变量，理论上每个测量等级都可以计算出相应的似然比值，通过比较这些似然比值，可以全面考察不同试验预测值的诊断价值。除了可以更好地利用连续变量和等级变量进行更准确的诊断外，似然比的最大优点是，利用疾病的验前概率及其检查结果的似然比，可以方便地估计受检者患某病的概率。

其他指标　在比较不同检查方法准确性时，尤其是不知道哪个指标更好时，也可以采用单个的准确性指标。例如，当检查结果是二分变量时，综合灵敏度和特异度信息的指标有一致率和尤登指数。但是这些指标在结果解释和临床应用时很不方便，甚至会引起误解，这里不再赘述。

（唐金陵）

zhěnduàn zhǔnquèxìng yánjiū

诊断准确性研究（diagnostic test accuracy study）

用来评估诊断方法的准确性的研究，一般为横断面研究，有人也称之为病例对照研究。将一组具有某种健康状况（疾病）和不具有这种状况的研究对象，接受一项或多项检查的结果，与金标准检查方法结果进行比较，从而对待评价的检查方法的准确性进行评估。其中，待评价的检查方法可以是病史、体格检查、实验室检查、影像学检查、功能检查和组织学检查等。金标准指目前可行的、最好的判断疾病状态的方法，可以是一项单独的检查，也可以是几项检查的组合；可以是实验室、影像学和病理学检查，也可以是经过随访后获得的结果。

（唐金陵）

línchuáng juécè

临床决策（clinical decision）

针对临床实践问题制订解决方案的过程。对两种或多种方案进行全面系统的地分析，比较不同方案的收益和风险，从中选取出最佳方案。

特点　临床实践决策是针对单个患者的决策，是比较简单的决策，有其特殊性（表 1）。首先，临床面临的决策问题的种类相对比较单一，主要是预防、诊断、治疗和转归几个方面，比较容易确定。例如，预防 HIV 感染的手段、诊断 HIV 感染的方法、HIV 感染者的治疗方法、不治疗时 HIV 感染的后果及这个后果发生的概率、治疗 HIV 感染的效果及副作用，这些都是医生每天需要面对和解决的熟悉的问题。其次，绝大部分情况下不需临时设计新决策方案，只需在现有已知方案中进行选择。例如，关于艾滋病患者治疗的决策，医生所做的不是创造一种新的治疗方法，而是从已知的有效的治疗中选择一种最合适的治疗方法。

表 1　临床决策的主要特征

临床决策的主要特征
是为患者进行的决策
最后决定必须符合患者的意愿
属于针对个体的决策
备选方案多数情况下是已知的
多属于常规决策
治疗可改变的结局与设定决策目标有关
结果的预测带有不确定性
多属于风险型决策
每个决策都存在机会成本
没有适合所有同类患者的标准方案

确定决策目标是做好决策的前提，了解病人的价值观和偏好是关键。例如，一名成人高脂血

症患者应采取什么医学干预措施？引发决策需要的问题是高脂血症。治疗的目标包括降低血脂、降低未来患冠心病和脑卒中的危险或二者兼之。已知有效的预防心血管病的方案包括降血脂药物，也包括降低饮食中的脂肪和胆固醇的摄入量、加强体育锻炼、其他降低心脑血管病风险的方法（如戒烟、阿司匹林、叶酸和降血压药物等），以及综合这些措施的方法。决策者可以根据患者的病情、经济能力以及对治疗的期望决定采取哪种措施。因此，临床决策的难点不在于明确决策问题和设计解决方案，而在于确定决策目标和决策结果。

过程　严格地讲，决策是针对待解决的问题提出解决目标并识别和选择行动方案的整个过程。完整的决策程序包括 4 个步骤：①提出决策问题。②确立行动目标。③设计行动方案。④比较和选择最终方案。

困难　首先是制订目标的困难。决策目标的制订十分重要。确定行动目标看似简单，却是经常造成意见分歧、引起争议和不满、最终导致决策失败的地方，因此是任何决策都必须慎重对待的环节。以治疗为例，决策的目标就是治疗要达到的主要目的。一项治疗的目的体现在它能有力地改变主要的临床结局上，以及这些结局改变的多少或概率，前者是估计治疗效果依赖的结局指标，后者是效果的大小。

有时，临床决策的目标明确而且单一。例如，对于大叶性肺炎患者的治疗，由于它不会转成慢性，很少引起其他急性和慢性并发症，治疗的结果不是痊愈就是死亡，因此治疗目标比较简单，可选方案也比较单一，而且效果十分确定，最佳方案就是及时使用适当且足量的抗生素，绝大多数患者会在治疗一周内完全康复。这样确定性的决策比较简单、明确、容易。

有时，决策问题和治疗目的似乎都很简单，决策似乎一目了然，但是实际却不然。例如，降血脂药物可以降低患者的血脂，治疗目的和意义都十分明确、无可争议。但是，如果不是现代化的实验室检查，患者对升高的血脂不会有任何察觉，甚至一生也不会引起任何不适，为什么要把它降下来呢？理由是高脂血症会引起冠心病和脑卒中，导致死亡。那么，降血脂药物一定能够降低冠心病和脑卒中的风险吗？如果不能，把血脂降下来的意义何在？因此，降低未来患冠心病和脑卒中的风险就成了降血脂治疗更重要的目标。的确，有些早期降血脂药物能够降低血脂，却没有降低心脑血管事件危险的作用。很多用现代仪器确定的、患者不能直接感受到的疾病都存在这样的问题，如高血压、早期糖尿病、骨质疏松症等。

很多治疗目标的制订是复杂的。例如，晚期胃癌患者的问题可能包括疼痛、焦虑、恶心、呕吐、进食困难、消化道出血、腹水、其他消化道症状、继发感染、癌症转移、生命垂危等，如果治疗能够根除癌症，一切问题将迎刃而解，治疗目标的确定将十分简单。然而，现今的治疗技术还不能彻底治愈晚期胃癌，因此任何一项单一的治疗都不可能解决所有的问题。当决策问题复杂、决策目标多样时，决策者应针对主要目标采取措施。因此，临床决策的一个重要方面就是寻找主要矛盾，针对主要矛盾制订决策目标。

临床决策的另一个困难是对决策结果的预测。例如，在治疗决策中，各种治疗方案的优劣主要取决于他们可改变的结局和改变的多少。然而，一个方案是否有效，效果大小如何，是相关决策目标能否真正实现的根本问题，却是很难准确回答的问题。有效性是方案入选的首要条件，而效果的大小是比较优劣的前提。医学中有一个常见的假设，就是认为教科书上推荐的治疗干预措施都是有效的，这是一个错误而且危险的假设，因为很多现行的治疗措施是无效甚至有害的或效果不明的。而且，多数决策者对不同方案效果的大小没有明确的概念，这使得比较各种备案并从中挑选最有效的方案变得十分困难。循证医学就是在这两个医学最根本的问题上挑战了传统的决策习惯。循证医学认为，不是所有现有的治疗措施都是有效的，对于绝大部分不是十分有效的措施，实践经验不足以证明或否定它们的效果，最可靠的验证方法是有组织的科学研究。在循证决策模式里，关于治疗十分有效及其效果大小，决策者必须根据现有最好的科学证据进行判断。

可靠的信息是预测结果实现的保证。循证医学强调医学决策必须基于现有最好的证据，这里的证据主要是关于决策结果预测方面的证据，例如，关于疾病自然转归的证据，关于疗效和副作用的证据。结果的预测是决策的重要部分，是为决策服务的，贯穿于决策的全过程。然而，预测不是决策，预测侧重于对客观事物的分析，决策则重于对决策目标的确定。预测强调客观分析，决策突出决断的艺术；预测是决策科学化的前提，决策是预测服务的对象和实现的机会。

然而，即使科学研究提供的信息，也存在不确定性。例如，研究显示，在100名服用抗高血压药物的高血压患者中，只有2~3名患者会因为治疗而避免冠心病和脑卒中的发生。但是，哪些患者会从治疗中得益，哪些患者吃药与否的结果是一样的？通常很难准确判断。在医学决策中，在疾病诊断、自然转归预测和治疗效果评估中不确定性的存在决定了很多医学决策属于风险型决策。

（唐金陵）

línchuáng juécè fēnxī

临床决策分析（clinical decision analysis，CDA） 临床决策分析是为了提高临床决策的科学性，以各种概率数量为依据，以策略论和概率论的理论为指导，经过一定的分析、计算，使复杂的临床问题数量化，从而选出最佳行动方案。在临床决策分析过程中，临床医务人员可针对疾病的诊断和防治过程脑卒中险及获益不确定性，在充分调查已有证据，特别是最新、最佳证据的基础上，结合自己的临床经验和患者实际情况，分析比较两个或两个以上可能的备选方案，从中选择最优者予以实施，从而提高临床诊治水平。

用途 临床决策分析主要用于为疑难疾病确定最佳诊断治疗措施；为个体疑难病例确定最佳诊治方案；建立和评价临床指导原则；控制医疗费用；提高医疗服务质量。

方法 临床决策分析常用的方法包括决策树分析法、阈值分析法和综合分析法。

评价 一个临床决策研究能否在临床应用需要从各方面对研究结果进行评价，一般应进行以下步骤：①判断判别模型的先验概率和后验概率能否满足临床工作的需要。②留意临床决策研究的应用范围。③对收益与风险（代价）进行评价。④进行可行性评价。

（唐金陵）

guǎnlǐ liúxíngbìngxué

管理流行病学（managerial epidemiology） 运用流行病学方法研究和阐明卫生事业的计划、实施和评价的一门边缘学科。是现代流行学的一个重要分支。计划、实施与评价是管理流行病学的3个重要环节。所谓管理指为了达到一定的目标而通过计划、组织、协调、控制等手段开展活动的过程；而卫生管理是应用管理科学的原理和方法来研究卫生事业活动和发展的规律及其影响因素，合理分配卫生资源，提供能够满足社会需求的卫生服务，达到预期的卫生目标。管理过程是从制订计划、确定目标开始，然后按照既定的策略和措施实施计划并进行监督和控制。评价则自始至终贯穿在整个管理过程中，而在这一过程中，常运用流行病学的研究方法、调查技术和分析方法，得出有用的信息和结果，为卫生决策提供科学依据。

发展历史 作为现代流行病学与卫生管理学交叉结合的学科，管理流行病学是个年轻的分支领域。在20世纪60年代初，加拿大流行病学家安德松（Anderson）和萨基特（Sackett）提出，流行病学是制订社区卫生计划的基础学科。20世纪70年代美国耶鲁大学将流行病学的基本理论、基本方法与卫生管理的有关内容如计划、管理与评价等结合起来，形成了新的教学方案，以达到培养学生具有制订卫生服务计划、从事疾病控制和评价的能力的教学目标，使学生更能适应未来管理工作的需要，熟悉卫生计划、项目评估和卫生部门管理，提出预防、控制影响人类健康的危险因素和疾病控制策略和方法。1975年3月，国际流行病学协会专门召开了流行病学在卫生服务计划、管理及评估中作用的国际会议。1982年北美大学卫生管理项目协会（AUPHA）出版了《新的流行病学-对卫生管理的挑战》，书中提出了在卫生管理教育中发挥流行病学作用的一些新思路，并介绍了管理流行病学的几种模式。1984年艾伦·德弗（Alan Dever）主编的《流行病学在卫生管理中的应用》一书出版，形成了管理流行病学特有的内容体系。20世纪80年代，中国医学院校中开始建立卫生管理专业，与国外相似，也把流行病学列为教学计划中重要的基础课程。1992年胡善联主编的《管理流行病学》一书出版，该内容不仅有流行病学原理与方法在卫生管理各环节的具体应用，也有结合中国实际，以卫生防疫管理工作中的若干问题作为案例的分析介绍。1996年第十四届和1999年第十五届国际流行病学大会都专门设立了与流行病学有关的卫生管理研究的分会场，说明国际上对管理流行病学发展的重视。1999年，斯帕索夫（Spasoff）首次以教科书的形式出版了《流行病学与卫生政策》一书，该书以卫生政策的制定与评价循环过程为核心，系统介绍了管理流行病学的内容，包括人群健康状况评价方法以及卫生政策的选择、实施与评价的方法等。2006年，艾伦·德弗（Alan Dever）主编的

（*Managerial Epidemiology：Practice，Methods and Concepts*）一书出版，在流行病学原理与方法被广泛应用于卫生管理、医院与公共卫生机构的卫生服务的计划、实施与评价等的背景下，该书强调了流行病学基本原理的重要性，同时还介绍了管理流行病学在卫生服务方面的应用，并结合具体例子阐述其具体步骤。

用途 管理流行病学的主要用途包括以下几个方面。

收集和掌握社区卫生的基线信息 管理流行病学通过现场或社区等调查获取卫生管理所需的基线资料，根据基线信息进行社区诊断。社区诊断是制订合理有效的卫生项目计划的前提条件，基线调查是收集卫生信息的重要途径。因此，正确的基线信息和社区诊断是卫生管理活动的开展的基础。

提供卫生决策的依据，确定策略与措施 在卫生管理过程中，决策者为了制订或修改卫生决策，常需要利用可获得的卫生信息。

影响决策过程，提高决策和管理水平 管理流行病学也可应用于分析与评价现行卫生政策，为决策者制订和评价政策和决策提供科学依据。管理的基本职能之一是评价和监督，目的是通过评价和监督，在多个项目或方案中选择最佳者，并判断达到预期目标的程度。评价和监督的基本方法包括监测、现场调查等流行病学方法。通过在卫生项目的实施和评价过程中，应用流行病学方法收集有用信息，然后根据这些信息及时发现问题，调整策略和措施，提高工作质量和效率。

形成和制订卫生计划 计划是管理活动的基本职能之一，而制订计划的首要前提就是要有足够、全面、科学、准确的信息。应用流行病学的原理和方法在提供卫生信息方面具有重要作用。

实施卫生计划，进行质量控制 控制也是管理的基本职能之一。质量控制可以保证卫生计划的实施能够达到预期的目标，取得预期的效果。常用方法是在计划实施过程中，运用流行病学的原理和方法，收集并分析真实可靠的信息资料，将结果反馈给卫生计划管理者，以便及时决策，防止或纠正计划执行中的偏差，达到计划的预期效果。

主要内容 管理流行病学的主要内容包括以下几个方面。

卫生计划 对未来卫生服务的统筹设计过程，是经过优选了的未来行动方案，包括卫生事业发展计划、疾病防治计划等。卫生计划的目的是在现有的卫生资源与信息条件下，统筹安排、科学计划，以达到提高卫生服务能力的目的。制订卫生计划的关键步骤包括了以下几个方面。

明确需要优先或重点控制的疾病 明确需优先或重点控制的疾病的主要参考指标包括一般的疾病与死亡测量指标及疾病负担指标等，如发病率、患病率、死亡率、病死率、潜在寿命损失年、伤残调整寿命年、家庭负担指数和社会负担指数等。确定方法主要有：①指标直接排序法。将有关疾病或死亡的指标按从大到小排序，排在前几位的可确定为优先与重点控制的疾病。②专家咨询法。以专家咨询的方式，综合多位专家的评分排序结果，确定优先与重点控制的疾病。③综合评价法。以发病率、死亡率、伤残率与伤残调整寿命年等指标为疾病的重要性评分，同时以技术可行性、经济可行性与公众反映及接受程度等为疾病控制措施的可行性评分，综合这两部分结果最终得出其综合评分，以此来确定卫生计划中需要针对的目标疾病。

提出影响疾病频率的因素，确定疾病的控制目标 首先，需通过开展现况调查获得疾病当前的发病、患病和死亡水平的相关资料及影响疾病频率水平的相关因素，主要包括生物与遗传因素，行为与生活方式因素，环境、社会、心理因素以及卫生服务因素。基于所获得的数据，对疾病若干年内的发病、患病与死亡水平进行预测，并从上述分析得出的诸多影响因素中筛选出影响疾病频率的主要因素。其次，需要确定计划目标的参考值。方法是根据计划要求，通过调查与论证，充分估计卫生政策支持及卫生资源支持的程度、疾病的主要影响因素可被控制与改善的程度，以及可能存在的障碍，提出疾病频率等指标在限定时间内将下降的水平，此水平即可作为计划目标的参考值。最后，规范干预措施，即干预措施有明确的指标量化标准。

确定控制疾病的策略与措施 策略是为达到计划目标，以现有卫生政策为基础，指导全局的工作要点，是一套指导和确定如何管理、分配与控制资源的工作规则。措施是具体实施的手段与方法，是实现策略的一系列的安排与操作。制定策略与措施的主要步骤包括：①根据疾病控制目标，参考既往工作经验，确定主要的干预措施。②论证策略与干预措施的可行性与适宜性，包括政策、技术、资源保证及群众可接受性等，并进行成本效益分析。③规范策略与干预措施，包括制订措施的具体标准与要求、测量方法、质量控制及实施后应达到的覆盖率等。

卫生计划实施与质量监控　实施方案和质量监控是成功施行卫生计划的两个关键。一个完整的卫生计划实施方案应包含以下内容：①开展活动的机构、采用的卫生资源、时间、地点及方法等。②卫生计划的区域总目标与各地区计划目标。③质量监控方案，及相关的一系列指导活动开展与落实的工作文件。④纵横协调机制及协调工作内容。⑤卫生人力发展计划与培训计划。⑥经费预算，内容包括一次性投资的费用、经常性费用及经费来源。⑦工作进度日程。

质量监控指在整个项目计划的实施过程中，对主要活动和重要事件的信息收集、分析和反馈，以保证项目计划的正确实施。质量监控包括对过程和结果的监控。质量监控的目的有：①掌握干预措施的落实情况。②掌握卫生服务系统的运转情况、服务提供情况及服务对象的满意度。③掌握卫生资源的提供、分配与利用情况。④监督信息系统的运转是否通畅，保障所需信息与资料的及时、全面与准确性。⑤获得相关政策的支持情况。质量监控所需收集资料包括常规登记报表、统计报表、专题调查、情报交流等，必要时也需组织专门调查以收集难以从常规资料中获得的信息。监控标准是测量卫生计划实施效果和工作情况的尺度。

评价　评价是管理流行病学的核心内容。通过评价，可以获得有效的卫生信息，形成合理科学的决策，进一步提高卫生管理的水平，从而达到提升人群健康素质的目的。管理流行病学中的评价主要包括评价工作和评价研究。评价工作是评价研究的前提和基础，而评价研究是评价工作的深入和发展。

评价工作指一套系统的工作方法，是一个连续和反复循环的工作过程。评价工作是管理的重要环节，开展评价工作的目的是不断提高与完善管理工作的质量。评价工作主要采用描述性研究方法，对健康和疾病相关问题进行评价，为卫生管理人员提供有用的健康和疾病相关信息，以进行卫生工作决策，确定卫生工作重点，实现卫生资源的合理分配。

评价研究则主要采用流行病学中的实验或类实验等分析性研究方法，对卫生项目或计划在特定时间及特定人群内产生的效力或效果进行评估。效力指项目计划在人群内所产生的影响或结果的程度及其范围，即在特定时间和特定人群内，项目计划所实施的干预措施是否获得了预期目标。开展评价研究的关键是建立科学、合理的研究假说。评价研究的开展思路是设定假说，即假设项目计划实施的干预措施能够引起特定时间与特定人群内的某些卫生变化，然后通过采取一定的流行病学调查方法获取相关证据，对干预措施与结果之间的因果关系进行判断，最后对研究假说的真实性与正确性进行判断。评价研究的目的是判断干预措施的真实效果，以获得将其推广至其他地区的理论依据和参考经验。因此，开展评价研究应注意研究效力。

医院管理　医院的管理主体对管理客体进行组织、指挥、控制和协调，以优化方式运用人财物资源，从而达到为社会提供良好的医疗服务的过程。生物医学模式从单纯模式到复杂的生物-心理-社会医学模式的转变，促使医院的管理主体发展和应用新的医院管理方法，以提供更高质量的医疗服务，提高医院管理水平。循证医院管理是循证医学在医院管理工作中的应用，指收集、总结、分析和应用最佳、最合适的科学证据来管理医院，即根据目前最好的管理科学的证据，结合医院的实际情况，在符合国家、医院和患者利益的前提下，对医院的组织结构、资源分配、运作流程、质量体系和成本运营等做出决策，通过实践，产生新的证据，总结经验，修正管理方式，再实践，不断提高管理效率的过程。循证医院管理的关键是收集、总结、分析和应用最佳科学证据的反复循证的过程。

循证医院管理的关键点包括：①证据收集。②证据的利用与评价。③管理模式建立。开展循证医院管理的意义包括：①提升医疗服务品质，提高医疗服务效率。②建立、完善与发展新型医患关系，将医疗服务模式由以疾病为中心转变为以患者为中心。③有助于更新医务工作者的医学知识和职业道德，提升整体素质。

临床指南制订　临床指南是用来帮助医生和患者针对特定的临床问题做出恰当处理，选择适宜的卫生保健服务。临床指南的使用对象包括政府部门、临床工作者以及医疗费用的支付者。目的是规范卫生服务，提高卫生服务效率。临床指南通过影响医护人员及其他人员的知识、态度和行为方式来消除临床实践差异和质量差异，实施有效的适宜的筛检、诊断、治疗和预防服务，提高卫生保健质量与服务效果，降低各种风险，增加经济效益。制订临床指南常用的流行病学方法和技术包括随机化同期对照试验、前后对照试验以及类实验等。临床指南的制订过程包括：汇总分析相关流行病学研究的结果，筛选效果好、副作用小且价格合理的诊断方法和治疗方案。

（陈　坤）

guǎnlǐ liúxíngbìngxué píngjià

管理流行病学评价（evaluation in managerial epidemiology）

评价是根据明确的目的来测量对象的属性，并将这种属性变为客观定量的数值或主观效用的过程或行为。从管理学角度来讲，评价以计划为基础，是一项具有极高科学性和综合性的管理职能。从卫生管理学角度来讲，评价就是采用系统化的研究方法，对卫生计划项目的目的、执行过程、产出、效益和影响进行客观分析，根据分析结果确定预期目标实现程度及主要指标的实现程度。有关评价的概念，美国公共卫生学会于1978年提出："评价是确定成果达到其目标程度的过程。"研究者E. 赫利姆斯基（E. Chelimsky）在1985年提出："评价是应用系统研究的方法评价项目的设计、实施和效果。"美国审计总署在1993年提出："评价是对项目的逻辑过程、实施和结果提供系统的信息，它必然包含对项目价值的判断。"

目的　评价的目的是判断计划实施后达到预期目标的程度，主要包括以下几个方面。

通过比较不同项目在同一个社区或人群实施后所能取得的效果、效益及效能等，或比较同一个项目在不同社区或人群中实施后得到的结果，来选择最佳的方案计划，从而达到以最小投入获取最大效益与影响的目的。

通过及时有效的信息反馈，对项目计划实施过程中出现的问题提出改进建议，同时也为未来新的项目计划的决策，提高项目管理水平，优化卫生资源的筹集、分配与利用等提出建议。

通过分析寻找失败原因，总结经验教训，在开展下一次相同或相似项目计划时，达到提高组织水平，提升服务质量及管理水平，完善健全信息管理系统，提高项目计划的效益、效率与效果的目的。

特点　评价的特点主要有：①评价的主要对象是卫生项目计划，因此具有较强的社会性和政策性。②评价内容广泛，且渗透至从计划到实施的各个环节。③评价涉及的调查对象以社区人群为主，故一般采用人群指标，较少采用生物学指标。④常采用多指标体系而非单一指标进行评价。⑤评价工作者的个人素质对评价结果有重要影响。

原则　进行评价时需遵循的主要原则包括：①真实、公平原则，指参与评价的人员需在评价全过程保证评价内容的真实，并做到公平公正。②系统调查原则，指评价者应采用适宜的技术与标准，通过系统全面的调查开展评价工作，并对评价结果进行科学、准确与充分的描述与汇报。③能力原则，指参与评价工作的人员须首先具备开展相关工作的能力。

步骤　评价的一般步骤包括：①提出一个符合实际的科学假说。②确定评价的因素（如某项干预措施等），并与影响因素（如社会经济发展水平等）严格区分开来。③确定评价的效应指标（如社区的期望寿命，传染病的发病率等）。④对评价的方案（如现场实验或类实验等）进行严密设计。⑤通过运用常规资料（如疾病监测）或流行病学问卷调查，收集信息。⑥对所收集的资料作统计学处理并做出科学的解释。⑦撰写评价结果报告。

类型　按不同分类方法可将评价进行不同的分类。

按内容分类　主要包括适宜度评价、进度评价及结果评价。其中，适宜度评价是对卫生计划项目的目标及其实施方法的一致性进行评价，反映了卫生计划项目的可行性。进度评价对卫生计划项目的实施与落实情况进行评价。结果评价是对卫生计划项目产生的结果或效果进行评价。

按时间的先后顺序分　主要包括事先评价、中间评价和事后评价。其中，事先评价指卫生计划项目制定阶段开展的评价，重点在于确定目标和策略。中间评价是卫生计划项目实施阶段的评价，重点在于确定项目进展及质量。事后评价是卫生计划项目实施结束后的评价，重点在于项目是否实现目标，以及获得的其他远期或滞后影响。

按评价所采用的方法分　主要包括定量评价和定性评价。定量评价指通过开展定量调查，采用统计数据进行的评价。定性评价指采用社会学定性调查，采用定性资料进行的评价。

按评价的范围分　主要包括宏观评价和微观评价。宏观评价指针对国家、地区或单位的综合性的评价。微观评价是根据具体目标而开展的评价。

按评价主体分　主要包括内部评价和外部评价。内部评价由卫生计划项目组织和实施的主体开展，属于自我评价。外部评价由非卫生计划项目的组织、参与或实施者的个体或单位开展，属于客观评价。

评价研究及其模式 评价研究是管理流行病学中的重要内容，以分析、实验流行病学的方法和原理为指导，通过开展现场调查，对卫生项目或计划在特定时间及特定人群内产生的效力或效果进行评估。现场调查的基本内容包括在特定的时间，对特定的人群，以抽样调查的方法，按照统一设计的调查表对目标资料进行收集，对调查结果进行分析，最后得出结论。管理流行病学的主要研究对象是社区人群，因此现场调查评价模式是卫生项目评价的主要模式，特别适用于当常规资料无法满足卫生项目评价开展的时候。

现场调查评价模式的设计要素包括：随机抽样方法，对照的设立，及现场调查的设计。按现场调查的研究设计，可将现场调查评价模式分为以下 4 类：①实验评价模式。②类实验评价模式。③非实验性评价模式。④案例研究。由于采用了随机分组，并设置了对照组，实验评价模式是 4 类现场调查评价模式中研究效力最高的一类。然而由于实际情况限制，并不是任何卫生项目的评价都适合采用实验评价模式。因此，实际工作中常采用的是类实验或非实验评价模式。采用类实验或非实验评价模式的优势在于大大节省了所需的人力、物力和财力，并减少了可能存在的医学伦理学问题。但局限是调查结论的可信性、外推范围和整体研究效力均低于实验评价模式。

选择合适的评价模式，应考虑的主要因素有：①伦理学因素，指采取的评价模式不会引起对研究对象的不道德处置，不会侵害人的健康权利和自尊，也不会损害其正当利益，即该评价模式符合伦理学原则。②实际条件因素，指选择满足实际条件，具有可行性的评价模式，如应考量资金、时间和人力等方面的条件限制。③其他不可预计因素，指研究者应在设计阶段充分考虑到可能出现的各种突发情况，并准备一定的应对措施。

开展现场调查时，最好对干预措施实施的动态变化、效果产生与变化的规律及持续时间的久暂等做出时间系列上的评价；干预措施应标准化或规范化，即干预措施应有明确的定义、量纲和实施标准，以便对比分析时的结果解释；现场调查的调查对象通常以社区等群体为观察单位，因此在样本含量估计和统计分析时不能套用一般的卫生统计学方法来进行。

现场调查评价模式的优点在于：①由于是经过设计的调查，因此可以满足特定需求，即可按要求选择调查人群，进行现场调查问卷的设计，及选择现场调查开展的时间等。②现场调查采用的调查问卷是经过科学设计的，因此获得的资料有明确的类型和适用的统计分析方法，根据现场调查的设计类型，可对评价结论的可信性、外推性和价值等进行判断。

应用 评价主要应用于以下几方面。

卫生服务需求评价 卫生服务需求评价是社区卫生工作者主动地利用科学的方法收集社区内居民身体健康状况、社区内可利用的卫生资源以及卫生资源的利用情况等资料来对社区居民健康状态进行描述，并确定社区内优先的卫生问题和居民实际需求的过程。

卫生服务需求评价的目标为：①掌握社区存在的卫生问题。②明确需优先解决的卫生问题及其程度和范围。③掌握目标人群的特征及分布等。④了解优先卫生问题的原因及影响因素。⑤获取有关组织或机构的支持和必需的资源。

卫生服务需求评价的内容包括：①确定当地有哪些卫生问题及其范围和严重程度，方法是通过现况调查或利用疾病监测资料等，对当地居民的各种疾病频率如发病率、死亡率、患病率等，及其在人群、时间和空间上的分布特征等进行分析；通过社会学定性调查方法，如访问居民、管理者和医护人员，以及各种座谈会与讨论会等，了解当地的各种社会的和自然的环境与条件。②确定应优先解决的卫生问题，目的是为了最大限度地发挥卫生资源的作用。③描述目标人群的有关特征，采用相应的流行病学和统计学方法对目标人群的社会、经济、人口等方面的特征进行详尽的描述和分析，以确定重点和高危人群。④查明重要疾病或优先卫生问题的原因和影响因素，针对不同原因或因素，采取相应的对策与措施，提高卫生服务效率。⑤掌握社区可利用的资源，包括卫生机构、政府、社区、其他组织以及居民的资源等可用于卫生服务工作的一切资源，并明确可利用资源和尚待开发利用的资源。

流行病学研究方法是进行社区卫生服务需求评价的工具。卫生服务需求评价的一般步骤包括：①提出待解决的问题，并对问题做出理论分析和论证。②社会学定性调查，考察社区现场，掌握背景资料。③收集完整、可靠的信息，做出社区诊断。④提出调查研究的初步结果。⑤根据问题的普遍性、严重性、紧迫性、可干预性、效益性等确定需要优先解决的问题。⑥通过文献综述和深入的调查研究如现况调查、病例对照研究等，对优先问题有更为深入的了解。⑦对所涉及的目标人群做出其社会、人口学和环境等方面的详尽描述，为今后干预措施的提出和实施提供线索和依据。⑧应用原因树分析法、鱼骨图法等分析方法，综合分析优先卫生问题的原因。⑨通过当地已有资源的开发利用和筹集外来的必需资源，针对优先卫生问题，提出并实施相应的措施，通过重新配置和优化管理程序来提高社区资源的使用效率。

卫生服务项目评价　卫生服务项目评价的目的是通过对卫生服务项目开展过程的各个环节及需要、结果等进行评价，掌握项目的实施进展，确定预期目标的实现程度，分析影响结果的主要因素，从而进一步修改与完善项目，提高卫生服务项目产生的效率与效益。

卫生服务项目评价主要包括以下 6 个方面的评价内容：①需要评价。评价的重点是卫生服务项目提出的问题与目标是否与人群需要相适应，现有的卫生资源等是否能满足项目实施的要求，以及如何重新设计和改革才能满足需要。②过程评价。是描述方案在执行过程中所发生的事件以及发生的背景和意义，主要围绕项目实施进展、出现的问题与原因等内容开展。③成本评价。是对达到一定目标的情况下消耗的资源的一种评估，核心是卫生资源的提供与利用情况，主要运用经济学上成本测算与分析的一些方法。④满意度评价。主要包括服务受益方、服务提供方等的满意度调查，目的是了解服务活动在多大程度上满足了目标人群的期望。⑤产出评价。按产出指标的不同可分为效益、效果与效用的产出，按产出对象的不同可分为个体、家庭、社会的产出。⑥经济评价。目的是帮助决策者决定如何选择与利用卫生资源，内容包括确定、测量、估价、比较各种备选方案的成本与产出，选择能够最有效利用资源的方案。

卫生服务项目评价的一般步骤为：①确定与项目设计、实施与效果有一定联系的机构、组织和人群等的所谓利益相关者，以及其关注的问题。②确定评价目标，包括评价的总目标和具体目标。③确定评价的具体内容与重点。④根据评价内容，确定评价方法。⑤根据评价内容，确定评价的指标和标准。⑥根据掌握的信息资料，结合评价结果利用者的期望，完成评价报告。

（陈　坤）

shìyídù píngjià

适宜度评价（relevancy evaluation）　对一个项目在解决针对问题的范围和程度方面的可能和能力进行的评价。一般在项目正式实施前进行。对现场调查或常规资料的全面掌握及充分的数据分析是进行适宜度评价的基础。主要采用论证方式进行项目或计划的适宜度评价。通过与已建立的准则进行比较，从而实现对项目的适宜度评价。一般采用横断面调查设计，可以不设对照。

用途　通过开展适宜度评价，可解决以下主要问题：①项目拟解决的问题及其重要程度。②项目拟解决的问题及预期目标是否与人群的卫生需求相适应。③项目与现行的卫生政策、社会经济政策及社会经济卫生文化发展水平是否相适应。④对拟解决问题所掌握的信息的真实、可靠和准确性。⑤项目设计是否能够达到预期目标。⑥项目计划实施所需的卫生资源是否能够得到满足。

内容　适宜度评价是对项目计划实施方案的可行性分析，主要包括技术条件、经济支持、环境条件、管理协调等方面的可行性，同时还应对可能存在的影响因素及项目实施后的预期效果进行评价。

方法　可通过开展现场调查或利用常规资料获得适宜度评价所需的基础数据资料。此外，还可通过对项目开展预实验性的观察，获得项目实施中及实施后的相关数据，对项目的整体可行性进行适宜度评价。

（陈　坤）

guòchéng píngjià

过程评价（process evaluation）

在项目计划实施开始到总结评价之前进行，对计划的实施进度与过程进行监督和控制，用来检查项目计划的干预措施的实施和落实情况。又称进度评价。过程评价关注的是项目计划的实际运行情况，时间、活动及资源消耗是过程评价的 3 点关键内容，如人力资源配备、资金配置、行为、服务、材料和管理等情况。过程评价的结果需及时反馈给项目计划的决策者，以确保项目的顺利进行，有时还可通过过程评价对计划项目进行必要的调整，以处理解决未预见的问题。

用途　过程评价重点关注项目的实际运行情况，对项目的运行起到了监督作用。通过对项目的开展情况和取得的成绩，以及人事、设备、经费使用等情况进行评价，将发现的问题及时反馈给决策者，以保证项目计划的顺利实施，必要时对项目计划及时进行调整。概括地讲，主要有以下5点：①提高项目的运行效率。②保证项目的各方面配套条件及时到位并合理使用。③及时发现并解决项目运行中的问题。④过程评价的结果也是产出评价的基础。⑤可以对项目进行成本效果分析。

内容 过程评价的主要内容包括：①项目需求的满足情况，包括人力资源、经费和设备物资等的配备情况。②项目按照计划的执行情况。③项目运行过程中碰到的问题，以及采取的措施。④项目的过程与产出情况。

类型 过程评价主要包括以下3种类型。

内部评估 由项目的实施机构或个人组织进行的评估。评估结果一般向合作方、实施方、组织管理方或援助方的管理者进行报告。

外部评估 由外部的评估机构或个人进行评估，再向合作方、实施方、组织管理方和援助方的管理者进行评估结果的报告。开展外部评估的目的是对项目计划进行客观公正的评判，从而为实现项目目标提供信息依据。外部评估的特点包括：①开展评估的主体是实施方、合作方、组织管理方或援助方以外的机构或个人。②由外部评估机构负责和组织相关评估活动。③有关各方需按要求向外部评估机构提供项目实施活动相关的材料。④比较客观和公正。

联合评估 由不同的援助机构和/或合作方共同参与的评估。依照各方在评估过程中的合作程度及评估资源的整合程度，联合评估中各方的联合程度存在差异。联合评估的优势在于整合了各方资源，有助于克服评估过程中可能出现的如当评估单位为项目的实施机构时可能出现的不真实评估报告，报喜不报忧或报告内容空泛、不涉及关键细节等问题。

方法 过程评价所需要的数据与信息，一般可通过以下方法获得：从有关机构获得相关的常规资料，如人口统计学资料、机构人员设置、服务提供情况及服务成本等；还可通过开展定性与定量的现场调查获得所需资料，如在项目计划开展地区开展服务满意度调查和访谈等。

（陈　坤）

jiéguǒ píngjià

结果评价（outcome evaluation）

对某个阶段目标实现程度的评价又称产出或结局评价。结果评价一般用来为项目援助者提供决策依据，以判断项目是否继续或中止。一般在实施干预措施后至项目计划全部结束前，以一定的间隔期重复进行结果评价。结果评价既包括一次性总结评价，也包括多次阶段性总结评价。后者的优点是可对结果进行动态性观察。

用途 结果评价的内容以预期目标和非预期目标为核心，主要可用于解决以下问题：①项目的目标及其测量和评价。②项目的成本（人财物配置）与项目目标的关联程度。③项目预期目标的完成情况。④项目取得的效果。⑤项目各组成部分的完成情况，及其与项目目标的关联程度。⑥项目的非预期结果（包括正面或负面结果）。⑦项目进展过程中遇到的障碍，及其与项目目标的关联程度。⑧对项目下一步计划的决策。

内容 结果评价的重要内容之一是对项目计划实施干预措施后产生的结果进行判定。确定项目计划干预措施产生的结果时应注意以下几个问题：①干预措施与结果二者之间应存在着关联，而不常是统计学上的相关关系。②干预措施和结果之间应有明确的时序关系，即干预措施应在结果之前。③排除或控制其他影响因素的干扰，这些因素可能影响干预措施与结果之间关联的真实性。④在其他条件相同的地区，实施相同的干预措施应产生相同或近似的结果。⑤项目计划实施后产生的某些难于解释的甚至反向的结果，不应轻易排除。

类型 按采用的评价结果的不同指标类型，结果评价主要包括以下5类。

效果评价 效果指项目计划实施后取得的成效，如针对卫生问题的解决状况，或卫生条件的改善情况等。效果评价是衡量规划、项目、服务机构通过实施干预措施后所达到的卫生目标和指标的实际程度。干预措施指项目计划针对所要解决的卫生问题而制订的策略与措施。卫生目标指制订项目计划时，根据人群卫生需求所要解决的健康问题，如降低发病率、死亡率、患病率、提高期望寿命、生活质量等。效果评价主要是分析目标和指标的实现程度。效果评价的目的是对项目计划的价值做出科学的判断。衡量效果的指标可从以下3个方面进行考量：卫生、临床的角度，知识、态度和行为的角度，可及性和公平性的角度。

效率评价 效率指在一定时间内，组织机构的投入与产出之间的比例关系。其中，投入包含了人力资源、经费与物资设备等的投入。效率评价指干预措施实施后，卫生服务量与质的变化

（产出）与项目实施所投入的资源之间的比较评价，即每提供单位资源所产生的符合质量要求的服务量。效率评价的目的是改善与提高项目计划的实施与管理水平。

效益评价　效益指以货币的形式对项目计划实施的结果进行表达。效益评价是对项目计划组织、实施与管理的全过程的投入成本与最终获得的结果之间的比较分析。效益评价包括成本效果分析和成本效益分析。前者指为实施项目计划所投入的成本与所产生的卫生效果的比较分析，后者指投入的成本与所产生的卫生效果转换成货币量度之间的比较分析。效益是在效果的基础上测得的，但效率和效果之间无必然的因果联系。

影响评价　针对项目计划实施后在项目实施地区内对卫生与社会经济发展的贡献或影响。影响评价关注的重点是项目计划的各种短期和长期效应，其中既包括正面效应，也包括负面效应。

可持续性评价　是针对项目计划实施后所产生的结果的可持续性，即在撤去项目计划的资金支持，将其归入常规运作后，干预措施是否能够继续存在并发挥作用。可持续性实际上是评价一个项目计划好坏的重要指标。好的项目计划应有较高的可持续性，即项目计划组织与实施过程中能产生良好效果，在项目计划结束后，仅依靠已建立的运行机制，转入常规运行后，也能继续产生良好效果。同时，还能为周边其他地区提供具推广价值的经验。影响一个项目计划可持续性的主要因素包括：①项目计划的运行机制的完善程度。②项目计划的运行机制与政策环境的一致程度。③项目计划在人群中获得的认同、支持与参与程度。

方法　根据结果评价的内容，一般可通过开展现场调查或利用常规资料获得评价所需的资料。专题调查有明确的调查目的和内容，因此是结果评价获取资料的重要方式。根据不同类型的结果评价，可开展相应的专题调查，如针对效果的居民健康状况调查、卫生服务利用调查、卫生服务满意度调查，针对效益的卫生机构成本调查等。此外，定性调查如焦点访谈、小组讨论等，也可为结果评价提供一定的信息。

（陈　坤）

shíyàn píngjià móshì

实验评价模式（experimental design）　采用流行病学的实验性研究方法开展的评价研究。简单地讲，即是通过比较卫生项目实施干预措施后的实验社区人群和对照社区人群的结果，从而判断干预措施效果的一种前瞻性评价模式。

原理　按照随机化原则，将选定的目标社区分成实验社区和对照社区，前者实施干预措施，后者不给予干预措施，前瞻性观察一段时间后，分别对实验社区和对照社区进行调查，通过对两个社区的调查结果进行比较分析，获得干预措施是否有效或是否取得预期效果的结论。

适用范围　实验评价模式是对干预措施与产生的效果进行因果关系推断的最理想的评价模式，因此当人力资源、物资与资金配备充足，项目计划的实际开展条件成熟，相关单位与机构协调良好的情况下，有符合条件的社区人群时，可优先考虑选择实验评价模式。

特点　采用了流行病学的实验性研究方法，因此实验评价模式的特点主要有：①采用了随机化分组的方法，即通过采用一定的随机抽样方法，从总的随机人群中获得了研究对象。②设立实验社区和对照社区，即在干预措施实施前，通过相应的随机分组方式设置了各方面特征基本相似的实验社区和对照社区，目的是更好地凸显干预措施的真实效应。③在实施干预措施后，必须随访观察一段时间，才能得到所需的结果资料。④一类前瞻性评价模式，因此能够对干预措施与结果进行因果关系的推断，其研究效力要高于类实验和非实验性等其他评价模式。

类型　实验评价模式按其干预组和对照组的设置，可分为以下3类：①模式一，设置两组，其中一组为干预组，另一组为对照组，两组在干预实施前后均接受调查。②模式二，设置四组，一对干预组和对照组在干预实施先后均接受调查，另一对干预组和对照组仅在干预后进行调查。③模式三，设置两组，其中一组为干预组，另一组为对照组，两组仅在干预实施后进行调查。

模式一，是最经典的设计，该模式使得时间对研究效度的威胁得以控制，但其缺陷在于无法排除干预组和对照组在干预实施前进行的调查对实施后进行的调查结果的干扰与影响。

模式二，四组的设置可以较好地将基线调查对干预实施效果的干扰作用进行控制，消除了干预前调查和干预可能存在的交互作用。其缺陷是设计与实施难度大，增加了调查的复杂性，更费时费力费钱。

模式三，优点在于简化了调查设计，提高研究的可行性，且规避了基线调查对干预效果可能造成的干扰作用。缺点在于由于减少了干预措施前调查，无法对干预的真实效果进行估计，仅能对干预措施的总效果或粗效果做出评价。

优缺点 实验评价模式的优点主要有以下3点：①由于设立了对照组，可排除影响因素的干扰，避免了混杂偏倚。②研究社区的选择及分组采用了随机化原则，使人为因素的干扰减少到最低限度，使外在因素对结果产生混杂的风险最小化。③时间序列关系明确，即先有干预措施，后有效应指标测量值的改变，是能证明干预措施与结果之间的因果关系的一种最有效的评价模式。

实验评价模式也存在一定的缺点，主要有：①随机对照的设立提高了研究设计与实施的难度；②要求研究对象有较好的代表性及较高的依从性，以降低随访过程中可能出现的失访现象。③由于整体设计要求高，对人力资源、物资与资金配置的要求较高，且开展周期一般较长。

（陈　坤）

lèishíyàn píngjià móshì

类实验评价模式（quasi-experimental design）

采用流行病学的类实验性研究方法开展的评价研究。其介于实验评价模式和非实验评价模式之间，缺少了实验评价模式的一个或几个特征。简单地讲，类实验评价模式指分组过程未遵循随机化原则，或没有设置平行对照社区的实验评价模式。

原理 类实验评价模式的原理与实验评价模式相似，即对实验社区开展干预措施，通过对实验社区和对照社区的结果进行比较分析，判断项目计划开展的干预措施的效果。无对照社区时，则对实验社区实施干预措施前后的结果进行比较分析，以判断干预措施的效果。

适用范围 当出现以下3种情况时，宜采用类实验评价模式：①由于实际情况的限制，研究对象无法进行随机分组。②由于研究对象数量过大、涉及范围过广，随机分组的执行存在难度。③由于无法找到可用的平行对照，采用内对照或自身对照。

特点 类实验评价模式的主要特点包括：①无随机化分组过程，或无对照社区。②与实验评价模式类似，类实验评价模式也必须在实施干预措施后随访观察一段时间，以获得结果资料。③类实验评价模式也是一类前瞻性评价模式，因此能够对干预措施与结果进行因果关系的推断，但其研究效力介于实验评价模式和非实验评价模式之间。

类型 根据对照社区的设置方式，类实验评价模式主要包括：①前后对比研究，即采用了社区自身对照，即仅一个研究社区，不设其他平行对照社区，通过对研究社区实施干预措施前后开展现况调查，判断干预措施的效果。②平行对照对比研究，即对选定的实验社区和其他选定的平行对照社区进行结果比较，判断干预措施的效果。③项目计划目标比较研究，即无对照社区，通过将实验社区的结果与项目计划目标做比较，判断干预措施的效果。

项目计划目标比较研究设计最为简便，因此最为常用。与项目计划目标比较研究相比，平行对照对比研究缺乏项目计划目标这一比较标准，因此评价结果的局限性较大。而前后对比研究的结论也需谨慎对待，需在排除社区自身潜在的影响因素和发展规律对结果的干扰作用后，判断干预措施的真实效果。

优缺点 与实验评价模式相比，类实验评价模式主要具有以下优点：①未设置随机对照，因此降低了研究设计与实施的难度。②相较实验评价模式，对人力资源、物资与资金配置的要求更低。③适用范围较实验评价模式广。但由于无随机化分组过程或未设置对照社区，与实验评价模式相比，类实验评价模式的主要缺点是评价效力较低。此外，虽然和实验评价模式相比，其更省时、省力、省资金，但与非实验评价模式和案例研究相比，类实验评价模式则较为费时费力和花费高。

此外，在类实验评价模式中，对照社区的设置不如实验性评价模式的合理，存在一定的已知或潜在的混杂因素上的不可比性，因此在开展类实验评价时应注意：①在评价的开始以及实行过程中，要尽可能排除其他事件的干扰。②要尽力排除干预措施实施前的调查对实施后的调查的干扰。③尽力避免研究社区随着时间的变迁而发展的自身规律性的影响，采用前后对比研究设计时更需注意。

（陈　坤）

qiánhòu duìbǐ yánjiū

前后对比研究（pre-post controlled study）

通过比较卫生项目实施干预措施前后的实验社区人群的评价措施效果，从而判断干预措施效果的一种前瞻性评价模式。是类实验评价模式中的一种，前后对比研究的特点是不设平行对照社区，而仅对选定的社区在实施干预措施前后各进行一次现况调查。干预措施实施前的调查又称基线调查，基线调查的资料也可利用常规资料获得。若将干预措施实施前的调查改为时间系列调查或引用历史资料，则还可将通过相关回归分析得到的理论预测值作为干预措施实施后的另一个理论比较标准。

优缺点 不需要设置平行对照社区，因此前后对比研究的优点主要有：①研究的设计难度降低。②省时省力省资源。③适用范围较广。但其缺点是较难控制偏倚和混杂因素对研究结果的影响。尤其是在干预措施实施持续一个较长时间的情况下，较难解释实验社区前后对比的结果差异来自干预措施还是来自研究社区本身的情况变化。

注意事项 科学的质量控制工作对于开展前后对比研究十分重要，前后对比研究要明确：①前后对比的结果差异是否由于其他重要事件的干扰而产生的。②干预前调查是否干扰了干预后调查的结果。③社区人群内部，与卫生有关而与干预措施的实施无关的内外环境，或其自身发展规律有无对干预后调查产生影响。④有无邻近的非项目计划实施地区的干扰而影响干预效果的情况。前后对比研究的最关键问题即是对结果的解释需谨慎，应尽量排除社会因素等影响因素的干扰。

（陈　坤）

píngxíng duìzhào yánjiū

平行对照研究（parallel controlled study） 两个（两组）社区分别实施与不实施干预措施，然后开展现况调查，平行比较两组结果的一种前瞻性评价模式。属于类实验评价模设计中的一种。平行对照研究的主要特点包括：①设置两个或两组社区分别为实验社区和平行对照社区。②实验社区和对照社区均需在干预措施实施后进行现况调查。③缺乏干预措施实施后比较的标准。

优缺点 由于设置了平行对照组，平行对照研究可以更好地分析干预措施的效果。该研究设计的主要缺点是研究设计和实施的难度增加，费时费力费资源。

注意事项 在平行对照研究中，应注意两组（个）社区的基线情况应基本一致，至少在明显的影响因素分布上应保持一定的均衡性。通常采用的解决办法是在干预措施实施前，对两个或两组社区开展基线调查，并对基线调查的结果作均衡性分析。若发现两组间存在有显著分布差异的影响因素，则在统计分析时应进行调整，或进行分层分析。

（陈　坤）

xiàngmù jìhuà mùbiāo bǐjiào yánjiū

项目计划目标比较研究（project objective controlled study） 属于类实验评价模式设计中的一种，通过将实验社区的调查结果与项目计划目标进行比较，从而为判断干预措施效果提供一定参考依据的一种前瞻性评价模式。计划目标通常是在现况（基线）调查基础上，或通过专家咨询、评议和预测而制订。因此，项目计划目标实际上也是一种对照，是对实验社区干预措施实施后的结果进行比较与评价的预期理论值。

优缺点 项目计划目标比较研究的优点是研究设计简单，容易实施，在实际的项目计划评价工作中最为常用。但未做实施前的基线调查，因此只能比较粗略地估计干预措施实施的效果。

注意问题 由于项目计划目标比较研究没有在实施干预前对实验社区作基础调查，在干预措施实施过程中，必须注意做好质量控制工作，以避免可能存在的偏倚。通过开展科学的质量控制工作，明确实验社区结果与项目计划目标比较的差异是否由于其他重要事件的干扰而产生的。也可在干预措施实施后的不同时期，分多次进行现况调查，每次调查结果分别与项目计划目标进行比较，还可动态观察达到预期目标的过程。

（陈　坤）

fēishíyàn píngjià móshì

非实验评价模式（non-experimental design） 不采用随机化方法选择和分配实验社区（对照社区）的一类评价模式。其对干预措施与结果间因果关系的判断的效力低于实验评价模式和类实验评价模式，一般仅是为两者有无关联及其关联强度的判断提供一定的参考依据。

原理 将过去已经或目前正在实施各项干预措施的社区人群作为观察组，将过去或是目前均未实施过前述干预措施的社区人群作为对照组，分别对两组作现况调查，或是前瞻性观察一段时间后，再分别对两组作现况调查，比较两组调查的结果，最后得出实施的干预措施是否有效的结论。

适用范围 主要用于提供最原始的信息，常用于对常规项目计划进行评价。此外，还可作为实验性评价研究的工作基础。

特点 干预措施的实施在评价研究开始时就可能已经在进行，而不是预先设计的，即观察组与对照组的划分是客观存在的，并非人为安排，这也是非实验评价模式与实验性评价模式和类实验评价模式的最大区别。评价者的主要任务是尽量选择未实施干预措施、可比性较高的对照组，与观察组进行前瞻性比较，同时做好观察期间的质量控制工作，最终比较两组人群的健康与卫生状况。

类型 非实验评价模式的研究设计较实验评价模式和类实验评价模式相对简单，只有一种主要模式，即对纳入研究的客观存在的两个社区人群（一个相当于实验社区，另一个相当于对照社区）进行前瞻观察，并在观察结束后分别进行现况调查。

优缺点 与实验评价模式以及类实验评价模式相比，非实验评价模式简单，易于实施，在实际操作过程中的可行性高。该评价模式存在的缺点有：①对干预措施实施结果评价的可信性不如实验与类实验评价模式。②只能为评价结果与项目计划实施两者之间是否有联系以及其强度提供依据，而难以做出肯定的因果关系的判断，评价效力较弱。

（陈 坤）

ànlì yánjiū

案例研究（case investigation）

对某项目计划的实施全过程进行定性描述研究，以判断干预措施和变化之间的关系。又称典型调查。案例研究是另一种非实验类的评价模式，属于定性描述研究。所谓典型指同类事物特征的集中表现，抓住典型有助于深入了解事物的特征。案例研究的关键是抓住一个合适的典型。因此，案例研究应在对事物进行全面分析的基础上，有目的地选择典型的人或社区作深入的分析。案例研究的目的是通过对典型案例的描述与研究，获得具有共性的经验，为卫生计划和干预措施的制订提供参考依据，最终提高卫生管理水平。

原理 通过对一组对象实施干预措施，对其全程进行随访观察。通过对关键事件或典型案例进行回顾与剖析，分析导致结果发生的内部及外部因素，或通过分析和评价典型案例，追溯促进成功或导致失败的关键事件，分析研究工作环境和资助机制对干预措施效果的作用与影响，对关键事件或者典型案例的成功经验与不足进行系统总结，从而预见项目计划可能产生的影响。

适用范围 案例研究的适用范围主要包括：①为获取第一手资料，用于对事物进行初始分析。②当观察单位数量受限时。③投资时间长、投资强度大的卫生计划与项目、卫生事业规划以及相关机构的绩效与影响评价等。

类型 案例研究分为单一案例、多案例和参考标准案例研究。

单一案例调查研究 单一案例调查研究的信息来自单个个体的单一过程。该类型案例研究主要使用定性资料从多种角度描述个体或事物特征，观察和询问是常用的收集资料手段。案例研究还可与其他方法结合使用，如综合使用单一案例调查研究和抽样调查，可获得定量资料。单一案例调查研究主要包括以下 3 种类型：举例、探索和关键案例调查设计。举例指对一个事件或一个项目进行具体描述，目的是了解和掌握项目的特征和工作的过程。探索案例研究可作为一项评价研究的预试验，通过预试验探索评价方法的可行性；还可用于收集目标项目的初步信息。关键案例调查设计较适用于调查一个问题或事件的特征。

多案例研究 多案例研究较单一案例调查研究的主要优势是结论外推性较好。多案例研究采用概率抽样的方法，从项目中选择若干案例进行研究，目的是得出项目的评价结论，适于评价项目的运行过程和结果。采用多案例研究时要注意，所选择案例的基本性质应相同或相似，以提高研究结论的可靠性。

参考标准案例研究 参考标准案例一般用于判断项目运行的好坏，所取得的结果是否满足某种修改标准。

特点 案例研究的特点主要有：①案例研究的方案设计简便，不需要设对照组，也不需要开展基线调查。②案例研究采取全方位调查的方式，对项目计划的设计、实施与评价等过程进行描述，同时收集与该项目计划相关的国家方针与政策、卫生系统各机构部门间的支持与协调情况、与项目有关的历史沿革等信息。③案例研究采用纵向调查的原则，对卫生工作现状进行重点描述，追踪观察各项重要事件与活动。

优缺点 案例研究主要具有以下 3 方面的优势：①案例研究是获取第一手资料的最好方式，有助于明确阐述某一现象出现的原因、方式及过程，有助于详尽地挖掘大量信息。②案例研究可为项目计划管理者制订决策提供重要的参考依据。③通过开展案例研究，有利于对项目计划过程中的问题及其产生的影响进行深入分析。

案例研究的主要局限性在于：①没有对照，也没有干预前的基线调查，因此无法进行定量分析并与项目计划目标等资料进行对比分析，只能提供进一步评价的线索，很难分析项目计划与结果之间的因果关系。②抓住典型需要在对事物进行全面分析的基础上进行，需要花费大量的时间用于系统采集资料和分析数据，相对于其他方法而言，其研究周期长、成本高，对评价研究的总体进度有一定的影响。

（陈　坤）

ànlì diàochá

案例调查（case survey）　对个别发生的病例、病例的家庭及其周围环境进行的流行病学调查。又称个案调查。病例包括传染病患者、非传染病患者和病因未明的病例等。例如对一个怀疑重金属中毒的病例或发热原因不明的病例进行的调查。开展病例调查是疾病预防控制部门一项非常重要的日常工作。例如对传染病病例的流行病学调查，可疑实现对病例及时采取治疗和隔离措施、防止疫情扩散，查明可能传播的易感人群、传染源和传播方式，以及估计暴发或流行的强度。通过对单个病例调查的积累，与当地人口资料结合，可以分析疾病发生的频率及其在人群中的分布情况。

病例发现可以通过下列途径：①收集各医院发来的传染病报告卡。这种方法简便易行，速度快，但漏报者多。②医院内调查。可以直接接触患者，但有时只能发现重症病例。③发放调查。将调查表交给地方管理人员发放给各户调查。如果能保证应答率，这种方法所得资料比较完整可靠。④调查学校、工厂等团体中的缺席者。在传染病的流行过程中缺席者很可能是因患病。通过调查各单位的缺席者有可能发现许多病例，但这样所得样本偏倚较大。⑤社区调查（户访）。由调查员逐户访问，这种方法可获得准确的发病及流行病学资料，是最为理想的方法。但需要的人力较多，且用时长。

为了保证从每个病例所得到的信息的完整性，需要有一个标准的调查格式，不同疾病或事件的调查内容有异。对传染病的调查应包括下列一些基本内容：①病例的一般情况。如姓名、性别、年龄、职业、居住地、发病地、免疫史等。②临床资料。如症状、体征、病情的严重程度、发病日期、恢复日期、死亡日期等。③实验室资料。如取样日期、存放条件、检验结果及报告时间等。④治疗资料。所用抗生素或其他药物的名称，用药日期、用药剂量等。⑤暴露史。主要调查与本次发病有关的活动，如旅行史、与已知病例的接触史、接触动物史、对可疑物的实验室检验结果等。对不同疾病所要调查的内容各有偏重，应根据具体情况设计适当的调查表。每个病例及疑似病例均应填写调查表，同时还要收集当地相关人口、地理、气象、食品、水源及人群免疫水平等资料。

病例调查的方法：①询问。对患者、患者的家庭成员、邻居、单位负责人、临床医生等进行调查。②现场观察。对病例所处室内外环境展开现场观察，可根据不同病种确定不同的调查重点。③现场标本的采集与实验室检验。采集患者的分泌物、排泄物、食用过的可疑食物等的样本，带回实验室做进一步检测。

目前已扩大到对一项有某种特殊意义的事件或单位为某种目的而进行的调查，经常运用于管理、卫生法规等学科的研究中。例如对重大意外环境事故的调查，就是通过案例调查，了解其发生的经过、原因和产生的后果，以及为该事件的紧急处理及善后措施提供资料，对预防同类事故提出建议。对一件医疗事故，调查其经过、检查医疗记录和申诉依据，确定是否为医疗事故，也是个案调查。

病例调查一般没有对照，也无人群有关变量的资料。虽然可利用人口统计资料分析，但是病例常有遗漏，故不能分析变量与疾病的关系。例如不能单从细菌性痢疾病例的调查来分析喝生水习惯等与发病的关系。

（陈维清）

xiànchǎng liúxíngbìngxué

现场流行病学（field epidemiology）　流行病学应用于疾病预防控制实践，同时吸取其他相关学科理论和方法，而逐渐形成和发展的交叉学科，是流行病学向群体和宏观应用方面发展而产生的分支学科。现场流行病学主要以突发公共卫生事件应急为目的，采用现代流行病学和其他学科的理论和方法，及时做出科学的调查结论，并采取有效的控制措施。

发展历史　在140多年前，现代流行病学的奠基人，英国医生约翰·斯诺（John Snow）对伦敦宽街地区霍乱暴发进行了开创性的流行病学研究，他使用病例分布的标点地图法，在病原不明的情况下通过现场调查分析，否定了瘴气传播霍乱的学说，首次提出霍乱是经水传播的科学论断，并通过干预成功地控制了进一步流行，成为流行病学现场调查、分析和控制的经典案例。此后流行病学工作一直围绕着到现场去解决现实的公共卫生问题这一主线，例如巴德·威廉（Budd William）对伤寒的研究、帕努姆（Panumd）对法罗群岛麻疹流行的观察、盖杜谢克（Gajdusek）发现库鲁病患者与食人肉葬仪有关，这些都是深入现场调查研究的结果。在中国，伍连德博士对东北三省鼠疫大流行的调查处理和控制，何观清教授对热带病传播途径的科学论证，王逸民教授等证实三带喙库蚊为日本乙型脑炎的主要传播途径，上海市卫生防疫站等单位调查证实生食毛蚶等为导致甲型肝炎暴发性流行的原因等科学结论，也是建立在对现场调查的基础上。现场是疾病和卫生事件实际发生的地方，只有深入现场调查研究，才能获得疾病真实分布的准确情况，认识疾病的流行规律、揭示病因未明疾病的病因，从而提出符合实际情况的疾病控制对策和措施。

20世纪50年代，美国医学情报学成立，并开始系统培训流行病学现场工作者。近年来，不时出现新发、再肆虐传染病及不明原因疾病的暴发和流行，特别是美国9·11事件、非典（SARS）和禽流感的全球暴发流行，对公众健康、社会政治经济的危害十分严重，其调查处理以及对突发公共卫生事件的应急反应愈来愈受到政府重视及媒体和公众的关注。由于疫情的收集与订正离不开对病例的调查，均需通过现场调查研究才能予以解决，流行病学现场调查备受瞩目。在疾病防治实践中不仅加深了对疾病流行规律和疾病病因的认识，而且丰富了流行病学理论与方法，使现场工作更加深化，经过数十年的发展，形成了现场流行病学这一应用性极强的流行病学分支学科。

有关现场流行病学的概念，格雷格（Gregg MB）主编的《现场流行病学》一书中指出，现场流行病学就是流行病学在下列情形下的应用，要解决的问题出乎预料、必须立即对该问题做出反应、必须亲赴现场解决问题、必须及时采取控制措施。拉斯特（Last JM）在《流行病学词典》对现场流行病学的定义为，现场流行病学是流行病学在公共卫生服务和社区人群等现场工作中的实践，主要解决如何进行对疾病流行和暴发调查、如何采取措施保护和增进公众健康等问题；面对应急性问题，必须立即做出反应，还要结合应急性问题的解决；对公共卫生措施做出评价，必须考虑调查结果接受者如政府部门、公众等的需求，其任务不仅是及时提交调查结果，还必须采取措施改进人群健康。

国内学者对现场流行病学的定义是：运用流行病学的原理与方法，对重大突发公共卫生事件进行现场调查，探明疾病或健康问题的分布特征，确定事件发生的决定因素，及时采取对策和措施，并对效果进行评价，以减少对社会政治与经济、人民群众健康的危害。调查的目的就是阐明突发公共卫生事件的原因，并立即采取措施，控制事态进一步发展。例如1973年8月底~9月初，某单位突然发生大量腹泻患者，3 894名职工与家属中，发病703人，罹患率18.05%，临床表现轻重不一，多数为轻型，但有290名患者（占41.25%）需住院治疗。细菌学培养粪便主要检出福氏2a痢疾杆菌，确认这是一次少见的细菌性痢疾暴发。经现场流行病学调查和资料分析表明，各年龄组均有发病，但以儿童为多，不同住宅区发病分布有很大差别，进一步分析表明主要是由于食用受污染的冰冻豆浆所致。针对该原因，采取相应措施，疫情很快得到了控制。

同其他的流行病学调查相比，现场流行病学更加注重现实，其总体目标主要有2个。①通过现场调查确定事件所致疾病的流行特点、流行规律、高危人群、危险因素、传染源、传染途径等。②采取干预措施，降低或消除事件的危害。

研究方法 现场流行病学以流行病学的理论和方法为基础，其研究设计涉及描述、分析和实验流行病学等，是一个广泛的概念。所要采取的研究方法主要包括：①观察某特定人群在一定期间内疾病及健康问题变化情况的调查。②通过实地观察、面对面地询问及必要的若干实验检查，收集可描述疾病发生时的各种信息资料，运用描述性研究方法观察和记录疾病发生、发展过程及其分布特征。③应用队列研究方法前瞻性地观察、比较某一暴露人群与非暴露人群经过一定时间后因暴露而出现结局的差异情况。④应用病例对照研究方法，回顾性地比较病例组与对照组既往暴露于某个或某些因素的差异，以验证描述性研究提出的可疑病因或危险因素的假设。⑤在人群现场中进行的流行病学实验研究，除用以进一步验证病因假设外，主要还用于评价干预措施的效果。⑥运用个案调查方法，掌握信息，了解疾病的一般规律。特别是在病因未明疾病的调查中，通过个案调查可提供非常有价值的假设，为认识病因和进一步检验假设起到重要用。

调查地点 发生重大公共卫生事件的地区，一般易于确认，但调查范围的大小有时却难于确定。如果调查范围过小，可能不足以得出正确结论，甚至可能导致因实施干预措施的范围覆盖面较小，而留下事件再发的隐患。如果调查范围过大，则浪费人力、物力和财力，特别是可能贻误干预的最佳时机。调查地点的确认要做到三个有利于，即有利于达到调查目标，有利于实施现场调查，有利于节约人力、物力、财力和时间。

调查对象 与确定调查地点和范围类似，确定调查对象有时也不是一件容易的事。就疾病的现场流行病学调查而言，在基本明确了患者的特征（年龄、性别、职业）、发病时间、发病地点及临床表现后，则可为确定调查对象提供足够的信息。如有些疾病首先侵犯一定年龄组或种族的人群；患某种疾病与某类职业有关；有些疾病只发生在居住同一社区、拥有同一供水系统或空调系统的人群中，或只有学校中某些学生，工厂中某些工人，接触水田的某些农民发病，或只有那些到餐馆就餐的人才发病。

调查方法 现场流行病学调查方法包括：①询问。现场流行病学调查需要调查的问题大多在事件发生以前，因此要查清这些问题，只有通过详细询问与事件发生相关的人。被询问者包括患者、患者的家庭成员、邻居、单位负责人、临床医生以及其他可以提供情况的人。询问的方式可以个别谈话或调查会的方式。询问时要说明来意和调查的实际意义，以取得对方的合作。在调查中要关心患者及其周围人，通过询问，尽量查清上述应该查请的各项内容。②现场观察。现场观察也是重要的现场调查方法之一，一般应根据不同病种确定不同的调查重点。如对肠道传染病应着重调查饮食饮水卫生、粪便管理、苍蝇滋生等情况；对呼吸道传染病则应了解居住密度、患者与健康人的接触、群众集会等情况。对虫媒传染病则要调查有关的媒介昆虫及其叮咬人的可能性等。由于现场的情况是不断变化的，通常需要多次进行现场观察和调查。③现场标本的采集与实验室检验。当发生重大疫情或中毒事件后，有关业务人员应迅速赶往现场，快速采集、运送实验标本，运用微生物学、免疫学、化学分析等手段，准确、及时进行检测分析，这对追踪传染源（致病因素或中毒原因）和传播因素，及时控制疫情或中毒事件的发展有十分重要的意义。但是，现场调查人员通常是在事件发生后抵达现场的，因此，常难以收集到必要的检测标本。例如，可疑食品可能全部食用或已无存留；可疑食品加工单位已不再生产该类食品或已无可疑食品存留；患者已服用过抗生素或经过临床治疗等。这些情况妨碍了有效标本的采集。针对这种情况调查人员必须取得首诊医生的协助，通过患者及其家属和消息灵通人士的回忆提供信息，尽最大可能采集有价值的标本。对需要检测的标本，应由流行病学专业人员和检验人员共同商讨采样计划进行采集。

调查步骤 现场流行病学调查可分为疾病预防控制机构内的工作和现场调查工作两个步骤。

在疾病预防控制机构内的工作 当疾病预防控制机构接到有关疾病流行或暴发的信息后，机构主管此项工作人员首先要确定信息是否准确。如果流行或暴发已被肯定，主管人员应立即着手组建流行病学现场调查小组，并根据具体情况下达工作指令。同时还应进行下列工作。

核实信息 有关疾病的流行或暴发信息主要来自各级医疗机构和传染病流行病学监测，也可能来自某些单位，如学校、工厂等。主管人员的责任就是仔细查验信息的可靠性。查验的方法可通过比较各种途径传来的信息及选派对所报告的疾病具有临床和流行病学经验的人到现场迅速了解情况，收集有关该病的临床、流行病学和实验室等方面的资料。

初步分析 将现场收集到的资料进行初步分析，分析的主要目的是：①建立病例诊断标准。内容包括病名、症状与体征、与病例发生有关的流行病学特征、实验室依据和诊断类型等，诊断的类型可分为3类，即确诊病例，推论诊断病例和疑似病例。②提出初步假设。即对可能的疾病暴发、流行起源及传播方式提出推测性解释，在调查的过程中可不断予以修改、完善。③确定现场调查的目标与方式。现场调查的目标是查明疾病特征、暴发或流行程度，受害人群、传染源及传播途径，以便采取适当的控制措施。

制订工作计划 在初步分析的基础上，主管人员应根据假设、人力、物力等因素拟定工作计划。通常包括下列内容：调查目标、调查方法、人员分工及完成任务的时间、联系医院及实验室、现场调查小组的组织、保障措施以及总结报告等。

现场工作组织 现场工作包括流行病学调查和采取控制措施，由现场调查小组完成。因此现场工作小组应由流行病学、临床、微生物学等专职人员组成，同时还应配备适当的辅助人员包括护士、实验员等。工作小组的组长对本次现场工作的目的、工作计划，以及调查区域内的地理、气象和人口等资料需要有所了解。在出发前应准备好现场工作所必需的物资和器械，并对小组成员做好自我防护有关工作。

实验室工作组织　实验室检验可以为病例诊断，验证假设提供强有力的证据，是传染病、中毒等流行病学调查过程中的重要组成。在现场工作小组出发的同时，负责检验工作的实验室和实验人员必须予以明确，以便对现场采集的样本及时进行检验。在实验室工作的组织中应注意明确下列事项：①将要检验的病原体的性质，如细菌、寄生虫、病毒或毒物。②要求专业人员的水平。③所需的设备及器材。④运送及保存样品的方法及工具。⑤结果报告方式。

现场调查工作　现场调查工作的主要内容包括查找病例、查明传染源及传播方式、采集运送标本、采取应急的治疗和控制疾病的措施等。

分析内容　对现场流行病学调查获取的信息资料，可用绝对数和有关的频率等客观指标说明疾病在不同人群、不同地区、不同时间的发生情况和流行趋势，也可借助于图、表等反映疾病存在的情况和特征，全面地显现出卫生事件的特征，为最终提出真实、可靠、科学的调查报告，提供重要的素材和依据。分析的内容包括以下几个方面。

病例分布分析　对所有发现病例、每起暴发疫情均应描述其三间分布。既要分析病例数和构成，也要计算并比较、分析相关率。要注意比较分析聚集性病例与散发病例的分布。此外，可将此次疫情中病例的分布特征与既往当地该病的背景资料进行比较分析。

临床分析　包括患者的主要临床症状体征、病程、各种治疗药物和措施的效果、实验室检查、基础病史等内容。进行临床分析，可有助于明确病例定义，确定暴发疫情性质和评价治疗效果等。

患者相互之间的传播关系　对于一些可能是点源暴露引起的暴发疫情，首先应分析患者之间有无共同的暴露史，患者的暴露时间是否均在最长潜伏期之内，以判断是否存在其他传染源和传播途径，患者之间是否存在密切接触传播的可能等。

引起传播或流行因素分析　在暴发疫情调查中非常重要的分析内容，只有查明引起传播或流行因素，才能有效地控制疫情。在分析时，一方面要根据已有的传染病的相关知识和发病情况进行判断，对于一些没有经验可循的传染病，更加需要注意分析各种可能的暴露因素，如职业因素、同类病例的密切接触史、接触方式、流行地区的旅行史、医院内感染等。

潜伏期和传染性分析　对于新发传染病，潜伏期的计算非常重要。潜伏期的确定，一方面可以帮助确定疑似患者或密切接触者的隔离时间；另一方面可以帮助追踪传染源，确定疫情的来源。此外，对认识疾病的自然史和流行规律也有帮助。即便是一些传统的传染病，在一次暴发疫情中，潜伏期的计算也很重要。尤其是病原体尚未分离出的时候，通过计算潜伏期，和已知的该病知识比较，可以作为确定疫情性质的依据。

控制措施的效果评价　控制措施实施后，应对其效果进行评价。控制措施评价的重要内容之一是有无续发病例，或有无新的疫区出现。如果发生续发病例，说明其防制措施的效果不佳或调查分析错误，需要查明原因，以便有效控制疫情的扩散。

（陈维清）

shèhuì liúxíngbìngxué

社会流行病学（social epidemiology）

研究人群中社会因素与健康和疾病关系的一门学科。它将社会学的理论框架和研究方法引入流行病学。社会流行病学的研究超越了个体健康风险因素的层面，强调在社会群体和社会环境的层面上研究健康状况的社会分布和社会决定因素。

广义上，它包括以一定社会规模划分的人群组别间的任何危险因素或各种不同的健康事件。社会流行病学中的人群并不是人口学中通常所指的总人口，它所关注的人群是相对于个体的概念，通常是一个社区层面的具有一定人口特征的群体。社会流行病学研究中包含大量有关暴露和结局的问题，与一般流行病学研究不同的是，它在暴露定义或分析模型中明确包含社会、经济或文化等变量，或者在解释中明确提及社会科学理论。因此，任何一种暴露-疾病关系都可以用社会流行病学的观点来研究其相关的社会因素，或用社会理论或社会历史范例对其进行解释。

研究内容　在社会流行病学研究中常涉及3方面的流行病学实践，即疾病监测、病因学推断和预防干预。社会流行病学中的疾病监测主要描述疾病在不同社会因素影响下的分布特征，如描述冠心病的种族和社会阶层分布；其病因学推断同样是为了分析和解释社会相关的暴露因素与健康结局间的因果关系；并探索在某种社会范畴的干预下，对健康相关事件的影响和改变，如评估财富的变化对老年人死亡危险的影响。

社会流行病学的视角是关注为什么人们会暴露于风险因素或

保护因素之中，以及在什么样的社会条件下个体的风险因素会导致患病。例如，可以认为影响HIV/AIDS的因素应该分为3个层面：个体因素、社会因素和社会制度因素。具体地说，个体因素包括个体健康行为、个体特征（性别、种族、宗教、年龄、社会经济地位等）；社会因素包括社会资本、文化、社会环境、社会经济因素等；社会制度因素包括人口变化、制度公平性、社会政策环境等。在社会流行病学框架中，健康结局被个体因素所包含，进而被社会因素包含，最后全部处在整个社会制度因素的影响之下。

社会流行病学的研究内容以其特殊的暴露因素，即各类社会因素的定义、测量及其协变量为特征的。很多社会决定因素都被列入社会流行病学的研究范围，例如，社会经济地位、社会资本、社会环境、社会政策、社会支持与社会网络等是当今社会流行病学的研究重点。

社会经济地位（socioeconomic status，SES） 个人或群体在阶级社会中的位置。社会经济地位是职业、教育、收入、财富以及居住地区等指标的综合反映。社会经济地位与居民健康状况有关的研究发现收入差距与健康密切相关；社会经济地位与健康之间有一个梯度关系，而且这并不是只发生在贫困层面；医疗保健服务对健康差距产生的作用比较小；社会经济因素可以通过多种渠道影响居民的健康状况。

社会资本（social capital） 社会主体（包括个人、群体、社会）间紧密联系的状态及其特征，其表现形式有社会网络、规范、信任、权威、行动的共识以及社会道德等方面。它通过人与人之间的合作进而提高社会的效率和社会整合度。由于社会资本是蕴含于社会团体、社会网络之中，个人不能直接占有和运用它，只有通过成为该网络的成员或建立起网络连带，才能接近与使用该资本。充分地利用社会资本进行公共卫生实践，是新时期的需要。

社会环境（social environment） 广义包括整个社会经济文化体系，如生产力、生产关系、社会制度、社会意识和社会文化。狭义仅指人类生活的直接环境，如家庭、劳动组织、学习条件和其他集体性社团等。但就对人群健康和疾病的影响来说，主要有两类因素，即经济因素和文化因素。如果上述因素呈现出良好的适宜和稳定状态，那么就会对人群的健康起着促进作用；相反，就会产生不良影响。

社会政策（social policy） 通过国家立法和政府行政干预，解决社会问题，促进社会安全，改善社会环境，增进社会福利的一系列政策、行动准则和规定的总称。社会政策的研究内容主要涉及政策产生过程的理论和方法，以及政策在各个相关领域中的应用这两个方面。很显然，社会政策与社会人群的健康密切相关。

社会网络（social network） 社会个体成员之间因为互动而形成的相对稳定的关系体系，由于相同的价值观、态度、抱负而把一个人同其亲戚、邻居和朋友等社会性地联系起来的方式。社会网络关注的是人们之间的互动和联系，社会互动会影响人们的社会行为，当然，既可能有危害健康的行为，也可能有促进健康的行为，还包括他们对健康的态度。

社会支持（social support） 一定社会网络运用一定的物质和精神手段对社会弱势群体进行无偿帮助的行为的总和。可理解为人们感受到的来自他人的关心和支持。社会支持的定义整体来说有四大方面：①亲密关系观。人与人之间的亲密关系是社会支持的实质。这一观点是从社会互动关系上理解社会支持，认为社会支持是人与人之间的亲密关系。同时，社会支持不常是一种单向的关怀或帮助，它在多数情况下是一种社会交换，是人与人之间的一种社会互动关系。②帮助的复合结构观。这一观点认为社会支持是一种帮助的复合结构，帮助行为能够产生社会支持。③社会资源观。社会支持是一种资源，是个人处理紧张事件问题的潜在资源，是通过社会关系、个体与他人或群体间所互换的社会资源。④社会支持系统观。社会支持需要深入考察，是一个系统的心理活动，它涉及行为、认知、情绪、精神等方面。

（汪　宁）

zìshā liúxíngbìngxué

自杀流行病学（suicide epidemiology）

在自杀研究领域中，引入现代流行病学和卫生统计学的方法，从个体的自杀干预，扩大为对自杀及有关的状态在人群中发生、发展的原因和分布规律的研究；探讨自杀的原因、发生机制、表现、诊治、预防及预后等规律，并着重对群体的特性进行研究；从而制定预防自杀、控制自杀的对策和措施，并通过科学的设计、测量和评价方法评价其效果的一门交叉学科。

自杀流行病学首先是研究自杀资料的来源和评估其质量。许多发达国家均建立了国家和地方级别的死亡报告系统，并以此公布自杀的流行病学数据。还有开展专门对于自杀的流行病学调查，但由于抽样方法、自杀的确诊、调查工具的不同，自杀的数据有较大差异，可比性较差。其次，对于自杀相关因素的研究，包括自杀的人口学特征、社会心理因素、生物学因素、精神和躯体疾病因素等，能够提供综合防制自杀的科学依据。此外，对于自杀方式的研究，可以从宏观上控制自杀发生。由于东西方国家常用的自杀方法不同，东方国家常用自缢、服毒和溺水，西方国家常用枪击、高坠和煤气中毒等方式。而且，不同的社会时期自杀方式有所不同，选择不同的自杀方式与社会传统文化、习俗和社会接受程度有关，更主要的原因是自杀工具的可得性。因此，以流行病学的方法学，开展对于自杀的研究和预防，是当今精神医学、公共卫生学、社会学、传媒学等相关科学共同关注的趋势。

（黄悦勤）

huánjìng liúxíngbìngxué

环境流行病学（environmental epidemiology） 应用传统流行病学的方法，结合环境与人群健康关系的特点，从宏观上研究外环境因素与人群健康关系的流行病分支学科。环境流行病学研究的主要目的是建立环境暴露因素与健康效应之间的因果关系和剂量反应关系，为制订环境卫生标准和采取预防措施提供依据。环境流行病学的优势在于：①它研究最现实的暴露水平和暴露人群，因此其研究结果不需要从高剂量到低剂量的外推，也不需要从动物到人的外推。②它所研究的健康效应和暴露因素的种类广泛。对于某些健康效应，还没有可靠的动物模型；某些暴露的情景不容易在实验室模拟。

研究类型 包括以下几种。

按研究设计划分 所有的流行病学研究设计都可以应用于环境流行病学研究。比较特别的研究设计包括：时间序列研究和半生态性队列研究。

病例报告和病例系列 环境中的许多毒物，例如甲基汞、石棉、香烟烟雾和氡气，是首先通过病例报告和病例系列研究得到重视的。尽管病例报告和病例系列研究不可能用于发现疾病新的病因，但是对于罕见疾病或罕见的暴露，这些研究可以引出具体的研究假设。

横断面调查 在环境流行病学中，横断面调查的主要用途是评价环境暴露与某些临床前症状和生物学变化的联系，例如肺功能降低。该研究设计经常用于调查某些慢性疾病的患病率，例如哮喘、高血压、慢性阻塞性肺炎和关节炎。

生态学研究 因为一定范围内的人群具有相似的环境暴露，所以生态学研究设计在环境流行病学中比在其他的流行病学分支学科中发挥更重要的作用。例如，大多数都市居民都暴露于大气污染，在平均水平上均高于乡村居民的暴露。对人群的划分可以基于地理单位，例如国家或者地区的行政区划；也可以基于时间单位，检验在同一个人群中环境暴露的变化和健康效应变化之间的联系。随着地理信息系统和时间序列研究等方法的逐步完善，生态学研究的作用日显重要。对同一人群不同时段的比较有一个好处：某些可能造成群组水平研究偏倚的人口因素（例如吸烟率）在时间上是相对稳定的。但是，如果横跨的时间很长，那么人口特征可能发生变化。生态学研究通常利用已有的资料，因此相对省钱。但在解释研究结果时要考虑可能的生态学偏倚：群组水平的联系不能准确反映个体水平的联系。另外，许多环境暴露因素之间的相关性很强，增加了鉴定真正的致病因素的困难。例如，在大气污染研究中，臭氧、酸性气溶胶和悬浮微粒之间有很强相关，很难解析不同污染物各自的效应。

队列研究 在环境流行病学中应用较少，主要原因是费用高；特别是在致病潜伏期长的情况下更是如此。另外，如果研究的是罕见疾病，队列研究的设计不够效率：研究人群需要特别大才能追踪到足够的病例发生。尽管如此，如果有比较多的初步证据显示某些环境因素与慢性健康效应之间的联系，则有理由设计长期的队列研究以进一步探讨。队列研究经常应用于环境污染事件对人群健康的影响，例如在日本和乌克兰发生核事故后对受辐射人群的长期追踪调查。队列研究的设计还应用于产前和生命早期环境暴露因素对儿童和青少年哮喘、呼吸道疾病、肺脏发育以及神经性疾病的影响。定组研究（panel study）是在短时期内（几个月）密集随访一小群个体以研究随时间变化的环境因素对健康的短期影响；这类设计近些年经常用于空气污染与健康的研究。

病例对照研究 相比于队列研究，病例对照研究的效率较高，因为：①不需要等待潜伏期很长的慢性疾病的发生。②不需要测量所有源人群（source population）的暴露，只需要测量病例和对照的暴露。病例对照设计广泛应用于环境因素与各种肿瘤发生之间的联系。例如，室内氡气和肺癌，农药暴露与脑瘤，日光暴露与恶性淋巴瘤，石棉与间皮瘤。病例对照设计也应用于非肿瘤健康效应，例如父母对饮水污染的暴露与儿童先天性心脏病的研究以及交通污染与急性心肌梗死的研究。不过，因为环境流行病学中的比值比（*OR*）通常比较小，所以对病例对照研究的样本量要求高。

实验性研究　在环境流行病学中应用较少，因为多数被研究的环境因素是有害因素。经常有某些人群和社区实施一些环境干预措施，通过比较实施前后的健康效应来评价干预措施的效果。例如，在香港实行燃料硫含量的限制后人群的呼吸道和心血管疾病的死亡率有明显降低；北京奥运会期间空气质量改善带来的健康效应。

按主要环境危害划分　具体如下。

空气污染　对1952年伦敦烟雾事件的研究是一个经典的空气污染流行病学例子。该研究算是一个早期的时间序列分析，建立了高浓度空气污染与死亡率升高之间的联系。近些年来，时间序列研究设计的出现和哈佛六城市队列研究结果的出版促进了对空气污染健康效应的更多关注。在低浓度的空气污染水平下依然可以观察到有害健康效应的发生。

时间序列研究属于生态学研究的范畴，近些年来经常应用于研究大气污染的健康效应。该设计尤其适用于检验空气污染的短期波动对急性患病和死亡率的影响。短期波动指数天内，通常不超过40天的波动。随时间变化不大的危险因素，例如人群吸烟率，不可能成为时间序列研究中的混杂因素；但是某些其他危险因素确实随时间变化，有可能成为空气污染与健康效应关系研究的混杂因素。例如，随着营养改善和社会的富裕人群死亡率有降低的趋势，而同时空气污染也有改善的趋势，这样空气污染与死亡率之间的联系就有可能受到混杂因素的影响。好在时间序列设计侧重对短期效应的研究，可以用统计学的方法过滤掉人群死亡率的长期趋势和波动，从而控制可能在长时间段上发挥作用的混杂因素。有短期波动的潜在混杂因素包括温度、湿度、流感暴发、星期几效应（day of week）以及公众假期等可以放在回归模型中加以控制。

空气污染的短期效应可以通过时间序列设计来比较同一人群的不同时期，而经年累月对空气污染的长期暴露可能导致的健康效应则需要通过队列研究来比较按照地理位置划分的不同人群。例如，哈佛六城市研究随访了从不同空气污染水平的六城市中随机选择的8 000名成年人，以探讨空气污染对死亡率的影响。这一类的队列研究又称半生态性队列研究或半个体性队列研究（semi-individual cohort study），因为空气污染暴露水平是在群组层面上的城市平均值，而有关个体的危险因素和死亡结局是在个体层面。

水、土壤和食物污染　约翰·斯诺在19世纪中期对伦敦的霍乱暴发的研究被认为是现代流行病学的起点，其实这也是水污染环境流行病学的一个典型例子。现代工业社会的饮水在微生物学上多是安全的。关于饮水的化学物污染与人群健康流行病学资料较少，证据也不充分。不过可以肯定多种化学物对饮水的污染可以危害人群的健康，只是危害的程度未有定论。也许最有说服力的证据源于三卤甲烷对饮水污染与膀胱癌危险升高之间的联系。有个别的研究结果为阴性，可能与该肿瘤的长潜伏期以及多病因有关。有人假设饮水的溶剂污染可以导致白血病和淋巴瘤，但是因为这类疾病过于罕见以致很少有研究达到足够的效能以检测到危险度的升高。

井水的砷污染导致了孟加拉历史上最大的集体中毒事件。为了降低与地面水污染有关的胃肠道疾病的患病和死亡率，孟加拉从1970年代开始使用许多管井连接到不到200m深的地下蓄水层。在1990年代早期，有一些管井的水中发现高浓度的砷污染，表明砷在该地的土壤中天然存在。之后的健康调查表明，饮用井水的人群中发生砷中毒样皮肤损伤的比例升高。这些皮肤损伤一般都在暴露10年之后才发生，因此预计还会有更多病例发生。皮肤癌、膀胱癌、肾癌和肺癌的发病率也开始升高。因为这些肿瘤的潜伏期至少为20年，所以将来会有更多的肿瘤病例发生。

除了农药残留导致的食物污染外，土壤和食物污染导致健康危害的例子包括用污染的土壤做家庭园艺以及进食在污染水中养殖的鱼类。可以污染饮食鱼类的环境化学物包括汞、铅、镉、多氯联苯、二噁英和农药等。中国由于环境污染导致的儿童铅中毒的问题开始逐渐受到关注。尽管高暴露的人群发病率有可能升高，但是一般来说，进食从土壤和水中吸收污染物的食物的人群很小。因此流行病学研究中的所谓暴露组包括了许多低暴露量的个体，那么可以预见比较低的相对危险度以及一般人群中的归因危险度。

噪声　都市化的进程伴随着

交通噪声的日趋严重。对噪声的急性暴露可以导致血压、心率的变化和应激激素的释放。长期的噪声暴露可以导致心血管疾病发病的危险。流行病学研究表明，交通噪声可以升高成年人患高血压和缺血性心脏病的危险。在控制了空气污染的混杂影响后，有病例对照研究建立了交通噪声和心肌梗死之间的剂量反应关系。近期有队列研究表明交通噪声可以增加脑卒中的发病率。

辐射　历史上有关辐射的健康效应的知识多是通过动物试验结果外推到人群的。但是，到了20世纪中期开始有铀矿工人的队列研究来探讨氡气与肺癌之间的真正剂量反应关系。这些研究证实铀矿及其他采矿业工人对放射性氡及其子体的暴露可以增加他们患肺癌的概率。一个重要的公共卫生议题是一般人群对室内低浓度氡气的长期暴露。在过去的十几年进行了一系列的病例对照研究，有的发现肺癌危险的升高，也有其他研究得出阴性结果。这些研究的不确定性主要源于暴露评价不准确、统计学效能低以及氡浓度变化幅度小。

对居住环境中电磁波（EMF）的暴露是另外一个大众关心的问题。按照辐射粒子能否引起传播介质的电离，把辐射分为两大类：电离辐射和非电离辐射。电磁波辐射属于后一类。有人怀疑电磁波暴露可以导致癌症和抑郁症等疾病。有病例对照研究表明电磁波辐射可以增加儿童白血病发生的危险。不过，流行病学研究中电磁波辐射的暴露评价目前还存在很多问题，对电磁波的健康效应一直有争论。总的来说，电磁波辐射与儿童肿瘤之间联系的证据有限；对于电磁波辐射与成人肿瘤之间的联系，不同的职业流行病学研究之间的结果也不一致；有关电磁波辐射与非肿瘤健康效应之间的联系也证据很少。

公共卫生风险评估　环境流行病学在公共卫生风险评估过程中发挥重要作用。风险评估通常有4个步骤：危害鉴定、暴露评价、剂量反应关系评价和危险度评定。在危害鉴定阶段定性地判断某环境因素暴露是否可以导致特定的疾病发病率的上升。有许多有害的环境因素是通过环境流行病学研究发现的。在暴露评价阶段评估人群的暴露途径、暴露水平、暴露频率和时间。风险评估和环境流行病学研究中都有对环境暴露的评估，其方法学是一致的。如果研究的人群也一致，那么流行病学研究中的环境暴露资料可以直接应用于风险评估。在剂量反应关系评价阶段评估总暴露量和人群发病率升高之间的定量关系。环境流行病学的研究成果通常是环境因素与健康效应之间联系强度的定量估计，例如相对危险度（*RR*）。但是相对危险度并没有直接的公共卫生意义，因为它没有考虑绝对的危险水平、环境暴露的范围和分布、人群的本底发病率以及人群易感性等因素。风险评估者需要将以上信息整合，对有害健康效应发生的概率进行定量评估以供决策者和大众参考。在危险度评定阶段综合以上剂量反应关系和暴露评价的结果得出某环境因素可以导致人群某疾病发生概率的升高幅度。

环境流行病学的焦点　环境暴露因素的涵盖面可以很大，但是在环境流行病学中主要研究一般环境中的被动性暴露。例如，被动吸烟是环境流行病学的研究范畴，而主动吸烟则不是。环境暴露因素通常具有以下特征：①同时暴露于多种污染物。②同时具有多个暴露途径。饮食，吸入和皮肤接触。③一个暴露因素导致多种疾病。④低浓度或者污染水平的暴露。⑤长时间的暴露。⑥暴露水平随时间变化。环境流行病学中的健康效应多为：①一种疾病有多个危险因素。②罕见病。③潜伏期长。

环境流行病学特别议题　包括以下几个方面。

病群和暴发　病群（disease clusters）指某一种或一类疾病在特定地点和时间的人群中不寻常地聚集发生。暴发是居民罹患某疾病的比例超出一般水平。环境污染源通常限于局部地区，相应的健康危害可以有相似的地理分布。初步的病群发生的迹象通常会导致环境危害因素的担忧。病群调查一方面是为了科学研究，另一方面则是解决大众的担忧。病群调查可以分为3个步骤：应急反应、病群监测和病群研究。第一步是在已有病群数据及其与更大地理范围数据比较的基础上对担忧的大众做短期的反应；第二步是继续收集和分析数据以监测危险因素和疾病的变化；第三步是应用传统的流行病学方法对导致病群发生的病因假设进行检验。病群调查可以非常昂贵和费时，但是成功发现相关的危险因素的例子比较少，例如早期对伦敦霍乱流行的调查以及现代对香港淘大花园E座严重急性呼吸综合征（SARS）暴发的调查。

基因-环境交互作用　在单基因遗传疾病中，一个基因可以决定疾病的发生与否。然而，一般的遗传易感性远比单基因遗传复杂。对于许多慢性病，是基因结构和环境危险因素的交互作用决

定疾病的发生与否。研究基因与环境交互作用的流行病学设计有人群为基础的，也有以家庭为基础的。以人群为基础的包括病例对照研究和队列研究。在这些研究中，暴露因素之一是遗传易感性。与这类研究相关的有几个特别的问题。问题之一是统计学效能。在大多数研究中统计学效能都不够。与此相关的一个问题是分组分析：在同一研究中进行多重比较时可能因为偶然机会出现一些统计学显著的联系。另外一个问题时出版偏倚。这些问题导致许多的假阳性结果。克服这些问题的最好办法是预先建立合理的科学假设，而这需要不同学科之间的紧密合作，如遗传学、生物化学、分子生物学、流行病学和生物统计学。

卫生经济学评价　某环境因素导致的健康危害作经济学上的定量。在某些污染治理措施或者政策方面的成本要与在公共卫生方面的效益（可预防的健康损失）做比较。风险评估者利用环境流行病学资料确定环境因素与人群发病率、死亡率之间的定量关系，成本分析人员将这些健康损失做经济学的定量。经济学者应用一系列的方法估计因为健康危害导致的直接的和间接的经济损失。

环境流行病学对公共卫生和医疗实践的贡献　具体如下。

暴露标准的设定　环境流行病学信息的最大用途之一是暴露标准的设定。流行病学研究通常提供不到非常明确的证据供决策者参考。流行病学者的作用是提供目前情况下最准确的剂量反应关系及其可信区间。在某种意义上，所有的环境暴露标准都是临时性的，因为它们都需要定期的再评估。只是在有更多的证据之前，必须规定有害暴露的最高限值。以1956年在日本暴发的水俣病为例，初期的流行病学研究怀疑受污染的鱼类可能是当地疾病暴发的原因。在此病因假设得到验证之前，水俣郡政府即禁止销售从水俣湾捕捞的鱼类。在1968年时，还没有足够的数据用于建立汞和甲基汞的最高容许浓度，但是日本政府在初步流行病学证据基础上在建立了临时性的汞监测和控制原则。1972年世界粮农组织和世界卫生组织的专家联合委员会才建立了临时性的汞和甲基汞暴露的一周最高容许浓度。

健康影响评估　健康影响评估（health impact assessment）是针对某特定事件或者政策对特定人群的健康影响的评价。例如，英国某城市议会计划减少职员的车辆使用，那么这项政策可能导致的健康效应需要进行评估。传统的环境因素包括空气污染和噪声以及其他的因素包括事故和个人锻炼等都需要用定性和定量的方法进行评价。另外一个例子是世界卫生组织对印度德里交通用地政策的研究。该研究表明目前世界上大都市的交通政策导致交通事故伤害、空气污染、噪声、个人锻炼的减少，从而构成对健康的极大威胁。

公共卫生负担评估　之前的健康影响评估中，环境因素的影响可以是有害的也可以是有益的，而在公共卫生负担（public health burden assessment）评估中通常着重环境有害因素。世界卫生组织对全球疾病负担（Global Burden of Disease）做估计。该项目比较性地评估在整个人群中归因于不同危险因素的疾病份额：人群归因百分比（PAF）。该参数不但考虑危险因素与疾病之间的联系强度，而且考虑整个人群中对该危险因素的暴露率。不同于针对特定项目或政策的健康影响评估，公共卫生负担评估着眼于现状分析。不过，公共卫生负担评估有一个内在的假定，就是针对某些环境危险因素的政策或者措施可以部分地或者全部地消除其所致的疾病负担。

待解决的问题　包括：①暴露因素通常比较难定义和测量。②混合物暴露。③暴露人群的不单一（heterogeneity）。④疾病的长潜伏期。⑤暴露与疾病之间的联系弱，例如相对危险度（*RR*）比较小。而环境流行病学工作者的主要任务就是尽可能提高研究的效能（study power）以发现暴露与疾病之间的真正联系。正确选择研究设计是关键的第一步。

（余德新）

shēngzhí liúxíngbìngxué

生殖流行病学（reproductive epidemiology）

应用流行病学方法研究生殖现象和生殖健康状态的分布及其影响因素，开展生殖相关的遗传、行为、环境和健康保健危险因素研究，制定和评价生殖相关健康问题防治策略和措施的学科。生殖流行病学结合医学、社会科学和卫生体系研究方法，描述生殖疾病或性健康事件的自然史、分布特点和变化趋势，进行有关生殖与生育调节、出生人口数量的调节与质量的提高、妇幼保健与性健康等内容的研究，目的是消除生殖和婴幼儿成长过程中有关疾病和死亡的危险，使妇女、儿童及全人群处于良好的身体、精神和社会适应状态，提高人群生殖健康水平。

生殖流行病学研究范围广泛，涵盖了人类整个生殖过程，包括发育、生殖系统成熟、妊娠、分娩和子代健康在内的许多方面。近几十年来，生殖流行病学作为一门交叉学科，在全球范围内得到了重视，在流行病学理论基础上，建立了适合生殖健康领域的方法学和指标体系，同时，与医学遗传学、妇产科学和儿科学等临床医学学科的广泛合作也促进了生殖流行病学的快速发展。

发展历史 生殖流行病学的起源可追溯到19世纪的维也纳。1846年，在维也纳，匈牙利产科大夫塞麦尔维斯（Ignatz Semmelweiss）观察到由医生及实习生接生的第一产房的产褥热死亡率远高于由助产士接生的第二产房。继而，塞麦尔维斯发现造成这种差异的可能原因是第一产房的医生和实习生在教学和临床实践中需要进行尸体解剖，接触尸体却不洗手，而第二产房的助产士不接触尸体。塞麦尔维斯认为是医生和实习生的手接触尸体后手上的某种物质造成了第一产房的高产褥热死亡率。在采取了所有人员都必须用含氯溶液洗手后才能接生的干预措施后，很快，第一产房的产褥热死亡率下降了90%，两个产房产褥热死亡率不再具有统计学显著差别，由此验证了塞麦尔维斯的假设。这是将统计学方法应用于生殖相关事件病因学研究的经典案例之一。19世纪末~20世纪初，现代生殖流行病学得到了很大的发展。欧洲和美国相继建立了出生和死亡登记制度，为卫生工作者研究孕产妇和婴儿死亡的危险因素提供了人群基础数据，并促使政府采纳了包括规范产前检查、高危产妇妊娠早期筛检、由经过培训的专业人员接生等公共卫生措施来开展危险因素干预，减低孕产妇和婴儿死亡。

生殖健康是人群健康最重要的内容。为了获得有关生殖健康的流行病学资料，近几十年来，在世界卫生组织的组织和指导下，世界各国已经就不孕不育、低出生体重、死产等生殖问题开展了一系列全球化、标准化的流行病学调查和数据分析，建立了流产和出生缺陷等生殖健康问题的监测系统。

目前，流行病学工作者已经在生殖健康的各个领域开展了研究，包括性发育、性行为、避孕方法、生育、意外妊娠、人工流产、生殖道感染、妇幼保健和计划生育服务等。此外，诊断技术、遗传学和分子生物学技术的发展也为研究生殖健康问题如生殖系统肿瘤等的危险因素提供了条件。

研究方法 生殖流行病学研究方法发展迅速，除了经典的现况研究、病例对照研究、队列研究和实验研究外，一些新的设计如巢式病例对照研究、病例队列研究等都已应用于生殖领域中，而遗传流行病学的发展更促进了新生儿出生缺陷和遗传性疾病的研究。

描述性研究 可用于描述生殖健康问题在不同时间、空间和人群间的分布，识别生殖健康问题的疾病负担，探索影响生殖健康问题的可能因素，为开展生殖健康危险因素研究提供线索。

横断面研究 横断面研究用于调查一定时间内特定人群中生殖健康相关事件的分布及其影响因素，为进一步的分析性研究提供基础资料。例如，描述孕产妇死亡的人口学特征、地区分布特征和在不同社会经济水平人群中的分布可以识别发生孕产妇死亡的高危人群。

纵向研究 是在一个比较长的时间内对特定人群进行定期的、反复多次的调查，以观察生殖健康相关疾病或健康结局随时间的动态变化。

监测 是长期、系统地在特定人群中收集和分析与生殖健康有关的卫生事件，监测有助于了解生殖健康服务的实施现状和干预效果，为开展分析性研究和评价干预效果提供基础信息。目前在生殖健康方面开展的监测主要有生育率监测、孕产妇和5岁以下儿童死亡监测、流产监测和出生缺陷监测。中国在20世纪80年代建立了以医院为基础的出生缺陷监测系统，包括县以上医院近600所，每年监测28孕周以上的出生儿约80万，并在1986~1987年开展了一次全国范围的出生缺陷监测，为中国出生缺陷的患病率、类型及相关问题提供了大量科学数据。

分析性研究 有关生殖问题的病因学复杂，各因素之间通常相互关联，虽然流行病学的分析性研究方法发展很快，但在探讨生殖问题的危险因素方面，仍面临着很大挑战。

病例对照研究 病例对照研究已广泛应用于不孕不育、自然流产和出生缺陷等的病因学研究。对于发病率较低的生殖健康问题，病例对照研究显示了其特有的优势。病例对照研究通常以患和不患所研究疾病的个体为病例和对照，但在生殖健康问题研究中的病例组可以是有或没有所研究生殖健康问题的个体本人，也可以是患者及其配偶，或是患儿及其父母，并可根据病例组条件选择相应的对照。对应于研究对象的选择，其资料收集方法也有其特点，有时需要包括夫妻双方，而在出生缺陷的研究中，资料来源

于患儿的父母，即患儿父母在围孕期的暴露情况。

队列研究 从妊娠开始至结束时间相对较短，为完成队列随访提供了有利条件。因此队列研究在以孕产妇和新生儿为对象的生殖健康研究中应用广泛，如自然流产的队列研究等。

流行病学实验 流行病学实验已广泛应用于生殖健康领域相关研究中。如在补充叶酸预防神经管缺陷方面已完成3项大规模实验研究。第一项补充叶酸预防新生儿神经管缺陷的大规模随机化临床试验是20世纪80年代末在英国开展的，此研究以已有神经管缺陷儿分娩史的妇女为研究对象，在其计划再次怀孕时，在孕前和孕早、中期补充叶酸，观察这些妇女再次妊娠后分娩神经管缺陷儿的危险性。研究发现，补充叶酸能使再次分娩神经管缺陷儿的危险性减少72%。中国在1993~1995年开展了一项在孕妇人群中推广补充叶酸以预防新生儿神经管缺陷的实验性研究。该研究在中国北方神经管缺陷高发区和南方神经管缺陷低发区各选择一个地区，对准备怀孕的妇女补充叶酸直至怀孕3个月。研究发现，在北方地区，补充叶酸能使神经管缺陷发生的危险性下降79%，南方地区为16%。对孕前至怀孕3个月坚持服用叶酸的亚组进行分析显示，北方和南方地区神经管缺陷发生率分别下降79%和41%。流行病学实验研究中的随机对照试验在生殖健康领域中应用较广泛，随机化能消除偏倚，控制混杂，是评价生殖健康干预策略和技术的最佳方法。

研究进展 近年来，针对生殖健康问题的特点，生殖流行病学在经典的流行病学研究设计基础上，形成了一些有特色的研究方法。

待孕时间研究 主要用于生育力研究，该方法在发现对生殖健康有害的暴露因素方面很有价值。待孕时间研究分为前瞻性和回顾性两种。前瞻性的待孕时间研究指以准备怀孕的妇女作为研究对象，了解她们的暴露情况，并随访观察，直到出现研究结局，包括怀孕、重新避孕或达到最大随访时间而没有怀孕等，通过分析比较，探索暴露和生育力的关系。回顾性的待孕时间研究通常以已怀孕的妇女作为研究对象，调查她们怀孕前的暴露情况及等待妊娠的时间，通过分析比较，探索暴露和生育力的关系。因此，与一般的不孕症研究相比，待孕时间研究可以更充分地利用信息，前瞻性队列研究的对象也可同时纳入准备怀孕的夫妻和已经试图怀孕一段时间的夫妻，而且对于中途退出者（终止妊娠）的信息也可以应用生存分析的方法加以利用。

遗传和环境交互作用研究 在出生缺陷的发生中遗传因素和环境因素都可发挥作用，并可能存在交互作用。生殖流行病学研究中近年来出现了一些新的研究设计方法。①单纯病例研究。由于遗传因素在人群中的暴露率非常低，研究环境与基因交互作用时，用传统的病例对照研究，所需的样本量非常大。单纯病例研究只有病例组，而无对照组。研究者可以通过比较有暴露史和无暴露史的出生缺陷婴儿的基因型，评价遗传与环境暴露的交互作用。②病例-父母对照研究。以出生缺陷患儿作为病例，通过识别其父母未交换的等位基因，作为遗传学上的对照。这种设计需要有患儿父母的基因信息，其实施相对较容易。但其主要缺陷在于，这种对照可能不能够代表未患病的人群的基因型。③患病亲属配对研究。通过研究患病亲属对的基因分布探索交互作用，包括患病同胞配对研究。应用患病亲属对研究可以根据暴露情况对患者进行分层分析，而且可为连锁分析提供信息。但因其需要家庭中出现至少两个病例，所以病例的数量受到限制。作为研究基因和环境交互作用的新工具，以上3种方法有各自的适用条件和局限性，并不能替代经典的病例对照研究。

研究意义 流行病学方法可以用来发现生殖相关健康问题，分析产生生殖健康问题的危险因素和病因，发展和实施针对生殖健康危险因素的人群干预策略和措施，并对人群干预行动的效果进行评估。生殖流行病学研究的意义和应用与其所采用的流行病学研究方法密切相关。

描述生殖现象的流行状况 流行病学通过对不同地区、不同时期和不同人群的生殖现象的描述，了解生殖健康问题的时间、空间和人群间分布特征，分析生殖健康分布影响因素的历史变迁、地区变异和人群特征，为探索生殖健康危险因素、建立病因假设提供线索。如1959~1961年，在欧洲，特别是德国和英国，新生儿患海豹肢畸形明显增加。在对新生儿海豹肢畸形的病因学研究中，研究者首先描述了不同国家海豹肢畸形的发生率变化，确认出现海豹肢畸形的流行，然后描述了治疗妊娠反应的药物反应停（沙利度胺 thalidomide）的销售情况，建立了妊娠早期服用反应停可能与海豹肢畸形发生有关的病

因假设，为其后的分析性研究提供了病因线索。

识别生殖健康问题的病因或危险因素 流行病学分析性研究可以检验从描述性流行病学获得的有关生殖健康问题的病因假设，并可通过实验流行病学研究来验证假设。20世纪60年代初欧洲各国对海豹肢畸形的研究，通过病例对照研究发现孕妇服用反应停和海豹肢畸形间联系的比值比（odds ratio，*OR*）高达93.5，队列研究发现服用反应停的孕妇分娩海豹肢畸形儿的相对危险度（risk ratio，*RR*）是未服用者的175倍。因此确认了妊娠早期服用反应停是海豹肢畸形的病因。在停售反应停后，该次海豹肢畸形流行得以终止。

发现和确定生殖健康问题高危人群 流行病学对危险因素和疾病病因的研究有助于识别生殖健康问题的高危人群，开展人群干预。例如，大量的分析性流行病学研究已经证实，母亲吸烟与妊娠结局有关，且吸烟数量与出生体重间还存在剂量-反应关系。孕妇吸烟者早产的发生率较不吸烟者高。有报道被动吸烟，特别是在妊娠晚期被动吸入尼古丁会使孕妇早产。许多研究也发现妊娠期吸烟与新生儿低出生体重、宫内生长迟缓等有关。早在20世纪50年代就有报道孕妇吸烟者生育低出生体重儿发生率是不吸烟者的两倍。因此，对孕妇开展控烟干预对预防新生儿早产和低出生体重具有重要意义。流行病学研究还可以通过高危人群筛检和诊断试验来早期识别具有生殖健康问题的妇女和胎儿，从而减少或避免不良妊娠结局发生，及时发现和治疗妇女生殖系统疾病。如对高危孕妇进行羊水穿刺以识别染色体异常胎儿、对育龄妇女进行人乳头状瘤病毒（human papillomavirus，HPV）感染检测和子宫颈细胞学检查来筛查宫颈癌等。

评价避孕节育方法的效果 生育调节计划关系到妇女个人生命价值、家庭建设和社会发展，避孕策略和措施的不断改善有助于妇女自我选择最理想和恰当的避孕方法。目前的避孕节育措施有绝育、宫内节育器（IUD）、口服避孕药和皮下埋植剂、杀精剂等，新的避孕节育方法还在随科学的发展而不断出现。既往的流行病学研究发现早期的避孕药物可能与脑血管病发病危险性增高有关，这些流行病学证据对避孕药制剂的发展起到了重要的作用。目前，流行病学已广泛应用于对生育调节方法及药品的近期和远期效果评价。

提供预防和控制生殖健康问题的策略及措施 生殖流行病学研究的根本目的之一是制定针对生殖健康问题的干预措施，控制和减少人群危险因素暴露水平，预防疾病的发生。目前，生殖流行病学研究已经对一些已知危险因素的干预措施进行了全面的评价，形成了有效的公共卫生干预方案和策略，并在人群中广泛推广。例如，继发现叶酸缺乏与神经管缺陷的病因学关联后，生殖流行病学研究通过大规模的随机对照实验证明了孕期补充叶酸可以降低神经管缺陷危险性。孕妇补充叶酸预防胎儿神经管缺陷在很多国家已被纳入生殖健康策略。例如，全球的流行病学研究和监测发现感染HIV的孕妇发生垂直传播的危险性高达30%~50%。通过向HIV感染的妇女提供抗病毒治疗、剖宫产分娩和新生儿人工喂养等可以有效地阻断病毒的母婴间垂直传播，这些策略对控制HIV高感染地区新生儿HIV感染率具有重要意义，在低感染率的发达国家，这些措施使HIV母婴垂直传播率下降到了3%以下。基于低收入国家因医疗服务资源贫乏而出现较高的孕产妇死亡和新生儿死亡率，世界卫生组织制订了专业人员助产（skilled birth attendance）策略，培训助产人员，使全球孕产妇死亡率大幅度下降。为了控制宫颈癌发病率，有些国家和地区向年轻妇女推广HPV疫苗免疫接种。但至今仍有许多生殖健康问题的危险因素尚不明确，还有待进一步的流行病学研究来发现证据，为人群干预提供决策依据。

（徐 飚）

chángjiàn shēngzhí xiànxiàng

常见生殖现象（main reproductive-related states or events）

世界范围内，由于性和生殖健康问题造成的失能和早死现象非常严重，同时，生殖健康对人类繁衍、妇女地位、社会发展、宗教伦理和人群健康水平也具有重要意义。目前，生殖流行病学研究关注的常见生殖现象主要有不孕不育、自然流产、早产及低出生体重和出生缺陷。

不孕不育 实际或临床上未能生育，且生育下一代的能力受限，是人类生育力的重要表现。有关人群生育力随时间的长期变化的报道较少。对于不同地区人群的生育力，世界卫生组织1980~1986年在25个国家开展的不孕症流行病学调查显示，在发达国家5%~8%的夫妇患有不孕症，而发展中国家一些地区不孕症患病率高达30%。全世界不孕人数为5000万~8000万。总体来看，亚洲不孕率相对较低，非洲地区较高。不孕不育危险通常随着年龄的增高而上升，吸烟、性传播疾病、职业危险因素暴露和营养不良等可以增加不孕不育的危险性。

自然流产 是一种常见的妊娠结局，10%~15%可识别的妊娠以自然流产告终。近几十年来，发达国家的自然流产率已呈现下降的趋势，但发展中国家由于缺乏对自然流产的长期监测资料，关于自然流产的长期变动趋势通常不明确。自然流产发生频率存在明显的地区差异。一般来说，贫困国家或地区的自然流产比例明显高于相对富裕地区，但监测系统的完整与否严重影响自然流产数据的准确性。自然流产的危险随妇女年龄的上升而增加，其上升趋势从30~35岁开始明显加大。染色体异常在自然流产中起着重要的作用，35%~55%的自然流产发生在有染色体异常的胎儿。此外，吸烟、饮酒、职业危险因素暴露等也可能与自然流产危险性有关。

早产和低出生体重 是重要的生殖健康问题，对新生儿存活、健康状态和人群健康水平具有重要影响。早产占所有分娩数的5%~15%，早产儿通常是低出生体重儿，约15%于新生儿期死亡，另有8%虽能存活，但会遗留智力障碍或神经系统后遗症。发展中国家早产和低出生体重的时间变化趋势数据主要来自在20个发展中国家开展的人口学和健康调查（demographic and health surveys，DHS）数据库，调查显示1990~2000年非洲撒哈拉以南地区和亚洲地区的低出生体重发生率维持在一个平稳的水平。低出生体重发生率在不同地区分布不同。世界范围内，约15.5%的新生儿为低出生体重，超过95%的低出生体重新生儿出生在发展中国家，以南亚和亚撒哈拉非洲地区为最高。根据中国1991年出生缺陷监测协作组报道，1986~1987年对全国29个省（自治区、直辖市）的1 243 282例围产儿的监测结果表明，中国的低出生体重发生率为6.4%，农村高于城市，低出生体重儿死亡率是非低出生体重儿的11倍。20岁以下及35岁以上的孕妇早产发生率较高，孕妇年龄过大与过小也都会增加低出生体重的风险。此外，也有研究报道，营养不良、吸烟和妊娠期疾病等均可增加早产和低出生体重发生的危险性。

围产期感染 围产期内孕产妇与胎儿、新生儿发生的感染，不仅可以影响胎儿的正常生长发育，引起早产、死胎、先天缺陷等危害，还可能使子代终生感染，并且对孕产妇的身心健康造成严重危害。细菌性感染是造成新生儿死亡的重要原因。新生儿各类病原体感染约占新生儿疾病的90%。目前，对胎儿或新生儿危害最为严重的病毒感染有HIV、风疹病毒、乙肝病毒、巨细胞病毒等。乙肝病毒的母婴传播主要发生在围产期，感染乙肝病毒的孕妇所生的婴儿中，20%~30%可成为乙肝病毒携带者。中国是乙肝高发国家，因此，接种乙肝疫苗，预防乙肝病毒的围产期母婴传播，对于提高中国的人口质量极为重要。感染HIV的孕妇发生垂直传播的危险性是30%~50%，抗病毒治疗、剖宫产、绝对人工喂养是阻断HIV母婴传播的重要手段。妊娠期感染弓形虫也会对妊娠结局产生严重的不利影响，增加了流产、早产、死胎和先天缺陷等发生的危险性。

出生缺陷 胚胎在宫内因遗传或环境危险因素等而引起的先天性畸形或生理功能障碍，不仅易造成胎儿早期夭折如流产、死胎等，也是导致婴儿期死亡的重要原因。存活的出生缺陷儿也可由于治疗困难而终生病残。世界各国报告的出生缺陷发生率波动在（100~400）/万，中国约为138.96/万。全国出生缺陷发生率排名前5位的疾病分别为先天性心脏病、唇裂、多指（趾）、神经管缺陷和脑积水。完善的监测系统可以反映出生缺陷发生率的长期变化趋势。据中国出生缺陷监测中心数据显示，1996~2004年，中国的出生缺陷总发生率呈现上升趋势，但具体到各种疾病，则变动各异。如中国的神经管缺陷发生呈下降趋势，发生率从1988年27.40/万下降到2000年的11.96/万。需要注意的是除了危险因素本身作用的影响外，诊断技术和条件的改善、登记报告制度的改进、产前诊断和选择性终止妊娠的广泛应用等都有可能影响出生缺陷的长期趋势。出生缺陷存在明显的地区分布差异。如唐氏综合征在法国发病率为38/万，美国为13/万，中国为3/万。不同国家因监测系统的完善程度和监测方法的差别，资料常缺乏可比性。中国出生缺陷的发生率同样存在明显的地区差别，如神经管缺陷发生率农村高于城市，北方高于南方。影响出生缺陷发生危险性的因素有多种，如遗传、父母年龄、种族、感染、不良行为、职业危险因素暴露和药物等，其中，由遗传因素如染色体畸变、基因突变导致的出生缺陷占20%~30%。

（徐 飚）

quánqiú shēngzhí jiànkāng jiāncè zhǐbiāo

全球生殖健康监测指标（indicators of global surveillance for reproductive health） 生殖健康监测是长期地、系统地在特定人群中收集和分析与生殖健康有关的状态或事件的信息，了解生殖健康疾病负担和生殖健康服务效果。生殖健康监测对制定生殖健康问题的预防和保健策略、评价干预措施效果具有重要意义。目前在生殖健康方面开展的监测主要有生育率监测、孕产妇和5岁以下儿童死亡率监测、流产监测和出生缺陷监测等。世界卫生组织于2000年提出了17项全球生殖健康监测指标，即总和生育率，避孕现用率（包括任何避孕方法），孕产妇死亡率，产前保健覆盖率，专业技术保健人员接生率，基本产科保健服务可获得性，综合产科保健服务可获得性，围产儿死亡率，低出生体重率，孕妇梅毒血清试验阳性率，妇女中贫血患病率，因流产在妇产科住院百分比，女性生殖器毁损自我报告率，女性不孕症现患率，男性尿道炎报告发生率，孕妇HIV感染率和HIV相关预防措施的知晓率。

（徐 飚）

jiànkāng liúxíngbìngxué

健康流行病学（epidemiology of health） 以健康为研究对象，探索影响和促进健康的各种因素，以此提出保持和促进健康的策略和措施的一门流行病学分支学科。

发发展历史 长期以来，对疾病的关注一直是医学的根本目标和发展动力。在许多人看来，没有疾病就意味着健康。在这种片面性认识论的影响下，传统的流行病学以疾病为研究对象，探索其病因或危险因素，并据此提出疾病预防的策略与措施。1975年斯塔洛尼斯（Stallones）指出，疾病和健康是生命过程的两种现象，常研究疾病是不全面的，对流行病学研究而言，保持促进健康与预防控制疾病同样重要。

戈尔登（Golden）则进一步将这一观点发展为以下公式：

$$\frac{D}{H+D}+\frac{H}{H+D}=1 \qquad (1)$$

式中：D为疾病（diseases），H为健康（health）。传统的流行病学只关心人群（$H+D$）中的患者（D），忽视了健康（H）。只有同时关注了人群中的疾病与健康状况，其研究对象才包含了全人群，才是完整的流行病学研究。健康流行病学的出现，不仅克服了既往片面强调研究患者的被动活动，同时提出了重视保持和增进健康这一积极的理念，在医学界引起了广泛关注和认真的反思。

在流行病学工作中，区分患者与非患者比较容易，但非患者并不完全等同于健康人。非患者群体通常具有不同水平的健康状况，可能包括完全健康者、潜在的患者（一定条件下尚未发病但已具有异常指标的人群）、高危人群（如携带有某些疾病危险因子的人群）。故日本学者重松逸造又将健康流行病学的理念表达为如下形式：

$$\frac{D}{H+HD+D}+\frac{HD}{H+HD+D}+\frac{H}{H+HD+D}=1 \qquad (2)$$

式（2）不仅强调了人群中疾病（D）和健康（H）状态，还突出了对过渡阶段（HD）的关注。过渡阶段人群包括潜在的患者和高位人群。重松逸造对健康重要性的强调和过渡阶段的关注，使健康流行病学在医学界获得了广泛的认同。

最早的健康流行病学研究是1954年由英国肯特（Kent）郡的儿科医师中开展的。在他们的研究中，通过对疾病状态、体力、智力、性格等项目进行检查与评分，1 064名10~11岁五年级学生的健康状况被分为优秀、及格或不及格3组。研究者使用病例对照研究的设计对健康的影响因素进行了筛选，发现严格的教育、良好的居住环境、母亲孕期维生素摄入充足等因素与更好的健康状况有关。作为健康流行病学最早的实践，该研究已经提出了一些根本性的问题，如健康的定义是什么、如何测量健康、健康的影响因素有哪些。此后，健康流行病学研究领域中出现了具有代表性的、由贝尔（Bell）等学者于1963年开始进行的正常年龄进程的研究。该研究对一批退伍军人进行了长期随访，观察他们随年龄增长健康状态的变化情况，并推断研究对象进入老年后的健康水平。

研究内容 健康流行病学的研究内容主要包括以下7个方面：①健康的概念。②健康概念的操作化问题。③健康评价的方法和指标体系。④健康的自然演变过程。⑤健康的相关因素。⑥保持和促进健康的策略和措施。⑦社区保健活动的计划、实施和评价系统。

研究方法 健康流行病学所使用的研究方法与传统的流行病学研究方法完全相同，见流行病学研究方法。

特征 健康流行病学同样具备传统流行病学的共性特征，包括群体特征、以分布为起点的特征、对比的特征、概率论和数理统计学的特征、社会医学的特征和预防为主的特征。不同之处在于，健康流行病学还具备正向健康观的特征。传统的流行病学研究疾病的影响因素，以及防治疾病的策略与措施，属于负向健康观；健康流行病学研究健康的影响因素，以及促进健康的策略与措施，属于正向健康观。健康流行病学的评价运用包括健康期望寿命、生命质量、质量调整生命年等反映健康状况的正向效应指标，而不是发病率、死亡率等疾病死亡指标。

应用 健康流行病学已逐渐发展成为流行病学，乃至医学的一个新领域，但还有待于进一步的发展与成熟。在很大程度上，对健康的评价是健康流行病学研究的最大困难。健康与疾病不一样，其概念是相对的。目前对健康比较公认的概念是世界卫生组织提出生理、心理和社会适应上的良好状态。可见，在测量或评价健康状况时，应该是多维度的，而多维度健康的定量化、可操作化测量，至今尚无一个公认的、理想的和统一的方法。

健康流行病学主要应用于研究健康（包括生理、心理和社会适应）的影响因素、自然演变过程，以及保持和促进健康的策略和措施。例如，杜克大学学者进行的两项纵向研究，分别关注了随年龄增长体格、心理和社会适应的变化和影响因素，是健康流行病学领域的经典范例。

（李立明）

xúnzhèng yīxué

循证医学（evidence-based medicine，EBM） 关于如何遵循证据进行医学实践的学问，是基于现有最好的证据，兼顾现有资源的多寡以及人们的需要和价值取向，进行医学实践的科学。循证医学是遵循现有最好证据进行医学实践的学问，它包括针对个体患者的循证临床实践和针对群体的循证宏观医疗卫生决策。实施循证医学，决策者有必要也必须综合考虑现有研究最好的证据、现有资源、实际医疗卫生条件，以及患者和社会的价值取向，做出最切合实际的选择。循证医学的思想可以通过各种不同的方式得以实现，如个体决策者的自我尝试、临床指南和统一服务流程、医疗保险计划、医疗卫生技术准入和新药审批、患者选择、医事法律诉讼、政策和法规、服务的组织和管理等。寻找和评估证据是所有循证实践的必要环节。实施循证医学，将有利于推广低廉有效、物有所值的措施，阻止新的无效措施进入医学实践，淘汰现行无效的措施，从而充分利用有限的卫生资源，不断改善医疗卫生服务的质量和效率，提高人民健康水平。

发展历史 包括以下几阶段。

循证医学的诞生 20世纪70年代，随机对照试验已被各个临床学科用来评估治疗措施的效果，积累了大量的高质量的科学证据。然而，研究结果常在研究者之间轮转和徘徊，似乎与医学实践无关，与医生无关，与决策者无关，与患者无关。这些研究证据对医学实践影响甚微，无效的措施继续广泛使用，有效的措施迟迟不被采纳。英国流行病学家阿奇·科克伦（Archie Cochrane）看到了这些研究证据对医学实践的重要作用意义，指出整个医学界忽视了科学研究对医学实践重要的指导作用，并提出了一个大胆的具有远见卓识的建议，即医学界应着手系统地总结和传播随机对照试验的证据，并将这些证据用于指导医学实践，提高医疗卫生服务的质量和效率。

英国卫生系统对此做出了积极的反应，在世界卫生组织支持下，在伊恩·查默斯（Iain Chalmers）的领导下，以产科为试点，开始收集和总结产科各种方法临床效果的研究证据。经过14年努力，该研究于1989年完成，结果发现226种措施中，50%的措施没有随机对照试验的证据。在具有随机对照试验证据的措施中，40%是有效的，60%是无效的甚至是有害的。

临床使用的很多治疗可能是无效的，这个结果震惊了医学界。人们开始认识到，临床经验不足以可靠地回答一项治疗措施是否有效这个医学最根本的问题，一个国家和地区的医疗卫生系统如果是建立在大量无效的治疗措施上，它不会充分发挥治病救人促进健康的使命，也不可能提供高质量高效益的医疗卫生服务。医学必须系统地总结来自随机对照试验的科学证据，淘汰无效的治疗，所有新的医学技术投入医学实践以前都必须经过严格的科学评估。至此，循证医学的思想萌芽已经形成。

进入80年代末，更多的学者看到了科学研究对医学实践的意义，并开始寻找将这些研究证据转化到医学实践的方法和途径。至此，循证医学呼之欲出。

1992年加拿大麦克马斯特（McMaster）大学的一批临床流行病学学者以循证医学工作组的名义，在《美国医学会杂志》发表了一篇题名为“循证医学：医学实践教学新模式”的文章，第一次在重要医学文献里提出了循证医学的概念。该文指出，由于医学科学的迅猛发展，医生应不断地直接地从科学研究中学习新知识，要做到这一点，医生首先必须掌握检索、阅读、理解和应用研究报告的能力。然而，传统医学教育正好缺乏对这些知识和能力的培养，此文提出循证医学的思想，正切中了医学教育中这一缺陷，随后《美国医学会杂志》又刊登了该工作组《解读医学文献指南》（*User Guides to the Medical Literature*）等30多篇系列文章，为之后的循证医学教育提供了重要的资源。与此同时，该文也预示一种新的医学实践模式正在兴起。

循证医学的发展和演变　包括以下两个阶段。

早期循证医学的概念　核心在4个方面的能力：①在临床实践中，能够根据实践需要形成问题，识别需解决的问题的性质、特征和构成，并依此制订出检索文献的方案。②针对具体问题，选择合适的文献库，检索和收集现有最好的相关证据。③评估收集到的文献的方法学质量，判断结果的可靠性，总结和解释研究显示的结果，并分析结果的外推性。④依据现有证据的提示，兼顾现有资源的多寡和患者的价值取向，制订出合理的处理方案。

循证医学呼吁，在临床重要的决策问题上，应首先从科学研究中获取必要的知识，这个呼吁背后隐藏着一个重要的假设，即科学研究是回答医学实践问题最可靠的方法，而不是临床经验和依据病理生理基础知识的推理。大量对循证医学的讨论和批评正是集中在这个问题上。

20世纪90年中期，更多的学科更多的学者参与了有关循证医学的讨论，针对循证医学的核心观点提出了批评和质疑，焦点多集中在对证据的定义和诠释：①如果说循证医学倡导的是基于证据的医学实践，那么过去医学的实践所遵循的是什么？难道不是证据吗？②如果说医学实践必须遵循研究证据，那么临床经验在临床实践中的作用将是什么？③基础研究的证据在临床决策中的作用是什么？④研究证据是平均的一般性的结论，而医生所面对的是具体的患者，平均的研究结果如何用来有效地指导个体患者的诊治？⑤当研究证据不存在时，如何进行循证实践？⑥证据是否等于决策，证据是否解决了医学决策的所有问题？

重新定义循证医学　萨基特（David Sackett）教授和牛津大学卫生科学研究院院长缪尔·格雷（Muir Gray）爵士于1996通过英国医学杂志对循证医学作了新的定义，简意如下："循证医学是有意识地、明确地、审慎地利用现有最好的证据制订关于个体患者的诊治方案。实施循证医学意味着医生需综合参考研究证据、临床经验和患者意见进行实践……"

这篇简短的定义是目前为止流传最广影响最大的对循证医学的诠释。①新的定义首先把循证医学的核心放在基于证据进行医学实践上，进而用意识地、明确地、审慎地来回应早期对循证医学的质疑，最后明确指出临床经验是医学实践不可缺少的部分。新的定义承认过去的医学实践也是基于证据的。在过去几千年里，临床知识是在长期的失败与成功的尝试与摸索中累积的。这种非系统的经验的总结，也是证据。格雷指出获取证据最可靠的方法是科学研究，在临床经验和科学研究证据都存在时，决策应基于研究的证据。②新的定义承认医学历来都是基于证据进行的，但是循证医学对证据的含义和重视程度不同。过去靠的是经验，循证医学强调科学研究。另外，只有在计算机和互联网时代，才有可能快速获得现有世界上最好的证据，因此，从证据到实践的时间差上，循证医学和过去的医学实践也不可同日而语。③新的定义承认循证医学的思想早已存在，但是提出循证医学的概念在于呼吁和促使这个思想变成为有组织的有系统的行为。④新的定义承认科学研究的结果来自对群体的观察，也强调关于一般规律的证据只能来自对多个个体（群体）的观察，因此应用到个体时应慎重，必要时要由经验来补充，别无更好的方法。⑤新的定义在重申临床经验的重要性时，但对其可靠性做了明确的定位。"现有最好的"是理解各种证据的意义和用途的关键。

循证卫生决策向群体决策的延伸　早期的循证医学仅局限于临床实践，局限于关于个体患者的决策。确切地讲，早期的循证医学应称为循证临床实践。早期循证医学的发展忽视了在制定群体或宏观医疗卫生政策时遵循研究证据的重要性和必要性。这个忽视并不奇怪，因为发起和早期参与这场医学实践变革的人物多是临床流行病学家。

1997缪尔·格雷（Muir Gray）的《循证医疗卫生决策》（*Evidence-Based Healthcare*）出版，指出群体和宏观医疗卫生决策也必须遵循证据，并对循证卫生决策进行了详尽的阐述。他认为，循证医学的思想适用于各个医学实践领域（表1），并提出依据科学证据，从宏观决策入手，医疗卫生决策者和管理者可以采取多种管理和政策措施，促进循证医学的实现（表2）。

循证卫生决策的理念使循证医学的内涵和外延产生了一个飞跃（图1）：从早期培训个体医生检索和评估文献技能的活动，上升到临床实践和决策模式的改变；从局限于个体患者的管理，扩展到既包括个体患者管理又包括群体政策制订的完整体系。从提倡个体决策者的努力，上升到既需要个人努力更需要整个医学界甚至整个社会的集体关注和投入，为实现循证医学争取了社会和系统的支持。

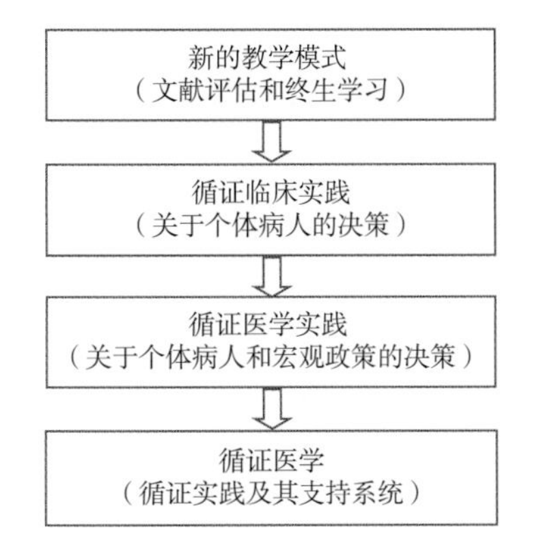

图1　循证医学内涵和外延的演变

广义的循证医学　简而言之，循证医学是关于如何遵循证据进行医学实践的学问。更确切地说，循证医学是基于现有最好的证据，兼顾经济效益和价值取向，进行医学实践的科学。循证医学必须通过宏观决策者和临床医生的日常实践活动来实现，因此它应该包括两个大的领域，一个是针对个体患者的循证临床实践，一个是针对群体的循证宏观决策。典型的个体决策如一个患者应该用哪种治疗方案，典型的群体决策如医疗卫生政策和管理方案。新药审批、医学采购、医疗卫生技术准入、医疗卫生政策和法规、公共卫生措施、医疗保险计划、基本医疗目录、临床实践指南、统一操作流程（clincial pathways）等都是实施循证医学的群体方法。在很多情况下，宏观措施、集体行为和社会手段是实施循证医学更有效的方法。显而易见，有些方法的应用远远早于1992年循证医学提出的时间。当然，只有遵循现有最好的证据，进行这些实践和决策，它们才能真正成为实施循证医学的有效方法。

表1　可实施循证医学的领域

医疗卫生立法	新药审批
医疗卫生政策的制定	临床指南
公共卫生策略的制定	规范化服务流程
医疗卫生技术准入	临床医生自发的尝试
医疗卫生组织和管理	患者的选择
医疗保险计划的制定	医疗法律诉讼

表2　可实现循证医学的管理措施

杜绝证明无效的医学诊治技术进入医学实践
减缓成本效益不划算的诊治技术进入医学实践的速度，必要时及时中止它们的使用
加速已充分证明成本效益划算的医学技术在医学实践中的推广和应用
淘汰证明无效的诊治技术在医学实践中的继续应用
减缓或停止成本效益不划算的诊治技术的继续应用
鼓励科学地评估已进入医学实践但效果不明的技术

循证医学的三要素　具体如下。

证据　研究证据为三要素中的第一要素，是三要素的核心。循证医学实践与传统医学实践的核心区别在于对证据的界定和重视。因此，正确理解和对待证据是理解循证医学的关键。它有两个层面，一是证据的相关性，二是证据的质量（quality of evidence）。对证据的质量评价有3个重要意义。第一，证据质量的高低是其结果可信性的前提，质量越高，其结果的可信性就越高，决策成功的把握就越大。第二，进行循证实践时，文献检索必须从可能的最高质量的证据开始。例如，关于疗效证据的检索应从随机对照试验的系统综述开始。当可能的最高质量的证据不存在时，再依次向下寻找低一级质量的证据，直到检索到证据为止，就此检索到的证据就是现有最好的证据。第三，当面对各种质量的证据时，实践和决策应基于最好的证据。如果一个证据是高质量的证据时，要进一步评价证据的相关性。

临床经验（clinical experience）是第二要素，是实施循证医学的关键。临床经验有3个不同层面，一是进行医学实践活动的基本能力，如问诊、体检和与患者沟通的能力；二是综合判断各种因素进行决策的能力；三是关于诊治措施效果的经验累积。前二者是循证实践不可缺少的基本技能。关于效果的临床经验也是证据，但它是原始的、未经严谨科学研究验证的证据，其质量低于科学研究的证据。因此，当高质量研究存在时，医学实践应基于研究证据，当研究证据不存在时，必须由临床经验来补充。另外，研究证据通常是有限的局部的，相比，实践经验是大量的广泛的，而且很多情况下，临床经验可能是现有唯一的、也是最好的证据。由此可见，循证医学不是把医学实践简单化，也不可能脱离实践经验而实现，更不是把医学变成照本宣科式的实践，而是使医学决策更加合理、更加科学。临床经验是做好循证实践的基础，研究证据和临床经验相互补充，缺一不可。因此，循证医学强调，即使证据充分，决策还必须慎重。但是，在强调经验的重要性的同时，必须谨防满足在经验之上的实践，在重要证据缺乏时，积极地开展相关的科学研究正是循证医学给医学研究提出的新启示。

患者的价值、权利和愿望 患者是第三要素，是循证医学的基础。患者会拒绝采纳一项科学研究充分证明有效的昂贵的治疗，可能是因为经济上负担不起，这是决策中的经济因素。人们也可能会拒绝采纳一项充分证明有效并非昂贵的治疗，可能是希望把有限的资源用到更需要的地方，如房子的装修和孩子的教育，这是资源分配中价值取向的问题，不同的个人或人群可能有着十分不同的价值取向。人们也可能会坚持进行无效且昂贵的治疗，这时价值观主导了决策。因此，医学决策必须兼顾和平衡证据（evidence）、资源（resources）和价值取向（values）3 个方面，依据实际情况，做出合理的决定（图 2）。

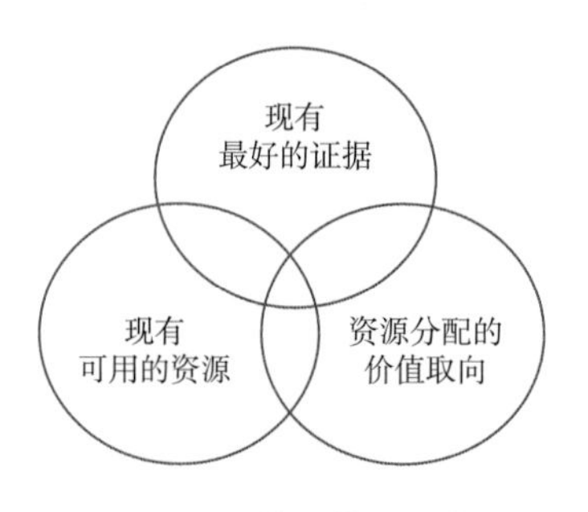

图 2　医学决策三要素

循证医学实践的步骤　循证实践都必须遵循以下 4 个步骤：①提出须解决的临床问题。②检索和收集最好的相关证据。③评估文献的方法学质量、效果大小和结论的外推性。④综合最好证据、现有资源和价值取向，制订出合理的方案。

亟待解决的问题　①知识不断更新，新证据不断出现，除基础医学和临床知识与技能外，医务工作者还必须通晓情报收集、证据评估以及决策分析等方面的知识和技能。因此，教育部门应从医学生教育开始，提高学生对循证决策重要性的理解和认识，并培养他们检索、评估和利用研究证据的能力，倡导循证实践的文化，养成循证实践的习惯。②实施循证医学需要证据，证据需要通过科学研究获得。因此要真正实现循证决策，一个医疗卫生系统必须具备促进证据产生的机制，在国家或地区重大医疗卫生问题上，有导向地投入足够的研究资源，这样在进行重大问题决策时才能有据可依。传统的被动应激式的研究资助模式已不合时宜，未来的资助模式应该是，首先组织论证以确定重要的研究问题，然后主动出击，将课题交由最合适的研究单位或小组去完成。另外，临床研究的结果可以直接用来改善医疗卫生服务质量，而基础研究的结果通常不能直接影响医学实践，而是具有普遍意义的、可以借鉴的知识，由于中国还是一个不很富裕的国家，有必要适当地平衡基础研究和临床应用性研究的比重。③循证医学对知识管理提出了新的要求，新的知识管理系统必须能够将新知识及时有效地传播给医学决策人员。例如，未来的教科书和参考书将应具备以下几个特点：用超文本的电子形式，收入的知识必须基于现有最好的科学证据，每一项证据都有质量评级，随着新证据的出现及时更新，可以通过互联网传送给相关人员。④一个循证的医疗卫生服务系统不能仅依靠医生和医疗卫生管理人员个人自发的努力，它需营造一个鼓励循证决策的大环境，采取必要的社会和集体的手段，协助医务工作者实现这一目标，保证循证医学能够真正在实践中得到落实。例如，设立或引进一个快速有效的收集、整理和传播证据的系统，建立支持、鼓励、检查、监督和奖惩机制。⑤从证据到患者受益受很多因素的影响，有文化的因素，有医疗系统的因素，有医务人员的因素，也有患者的因素。这些因素组合起来，形成了一条从证据到效果的反应链，其中每个环节都会影响循证实践的最终效果（图 3）。至少在现阶段，很多环节还不完善，即使每个环节只存在微小的不足，都会导致最终效果不断递减，甚至完全消失。任何一个环节的断裂，都会使研究证据完全失去作用。医疗卫生管理者可以从当地的薄弱环节入手，采取措施，疏通从证据转换成临床效果的渠道，加速证据的总结、传播和利用，不断提高医疗卫生服务的质量和效益。⑥循证医学为中医药发展提供了新的

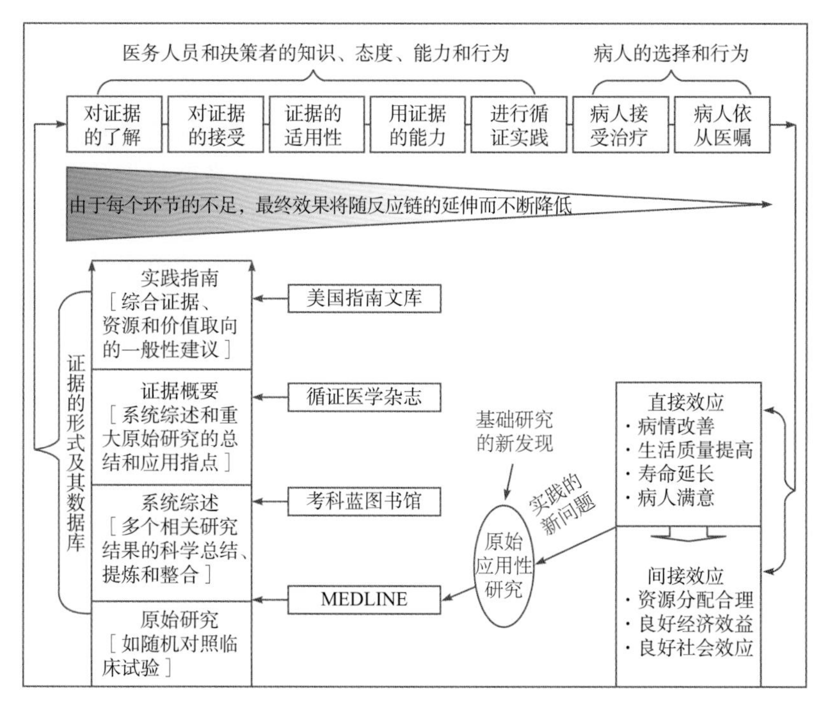

图 3　证据–效果反应链：影响证据转换成效果的因素

机会。中国过去中医药研究主要集中在基础研究，例如关于中医证的本质的研究，基础研究很难在短时间内有重大突破。循证医学更重视可以指直接指导临床实践的研究，因此采取以临床疗效为主导的研究策略，可能会更快地推动中医药的发展。⑦现代科学哲学认为，科学规律是相对的，它们只能接近和反映自然真理，却不是自然真理的全部。也就是说，科学发现是相对的，永远带着不确定性，可能明天就会被否定，被新的发现所取代，医学证据也是如此。因此，循证医学的另一个重要启示是，即使基于严谨的科学证据之上，医学实践必然还带着不确定性，存在偶然性，医生不能自认是手到病除的天使，必须承认在很多情况下只是怀着侥幸心理。最终限制循证医学发展的因素也许不是方法和手段，而是态度和观念。

（唐金陵）

xúnzhèng yīliáo wèishēng juécè

循证医疗卫生决策（evidence-based decision making in health care）　基于现有最好的证据，兼顾经济效益和价值取向，制订关于一组患者、一个医院、一个社区或一个国家的医疗卫生服务管理、公共卫生措施和宏观医疗卫生政策的决策模式。如果说以最低的成本，最高的工作效率和最优的质量，提供有效有用的服务项目，是 21 世纪医疗卫生管理的最高原则，实施循证医疗卫生决策则是实现这个目标必不可缺的手段。

早期循证医学的讨论主要集中在鼓励个体医生检索、评估和利用临床研究证据，忽略了在制订宏观医疗卫生决策时遵循研究证据的重要性和必要性。这个忽视并不奇怪，因为发起和早期参与这场医学实践变革的人物多是临床流行病学家。

英国一直是循证医学理念发展的前沿，牛津大学是英国循证医学发展的核心，牛津大学卫生科学研究院院长缪尔·格雷（Muir Gray）爵士是牛津大学循证医学发展的主要推手之一。格雷是个外科医生，从事医疗卫生管理几十年，又有深厚的哲学素养，这使他能够站到一个更高的角度去审视循证医学这场变革，从宏观和群体的角度，对循证医学的意义和范畴进行思考和概括，提出了循证卫生决策的概念。

1997 缪尔·格雷的《循证医疗卫生决策》（*Evidence-Based Healthcare*）出版，指出群体和宏观医疗卫生决策也必须遵循证据，并对循证卫生决策进行了详尽的阐述。他认为，循证医学的思想适用于各个医学实践领域，并提出依据科学证据，从宏观决策入手，医疗卫生决策者和管理者可以采取多种管理和政策措施，促进循证医学的实现。

格雷还认为，实现循证医学不但是医生个人的事，更是医疗卫生决策者和管理者的责任，是国家和社会的责任。因此，格雷提出一个国家应建立支持循证实践的证据和信息系统，并亲自组建了英国国家电子医学图书馆（National e-Library），制订了英国医学信息战略，并出任英国医学知识管理总监。他还指出，医疗卫生系统必须营造循证实践的文化，建立循证实践的标准，并依据标准督导和检查医生的实践行为。他还相信由证据“武装”的患者将会成为未来推动循证医学发展的重要动力之一。

循证卫生决策的理念使循证医学的内涵和外延产生了一个飞跃：从早期培训个体医生检索和评估文献技能的活动，上升到临床实践和决策模式的改变；从局限于个体患者的管理，扩展到既包括个体患者管理又包括群体政策制订的完整体系；从提倡个体决策者的努力，上升到既需要个人努力更需要整个医学界甚至整个社会的集体关注和投入，为实现循证医学争取了社会和系统的支持。

格雷构想和世界科克伦协作（the cochrane collaboration）的成功经验提示，文献的检索、收集、评估、整理和传播的工作完全可以由独立的研究和服务机构，以集体的方式来完成，医生和决策者应该把注意力主要放在如何正确地理解和利用证据制订决策上。

宏观政策的重要性：由于涉及面广，一个看似不起眼的宏观决策可能事关千百万民众，事关亿万元的资源。例如，把中国高血压治疗的舒张血压阈值从95mmHg降到93mmHg，仅2mmHg之差，意味着全国至少要增加约一千万高血压患者，假设10%的患者实际接受了治疗，每天每人需1元钱，全国每年治疗高血压的费用将会增加近2亿人民币。这样重要的决策必须基于证据。

由于人口的老化，医学新知识新技术的不断涌现，患者和医生对医学的期望越来越高，人们不但要治疗已患的疾病，也希望预防没有发生的疾病，这些因素交织在一起，使得世界各国医疗卫生费用不断攀升。如何充分利用有限的资源，不断提高服务质量和效率，是每一个国家所面对的巨大挑战，各国医疗卫生决策和管理人员一直在寻找新的更有效的方法。

从20世纪70年代起，西方国家已开始着手改革医疗卫生服务，主要采取的措施是降低服务成本，提高工作效率。例如，使用便宜的治疗方法，在单位时间内看更多的患者做更多的手术，简单地说就是要把事情做好。然而，这些改革成功的先决条件是医生所做的都是有价值的、有效的。任何国家和地区的医疗卫生系统，无论资源的多少，无论社会的价值取向如何，无论服务组织的方式如何，无论管理的方式和水平如何，无论疾病谱如何，如果是建立在大量无效的防治措施上，都不会利用现有资源充分发挥其治病救人促进健康的使命，也不可能有高质量的服务效率，因此增加工作效率只能是做更多的无用功，浪费更多的资源。

然而在过去的医疗卫生决策和管理模式里，在医疗卫生服务应该提供哪些服务内容这一关键问题上，通常是由决策者的主观意志决定的，并商业利益的干扰。循证医学给医疗服务内容提出了明确的规定：一切服务必须有效，任何用于无效措施的资源都是浪费，只有有效的措施才能真正产生质量和效益。因此，格雷提出：医疗卫生服务首先必须保证所提供的服务项目益处大于害处，21世纪医疗卫生服务管理的总体原则将是以最低的成本，以最高的工作效率，做好应该做的事。简言之，就是做好应该做的事（图1）。医疗卫生服务应该做的事，就是在适合的地方、由适合的医务人员、对需要的人群，提供由科学研究充分证据证明的益大于害的医学干预措施。

总之，实施循证医学将有利于推广低廉有效、物有所值的措施，阻止无效的新措施进入医学实践，淘汰现行无效的措施，从而充分利用有限的卫生资源，不断改善医疗卫生服务的质量和效率，提高人民健康水平。

（唐金陵）

xúnzhèng línchuáng shíjiàn

循证临床实践（evidence-based clinical practice） 循证医学实践是基于现有最好的证据，兼顾现有资源和价值取向，制订关于个体患者的诊治方案的过程。它与循证公共卫生和循证医疗医疗卫生决策的主要区别在于针对的对象不同。循证临床实践是针对个体患者制订诊疗方案，后两者则是针对群体制订医疗卫生决策。

证临床实践的发展和演变　早期的循证医学仅局限于临床实践，在相对于广义的循证医学里应称之为循证临床实践。循证医学的概念首次公开发表于1992年，由加拿大麦克马斯特（Mc-

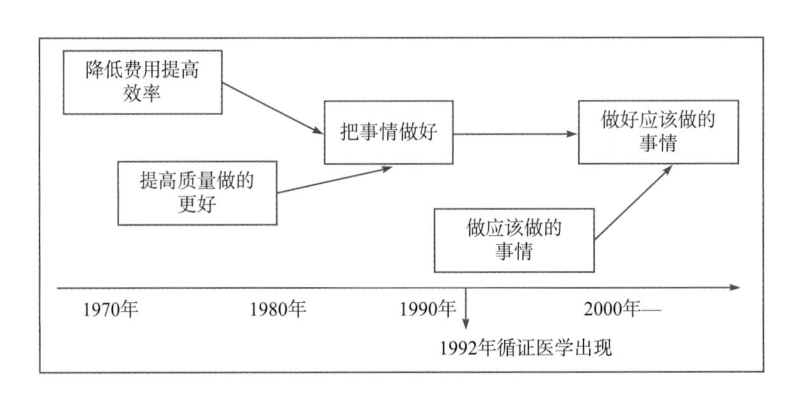

图1　循证医学对西方卫生管理模式变革的影响

（来源：Gray JAM. Evidence-Based Healthcare. Churchill Livingstone，1997）

Master）大学的一批临床流行病学学者在《美国医学会杂志》提出。这个概念主要强调医生检索、解读和应用医学报告的能力。1996年首任牛津大学循证医学主任大卫·萨基特（David Sackett）教授和牛津大学卫生科学研究院创院院长缪尔·格雷（Muir Gray）爵士进一步扩展了循证医学的概念，他们在英国医学杂志上提出了目前为止关于循证医学流传最广影响最大的诠释："循证医学是有意识地、明确地、审慎地利用现有最好的证据制订关于个体患者的诊治方案。实施循证医学意味着医生要参酌最好的研究证据、临床经验和患者意见进行实践。"首先，新的定义承认过去的医学实践也是基于证据的。第二，新的定义承认医学历来都是基于证据进行的，但是循证医学对证据的含意和重视程度不同。第三，新的定义承认循证医学的思想早已存在，但是提出循证医学的概念在于呼吁和促使这个思想变成为有组织的有系统的行为。第四，新的定义承认科学研究的结果来自对群体的观察，也强调关于一般规律的证据只能来自对多个个体（即群体）的观察，因此应用到个体时应慎重，必要时要由经验来补充，别无更好的方法。第五，新的定义在重申临床经验的重要性时，但对其可靠性做了明确的定位。

应用步骤 ①提出临床问题。针对患者，临床医生准确采集病史，查体，收集相关实验结果，分析论证，找出所需解决的临床疑难问题，如诊断、治疗方案选择、预防、预后等。②检索有关医学文献。根据临床实践所提出的问题，系统检索相关文献，找出与问题密切相关的证据，应用临床流行病学及循证医学质量评价的标准，评价证据的真实性、可靠性、临床价值及适用性，并作系统评价和分析，得出确切结论以指导临床。③应用最佳证据，指导临床决策。对所获得真实可靠、具有临床应用价值的最佳证据，结合临床经验及患者价值观和愿望，制订诊疗方案；④效果评价。完成治疗方案的实践后，再对治疗效果进行分析评价，发现存在的问题，积累经验教训，从中获益，提高自身认识水平，促进学术水平和医疗质量的提高，或开展新的高质量的临床研究。

循证临床实践的特殊性 如何结合中国的实际情况，借用西方科学研究的证据，提高中国的医疗卫生服务水平，是一个十分值得认真思考和讨论的问题。目前尚没有成功的模式可以照搬，也不应该抄袭任何其他国家和地区现有的模式，否则推行循证医学只会适得其反。

在中国推行循证临床实践将会面临以下几个关键性问题：①绝大多数的临床试验是在非华人群体中完成的，其结果能否直接搬到中国来用是一个问题。②中国多数临床医生检索、评估和利用证据的意识和能力尚处于较低的水平。③绝大多数重要的医学文献是以英文发表的，即使中国所有的医生都熟悉掌握了解读医学文献的技能，许多医生可能由于英语水平的限制仍然不能高效地直接阅读英文文献。④计算机和互联网发展的总体水平较低而且十分不平衡。⑤国家和地区现行的医疗卫生体系在许多方面尚不具备发展循证医学的条件。显然，解决这些困难需要相当长的时间。

造循证医学的大环境 营造一个鼓励循证决策的大环境，采取社会和集体的手段，将是实现循证医学潜在作用的必要条件（表1）。因此，要促进现循证医学发展，一个国家或地区必须做好以下4个方面的工作：①重新平衡基础研究与人群应用性研究的比例，加强人群应用性研究，以保证在重大医疗卫生问题上，有足够的高质量的应用性研究证据支持相关的决策。②在决策需要时，必须快速、容易地获得所需的证据，也就是说要建立或引进一个快速有效的收集、整理和传播证据的系统。③必须提高医学决策人员对循证决策重要性的理解和认识，并培养他们检索、评估和利用研究证据的能力，建设循证实践的文化，养成循证实践的习惯。④必须建立一个支持和鼓励循证医学的机制，建立国家、地区或医院的循证实践标准，并依此进行监督、考核和奖惩。

表1 循证医学需要的大环境

促进决策需要的证据的产生
收集、整理和传播证据
遵循证据实施医学实践的文化
推行和监督循证实践的机制

（唐金陵）

xúnzhèng gōnggòng wèishēng

循证公共卫生（evidence-based public health，EBPH） 循证公共卫生基于现有最好的证据，兼顾现有资源和价值取向，对有关社区及人群的健康防护、疾病预防及健康促进做出决策，以提高人群的健康水平的过程。

循证发展历史 循证公共卫生的定义首次公开发表于1997年，由耶尼切克（Jenicek）提出，将其定义为：尽责地、明白地、明智地运用当前的最佳证据，对有关社区及人群的健康保护、疾病预防、健康促进做出决策。1999年，布朗森（Brownson）进一步扩展了循证公共卫生的概念，将其归纳为：通过应用科学论证的原则，包括系统地应用资料和信息系统，以及适当运用项目计划模型，制定、执行、评价公共卫生的政策和项目的有效性。2004年，日本学者松（Kohatsu）又提出了新的循证公共卫生定义，即：指把以科学为基础的干预项目同社区的优先选择结合起来，以提高人群健康的过程。这个新定义有两个显著特点：①强调了社区优先选择（community preferences）的作用。②将以科学为基础引入了循证公共卫生定义之中。以科学为基础包含两层意思：①学科的范围，包括流行病学（循证公共卫生的基础学科）、社会学、心理学、毒理学、分子生物学、人类学、营养学、工程学、经济学、政治学等。②获得科学资料的途径或方法，包括运用定性和定量方法获得可能影响公共卫生实践的信息。

循证公共卫生与循证临床实践的区别 ①证据的质量不同。临床研究及程序常依赖随机对照的个体证验，以及最严格的科学的流行病学研究。而公共卫生干预措施很可能依赖于横断面研究（cross-sectional studies）、类试验设计（quasi-experiment designs），以及时间序列分析（time-series analysis）。这些研究有时缺乏对照组，因而局限了某些干预措施或项目的证据质量。②证据的数量不同。据报道，在过去50年里，有近百万的随机对照医学治疗效果试验研究，相反，有关公共卫生干预项目或措施效果的研究较少。③干预至产生效果的时间。临床干预至产生效果的时间较短，而公共卫生干预至产生效果的时间较长。例如，对吸烟的干预，可能几十年后才能看到降低肺癌的效果。④职业培训的不同。医疗专业培训较为正规，执业需要较为严格的资质证书，而公共卫生专业培训的学科较多，公共卫生专业人员的执业资质没有医疗执业人员那么严格。⑤决策的主体不同。循证公共卫生的决策是由小组集体做出的，而循证医学的决策通常是由单个医生做出的。另外，循证医学的对象是个人的治疗及其效果，而循证公共卫生的对象是公共卫生干预项目或措施的制订、执行以及改善人群健康状况的效果。

循证应用步骤 ①清晰地描述或陈述公共卫生问题。②搜索文献资料。③评价证据。④ 选择最佳证据，作为决策依据。⑤进行证据与公共卫生经验、知识、实践以及社区价值观及其优先选择的链接。⑥制定公共卫生项目或政策实施公共卫生措施。⑦评估公共卫生项目或政策的成效。

亟待解决的问题 目前，世界上许多发达国家和地区已经积累了大量循证公共卫生决策与实践的成功经验。相比而言，发展中国家在实施循证公共卫生的过程中面临着许多困难：①循证意识不足。公共卫生决策管理人员循证决策的意识还比较薄弱，公共卫生管理机关、研究机构、服务机构尚未把循证公共卫生的应用列入重要议事日程。②政治或政策的外环境时常不支持或不适宜循证公共卫生的应用。③证据来源不足。在发展中国家推行循证公共卫生决策，最大困难是证据问题。目前发展中国家在决策中采用的经系统综述评价后的证据，大多数来源于发达国家。由于所处社会结构、人文环境不同，导致发展中国家在利用这些证据进行决策时可能会产生一些偏差。

循证发展趋势 循证公共卫生将会越来越受重视，这是因为公共卫生决策或公共卫生项目的制定、执行、评估都需要证据，同时公共卫生研究也为公共卫生决策或公共卫生项目提供了证据的支持，循证公共卫生为公共卫生决策和公共卫生研究之间架起一座桥梁，使公共卫生研究提供的证据能得到较好地利用，保障公共卫生决策更科学。罗比彻（Robitscher）等指出，如果我们没有尊重证据，我们将缺乏寻求真理事实的杠杆之力。

（唐金陵）

wénxiànpíngjià

文献评价（critical appraisal）

对一个研究提供的证据的质量、结果和适用性进行科学的判断。首先是分析它的真实性，即看它是否真实可靠。如果真实可靠，则可进一步评价其临床价值；如果既真实又有重要的临床价值，最后要看其结果是否能适用于具体的临床实践场景，即是否能应用于自己的患者的诊治实践以解决患者的实际问题。

真实性的评价 真实性指研究结果的内部真实性或可信性，是对一项研究的结果或结论反映真实情况的程度的衡量。只有真实可信的结果才能作为决策依据的基础。影响真实性的主要因素如下。

研究设计的因素 指与研究设计有关的影响内部真实性的因素。研究设计方案的科学性越高，其产生的证据的真实性就越高。关于预防和治疗效果的证据，真实性最高的证据来自高质量的随机对照试验，因为这种研究设计受到偏倚因素干扰的程度最小；其次为前瞻性队列研究或源于队列研究的巢式病例对照研究设计，因为此类研究受偏倚因素影响机会较大，其证据的真实性不如随机对照试验的证据。

研究对象的因素 主要指与研究对象有关的影响内部真实性的因素。比如，随机对照试验中病人的退出和失访可能造成选择偏倚，降低结果的真实性。

数据测量的因素 主要指与数据测量有关的影响内部真实性的因素。比如，临床试验中的数据测量是否准确会直接影响最后结果的真实性。

资料的收集与整理的因素 主要指与数据收集和整理有关的影响内部真实性的因素。比如，资料的收集和整理在时间上和比较组间要一致、可比，否则将会引入偏倚。

统计分析的因素 主要指与数据分析有关的影响内部真实性的因素。例如，数据分析时，数据分析应采取预先制定好的最合适的分析方案，不能通过改变分析方法来获得自己喜欢的结果。

临床意义的评价 首先是对常见统计指标临床意义的正确解释，这些指标包括事件发生率、绝对危险降低率、相对危险降低率、需治人数、相对危险度、比值比等。其次是判断这些指标的真实值的大小。可信区间是判断真实值大小的关键，因为真实值在这个可信区间之内。对大部分治疗来说，疗效的可信区间的下限是判断是否有足够的证据下结论以及该治疗的临床应用价值的关键。假设降血压效果小于2mmHg没有实际临床应用价值。如果可信区间的下限为-5mmHg，上限为10mmHg，则没有足够的证据可以排除该治疗根本对血压无作用或者它可能会升高血压；如果可信区间的下限为8mmHg，上限为10mmHg，则有足够的证据说明，该药不但可以降血压，而且其作用的大小有实际应用价值；如果可信区间的下限为-1mmHg，上限为1mmHg，则有足够的证据说明，该药不会有什么实际应用价值。

临床适用性的评价 通过上述证据的真实性及临床价值的评价之后，如发现不合格则根本没有临床应用价值，就无需继续评价了。假若是合格，是否可以照搬到自己临床实践中呢？答案是不一定。所以当一项高质量的研究证明一个干预措施有效且效果足够大时，下一步还必需判断该研究结果是否能够外推到研究以外患者和场景。例如，在成年人的研究结果，是否可以外推到儿童？男性是否可以外推到女性？轻型患者是否可以外推到重型性患者？三甲医院的结果是否可以外推到社区诊所？一个十分有用的原则是，当许多同类研究都显示十分近似的效果时，外推的安全性就会比较大，否则应十分小心。

当地的诊断水平、患者的依从性、医生的技术和能力，以及医院的服务条件，都会影响研究显示的效果在当地可能实现的程度。诊断水平越低，误诊误治的机会就越大，总体效果必然也越差。患者的依从性越低，效果必然越差。患者依从性部分受患者价值取向的影响，患者认为不重要的疾病，就不会十分愿意接受治疗，依从性自然会降低。当干预是非药物性治疗时，如外科手术和针灸，施治者的业务水平和当地的医疗条件十分重要。例如，一项刚刚在美国哈佛大学医学院由20年某手术经验的医生中证明有效的心脏外科手术，很难在中国乡镇医院里完全实现其全部效果。

（唐金陵）

kēxué zhèngjù
科学证据（scientific evidence）

循证医学里证据的含义以人为基本研究单位的可以用来直接指导医学实践活动的关于疾病和健康一般规律的医学观察和科学研究的结果。这类证据具有以下5个特点：①以探索临床和医疗卫生实践直接相关的一般性问题为研究目的。②以人为基本（或最小）研究单位（或研究对象）。③针对不同的流行病学问题使用不同的流行病学研究设计和方法。④以重要的、相关的、患者关心的结局为研究变量。⑤研究结果可以直接用于指导和改善医学实践和卫生决策。

证据的分类 按照研究方法不同可将证据分为原始研究证据和二次研究证据两类。原始研究证据指利用在患者中进行的单个研究所获得的第一手的数据，进行统计学处理、分析、总结后得出的结论。主要包括随机对照实验、交叉实验、队列研究、病例对照研究、横断面调查等。二次研究指尽可能全面地收集某一问题的全部原始研究证据，进行严格评价、整合处理、分析总结后所得出的综合结论，是对多个原始研究证据再加工后得到的更高层次的证据。二次研究证据主要包括系统综述、证据概要、综合证据、实践指南等。按照研究问题的不同可将临床研究证据分为病因、诊断、预防、治疗和预后的临床研究证据。可以是原始研究证据，也可以是二次研究证据。

证据的来源 关于证据的来源，海恩斯（Haynes RB）等人提出了一个研究证据的“5S”模型，该模型分为5级：最下边一层的S为study，指原始研究，该层是基础；由此向上一层的S为syntheses，指系统评价，如组织的系统综述；再向上一层的S为synopses，指那些出现在循医学杂志中的对原始研究和系统综述进行简洁描述的文献；然后再向上一层的S为summary，指整合来自此层以下的当前可得的最佳证据，并为某个特定健康问题提供全面的针对此问题相关选项的证据，如基于证据的教科书和Clinical Evidence即为此类证据；最上面一层的S为systems，指能将患者个体的信息与来自研究证据的适用信息相匹配的计算机决策服务系统，即将患者电子病案中的特征与当前可得的最好证据进行自动链接，并能对一些关键信息予以提示。

证据的检索 如何从浩瀚的医学信息海洋中检索出具有现有最好的证据是实现循证医学的关键。获取最佳证据的快捷途径应从“5S”模型的最高层开始，具体步骤如下：① 将临床问题采用PICOS程式化，P表示患者或人群（patients or population），I表示干预措施（intervention），C表示比较因素（comparison），O表示结局（outcome），S所表示研究环境（setting）。② 整理出相应的关键词和同义词。③ 制订出最佳的检索策略。④从5S模型的最高层开始选择合适的检索资源。⑤ 严格评价证据。⑥ 总结和应用证据。

证据的分级 循证医学专家根据美国肿瘤临床协会提出的临床证据可靠性分级，将循证医学临床证据分为5个级别。Ⅰ：研究结论来自对所有设计良好的RCT的系统综述及大样本多中心临床试验。Ⅱ：研究结论至少来自一个设计良好的RCT。Ⅲ：研究结论来自设计良好的准临床试验，如非随机的对照试验。Ⅳ：结论来自设计良好的非临床试验，如病例对照研究。Ⅴ：病例报告、临床总结及专家意见。

证据的利用 从某种意义上讲，医学实践从来都是依据证据进行的。然而，传统的医学实践与循证医学区别的关键在于对证据的定义和定位的不同。现有最好的证据是说，与医学实践和决策相关的证据是多层次的，有些证据是可靠的，有些是不可靠的，有些是直接相关的，有些是间接相关的。

直接可以用于指导医学实践的证据来自以人为基本研究单位的关于疾病和健康一般规律的医学观察和科学研究，这类研究的方法论就是流行病学。如前所述，基础研究的结果也是科学证据，如分子生物学研究和动物研究的结果，是产生医学实践新思想新方法的重要来源之一，对医疗卫生决策有一定的借鉴意义，但是这类证据不能直接用来指导医学实践活动，需要人群研究的验证。

流行病学研究种类很多，提供的证据的质量和可靠性也各不相同。就干预措施的效果而言，最可靠的证据来自多个随机对照试验的系统综述，其次是单个随机对照试验、前瞻性队列研究和病例对照研究、病例回顾和临床经验、个人的主观意见、动物实验和离体实验室研究。

研究质量的分级有3个十分重要的意义：①研究质量的高低是其结果可信性的前提，证据质量越高，决策的把握就越大。②进行循证实践时，文献检索必须从相关的系统综述开始。当系统综述存在时，不必要再检索低质量的研究证据。③当各种质量的证据同时存在时，实践和决策应基于最好的证据。

随机对照试验不是提供所有医学实践问题证据的最好方法。医学实践中的问题有病因、诊断、治疗和转归等方面，最好的证据不都是来自随机对照试验，不同问题应区别对待。随机对照试验是评估干预效果最好的研究方法。然而，由于问题性质的不同，以及伦理和可行性的限制，很多医学问题不需要也不可能通过随机对照试验来研究（表1）。例如，吸烟是否可以引起肺癌，最好的研究证据来自前瞻性队列研究；某种药物是否可能引起罕见的癌症，只能求助于病例对照研究。关于诊断方法的准确性，通常只需要横断面研究。因此，不顾问题的性质，在医学决策中强调随机对照试验的证据是错误的。

表1 医学实践问题与最好最切实可行的研究设计

常见病因：前瞻性研究
罕见疾病的病因和罕见的药物不良作用：病例对照研究
干预效果和常见不良作用：随机对照试验
诊断方法的准确性：横断面研究
疾病的预后：前瞻性研究和临床试验
系统综述适合于总结所有这些问题的原始研究

使是关于干预措施的决策，过于强调随机对照试验证明有效的干预措施也是片面的。特别是在进行跨领域资源分配的决策时，由于现有高质量的临床试验主要集中在药物，尤其是新药，这种做法势必导致对新药的过于依赖，造成对外科措施、复制药和相应患者的重视不足，因为这些领域的临床试验相对较少，最好的证据可能是观察性研究或临床经验。另外认为进行系统综述和临床试验等科学研究就是进行循证医学实践，是错误地把循证医学理解为一种新的研究方法，还会导致把流行病学当作循证医学。例如，循证医学的研究方法和循证临床试验的说法就是出于这样的误解，认为研讨循证医学就是研讨科学研究设计，是出于同样的误解。科学研究产生科学证据，科学证据是实施循证医学的前提，然而循证医学的核心在于利用证据进行实践，重点在“用”字，其学问和发展也集中在这个用字上。

（唐金陵）

línchuáng shíjiàn zhǐnán

临床实践指南（clinical practice guidelines） 遵循现有最好的证据，根据实际情况、患者需求、现有资源和人们的价值取向，所制定的医疗卫生服务实践的原则性和指导性的建议。一项好的实践指南，应具备真实性、可靠性和可重复性的特点；同时还应具备实用性、灵活性，表达清楚和简单明了的特点。

编制以循证医学为基础的实践指南是一项相当艰巨的任务，需要在政府部门的支持和直接介入下，在专业学会领导下成立一个专门工作组，常需1~2年才能完成，同时还需要相当的经费。指南的制订一般包括以下几个步骤：成立工作组、收集文献和系统评价、征求专家意见、考虑实用性、定稿和出版。实践指南对指导医疗卫生服务实践的意义重大，但如果制订方法不当则可能产生不可靠的甚至错误的指导建议，因而使用者应具备评价和鉴别其质量高低的能力。

世界著名的临床医学专家、循证医学的奠基人之一大卫·萨基特（David Sackett）指出，确定某个指南的质量主要应根据两个方面：① 是否收集了所有最新（过去12月内）的有关证据，并对其真实性进行了分析和评价？② 是否对每一条推荐意见标注了其依据的证据级别和相关文献出处？只有通过以上两个方面才能从中了解指南的推荐强度和真实性，并可以追溯他们的来源。寻找一个令人满意的真实的实践指南是一项艰巨的工作，这项工作的成功不仅需要临床、信息处理、方法学的结合，还需要大量的时间和财力。

当一项指南的评价结果显示是真实可靠的，下一步需评价指南能否适用于你的患者、医院和社区。指南的实用性范围依赖于4个与患者密切相关的因素，这4个因素可概括为4个B（burden、beliefs、bargain、barriers）：① 是否疾病负担（burden）太低或患者人数太少不能保证实施。②患者与社区的利益（beliefs）与指南推荐的是否相符。③实施这个指南是否有不利的协议（bargain）。④实施指南时是否有无法克服的障碍（barriers）。实践指南只是为医疗卫生服务实践活动所制订的参考性文件，不是法规。受到患者需求、现有资源、价值取向、实践条件等因素影响，不能不分具体情况作强制性、盲目地、教条地照搬使用。必须在评估其真实性、可靠性和实用范围的基础上，根据具体情况修正使用。

（唐金陵）

línchuáng lùjìng

临床路径（clinical pathway，CP） 针对某一疾病（或某疾病的某种情况）建立的一套标准化诊疗模式和工作流程。又称临床操作流程。临床路径是一个有关临床治疗的综合模式，以循证医学证据和指南为指导来促进治疗组织和疾病管理的方法，最终起到规范医疗行为、减少服务差异、降低成本、提高质量的作用。作为一种新的质量效益型医疗质量管理模式，临床路径对于降低平均住院日、增加床位周转次数、减少平均住院费用、提高医院经济效益和社会效益、贯彻整体护理概念、规范诊疗行为、增进患者满意程度等有着明显效果。

相对于传统的方法，临床路径具有以下优势和特点：①临床路径是以患者为中心的模式。②临床路径具有详尽的流程，并且能够根据患者病情的变化过程随时调整。③临床路径采用标准化及规范化治疗模式，最大限度地减少了不同医师在管理患者上的差异，并且使得新医师能够尽快熟悉临床管理程序，减少患者住院管理时的各种变异情况，避免医疗处置失当。④临床路径的规范化管理带来差异情况减少，额外支出减少，减少了患者的医疗费用。

与临床指南不同，临床路径的制定在一定程度上赋予了各医院更大的自主权。在满足临床诊疗规范的前提和基础下，医院可根据其自身的情况，结合国家及国际上正使用的相关疾病临床路径，制定和本医院级别及个体情况相符合的临床路径。制定临床路径，分为以下几步：① 根据该院实际情况，选定某些疾病制定临床路径，选定的疾病应该具有如下特征：诊断明确、主要处理明确、治疗效果明确；变异较少，且具有一定的病例数量。② 查阅该疾病相关文献，如临床指南、教科书以及已经投入使用的临床路径，根据循证医学的原则制定该院的临床路径文书。③ 列出该疾病的入选标准及排除标准，主要的处理步骤、治疗评估、出院指标等，编纂临床路径表。④ 根据疾病所属科室的实际情况，执行临床路径。

临床路径的实施，大致可以分为以下步骤：入组评估、检查检验、临床处理、处理评估、出院评估和变异分析。当临床实际与标准临床路径相比出现偏离时，称为临床路径的变异。变异一旦发生，首要的是记录变异，然后给予相应的处置，对于不影响后续临床路径实施的变异，可以在处理后继续使用当前临床路径管理，否则需要退出该临床路径。常见的变异有患者变异、医师变异、系统变异和出院变异等。

实施临床路径的意义有：① 增强医疗质量管理，提高医疗服务质量。② 规范医生行为，控制医疗成本。③ 去除诊疗中过度或无效的行为，引导医务人员根据合理的过程开展医疗工作，促使医务人员医疗行为规范化，提高医院诊疗水平。④ 患者可以享受目前最佳的治疗方案方式，提高患者的满意度。

临床路径方法在国外已发展较为成熟，是一种既可保证医疗质量，又可降低医疗成本的医疗管理方法，促进了质量效益型管理模式的实现。但是，临床路径在实施过程中遇到了许多问题，如临床路径的法律地位问题；临床路径与电子病历的有效结合；临床路径与传统的病历之间的关系；临床路径与现有的医院信息管理系统的衔接；临床路径是否会限制临床医生，尤其是优秀临床医生的判断力和自主性等。

（唐金陵）

yùfáng jiēzhòng

预防接种（vaccination） 利用人工制备的抗原或抗体通过适宜的途径输入机体，使机体产生针对某种传染病的特异免疫力，以提高个体或群体的免疫水平，预防和控制传染病的发生和流行。

预防接种是预防、控制、消除乃至消灭传染病的有效手段。用人工免疫的方法预防和控制传染病，是人类在同传染病作斗争中所取得最为突出的成就。天花是利用免疫预防的方法在全球消灭的第一种传染病，天花的消灭不仅解除了给人类带来的危害，而且也为预防、控制、消除、消灭其他传染病提供了宝贵的经验。借鉴全球消灭天花的基本经验，全球消灭脊髓灰质炎的目标也取得了快速进展，包括中国在内的世界卫生组织西太平洋区于2000年实现无脊髓灰质炎目标，截至2020年，全球仅有2个国家尚有脊髓灰质炎本土野病毒的流行。由于免疫预防的不断发展，其他疫苗可预防的传染病也得到了有效控制，为保护人类健康做出了巨大贡献。

简史 预防接种作为预防控制传染病的一种有效手段，经历了一个由经验到科学的发展过程。

经验时期 公元16世纪前后，中国医学家发明了接种人痘的方法来预防天花的感染和传播。早期的基本方法是从天花恢复期患者或症状比较轻的患者身上，获取脓疱和痘痂内容物并保存1个月左右待其干燥。然后将人痘研磨成粉末给健康人鼻内接种。18世纪中后期，人痘接种逐渐传入中东、欧洲、北美洲。然而人痘中天花病毒的毒力并未减低，接种人痘有一定的风险，可导致部分受种者感染天花病毒，但在世界医学史和人类消灭天花史上留下不可磨灭的一页，是预防接种的先例。

实验时期 1796年，英国医生詹纳（Edward Jenner，1749～1823年）将一名自然感染牛痘的挤牛奶女工的牛痘痘浆，接种到一名8岁儿童的左臂，6周后给该儿童注射天花疱疹液，该儿童未发生天花，证明接种牛痘能够预防天花，由此发明了牛痘疫苗。这是预防接种由经验时期向科学实验发展的重要里程碑。此后，近代免疫学奠基人巴斯德（Louis Pasteur，1822～1895年）在微生物学和免疫学领域做出了卓越贡献，炭疽疫苗、狂犬病疫苗相继问世，为预防接种开辟了广阔的前景。

发展时期 19世纪末～20世纪初，微生物学和免疫学迅速发展，使得更多的免疫预防制品问世。发明了霍乱疫苗、伤寒疫苗；20世纪初又发明了卡介苗、白喉和破伤风类毒素及百日咳疫苗。此后，脊髓灰质炎、麻疹、风疹、流行性腮腺炎等疫苗陆续被开发并应用于人群。半个多世纪来，随着微生物学、免疫学、分子生物学、生物化学、逆向疫苗学等生命科学和科学技术的飞速发展，新型疫苗逐渐被开发并应用于人群，如重组乙型肝炎疫苗、百日咳组分疫苗、伤寒多糖疫苗等，为传染病预防控制提供了有效的手段。

中国预防接种工作的发展 旧中国生产疫苗的单位少，疫苗产量低，价格昂贵，预防接种工作基本上未全面开展，疫苗针对传染病未能得到有效控制，给人们的生命健康带来很大的危害。新中国成立后，随着国民经济、科学技术的发展，疫苗质量和数量有了飞速的提高，各级政府对免疫预防工作高度重视，预防接种得到了迅速普及和发展。新中国的预防接种工作大概经历了3个阶段。

计划免疫前期（1950～1977年） 1950年在全国开展了声势浩大的群众性普种牛痘苗运动，同时积极推行卡介苗接种工作，并于20世纪60年代初消灭了天花。天花的消灭，是中国预防接种工作在计划免疫前期最为辉煌的成就之一。

1959年，卫生部下发关于加强预防接种工作的通知；1963年，卫生部发布预防接种工作实施办法。1965年8月，卫生部要求预防接种工作必须面向农村，为农民服务。各地按照卫生部的要求，每年利用冬春季节进行突击预防接种。

随着用于儿童预防接种的疫苗品种日益增多，各地逐步将免疫预防工作纳入计划管理的轨道。明确接种对象，按照规定实施接种，避免重复接种和漏种，并建立预防接种卡、登记表等，进行规范化管理，初步形成了计划免疫概念。

计划免疫时期（1978～2000年） 结合世界卫生组织提出的全球实施扩大免疫规划和中国的实际情况，卫生部于1978年提出了适合中国国情的计划免疫的概念，即根据疫情监测和人群免疫状况分析，按照规定的免疫程序，有计划地利用疫苗实施预防接种以提高人群免疫水平并进而控制乃至最终消灭针对传染病。至20世纪80年代中期，冷链系统基本上覆盖全国90%以上人口的地区，可以满足每年为目标人群提供6次以上的预防接种服务。1989年，《中华人民共和国传染病防治法》公布实施，规定“国家实行有计划的预防接种制度”“国家对儿童实行预防接种证制度”，在法律上保证了计划免疫工作的开展。1989年、1991年和1996年，中国卫生部、联合国儿童基金会、世界卫生组织3次联合审评，确认中国按期分别实现了以省、县、乡为单位的儿童免疫接种率达到85%的目标。2000年10月29日，世界卫生组织西太平洋区在日本京都召开消灭脊髓灰质炎证实会议，宣布“WHO西太平洋区的所有国家和地区已经阻断了本土脊髓灰质炎野病毒的传播，因此被证实为无脊髓灰质炎区”。至此，中国消灭脊髓灰质炎工作取得了阶段性胜利，这是预防接种工作在中国计划免疫时期取得的又一伟大成果。

计划免疫时期是中国预防接种工作的重要发展阶段。在此期间，预防接种服务形式发生重大转变，实施常规免疫、强化免疫、应急接种等综合免疫策略；免疫服务内容不断扩大，在普及4种疫苗（卡介苗、口服脊髓灰质炎疫苗、百日咳-白喉-破伤风联合疫苗、麻疹疫苗）接种的基础上，引入了乙型肝炎疫苗的接种；统一了全国儿童计划免疫程序；基本建立了计划免疫冷链系统，完善了预防接种服务体系，实现了以省、县、乡为单位普及儿童免疫目标；建立比较完善的疫苗针对传染病的监测系统；疫苗针对传染病发病率控制在较低水平；与国际社会开展了大量卓有成效的合作；预防接种工作开始进入法制化、规范化管理。

国家免疫规划时期（2001年～ ） 随着预防接种工作的进一步发展，中国开始实施国家免疫规划，即按照国家或省（自治区、直辖市）确定的疫苗品种、免疫程序或接种方案，在人群中有计划地进行预防接种，以预防和控制特定传染病的发生和流行。免疫规划是在预防接种工作规范化、科学化、法制化管理的基础上，进一步巩固计划免疫业已取得的成果，提高和维持接种率，扩大预防接种服务人群，积极推广应用新疫苗，中国预防接种工作与国际接轨。2005年3月24日，国务院颁布《疫苗流通和预防接种管理条例》（2005年6月1日起施行）。随后，卫生部又制定下发了《预防接种工作规范》。

2007年12月，卫生部制订了全面实施扩大国家免疫规划、继续保持无脊髓灰质炎状态、消除麻疹、控制乙肝、进一步降低疫苗可预防传染病发病率的总目标，要求在全国范围内使用乙型肝炎疫苗、卡介苗、口服脊髓灰质炎疫苗、百日咳-白喉-破伤风联合疫苗、麻疹疫苗、白喉-破伤风联合疫苗6种国家免疫规划疫苗基础上，以无细胞百日咳-白喉-破伤风联合疫苗替代百日咳-白喉-破伤风联合疫苗，将甲型肝炎疫苗、脑膜炎球菌疫苗、流行性乙型脑炎疫苗、麻疹-流行性腮腺炎-风疹联合疫苗纳入国家免疫规划，对适龄儿童进行常规接种。在重点地区对重点人群进行肾综合征出血热疫苗接种；发生炭疽、钩端螺旋体病疫情或发生洪涝灾害可能导致钩端螺旋体病暴发、流行时，对重点人群进行炭疽疫苗和钩端螺旋体疫苗应急接种。通过接种上述疫苗，预防乙型肝炎、结核病、脊髓灰质炎、百日咳、白喉、破伤风、麻疹、甲型肝炎、流行性脑脊髓膜炎、流行性乙型脑炎、风疹、流行性腮腺炎、肾综合征出血热、炭疽和钩端螺旋体病 15 种传染病。中国免疫规划发展到了一个新的阶段，不断扩大免费疫苗的种类，使更多传染病能够得到有效控制。

（陆　林）

kuòdà miǎnyì guīhuà

扩大免疫规划（expanded programme on immunization，EPI）

1974 年，世界卫生组织针对当时发展中国家每年约出生 8 000 万儿童，90% 未能接受预防接种服务的现状，借鉴全球消灭天花和发达国家成功控制儿童传染病的经验，在第 27 届世界卫生大会通过了“发展和坚持免疫方法与流行病监测计划，防治天花、白喉、脊髓灰质炎、百日咳、破伤风、结核病等传染病”的决议，正式提出在全球实施扩大免疫规划。1978 年，第 31 届世界卫生大会决议通过的阿拉木图宣言将扩大免疫规划确立为初级卫生保健的重要组成部分，并成立全球扩大免疫规划顾问小组。目前全世界已有 80% 以上的国家和地区参加了扩大免疫规划活动。据世界卫生组织 2020 年估计，2019 年有 1.16 亿 1 岁以内的儿童接种了 3 剂次的百日咳-白喉-破伤风联合疫苗的免疫，125 个国家的 3 针次百日咳-白喉-破伤风联合疫苗接种率超过 90%；由于接种疫苗，全球每年可预防 400 万～500 万儿童死亡。

（陆　林）

shēngwù zhìpǐn

生物制品（biological products）

以微生物、细胞、动物或人源组织和体液等为原材料，应用传统技术或现代生物技术制成，用于人类疾病的预防、治疗和诊断。人用生物制品包括：细菌类疫苗（含类毒素）、病毒类疫苗、抗毒素及抗血清、血液制品、细胞因子、生长因子、酶、体内及体外诊断用品，以及其他生物活性制剂，如毒素、抗原、变态反应原、单克隆抗体、抗原抗体复合物、免疫调节剂及微生态制剂等。

（陆　林）

yìmiáo

疫苗（vaccine）

疫苗是以病原微生物或其组成成分、代谢产物为起始材料，采用生物技术制备而成，用于预防、治疗人类相应疾病的生物制品。疫苗接种人体后可刺激免疫系统产生特异性体液免疫和/或细胞免疫应答，使人体获得对相应病原微生物的免疫力。本章所述疫苗系指用于传染病预防的人用疫苗，按其组成成分和生产工艺可分为以下类型。

灭活疫苗　病原微生物经培养、增殖，用理化方法灭活后制成的疫苗，如白日咳疫苗、甲型肝炎灭活疫苗等。

减毒活疫苗　采用病原微生物的自然弱毒株或经培养传代等方法减毒处理后获得致病力减弱、免疫原性良好的病原微生物减毒株制成的疫苗，如皮内注射用卡介苗。

亚单位疫苗　病原微生物经培养后，提取、纯化其主要保护性抗原成分制成的疫苗，如 A 群脑膜炎球菌多糖疫苗、流感亚单位疫苗等。

基因工程重组蛋白疫苗　采用基因重组技术将编码病原微生物保护性抗原的基因重组到细菌（如大肠杆菌）、酵母或细胞，经培养、增殖后，提取、纯化所表达的保护性抗原制成的疫苗，如重组乙型肝炎疫苗等。

其他类疫苗　由不同病原微生物抗原混合制成的疫苗为联合疫苗，如吸附百白破联合疫苗、麻腮风联合减毒活疫苗；由同种病原微生物不同血清型的抗原混合制成的疫苗为多价疫苗，如 A 群、C 群脑膜炎球菌多糖疫苗、双价肾综合征出血热灭活疫苗；由病原微生物的保护性抗原组分与蛋白质载体结合制成的疫苗为结合疫苗，如 A 群 C 群脑膜炎球菌多糖结合疫苗。

（陆　林）

jiǎndú huóyìmiáo

减毒活疫苗（live attenuated vaccines）

用人工的方法使病原微生物（病毒或细菌等）的毒力降低到不致病，但仍保留了病原微生物（病毒或细菌）复制（或生长）和引起机体免疫的能力的疫苗。接种减毒活疫苗后，机体会经历一次类似人工轻度自然感染的过程，免疫效果可靠持久。减毒活疫苗缺点是有效期短，热稳定性差，需要在低温下保存、运输。免疫缺陷患者（如白血病、某些药物治疗、人类免疫缺陷病毒感染）接种活疫苗后，疫苗病毒（或细菌）的复制可失去控制，从而可以引起严重或致命的反应。另外，在极少数情况下，体内疫苗毒株有毒力返祖的潜在风险（如疫苗相关性麻痹型脊髓灰质炎）。

目前，中国使用的细菌类减毒活疫苗有包括皮内注射用卡介苗、口服福氏宋内菌痢疾双价活疫苗、皮上划痕人用炭疽活疫苗、皮上划痕用鼠疫活疫苗和皮上划痕人用布鲁氏菌活疫苗等；病毒类减毒活疫苗有脊髓灰质炎减毒活疫苗、麻疹-流行性腮腺炎联合减毒活疫苗、麻疹-风疹联合减毒活疫苗、麻疹-流行性腮腺炎-风疹联合减毒活疫苗、流行性乙型脑炎减毒活疫苗、水痘减毒活疫苗和冻干甲型肝炎减毒活疫苗等。

（陆 林）

mièhuó yìmiáo

灭活疫苗（inactivated vaccines） 先对病原微生物（病毒或细菌等）进行培养，然后采取物理方法或化学物质（通常是福尔马林）灭活，使其失去致病能力而保留免疫原性制备的疫苗。灭活疫苗既可由整个病原微生物组成，也可由它们的裂解片段组成，主要有蛋白质疫苗、多糖疫苗、结合疫苗3种。

蛋白质疫苗包括类毒素（灭活细菌毒素）和亚单位疫苗。类毒素是某些细菌外毒素用物理方法或化学方法（如甲醛等）处理脱毒后的制品，毒性虽消失，但免疫原性不变，故仍然具有刺激人体产生抗毒素，以起到机体从此对某疾病具有自动免疫的作用。亚单位疫苗仅含能诱发机体产生中和抗体的微生物蛋白或表面抗原，但不含病原体核酸。由于已除去病原体中不能激发机体产生保护性免疫和对宿主有害的成分，其稳定性、可靠性更高，接种后引起的不良反应更小。目前中国使用的蛋白质疫苗有吸附白喉疫苗、成人及青少年用吸附白喉疫苗、吸附破伤风疫苗、吸附白喉-破伤风联合疫苗、成人及青少年用吸附白喉破伤风联合疫苗、吸附百日咳-白喉联合疫苗和吸附百日咳-白喉-破伤风联合疫苗等。冻干流行性乙型脑炎灭活疫苗、森林脑炎灭活疫苗、双价肾综合征出血热灭活疫苗、流行性感冒病毒裂解疫苗、人用狂犬病疫苗、重组乙型肝炎疫苗、甲型肝炎灭活疫苗等。

纯化多糖疫苗是由构成某些细菌表膜的长链糖分子组成，其实质是一种灭活的亚单位疫苗。由于细菌多糖属非T细胞依赖性抗原，多糖疫苗一般具有以下特点：①在幼小动物或婴幼儿体内只能产生微弱的免疫反应，甚至不产生免疫反应，免疫反应随年龄的增长而增强。②接种后主要产生IgM抗体，只产生少量IgG，重复接种不能引起增强反应。③容易产生免疫耐受。④普通的佐剂对这种抗原不易起到免疫增强的作用。目前中国使用的多糖疫苗有A群脑膜炎球菌多糖疫苗、A+C群脑膜炎球菌多糖疫苗、A+C+W_{135}+Y群脑膜炎球菌多糖疫苗和伤寒Vi多糖疫苗等。

结合疫苗是将细菌的多糖抗原采用结合的方法与载体蛋白偶合后，可将非T细胞依赖型免疫反应转变为T细胞依赖型免疫反应。结合疫苗一般具有以下特点：①可以激活T辅助性淋巴细胞和形成T记忆细胞，既可以增强婴幼儿对细菌多糖的免疫反应；又可以重复接种能产生记忆性免疫增强作用，产生较为持久的免疫保护力。②能增强老年人和某些免疫功能低下或有免疫缺陷患者对细菌多糖抗原的免疫反应。③结合疫苗具有载体蛋白质的效应。事先或同时接种蛋白质载体会刺激T淋巴细胞的增殖，因而能增强结合疫苗的免疫原性。目前中国使用b型流感嗜血杆菌多糖结合疫苗（Hib）、A+C群脑膜炎球菌结合疫苗、肺炎球菌多糖结合疫苗等。

接种灭活疫苗后，灭活的病原微生物或其组分仅能在受种者体内产生免疫反应而不能生长繁殖，因而不致病。接种1剂灭活疫苗不能产生具有保护性的免疫力，需多次接种才能获得完全保护。它引起的免疫反应通常是体液免疫，很少甚至不引起细胞免疫，同时由于接种灭活疫苗产生的抗体滴度会随着时间而下降，通常需要加强接种多剂以维持免疫力。灭活疫苗在体内不能复制，可以用于免疫缺陷者的预防接种。

（陆 林）

chóngzǔ yìmiáo

重组疫苗（recombinant vaccines） 在基因水平上将致病原的可表达有效抗原的基因物质插入到无害细胞中，使致病原的蛋白质不断复制，然后将蛋白质纯化后制备的疫苗。目前已有不同的基因工程疫苗和基因重组疫苗上市。

基因工程疫苗：将可以表达有效抗原的目的基因插入大肠埃希菌、酵母菌或牛痘苗的核酸序列中进行表达，如重组乙型肝炎疫苗。

基因重组疫苗：通过强弱毒株之间进行基因片段的交换而获得的疫苗，目前正在研究并取得较为成功的重组疫苗有轮状病毒疫苗和流行性感冒病毒疫苗。

（陆 林）

liánhé yìmiáo

联合疫苗（combined vaccines） 两种或两种以上疫苗原液按特定比例配合制成的具有多种免疫原性的疫苗。它包括两大类：多联疫苗和多价疫苗。多联疫苗由引起不同疾病的病原的抗原组成，用来预防多种疾病，如百日咳-白喉-破伤风联合疫苗可以预防白喉、百日咳和破伤风3种不同的疾病。多价疫苗包含引起同一种疾病的病原的不同亚型或血清型，如23价肺炎球菌疫苗可以预防

23 种血清型的肺炎球菌感染。

联合疫苗可以在减少疫苗接种次数的同时预防更多种类的疾病，使用联合疫苗不仅可以提高疫苗覆盖率和接种率、减少多次接种给婴儿和父母带来的身体和心理的痛苦、减少疫苗管理上的困难、降低接种和管理费用，还可减少疫苗生产中必含的防腐剂及佐剂等剂量，降低疫苗的不良反应等。由于联合疫苗的诸多优点，是今后疫苗发展的重要方向之一。

目前使用的联合疫苗包括：无细胞百日咳-白喉-破伤风联合疫苗，麻疹-风疹联合减毒活疫苗，A+C 群脑膜炎球菌疫苗，麻疹-流行性腮腺炎-风疹联合减毒活疫苗，无细胞百日咳-白喉-破伤风和 b 型嗜血流感杆菌联合疫苗（DTaP+HIB），13 价肺炎球菌多糖结合疫苗，23 价肺炎球菌多糖疫苗，甲乙型肝炎联合疫苗，伤寒甲型乙型副伤寒联合疫苗，伤寒甲型副伤寒联合疫苗，双价肾综合征出血热灭活疫苗等。

（陆　林）

duōjià yìmiáo

多价疫苗（polyvalent vaccine）

由>2 个同一种但不同型（或群）抗原合并组成的含有多价抗原成分的一种疫苗。由 2 个同一种但不同型（或群）抗原合并组成的含有双价或多价抗原成分的一种疫苗，称为多价疫苗。由单一型（或群）抗原成分组成的疫苗通常称单价疫苗。如 A+C+Y+W_{135} 群脑膜炎球菌多糖疫苗可以称为 4 价脑膜炎球菌多糖疫苗。

（陆　林）

jiēzhòng jìnjìzhèng

接种禁忌证（contraindications to vaccination）

接种后能显著增加严重不良反应风险的受种者病症。疫苗对大多数人提供了抵抗传染病的免疫力，但在极少数情况下不推荐接种。可以用疫苗接种禁忌证和慎用证来确定不应接种的情形。慎用证指接种后可增加不良反应或妨碍疫苗产生免疫力的受种者病症。大多数禁忌证和慎用证是暂时的，一旦病症消失仍然可以接种疫苗。禁忌证和慎用证因疫苗而异，不同的疫苗有不同的禁忌证和慎用证。国内上市的疫苗，均在使用说明书中明确标明禁忌，在实际使用时要严格按照疫苗说明书进行操作。

不作为禁忌证的情况　世界卫生组织一直强调扩大免疫规划疫苗不应该有很多的禁忌证。常规使用疫苗的益处大多高于发生不良反应的风险，卫生人员应尽可能为所有的合格对象接种疫苗。世界卫生组织认为，下列情况不应作为接种疫苗的禁忌：①轻微疾病，如体温<38.5℃的上呼吸道感染或腹泻。②超敏反应、哮喘或其他特应性表现。③惊厥家族史。④用抗生素、低剂量皮质类固醇或局部作用的（如外用或吸入）类固醇治疗。⑤皮肤病、湿疹或局部皮肤感染。⑥慢性心、肺、肾或肝脏传染病。⑦稳定的神经系统疾病（如大脑瘫痪）。⑧出生后黄疸史。⑨哺乳婴儿、早产儿和低体重儿。⑩营养不良。⑪母亲妊娠。⑫以前有百日咳、麻疹、流行性腮腺炎或风疹感染史。⑬传染病的潜伏期。

美国免疫实施咨询委员会也认为对有特殊健康状况的成年人可选择接种某些疫苗，推荐有糖尿病、慢性呼吸系统疾病、慢性肝病（包括酒精肝）、心脏病者，可接种流行性感冒疫苗、肺炎球菌多糖疫苗、乙型肝炎疫苗；肾功能良好者，可接种肺炎球菌多糖疫苗、乙型肝炎疫苗；免疫缺陷者，可接种肺炎球菌多糖疫苗、水痘疫苗；人类免疫缺陷病毒感染者，可接种肺炎球菌多糖疫苗、水痘疫苗。

对有严重疾病者接种疫苗常可能出现不良后果。因此，世界卫生组织认为以下情况作为疫苗接种禁忌。

免疫异常　先天性或获得性免疫缺陷、恶性肿瘤等，以及应用皮质固醇、烷化剂、抗代谢药物或放射治疗而免疫功能受到抑制者，一般不能使用活疫苗；对上述儿童及其兄弟姐妹和接触者，可用灭活疫苗代替减毒活疫苗。活疫苗不建议用于孕妇，即使对胎儿或孕妇不会引起异常反应的卡介苗和口服脊髓灰质炎减毒活疫苗也要慎用。

急性传染病　如果受种者正患伴有发热或明显全身不适的急性传染病时，应推迟接种。因为发热时接种疫苗可加剧传染病的临床症状，且有可能错把传染病的临床表现当作疫苗反应而阻碍以后的免疫。

既往接种疫苗后有严重不良反应　需要连续接种的疫苗（如百日咳-白喉-破伤风联合疫苗），如果前一次接种后出现严重反应（如超敏反应、虚脱或休克、脑炎/脑病或出现惊厥），则不应继续接种。

神经系统疾病患儿　对进行性神经系统患病儿童，如未控制的癫痫、婴儿痉挛和进行性脑病，不应接种含有百日咳抗原的疫苗。

对于世界卫生组织的建议，应根据实际情况掌握应用。卫生人员在考虑给 1 名患病儿童免疫时，应根据接种疫苗的风险和不接种疫苗患病后的风险综合考虑，做出判断。对《中华人民共和国药典》中明确规定的禁忌证不能接种疫苗。

（陆　林）

yísì yùfáng jiēzhòng yìcháng fǎnyìng

疑似预防接种异常反应（adverse events following immunization，AEFI） 在预防接种后发生的怀疑与预防接种有关的反应或事件。

监测 开展疑似预防接种异常反应监测工作，调查核实疑似预防接种异常反应发生情况和原因，可为改进疫苗质量和提高预防接种服务质量提供依据。AEFI报告范围按照发生时限分为以下情形：①24小时内。如过敏性休克、不伴休克的过敏反应（荨麻疹、斑丘疹、喉头水肿等）、中毒性休克综合征、晕厥、癔症等。②5天内。如发热（腋温≥38.6℃）、血管性水肿、全身化脓性感染（毒血症、败血症、脓毒血症）、接种部位发生的红肿（直径>2.5cm）、硬结（直径>2.5cm）、局部化脓性感染（局部脓肿、淋巴管炎和淋巴结炎、蜂窝织炎）等。③15天内。如麻疹样或猩红热样皮疹、过敏性紫癜、实验性局部过敏坏死反应即阿瑟（Arthus）反应、热性惊厥、癫痫、多发性神经炎、脑病、脑炎和脑膜炎等。④6周内。如血小板减少性紫癜、吉兰-巴雷综合征、疫苗相关麻痹型脊髓灰质炎等。⑤3个月内。如臂丛神经炎、接种部位发生的无菌性脓肿等。⑥接种卡介苗后1～12个月。如淋巴结炎或淋巴管炎、骨髓炎、全身播散性卡介苗感染等。⑦其他。怀疑与预防接种有关的其他严重疑似预防接种异常反应。

分类 经过调查诊断分析，按发生原因将AEFI分成以下5种类型：

不良反应　合格的疫苗在实施规范接种后，发生的与预防接种目的无关或意外的有害反应，包括一般反应和异常反应。

一般反应　在预防接种后发生的，由疫苗本身所固有的特性引起的，对机体只会造成一过性生理功能障碍的反应，主要有发热和局部红肿，同时可能伴有全身不适、倦怠、食欲不振、乏力等综合症状。

异常反应　合格的疫苗在实施规范接种过程中或实施规范接种后造成受种者机体组织器官、功能损害，相关各方均无过错的药品不良反应。预防接种异常反应的定义包括3个方面的内容：①使用合格的疫苗。②实施规范性操作。③造成受种者机体组织器官、功能等损害。

疫苗质量问题相关反应　由于疫苗质量不合格，接种后造成受种者机体组织器官、功能损害。疫苗质量不合格指疫苗毒株、纯度、生产工艺、疫苗中的附加物、外源性因子、疫苗出厂前检定等不符合国家规定的疫苗生产规范或标准。因疫苗质量事故造成损害的，依照《中华人民共和国药品管理法》有关规定处理。

预防接种差错相关反应　由于在预防接种实施过程中违反预防接种工作规范、免疫程序、疫苗使用指导原则或接种方案，造成受种者机体组织器官、功能损害。如接种剂量过多、接种部位错误、每次注射未使用无菌注射器与针头、使用错误的稀释液或稀释液剂量有误、接种了错误的疫苗或其他生物制品（药品）等。因预防接种差错给受种者造成损害的，依照国务院《医疗事故处理条例》的有关规定处理。

偶合症　受种者在接种疫苗时正处于某种疾病的潜伏期或者前驱期，接种后巧合发病。偶合症不是由疫苗的固有性质引起的。偶合症与接种疫苗无任何关系，即不管是否接种疫苗都会发病。

心因性反应　在预防接种实施过程中或接种后因受种者心理因素发生的个体或者群体的反应。

（陆　林）

xīnyīnxìng fǎnyìng

心因性反应（psychogenic reaction） 在预防接种实施过程中或接种后因受种者心理因素发生的个体或群体性反应。心因性反应与受种者的精神或心理因素有关，不是疫苗本身所引起的。心因性反应不是一种器质性疾病，各种检查查不出疾病、症状与体征不符是其特点。常见的预防接种心因性反应包括晕厥、急性心因性反应和群体性癔症。

晕厥 由于受种者在接种疫苗时空腹、精神紧张或对注射恐惧等因素造成的暂时性脑缺血，引起短时间失去知觉和行动的能力，俗称晕针。其特点是发病突然、持续时间短、恢复快、临床表现多样。轻症有心悸、虚脱、胃部不适或轻度恶心、手足麻木等，一般短时间内恢复正常。稍重者可出现面色苍白、心跳加快、出冷汗、手足冰冷，重者可失去知觉、呼吸减慢、瞳孔散大。这种反应在接种场所闷热、通风不良以及受种者饥饿、血糖低、疲劳时易于发生。晕厥可发生于健康人群中，但孕妇、患有心律不齐、心脏瓣膜闭锁不全、癔症、癫痫或交感神经敏感的人更易于发生。

急性心因性反应 在接种疫苗时，某些个体可突然发生的类似休克样和各种神经官能症症状，但意识不丧失，感觉疲惫、语言运动等功能过程障碍，也可表现为内分泌及自主神经系统功能紊乱等症状，如面色苍白、潮红、出汗、厌食等。

接种后群体性癔症 在接种疫苗人群中多人同时或先后发生的、表现相同或相似具有暗示性的疾患躯体症状，但实质上为社会心理因素所致。发病者临床表现多样化，可以表现出一个或多个症状，主要以自主神经紊乱为主，其他还有精神障碍、感觉障碍、运动障碍等表现，发作时间短暂，可以反复发作，但预后良好，不会留下任何不良后果。发生群体性癔症与以下因素有关：①刺激因子。接种疫苗作为一个刺激因子，在注射恐惧或情绪极度紧张的情况下可突然发作。②暗示影响。在他人的语言、动作和表情的启发下，或看到某种事物触景生情，并可相互影响，诱发症状。③渲染干扰。医疗处置不当、领导过分关怀及新闻媒体失实报道等均可诱发或加重群体性癔症。④中心人物的扳机作用。中心人物通常是一个占支配地位的首发病例，发病后波及周围其他人群，即可实现其扳机作用。

对群体性癔症的处理原则是：①隔离患者，分散管理，转移环境。②对患者所在地领导、家长进行心理卫生的知识宣传。③对患者的躯体症状不要理会，采用一些安慰剂和语言良性暗示。④有关单位要向家长做出保证，解除可能有任何后遗症的顾虑。

（陆　林）

miǎnyì chéngxù

免疫程序（immunization schedules）

对某一特定人群预防针对传染病需要接种疫苗的种类、次序、剂量、部位及有关要求所做的具体规定。按照科学、合理的程序进行接种，可以充分发挥疫苗的免疫效果，减少预防接种不良反应的发生，避免人力、物力、财力的浪费，有效地保护易感人群，预防和控制针对传染病的发生与流行。扩大国家免疫规划内的疫苗常规免疫程序见表1。

每种疫苗的使用说明，具体

表1　国家免疫规划疫苗儿童免疫程序表（2021年版）

可预防疾病	疫苗种类	接种途径	剂量	英文缩写	接种年龄															
					出生时	1月	2月	3月	4月	5月	6月	7月	8月	9月	18月	2岁	3岁	4岁	5岁	6岁
乙型病毒性肝炎	乙肝疫苗	肌内注射	10μl或20μl	HepB	1	2					3									
结核病	卡介苗	皮内注射	0.1ml	BCG	1															
脊髓灰质炎	脊灰灭活疫苗	肌内注射	0.5ml	IPV			1	2												
	脊灰减毒活疫苗	口服	1粒或2滴	bOPV					3									4		
百日咳、白喉、破伤风	百白破疫苗	肌内注射	0.5ml	DTaP				1	2	3					4					
	白破疫苗	肌内注射	0.5ml	DT																5
麻疹、风疹、流行性腮腺炎	麻腮风疫苗	皮下注射	0.5ml	MMR									1		2					
流行性乙型脑炎	乙脑减毒活疫苗	皮下注射	0.5ml	JE-L									1			2				
	乙脑灭活疫苗	肌内注射	0.5ml	JE-I									1、2							
流行性脑脊髓膜炎	A群流脑多糖疫苗	皮下注射	0.5ml	MPSV-A																
	A群C群流脑多糖疫苗	皮下注射	0.5ml	MPSV-AC																
甲型病毒性肝炎	甲肝减毒活疫苗	皮下注射	0.5ml或1.0ml	HepA-L																
	甲肝灭活疫苗	肌内注射	0.5ml	HepA-I																

注：1. 主要指结核性脑膜炎、粟粒性肺结核等。2. 选择乙脑减毒活疫苗接种时，采用两剂次接种程序。选择乙脑灭活疫苗接种时，采用四剂次接种程序；乙脑灭活疫苗第1、2剂间隔7~10天。3. 选择甲肝减毒活疫苗接种时，采用一剂次接种程序。选择甲肝灭活疫苗接种时，采用两剂次接种程序。

如下。

重组乙型肝炎疫苗（乙肝疫苗，HepB），按“0-1-6个月”程序共接种3剂次，其中第1剂在新生儿出生后24小时内接种，第2剂在1月龄时接种，第3剂在6月龄时接种。

皮内注射用卡介苗（卡介苗，BCG），出生时接种1剂。

脊髓灰质炎（脊灰）灭活疫苗（IPV）、二价脊灰减毒活疫苗（脊灰减毒活疫苗，bOPV），共接种4剂，其中2月龄、3月龄各接种1剂IPV，4月龄、4周岁各接种1剂bOPV。IPV为肌内注射，bOPV为口服。

吸附无细胞百白破联合疫苗（百白破疫苗，DTaP）、吸附白喉破伤风联合疫苗（白破疫苗，DT），共接种5剂次，其中3月龄、4月龄、5月龄、18月龄各接种1剂DTaP，6周岁接种1剂DT。

麻疹腮腺炎风疹联合减毒活疫苗（麻腮风疫苗，MMR），共接种2剂次，8月龄、18月龄各接种1剂。

乙型脑炎减毒活疫苗（乙脑减毒活疫苗，JE-L），共接种2剂次，8月龄、2周岁各接种1剂。

乙型脑炎灭活疫苗（乙脑灭活疫苗，JE-I），共接种4剂次。8月龄接种2剂，间隔7~10天；2周岁和6周岁各接种1剂。

A群脑膜炎球菌多糖疫苗（A群流脑多糖疫苗，MPSV-A）、A群C群脑膜炎球菌多糖疫苗（A群C群流脑多糖疫苗，MPSV-AC），MPSV-A接种2剂次，6月龄、9月龄各接种1剂。MPSV-AC接种2剂次，3周岁、6周岁各接种1剂。

甲型肝炎减毒活疫苗（甲肝减毒活疫苗，HepA-L），18月龄接种1剂。

甲型肝炎灭活疫苗（甲肝灭活疫苗，HepA-I），共接种2剂次，18月龄和24月龄各接种1剂。

儿童年龄达到相应剂次疫苗的接种年龄时，应尽早接种，建议在下述推荐的年龄之前完成国家免疫规划疫苗相应剂次的接种：①乙肝疫苗第1剂出生后24小时内完成。②卡介苗小于3月龄完成。③乙肝疫苗第3剂、脊灰疫苗第3剂、百白破疫苗第3剂、麻腮风疫苗第1剂、乙脑减毒活疫苗第1剂或乙脑灭活疫苗第2剂小于12月龄完成。④A群流脑多糖疫苗第2剂小于18月龄完成。⑤麻腮风疫苗第2剂、甲肝减毒活疫苗或甲肝灭活疫苗第1剂、百白破疫苗第4剂小于24月龄完成。⑥乙脑减毒活疫苗第2剂或乙脑灭活疫苗第3剂、甲肝灭活疫苗第2剂小于3周岁完成。⑦A群C群流脑多糖疫苗第1剂小于4周岁完成。⑧脊灰疫苗第4剂小于5周岁完成。⑨白破疫苗、A群C群流脑多糖疫苗第2剂、乙脑灭活疫苗第4剂小于7周岁完成。

如果儿童未按照上述推荐的年龄及时完成接种，应根据补种通用原则和每种疫苗的具体补种要求尽早进行补种。

同时接种原则。①不同疫苗同时接种。两种及以上注射类疫苗应在不同部位接种。严禁将两种或多种疫苗混合吸入同一支注射器内接种。②现阶段的国家免疫规划疫苗均可按照免疫程序或补种原则同时接种。③不同疫苗接种间隔。两种及以上注射类减毒活疫苗如果未同时接种，应间隔不小于28天进行接种。国家免疫规划使用的灭活疫苗和口服类减毒活疫苗，如果与其他灭活疫苗、注射或口服类减毒活疫苗未同时接种，对接种间隔不做限制。

国家免疫规划使用的疫苗都可以按照免疫程序和预防接种方案的要求，全年（包括流行季节）开展常规接种，或根据需要开展补充免疫和应急接种。

未按照推荐年龄完成国家免疫规划规定剂次接种的小于18周岁人群，在补种时掌握以下原则：①应尽早进行补种，尽快完成全程接种，优先保证国家免疫规划疫苗的全程接种。②只需补种未完成的剂次，无需重新开始全程接种。③当遇到无法使用同一厂家同种疫苗完成接种程序时，可使用不同厂家的同种疫苗完成后续接种。④具体补种建议详见国家免疫规划疫苗儿童免疫程序及说明（2021年版）第二部分“每种疫苗的使用说明”中各疫苗的补种原则部分。

对于HIV感染母亲所生儿童的HIV感染状况分3种：①HIV感染儿童；②HIV感染状况不详儿童。③HIV未感染儿童。由医疗机构出具儿童是否为HIV感染、是否出现症状、或是否有免疫抑制的诊断。HIV感染母亲所生小于18月龄婴儿在接种前不必进行HIV抗体筛查，按HIV感染状况不详儿童进行接种。

HIV感染母亲所生儿童在出生后暂缓接种卡介苗，当确认儿童未感染HIV后再予以补种；当确认儿童HIV感染，不予接种卡介苗。HIV感染母亲所生儿童如经医疗机构诊断出现艾滋病相关症状或免疫抑制症状，不予接种含麻疹成分疫苗；如无艾滋病相关症状，可接种含麻疹成分疫苗。HIV感染母亲所生儿童可按照免疫程序接种乙肝疫苗、百白破疫苗、A群流脑多糖疫苗、A+C群流脑多糖疫苗和白破疫苗等。HIV感染母亲所生儿童除非已明确未感染HIV，否则不予接种乙脑减毒活疫苗、甲肝减毒活疫苗、脊灰减毒活疫苗，可按照免疫程序接种乙脑灭活疫苗、甲肝灭活疫苗、脊灰灭活疫苗。非HIV感染母亲所生儿童，接种疫苗前无需常规开展HIV筛查。如果有其他暴露风险，确诊为HIV感染的，后续疫苗接种按照附表中HIV感染儿童的接种建议。对不同HIV感染状况儿童接种国家免疫规划疫苗的建议见表2。

（陆　林）

lěngliàn

冷链（cold chain）　为保障疫苗质量，疫苗从生产企业到预防接种单位，均在规定的温度条件下储存、运输和使用的全过程。冷链设施设备包括冷藏车、配有冷藏设备的疫苗运输车、冷库、冰箱、冷藏箱、冷藏包、冰排及安置设备的房屋等。冷链系统是在冷链设备的基础上加入管理因素，即人员、管理措施和保障的工作体系。

疫苗是用微生物及其代谢产物，或人工合成的方法制成，大多为蛋白质，而且有的疫苗是活的微生物。为保持其功能和活性，不仅需要保持这些物质的一级结构，也必须保留其更精细的二级结构及其相互关系。疫苗一般都怕热、怕光，因为热或光的作用可使蛋白变性、多糖降解和微生物灭活，从而影响其应有的免疫原性。有的疫苗还怕冻，含吸附剂的疫苗，冷冻后吸附剂胶体破坏，失去吸附作用，降低疫苗效果，增加疫苗接种反应；有的疫苗冷冻后肽链断裂，影响疫苗效果；有的疫苗冷冻后疫苗中类毒素解离成为毒素，也增加疫苗接种反应。因此疫苗的热稳定性是保证预防接种质量的关键，在储存和运输过程中，都要求疫苗保存在一定温度条件下。常见疫苗的运输和储存温度如下。

乙型肝炎疫苗、卡介苗、百日咳-白喉-破伤风联合疫苗、白喉-破伤风疫苗、麻疹-流行性腮腺炎-风疹联合疫苗、流行性乙型脑炎疫苗、A群脑膜炎球菌多糖疫苗、A+C群脑膜炎球菌多糖疫苗、甲型肝炎疫苗、钩端螺旋体疫苗、肾综合征出血热疫苗、炭疽疫苗等在2~8℃条件下避光保存和运输，严禁冻结。

脊髓灰质炎减毒活疫苗在-20℃以下，脊髓灰质炎灭活疫苗在2~8℃避光保存和运输。

其他疫苗和疫苗稀释液的储存和运输温度要求按照《中华人民共和国药典》（2020年版）三部和使用说明书的规定执行。

运输疫苗时应使用冷藏车，并在规定的温度下运输。未配冷

表2　HIV感染母亲所生儿童接种国家免疫规划疫苗建议

疫苗种类	HIV感染儿童		HIV感染史不详儿童		HIV抗体阴性儿童
	有症状或有免疫抑制	无症状和无免疫抑制	有症状或有免疫抑制	无症状	
乙肝疫苗	√	√	√	√	√
卡介苗	×	×	暂缓接种	暂缓接种	√
脊灰疫苗	×	×	暂缓接种	暂缓接种	√
百白破疫苗	√	√	√	√	√
白破疫苗	√	√	√	√	√
麻风疫苗	×	√	×	√	√
麻腮风疫苗	×	√	×	√	√
麻腮疫苗	×	√	×	√	√
乙脑灭活疫苗	√	√	√	√	√
乙脑减毒活疫苗	×	×	×	×	√
A群流脑疫苗	√	√	√	√	√
A+C群流脑疫苗	√	√	√	√	√
甲肝减毒活疫苗	×	×	×	×	√
甲肝灭活疫苗	√	√	√	√	√

注：暂缓接种是当确认儿童HIV抗体阴性后再补种，确认HIV抗体阳性儿童不予接种；√表示无特殊禁忌，×表示禁止接种；由医疗机构出具儿童是否有HIV感染症状，或是否有免疫抑制的诊断。

藏车的单位在领发疫苗时要将疫苗放在冷藏箱中运输。

疫苗应按品种、批号分类码放。在冷库和大容量冰箱存放疫苗时，底部应留有一定的空间。疫苗要摆放整齐，疫苗与箱壁、疫苗与疫苗之间应留有1~2cm的空隙。疫苗不应放置冰箱门内搁架上。使用冰衬冰箱储存疫苗时，应将可冷冻保存的疫苗存放在底部、冷藏保存的疫苗放在接近冰箱顶部，避免冻结。

省（自治区，直辖市）级疾病预防控制机构、疫苗生产企业、疫苗批发企业应具备符合疫苗储存、运输温度要求的设施设备：用于疫苗储存的冷库，其容积应与生产、经营、使用规模相适应；冷库应配有自动监测、调控、显示、记录温度状况以及报警的设备，备用发电机组或安装双路电路，备用制冷机组；用于疫苗运输的冷藏车应能自动调控、显示和记录温度状况。

设区的市级、县级疾病预防控制机构应具备符合疫苗储存、运输温度要求的设施设备：专门用于疫苗储存的冷库或冰箱，其容积应与使用规模相适应；冷库应配有自动监测、调控、显示、记录温度状况以及报警的设备，备用发电机组或安装双路电路，备用制冷机组；用于疫苗运输的冷藏车或配有冷藏设备的车辆；冷藏车应能自动调控、显示和记录温度状况。

乡级预防保健服务机构应配备冰箱储存疫苗，使用配备冰排的冷藏箱（包）运输疫苗。并配备足够的冰排供村级接种单位领取疫苗时使用。

接种单位应具备冰箱或使用配备冰排的疫苗冷藏箱（包）储存疫苗。

疾病预防控制机构、疫苗生产企业、疫苗批发企业应有专人对疫苗储存、运输设施设备进行管理和维护。预防接种单位应对疫苗储存设备进行维护。

疾病预防控制机构、接种单位、疫苗生产企业、疫苗批发企业应建立健全疫苗储存运输设施设备档案，并对疫苗储存、运输设施设备运行状况进行记录。

（陆　林）

lěngliàn jiāncè

冷链监测（surveillance on cold chain）　温度监测指用温度计、温度检测记录仪或温度监测卡对疫苗储存、运输过程中的温度进行监测的过程，有常规监测和主动监测两种类型。

病预防控制机构、接种单位、疫苗生产企业、疫苗批发企业应按以下要求对储存疫苗的温度进行监测和记录：①应采用自动温度记录仪对普通冷库、低温冷库进行温度记录。②应采用温度计对冰箱（包括普通冰箱、冰衬冰箱、低温冰箱）进行温度监测。温度计应分别放置在普通冰箱冷藏室及冷冻室的中间位置，冰衬冰箱的底部及接近顶盖处，低温冰箱的中间位置。每天上午和下午各进行一次温度记录。③冷藏设施设备温度超出疫苗储存要求时，应采取相应措施并记录。

疾病预防控制机构、疫苗生产企业、疫苗批发企业应对运输过程中的疫苗进行温度监测并记录。记录内容包括疫苗名称、生产企业、供货（发送）单位、数量、批号及有效期、启运和到达时间、启运和到达时的疫苗储存温度和环境温度、运输过程中的温度变化、运输工具名称和接送疫苗人员签名。

冷链设备监测指对冷链设备的装备、运转情况的监测。冷链设备监测要求对每件冷链设备和运转情况进行监测，包括冷链设备的名称、型号、产地、装备时间、容积、来源、是否正常运转、维修情况等内容。

可从如下指标对冷链监测系统的进行评价：冷链设备完好率、冷链设备使用率、冷链设备故障修复率、冷链设备温度监测率、冷链设备档案建立完整率、是否有疫苗运输温度记录、是否建立冷链监测系统、冷链设备运转情况报告完整率、是否有冷链设备补充更新计划等。

（陆　林）

yùfáng jiēzhòng fúwù

预防接种服务（vaccination services）　通过一定的组织形式，为适龄儿童和目标人群提供预防接种。根据预防接种服务的组织形式，预防接种服务可以分为常规接种、群体性预防接种和应急接种。

（陆　林）

chángguī jiēzhòng

常规接种（routine vaccination）　接种单位按照国家免疫规划疫苗的免疫程序和预防接种服务周期，为适龄儿童和目标人群提供的预防接种服务。常规接种可以分为基础免疫（初种）和加强免疫（复种），这两者都是常规接种的组成部分，缺一不可。

基础免疫　人体初次完成某种疫苗的全程接种，机体首次获得对相应病原的抵抗力，1周岁内儿童接种的各种疫苗一般都属于基础免疫。不同疫苗基础免疫的接种次数是不同的，有些疫苗的基础免疫只需要接种1次就可以完成，有些疫苗则必须接种几次才能完成。例如：卡介苗1针次（出生时）、口服脊髓灰质炎减毒活疫苗3剂次（2、3、4个月龄）、百日咳-白喉-破伤风联合疫苗3剂次（3、4、5个月龄）、麻疹减毒活疫苗1剂次（8个月龄）、乙型肝炎疫苗3针次（出生时、1个月龄、6个月龄）。基础免疫应做到全程定量接种，才能达到满意的免疫效果。

加强免疫 在完成基础免疫后，随着时间的推移，抗体会逐渐衰减，尤其是接种灭活疫苗，抗体滴度在几年后可降至保护水平以下，需要定期再次接种，使受种者保持较高的抗体水平。例如：百日咳-白喉-破伤风联合疫苗的免疫接种，在完成基础免疫接种（3、4、5个月龄各1剂）后，还需在18~24个月龄进行1剂次的加强免疫。

（陆　林）

qúntǐxìng yùfáng jiēzhòng

群体性预防接种（mass vaccination）

在特定范围和时间内，针对可能受某种传染病威胁的特定人群，有组织地集中实施接种疫苗的活动。实施群体性预防接种需要按照规定的程序进行审批，不同级别和范围开展群体性预防接种的审批要求与程序不同。县级或市级卫生行政部门根据传染病监测和预警信息，需要在本行政区域内部分地区进行群体性预防接种的，应当报经同级人民政府决定后，并向省（自治区、直辖市）级卫生行政部门备案；需要在省（自治区、直辖市）行政区域全部范围内进行群体性预防接种的，由省级卫生行政部门报经同级人民政府决定，并向卫生部备案；需要在全国范围或者跨省、自治区、直辖市范围内进行群体性预防接种的，由国家卫生健康委报国务院批准。群体性接种最常见的形式是强化免疫和应急接种。

强化免疫 根据疫情监测、人群免疫状况和传染病控制目标的要求，在短时间内对一定范围的目标人群开展的群体性接种。强化免疫时不考虑既往免疫史，其目的是迅速提高接种率，建立有效的免疫屏障，保护易感人群。强化免疫不能代替常规接种。目前最常用的强化免疫有口服脊髓灰质炎减毒活疫苗强化免疫和麻疹减毒活疫苗强化免疫。口服脊髓灰质炎减毒活疫苗强化免疫根据强化免疫范围的不同，可分为全国范围的强化免疫和局部地区强化免疫；麻疹疫苗强化免疫一般可分为初始强化免疫和后续强化免疫。为了加速控制麻疹，一般在实施初始强化免疫后，间隔一定的时间（如3~5年），实施后续强化免疫活动。

应急接种 在传染病流行开始或有流行趋势时，为控制疫情蔓延，对易感人群开展的预防接种活动。传染病暴发、流行时需要采取应急接种措施的，由县级以上地方人民政府或者卫生行政部门依照《传染病防治法》《突发公共卫生事件应急条例》的规定，决定实施应急接种。实施应急接种时，由疾病预防控制机构制定应急接种实施方案，选择适当的预防接种服务形式尽快开展接种。一般要求在传染病流行的早期，易感人群感染前，或在传染病潜伏期的最初几天实施。此时实施应急接种，可以使未感染的易感人群得到保护，对部分潜伏期早期的病例也可使其不发病或减轻临床症状，应急接种要在2~3天内完成，最长不能超过1周，目标人群要达到较高的接种率。

（陆　林）

yùfáng jiēzhòngkǎ

预防接种卡（vaccination card）

预防接种单位为儿童建立的记录儿童预防接种情况的卡片，是预防接种记录的基本凭证。卡片的主要内容包括：儿童出生时间、姓名、性别，已预防接种疫苗的种类、预防接种时间等，以及儿童监护人基本情况和联系方式等。预防接种卡的具体格式由省级卫生行政部门制定。

预防接种卡由实施预防接种的人员填写。儿童预防接种卡是预防接种的基本信息来源，如确定受种者、预防接种后记录、预防接种完成情况的统计报告等，都是以儿童预防接种卡的登记为基础。儿童预防接种卡由预防接种单位或乡级预防保健单位保管，保管期限应在儿童满7周岁后再保存不少于15年。

预防接种卡实行属地化管理，不管儿童户口在何地，均由现居住地的预防接种单位管理儿童预防接种证、卡。儿童出生后1个月内，其监护人应当到儿童居住地的预防接种单位为其办理预防接种证。未按时建立预防接种证或预防接种证遗失者应及时到预防接种单位补办；产科预防接种单位应告知新生儿监护人及时到居住地预防接种单位建立预防接种证、卡（簿），或直接为新生儿办理预防接种证；户籍在外地的适龄儿童暂住当地时间≥3个月，由暂住地预防接种单位及时建立预防接种卡（簿）；无预防接种证者需同时建立、补办预防接种证。要向流动儿童监护人宣传，及时到暂住地预防接种单位办理预防接种卡（簿）和预防接种证。

儿童迁移时，根据家长的要求，原预防接种单位应根据儿童预防接种卡的记录，填写儿童既往预防接种史的证明交给儿童家长或其监护人，转入迁入地预防接种单位。儿童迁入地预防接种单位应主动向儿童家长或其监护人索查儿童预防接种证或既往预防接种史证明，并据此建立该儿童预防接种卡。对于无预防接种证、卡或预防接种证明的要及时补建、补种。

预防接种单位至少应每半年对责任区内的儿童预防接种卡进行1次核查和整理，迁出、死亡或失去联系1年以上的儿童预防接种卡片，由预防接种单位另行妥善保管。

（陆　林）

yùfáng jiēzhòngzhèng

预防接种证（vaccination certificate）预防接种单位为儿童建立的记录儿童预防接种情况的证件，是儿童预防接种的凭证、记录和证明。儿童预防接种证一般包括儿童姓名、性别、出生时间、住址、联系方式、已预防接种疫苗的种类、预防接种时间、未预防接种疫苗的预约时间、疫苗过敏史，以及儿童家长的有关信息等内容。另外在预防接种证上还应介绍儿童免疫程序、常见疫苗的预防接种对象、预防接种方法、预防接种反应、疫苗禁忌证和预防接种疫苗时应注意的事项等内容。预防接种证的具体格式由省级卫生行政部门制定。

国家对儿童实行预防接种证制度。预防接种单位必须按国家规定为每名适龄儿童建立预防接种证，并实行凭预防接种证预防接种。儿童出生后1个月内儿童家长应携带儿童出生时医院提供的新生儿首剂乙型肝炎疫苗和卡介苗预防接种登记卡到其居住地预防接种单位建立儿童预防接种证，未按期建立或遗失者应及时补办。办理预防接种证时，儿童家长必须把可靠的联系方式和住址告诉预防接种工作人员，以便联系。设有产科的医疗卫生单位，在儿童出生后要告知新生儿监护人及时到居住地预防接种单位建立预防接种证。预防接种单位应在预防接种证上加盖公章。

儿童预防接种证是儿童预防接种的记录凭证，由儿童监护人妥善保管。儿童每次预防接种疫苗时，儿童监护人须携带预防接种证，预防接种人员要做好预防接种记录，以便按规定程序完成以后的预防接种，防止漏种、重种和误种。同时，儿童入托、入园、入学或出境时必须查验预防接种证，因此儿童监护人要长期、妥善保管儿童预防接种证。儿童预防接种证如有损坏或遗失，应及时到预防接种单位办理补证手续，未按规定预防接种的儿童应当及时补种。

（陆　林）

yùfáng jiēzhòng gōngzuò píngjià

预防接种工作评价（evaluation of immunization programme）用于评定预防接种工作目标、活动和资源并提供信息的一系列程序。即对预防接种工作规划或项目目的、执行过程、效益、作用和影响所进行的系统的、客观的分析过程。

目的　进行预防接种工作评价的目的包括：①了解现状，评价进展。通过对项目活动实践的检查总结，确定预防接种工作项目的预期目标是否达到，项目是否合理有效。②提高常规预防接种服务的应用和可及性。评价活动是对项目发展过程分析，调整、改变和/或开展、增加各种活动和资源，以实现项目目标成为可能。③改进预防接种服务的质量。评价活动收集和分析相关活动及其结果的信息，并通过及时有效的信息反馈，为项目人员提供指导，从而改进项目执行和操作水平。④引进新疫苗和新技术，增加预防接种服务经费。评价也能通过分析接种率与疫苗针对传染病发病率与死亡率下降的联系，对预防接种的影响进行评价。利用这些信息推动国家将预防接种服务作为卫生服务整体的一部分，推动疫苗质量控制和供给自足。⑤制定适宜策略，促进发展。通过分析评价，确定能加速或阻碍目标取得的情况，总结经验教训，对项目实施过程中出现的问题提出改进建议，为提高完善未来项目的决策水平提出建议。

评价指标　在筛选评价指标时，应考虑从外部环境、卫生系统、预防接种服务不同层面上的评价指标。根据评价工作目的和评价工作内容的不同，选取的指标也不同。常用的预防接种评价指标包括：建证（卡）率，预防接种卡、证填写符合率，疫苗接种率，疫苗合格接种率，报表报告完整率，报表报告及时率，免疫成功率，抗体阳性率，卡介苗瘢痕率，乙型肝炎病毒表面抗原阳性率，国家免疫规划疫苗针对传染病监测指标参考国家卫生健康委有关监测方案，儿童预防接种信息化管理系统建设、入托入学儿童预防接种证和补种工作等相关指标，参考国家卫生健康委有关规定。建卡率指为适龄儿童建立预防接种卡片的比例，计算公式为：实际建立的预防接种卡人数×100%/应建立预防接种卡人数。建卡率反映预防接种单位对辖区内应接种儿童的掌握情况。

（陆　林）

yìmiáo jiēzhònglǜ

疫苗接种率

疫苗接种率（coverage of vaccination） 实际接种疫苗的人数占应接种人数的比例。其计算公式为：实际接种人数/应该接种人数×100%。根据数据来源接种率可分为报告接种率和调查接种率。

报告接种率 利用预防接种单位报告的接种情况计算的接种率。在完成每次预防接种工作后，预防接种单位对接种情况逐级报告，乡级卫生院、各级疾病预防控制机构通过汇总、审核各预防接种单位和疾病预防控制机构上报的数据后，逐级上报。报告接种率的作用：①反映接种率的动态变化，及时发现问题，采取措施。②正确的接种率报告比开展抽样调查可节省大量的人力、物力和财力。③可作为免疫规划监测和评价工作的基础。④有利于各级卫生行政部门和疾病预防控制机构开展监督指导工作。报告接种率计算公式为：

某疫苗（某剂次）接种率
=某疫苗（某剂次）实际受种人数/该疫苗（该剂次）应种人数×100%　　(1)

某疫苗（某剂次）累计接种率
=某疫苗（某剂次）累计受种人数/该疫苗（该剂次）累计应种人数×100%　　(2)

应种人数 到本次接种时，在预防接种单位辖区范围内，常住户口和流动人口中达到免疫程序规定应接受某疫苗（某剂次）接种的适龄儿童人数，加上次接种时该疫苗（该剂次）应种儿童中漏种者。但不包括流出儿童、禁忌和已患疫苗针对疾病的儿童。12个月龄内儿童和超过12个月龄儿童乙型肝炎疫苗、卡介苗、脊髓灰质炎疫苗、百日咳-白喉-破伤风联合疫苗、基础免疫的应种人数应分别统计。

累计应种人数 本年度某疫苗（某剂次）累计应种人数与本年度最后1次该疫苗（某剂次）的应种人数之和。如果计算全年（或半年）的累计应种人数则用1~11月（或1~5月）各次的应种人数之和，加上12月（或6月）的应种人数。

受种人数 本次预防接种中，某疫苗（某剂次）应种人数中的实际受种人数。<12个月龄儿童和≥12个月龄儿童完成乙型肝炎疫苗、卡介苗、口服脊髓灰质炎减毒活疫苗、百日咳-白喉-破伤风联合疫苗、麻疹减毒活疫苗的基础免疫受种人数应分别统计。

累计受种人数 某疫苗（某剂次）的各次受种人数之和。

报告接种率评价 包括一般性评价和可靠性评价。一般性评价指标主要有：及时率（在规定时限内报告单位数占应报告单位数的比例）；完整率（在规定时限内完整报告单位数占应报告单位数的比例，包括无漏报单位和漏填项目）；正确率（报表中无逻辑性、技术性错误的单位数占应报告单位数的比例）。

调查接种率 为弥补报告接种率的不足，采用一定的抽样方法，现场对疫苗接种情况进行调查后得到的接种率。常用的抽样方法有按容量比例概率抽样法、批质量保证抽样法、有限总体抽样法、期望水平抽样法、快速评价抽样等。接种率调查的主要内容包括，适龄儿童的建预防接种卡、建预防接种证情况、国家免疫规划疫苗的接种情况以及不合格接种和未接种的原因。主要评价指标有：预防接种建卡率、建证率，国家免疫规划疫苗的接种率，乙型肝炎疫苗的首针及时接种率，口服脊髓灰质炎疫苗、百日咳-白喉-破伤风联合疫苗、白喉-破伤风疫苗和含麻成分疫苗的加强免疫接种率等。

合格接种的判断 需同时符合5项要求：有准确的出生、接种时间记录；免疫起始月龄正确；剂次间隔时间正确；按免疫程序完成基础免疫；家长确认或预防接种证、卡相符。

某疫苗（某剂次）合格接种率
=某疫苗（某剂次）同时符合5项要求的实际受种人数/该疫苗（该剂次）应种人数×100%

（陆　林）

lěngliàn shèbèi wánhǎolǜ

冷链设备完好率

冷链设备完好率（rate of cold chain settings in good condition） 正常运转的冷链设备占冷链设备总数的比例，其计算公式为：冷链设备完好率＝正常运转的设备数/设备总数×100%。根据调查的目标时间段来确定相应的统计资料计算，如评价某年度的冷链设备完好率，可用年末设备完好台数/（上年设备完好台数+当年新增设备台数）×100%。

通过设备完好率评价，要找出影响设备完好率的主要因素，如电压不稳，设备本身质量问题或使用时保养、管理不善，无人管理等，特别是要找出管理上存在的问题，加以改进。

（陆　林）

miǎnyì chénggōnglǜ

免疫成功率

免疫成功率（success rate of immunization） 接种某种疫苗后获得免疫保护水平的人数占接种该种疫苗总人数的百分比。计算公式为：接种某疫苗后抗体阳转或抗体≥4倍增长的人数/接种某疫苗的总人数×100%。免疫成功率主要用于考核和评价疫苗的接种质量和血清学效果，调查对象为完成免疫接种后1个月（卡介苗为12周）的受种者。

（陆　林）

rénqún miǎnyì shuǐpíng

人群免疫水平（immunity level of population）

人群对预防某种传染病的抵抗能力，可调查某人群中具有某种疾病保护抗体水平的人数占调查总人数的百分比来表示（即血清抗体保护率）。人群免疫水平的高低，在针对传染病的发生和流行过程中起着重要的作用。通过对人群免疫水平的监测，可以了解人群中某种传染病具有免疫保护水平的状况，为针对传染病的预测、预报和制定预防控制策略提供依据。根据监测目的和要求不同，可采用横断面监测或者队列监测。

横断面监测　在一定时间内，监测一个地区或单位人群中有无某种抗体存在及其抗体水平的高低。可在人群中随机选择对象，采集血清标本，根据所需目的和数量进行抗体检测。如为了解中小学生的麻疹和白喉抗体水平，可在6～18岁的中小学生中抽样采血，监测麻疹和白喉抗体。

为掌握某人群中免疫水平动态变化的特点，可在一定时间内对某一人群多次采血，可以了解抗体水平在不同时间的动态变化情况或比较一个地区与另一个地区抗体水平的动态变化情况。

队列监测　为了解在同一人群某种疾病或疫苗产生抗体的长期变化特点，可在同一人群中进行前瞻性的血清学监测，系统观察几年或几十年。如了解某种疫苗的免疫持久性，即可在一个接种了某疫苗的人群中开展免疫水平的队列监测。

（陆　林）

yìmiáo bǎohùlǜ

疫苗保护率（efficacy of vaccine）

接种某疫苗的人群其针对传染病发病下降的百分比。又称疫苗保护效力。是反映一种疫苗预防针对传染病的能力的一个指标。疫苗保护率的计算公式为：

疫苗保护率＝（未接种组发病率－接种组发病率）/未接种组发病率×100%。　(1)

疫苗保护率可通过不同的方法进行估计。

筛选法：适用于对疫苗保护率做粗略的估计。由于对人群中接种者和未接种者的发病率难以掌握，可采用发病者中曾接种疫苗者的比例和该地特定人群某疫苗的接种率进行估算。计算公式为：

（该地特定人群某疫苗的接种率－该地已发病者中疫苗接种率）/该地已发病人群中疫苗接种率－(1－该地已发病者中疫苗接种率)×100%。　(2)

暴发调查：当疫苗针对传染病在某地发生暴发或者流行后，可通过对患者接种史的调查，对疫苗保护效果进行评估。计算公式为：

1－(暴发或流行中有疫苗接种史人群的发病率／无疫苗接种史人群的发病率)×100%。　(3)

病例对照研究：适用于预防接种记录不可靠、无法获得人群接种率、但能够从临床住院或者门诊记录中得到病例并能查到接种史的地区。采用病例对照研究，可用相对危险度（近似于比值比）来计算疫苗保护率，计算公式为：(1－比值比)×100%。

（陆　林）

xiaodú

消毒（disinfection）

杀灭或清除传播媒介上病原微生物，使其达到无害化的处理。

发展历史　据中国文献记载，早在公元前17世纪初的殷商时期，人类祖先已懂得饮用煮沸的水以防病。公元533年北魏杰出农学家贾思勰所著的《齐名要术》中已有茱萸消毒井水的记载。在16世纪明代李时珍的《本草纲目》中，曾述及采用蒸气消毒患者衣服，以防止疾病传播。在清代的医学著作中，也有类似记载。在国外，摩丝（Mose）早在3 400多年前就做了火焰灭菌的记载，萨斯如拉（Susrula）在2 600多年前就提出经煮沸的水清洗创伤部位和医生的手，以防止伤口腐烂。公元前322年前后，古希腊学者亚里士多德向亚历山大大帝建议，让士兵饮用开水、掩埋粪便以防病。至1485年，威尼斯采用食醋熏蒸消毒信封。1804年，阿珀特（Appert）发现密封在容器中的食物煮沸加热处理后就不再腐败，可以长期保存。

至19世纪中期，微生物学和流行病学的发展促进了消毒学理论和实践的发展，在医学领域，比较多的采用了消毒措施。1837年，施万（Schwan）证明，腐败是由生物学原因引起的，加热可以杀灭这种生物，这一观点即今天所说的消毒。1840年，亨利（Henle）研究了微生物致病的条件，认为引起疾病的微生物——病毒，不仅是有机体，而且是有生命的活体，可以在人体内寄生。在此期间，韦尔斯（Wells）(1871～1897年）针对“感染性病毒”采取杀灭措施，要求手术前严格消毒手术者的手和手术器械，从而使卵巢切除术后的病死率显著降低。1854年，施罗德（Schroeder）等发现，用棉塞子过滤煮沸后的水，可使其无微生物。同期巴斯德（Pasteur）发现，煮沸可以破坏细菌。1865年，李斯特（Lister）为了防止术后感染，采用石炭酸消毒，从而大大降低了复杂性骨折的病死率。从19世纪中期至20世纪中期，消毒技术有了突飞猛进的发展，过滤除菌技术的应用和一些化学消毒剂的发现，使消毒从经验阶段进入了应用阶段。

几乎一切存在微生物危害的领域都存在消毒。消毒外界生活环境和各类医疗用品，可预防由致病性微生物引起的疾病，并可预防院内感染；采取适当的消毒措施，可将有害微生物彻底杀灭，应对各类人为或天然的突发生物事件；消毒还可防止物质和产品的生物学腐败。

分类 按照目的，可将消毒分为预防性消毒与疫源地消毒。预防性消毒是在没有明确的传染源存在时对可能受到病原微生物污染的场所和物品进行的消毒。如日常生活中的防病消毒，医院非感染病区进行的消毒，对医疗用品、器械、公用物品、公共场所、交通工具、饮水、餐具等进行的消毒，需要进行预防性消毒的物品和场所，一般都有一定的卫生学指标要求，即必须将其污染菌数控制在规定菌数以下。疫源地是现在存在或曾经存在传染源的场所和传染源可能播散病原体的范围，亦即易感者可能受到感染的范围。疫源地消毒是对存在或曾经存在传染源的场所进行的消毒，其目的是杀灭或去除传染源所排出的病原体。

按照方法，可将消毒分为物理消毒、化学消毒和生物消毒。物理消毒是采用一些物理因素进行消毒，如机械力、热力、辐射等；化学消毒时利用化学物质进行消毒，如含氯消毒剂、含碘消毒剂、醇类消毒剂等；生物消毒是利用植物提取物、生物酶等进行消毒。

评价指标 杀灭率用百分率表示微生物数量减少的值，是消毒效果的指标，用消毒过程中杀灭微生物的百分率表示。计算公式如下：

$$KR=(N_C-N_D)/N_C\times100\%$$

式中：N_C = 消毒前（或对照组）菌数；N_D = 消毒后菌数。

（张流波　沈　瑾）

xiaodújì

消毒剂（disinfectant）

消毒一词于17世纪第一次出现，当时认为疾病由臭气或神秘的发散物引起，这些致病物能被某些化学物质所破坏（如可燃烧的硫磺），所以当时把能破坏或消除臭气以防止感染的物质称为消毒剂。1932年，帕特松（Patterson）研究了1854~1930年使用的143个消毒剂定义，其中25个（大多数为早期的）没有提到微生物，有95个定义限定消毒剂能破坏微生物。1974年，帕内尔（Panel）指出，消毒剂是用于无生命物体，而不是用于人体的化合物。1998年，雨果（Hugo）则认为，消毒一词常用于处理无生命的表面和物体，也可用于皮肤黏膜和体腔的处理。目前已将消毒剂的概念扩大到杀灭无生命物体和人或动物体表及浅表体腔的致病微生物的药物。

理想消毒剂应有较强的杀菌能力，杀菌谱广，作用快，有效浓度低，穿透力强，不易受理化因子的影响。此外，还应具备易溶于水、性质稳定，对人和动物无害，不损坏物品，使用安全，不污染环境，价格低廉，可大量供应等特点。

按照其消毒效果，分为高水平消毒剂、中水平消毒剂和低水平消毒剂。高水平消毒剂指可杀灭一切细菌繁殖体、分枝杆菌、病毒、真菌及其孢子等，对致病性细菌芽胞也有一定杀灭作用，达到高水平消毒要求的制剂。中水平消毒剂指可杀灭细菌繁殖体、分枝杆菌、真菌和病毒等微生物，达到中水平消毒要求的制剂。低水平消毒剂指仅可杀灭细菌繁殖体和亲脂病毒，达到低水平消毒要求的制剂。

按照其成分不同，可分为醛类消毒剂、过氧化物类消毒剂、酚类消毒剂、醇类消毒剂、胍类消毒剂、卤素类消毒剂、季铵盐类消毒剂、烷基化气体消毒剂等消毒剂。

（张流波　沈　瑾）

zǎitǐ

载体（carrier）

试验微生物的支持物。消毒学试验分为实验室试验、模拟现场试验和现场试验3个阶段。在实验室试验和模拟现场试验中很多试验项目需用到染菌载体，如消毒剂对医疗器械模拟现场灭菌效果鉴定试验中，选择医用止血钳齿端作为载体；消毒剂对内镜模拟现场消毒效果鉴定试验中，选择聚四氟乙烯管作为载体；过氧化氢气体等离子体灭菌效果鉴定试验中可选择不锈钢针作为载体。

常用载体的材料有金属、玻璃、滤纸、棉布、聚四氟乙烯等。金属载体一般用12mm直径圆形金属片（厚0.5mm），其他材质载体一般为方形，大小10mm×10mm，特定用途的消毒产品可使用其他材质、形状的载体。所用载体（除滤纸片外）于染菌前，应当进行脱脂处理。

载体应当根据消毒对象不同进行选择，GB/T 38502—2020《消毒剂实验室杀菌效果检验方法》中明确规定，对不适宜用悬液定量试验评价的消毒剂，如黏稠的消毒剂、冲洗用消毒剂和原液使用的消毒剂等的实验室试验可用载体定量试验。无特殊要求的情况下，载体定量试验以布片为载体，用途单一、明确的可以选用对应的玻璃片、不锈钢片、滤纸片等。

消毒器械产生的化学杀微生物因子的试验要求同消毒剂。对于冲洗用化学消毒因子可以用载体流动浸泡试验。如为物理杀微生物因子，试验一般用载体定量试验，在无特殊要求的情况下，以布片为载体。用途单一、明确的可以选用对应的玻璃片、不锈钢片、滤纸片等。灭菌试验应当用载体定性试验，普通医疗器械的灭菌以不锈钢片为载体，特殊用途的可以选用玻璃片、聚四氟乙烯片等。

（张流波　沈　瑾）

mièjūn

灭菌（sterilization）　杀灭或清除传播媒介上一切微生物的处理。灭菌的形成与消毒同步。科赫（Koch）在《创伤感染原因的研究》和《病原微生物研究》中，不仅阐述了各种细菌的形态和生物学特征，也介绍了无菌方法。1897年，美国强生（Johson and Johnson）公司出版了《科学地灭菌》，书中阐述了无菌技术的应用。

灭菌是个绝对概念，意为完全杀死或除掉灭菌对象上的一切微生物。事实上要达到这样的程度是困难的，因此目前国际上规定，灭菌过程必须使灭菌物品污染的微生物的存活概率减少到10^{-6}，即对100万件物品进行灭菌处理，灭菌后只容许有一件物品中存留活的微生物。灭菌一词具有严格的定义，对经过灭菌处理后的物品采用几乎无菌或部分到达灭菌等描述进行评价都是不恰当的。灭菌后保证水平必须到达10^{-6}级。按照方式可分为物理灭菌和化学灭菌。灭菌技术广泛应用于医疗器械、制药和食品工业等。

灭菌剂指可杀灭一切微生物（包括细菌芽胞）使其达到灭菌要求的制剂。灭菌剂可杀灭一切微生物，包括细菌繁殖体、芽胞、真菌、病毒、立克次体等，在医学和工农业生产中常用的灭菌剂有过氧化物类、醛类和环氧乙烷气体灭菌剂等。

（张流波　沈　瑾）

wùlǐ xiāodú yǔ mièjūn

物理消毒与灭菌（physical disinfection and sterilization）在物理方法中，最早被用于消毒灭菌的是热，至今已有3000多年历史。1765年，斯帕兰扎尼（Spallanzani）观察了煮沸消毒时间，发现煮沸2分钟，不能杀灭水中的所有细菌，煮沸1小时，可把密封在瓶中液体内的微生物全部杀死。1876年，科恩（Cohn）对枯草杆菌芽胞的耐热性进行研究，观察了108℃和120℃加热的杀灭效果。同年，廷德尔（Tyndall）发明了间隔灭菌法，即利用芽胞杆菌发芽后耐热力下降的特点，间隔一定时间加热一次，使芽胞发芽，成为繁殖体而将其杀死。1880年，尚贝兰（Chamberland）研制了高压灭菌器。1897年，金永（Kinyoun）研制了夹层高压蒸气灭菌器，用热蒸气充满夹层而保持温度，加上将柜内预真空，既提高了灭菌效果，又使灭菌层的物品易于干燥。1915年，安德伍德（Underwood）利用重力清除空气的原理，设想在高压灭菌器上安装排气管，热蒸气进入灭菌器后，被待灭菌物品吸收，蒸气的比重随温度下降而增加，当饱和蒸气通过柜室上部时，温度低的蒸气因比重关系而移至柜室下部，若在柜室下部开个孔，将冷空气、较重的蒸气或水引出，则有利于饱和蒸气的流通，这就是下排气式压力蒸气灭菌器的原理。

1939年，瓦勒里·拉多（Vallery Radot）建立了干热灭菌法，提出干热灭菌应不低于150℃，作用时间少于30分钟。他还研究了160℃、180℃和200℃时干热灭菌所需时间。

热力灭菌的发展是缓慢的，进入20世纪50年代以来，除了对消毒方法和消毒器进行了改进之外，主要是对热力消毒的动力学、影响因素和主动控制方面进行研究。

紫外线是里特（Ritter）于1801年发现的，1877年唐斯（Downes）和布伦特（Blunt）开展了紫外线杀灭枯草芽胞杆菌的试验，证明紫外线具有杀菌作用。1929年，盖茨（Gates）发现，不同波长的紫外线对微生物的杀灭作用不同，杀菌作用光谱平行于核酸对紫外线的吸收光谱，提出了紫外线的杀菌机制。在此后的研究中，制备了人工紫外线光源，并将其应用于医学消毒和灭菌中。自20世纪60年代以来，紫外线在消毒中的应用进一步普及，不仅用于表面消毒，也广泛用于空气消毒。近年来在饮水消毒和污水处理中也有应用，所应用的紫外线光源已从低压汞蒸气灯，发展到高压汞灯，金属卤化物灯、冷阴极灯和高强度的H型灯，并且也研制了高臭氧和低臭氧的紫外线灯。进入20世纪70年代以来，一些研究者对紫外线的杀菌机制、消毒动力学等方面进行了研究，目前对紫外线消毒已有了较清楚的了解。

电离辐射灭菌是一种自20世纪50年代发展起来的新消毒方法。20世纪40年代末期，美国强生（Johnson and Johnson）公司的分厂（爱斯康）开始研究辐射线消毒。1956年，发明了一种用格里夫（Vabnde greaf）辐射源消毒外科缝线的方法。1961年，强生公司在英国建立了第一座钴-60消毒设备，此后又在北美、南美、澳大利亚和欧洲设立了钴-60辐射源，用于灭菌。此后电离辐射灭菌逐步发展起来。

过滤除菌也是一项比较新的物理消毒技术，仅有100多年的历史。1884年，法国人尚柏朗（Chanberland）首先发明了由瓷土和白陶土烧结成的滤器，其孔径大小为1.3～1.7μm。德国人卡尔·诺德迈尔（Carl Nordmeyer）于1891年发明了硅藻土滤器，这些滤器当时主要用于细菌学的研究，亦用于除去液体中的细菌。20世纪初，又出现了石棉滤器和烧结玻璃滤器，它们都有不同孔径的型号。1918年，席格蒙迪（Zsigmondy）和巴赫曼（Bachmann）研制成功纤维素薄膜滤器。20世纪60年代后，这种滤器得以推广。近年来，过滤除菌技术的一个重要发展是对空气的层流除菌，在国外已广泛应用于医院手术室、烧伤病房、工厂无菌净化车间和微生物实验室。同时，在水的消毒处理上，过滤技术也逐步发展起来。

微波和超声波在消毒上的应用只有20~70年的历史。20世纪60年代以来，对微波的生物学活性，影响因素及应用进行了研究。由于微波炉价格较贵，且一次消毒物品量较少，尽管灭菌效果可靠，但仍没有大范围普遍应用。超声波由于杀菌作用不强，在消毒上应用也不多。

近年来，高压脉冲电场杀菌技术、超高压杀菌技术、脉冲强光杀菌技术已在消毒灭菌上应用。

（张流波　沈　瑾）

rèlì xiāodú yǔ mièjūn

热力消毒与灭菌（disinfection and sterilization by heat）　在所有消毒灭菌方法中，热是一种应用最早、效果最可靠、使用最广泛的方法。热可以灭活一切微生物，包括细菌繁殖体、真菌、原虫、藻类、病毒和抵抗力更强的细菌芽胞。热不仅广泛应用于医学消毒和灭菌，且在工业灭菌上也深受重视。

热杀灭微生物的基本原理是破坏微生物的蛋白质、核酸、细胞壁和细胞膜，从而导致其死亡，湿热主要是通过凝固微生物的蛋白质导致其死亡，干热通过氧化作用灭活微生物。细胞壁和细胞膜是热力的重点作用点，细菌可由于热损伤细胞壁和细胞膜而死亡。热不仅可以破坏微生物的酶蛋白和结构蛋白，而且也可灭活微生物的核酸。

热力灭菌和消毒的方法可分为两类：干热和湿热。干热包括焚烧、烧灼、干烤和红外线辐射灭菌；湿热包括煮沸消毒、流通蒸气消毒、巴斯德消毒和压力蒸气灭菌。

（张流波　沈　瑾）

gānrè mièjūn

干热灭菌（dry heat sterilization）　在干燥环境下用高温杀死细菌和细菌芽胞的技术。干热灭菌的温度应不低于150℃，作用时间应在30分钟以上。目前认为，干热灭菌的灭菌效果生物指示物为枯草杆菌黑色变种芽胞。常用的方法有焚烧、烧灼和干烤。

焚烧：适用于对患者尸体、衣物、纸张、垃圾、污染的杂草、地面等的灭菌，可直接点燃或在焚烧炉内焚烧，采用焚烧和烟气净化工艺，保证排放的烟气达到相关规定的排放限量值。控制二噁英的产生量及排放浓度，减少和控制焚烧对环境产生影响。

烧灼：直接用火焰灭菌。适用于微生物实验室的接种针、接种环、涂菌棒等不怕热的金属器材的灭菌，在没有其他办法灭菌情况下，对外科手术器械亦可用烧灼灭菌。烧灼灭菌温度很高，效果可靠，但对灭菌器械有破坏性。

干烤：干烤灭菌在烤箱内进行，适用于在高温下不损坏、不变质、不蒸发的物品的灭菌，如玻璃制品、金属制品、陶瓷制品、油剂等，不适用于纤维织物、塑料制品等。干烤灭菌的温度和维持时间应根据消毒和灭菌的对象而定。对导热性差或包装过密的物品，应适当延长加热时间，金属、陶瓷和玻璃制品可适当提高温度，从而缩短时间。但对有机物品温度不宜过高，超过170℃时可导致其炭化。参考温度时间如下：160℃ 120分钟、170℃ 60分钟、180℃ 30分钟。

（张流波　沈　瑾）

shīrè mièjūn

湿热灭菌（moist sterilization）　用饱和水蒸气、沸水或流通蒸气进行灭菌的方法。由于蒸气潜热大，穿透力强，容易使蛋白质变性或凝固，最终导致微生物的死亡，所以该法的灭菌效率比干热灭菌法高，是药物制剂生产过程中最常用的灭菌方法。湿热可以分为：煮沸法、巴氏消毒法、流通蒸气灭菌法、间歇蒸气灭菌法、低温蒸气消毒法、压力蒸气灭菌法。

煮沸法 适用于消毒食具、食物、棉制品、金属、玻璃制品等；塑料、毛皮、化纤织物等怕热制品则不能用煮沸法消毒。煮沸消毒可用煮锅，也可用煮沸消毒器。国产煮沸消毒器有电热煮沸器和用酒精灯加热的煮沸器两类。水的沸点受气压的影响，不同高度的地区气压不同，水的沸点也不同，因此，地势较高的地区应适当延长煮沸时间。煮沸消毒时应注意下述事项：消毒时间应从水煮沸后算起；煮沸过程中不要加入新的消毒物品；被消毒物品应全部浸入水中；消毒物品应保持清洁，消毒前可作冲洗；消毒注射器时，针筒、针芯、针头应拆开分放，碗、盘等不透水物品应垂直放置，以利于水的对流；一次消毒物品不宜太多，一般应少于消毒器容量的3/4；煮沸消毒棉制品时应适当搅拌。

流通蒸气消毒法 又称为常压蒸气消毒，在1个大气压下，用100℃左右的水蒸气进行消毒。常用于食品消毒、食具消毒和其他一些不耐高热物品的消毒。流通蒸气消毒的作用时间应从水沸腾后有蒸气冒出时算起，维持时间同煮沸消毒。消毒物品包装不宜过紧过大，食具应垂直放置，吸水物品不要浸湿放入。

间歇蒸气灭菌法 利用反复多次的流通蒸气加热，方法同流通蒸气灭菌法，但要重复3次以上，每次间歇时将要灭菌物体放到37℃培养箱过夜，目的是使芽胞发育成繁殖体。若被灭菌物品不耐100℃高温，可将温度降至75~80℃，加热延长为30~60分钟，并增加次数。适用于不耐高热的含糖或牛奶的培养基。

巴氏消毒法 起源于路易斯·帕斯图尔（Louis Pastur）对酒加热50~60℃以防止其腐败的研究，至今国内外仍广泛应用于对牛奶的消毒，可杀灭牛奶中的布鲁氏菌、沙门菌、牛结核杆菌和溶血性链球菌，但不能杀灭细菌芽胞和嗜热脂肪杆菌。巴氏消毒法可用于血清消毒和疫苗制备。在医疗器械的消毒中，有时也用巴氏消毒法，主要用于消毒怕高温的物品。目前，巴氏消毒法也用于新鲜人乳和婴儿合成食物的消毒。

低温蒸气消毒 将蒸气通入预先抽真空的压力锅，其温度高低取决于气压大小，因此可以通过控制压力锅的压力来精确控制压力锅内蒸气温度，主要有低温蒸气（73℃）消毒法和低温蒸气甲醛（低于85℃）灭菌法。低温蒸气消毒法主要用于处理怕高热的物品，如塑料制品、橡胶制品、麻醉面罩、毛毡等，可杀灭大多数致病性微生物，消毒速度快，经济实惠，且易于自动控制。

压力蒸气灭菌 按照其原理的不同，可分为3类。

下排气式压力蒸气灭菌器 利用重力置换的原理，使热蒸气在灭菌器中从上而下，将冷空气由下排气孔排出，排出的冷空气由饱和蒸气取代，利用蒸气释放的潜热使物品达到灭菌。适用于耐高温高湿物品的灭菌，首选用于实验室培养物、液体、药品、医疗废物和无孔物品的处理，不能用于油类和粉剂的灭菌。

预排气式压力蒸气灭菌器 利用机械抽真空的原理，使灭菌器内形成负压，蒸气得以迅速穿透到物品内部，利用蒸气释放的潜热使物品达到灭菌。适用管腔物品、多孔物品和纺织品等耐高温高湿物品的灭菌，不能用于液体、油类和粉剂的灭菌。包括预真空和脉动真空式压力蒸气灭菌器。

正压脉动排气式压力蒸气灭菌器 利用脉动蒸气冲压置换的原理，在大气压以上，用饱和蒸气反复交替冲压，通过压力差将冷空气排出，利用蒸气释放的潜热使物品达到灭菌。适用于不含管腔的固体物品及特定管腔、多孔物品的灭菌。用于特定管腔、多孔物品灭菌时，需进行等同物品灭菌效果的检验；不能用于纺织品、医疗废物、液体、油类和粉剂的灭菌。

压力蒸气灭菌器的使用需注意以下几点：①灭菌器内冷空气的排出。②合理计算灭菌时间，一般灭菌温度和最小灭菌保持时间的对应关系是115℃ 30分钟、121℃ 15分钟、134℃ 3分钟。115℃常用于制药工业的灭菌，在微生物实验室内，有些含糖培养基也用115℃ 30分钟灭菌，其他灭菌温度常用于医疗卫生、防疫工作和实验室的灭菌。以上所述只是灭菌所需最小保持时间，一次灭菌循环具体需要多少时间，应根据物品的种类、包装的大小、放置情况和灭菌器的性质而定。③灭菌物品的包装和容器要合适。④灭菌物品的合理摆放。⑤灭菌物品的预处理，带有大量有机物的物品，应先清洗后灭菌。⑥防止超热蒸气。

（张流波 沈 瑾）

guòlǜ chújūn

过滤除菌（filtration） 将待消毒物品通过致密的过滤材料，以物理阻留原理，去除气体或液体中的微生物，但不能将其杀灭的方法。过滤除菌一般不能阻留病毒类小分子生物。

其除菌效果取决于过滤材料的结构、特性、滤床的深浅层次及滤孔大小等因素。由于滤材的不同等级、使用时面积的大小、气流通过滤器的方向和速度等可得到不同的净化效果。根据对微生物的不同阻留率可将滤材分为粗效、中效、高效、超高效。

在使用时不破坏物质，并无残留毒物，能提供洁净度很高的空气和水，所以其应用范围不断扩大。除消毒外，还可进行病毒分离、细菌计数、微生物颗粒测定。在消毒试验中，还可用过滤法去除残留消毒剂。

（张流波　沈　瑾）

yètǐ guòlǜ chújūn

液体过滤除菌（liquid filtration）

将待消毒物品通过致密的过滤材料，以物理阻留的原理，去除液体中的微生物，但不能将其杀灭的方法。

机制　液体过滤除菌机制有以下几种：网截阻留，又称毛细管阻留，滤材结构呈无数参差不齐、相互交叉重叠排列的网状纤维，形成曲折狭窄的通道，当液体通过时，微生物或杂质被阻留于通道之中；筛孔阻留，滤材上的微孔可将液体中大于其孔径的微生物阻留在表面；静电吸附，带负电的微生物被吸附在带正电的纤维上，而使液体中的微生物被阻留。

通常各类滤器并不是单一作用，而是以某一种为主的综合作用。如：素磁、硅藻土滤器以毛细管阻留为主，石棉纤维滤材以毛细管和静电阻留为主，纤维素质滤膜以筛孔阻留为主。一般情况，毛细管、静电阻留的微生物可小于滤孔，筛孔阻留的微生物通常都比滤孔大。

过滤除菌的效率主要随滤材性能不同而不同，如滤孔的大小、滤床的深浅以及纤维带电的强弱等。细菌的滤除比较容易，病毒的滤除则较难。

常用滤器材料结构和性能　液体过滤器材料不应与各种被过滤液体有任何化学作用或在液体中遗留有害物质。滤器孔径应小于细菌等微生物颗粒，一般在0.5~5μm以下的滤器即可达到良好的过滤除菌目的。目前常用的液体滤器材料有陶土、硅藻土、玻璃粉、纤维树脂、石棉等。根据滤材制作材料的不同，可分为：硅藻土滤器，主体是用含硅石的硅藻碎片，以稀盐酸净化、水洗后煅制而成；素磁滤器，主体是用磁体与白陶土混合物烧制而成；石棉板滤器，是用石棉与其他纤维压制而成；垂熔玻璃滤器，用纯硬质玻璃粉末在适当的温度下熔融制成滤板，将滤板固定在玻璃漏斗上即成；薄膜滤器，以纤维素酯或高分子聚合物制成滤膜，将滤膜固定于过滤漏斗或特制框架上即成。

应用　对不耐热或不能用化学方法消毒的液体制剂、血清制品可用过滤除菌，某些可溶性的粉剂类药品亦可将其溶液过滤后，再干燥或冻干；消毒试验中去除残留消毒剂可用液体过滤法；对于水悬剂、乳剂之类的液体制剂，不能用过滤除菌，会破坏剂型。

影响因素　液体在通过滤器除去其中微生物的效能受以下因素影响：滤器孔径大小、过滤压力、滤床的朝向、滤板与支架的密封程度、溶液与滤器的酸碱度和液体的混浊度。

（张流波　沈　瑾）

kōngqì guòlǜ chújūn

空气过滤除菌（air filtration）

将待消毒物品通过致密的过滤材料，以物理阻留的原理，去除空气中的微生物，但不能将其杀灭的方法。

机制　滤除空气中的微生物，很少单纯使用筛孔阻留的原理。因为筛式滤器使用的滤材孔径必须小于拟去除的颗粒，这样阻力就大，不适宜于大流量的空气过滤。目前应用于空气过滤除菌的滤材都是有各种紧密排列的纤维组成，其孔隙有的大于拟滤除的微生物颗粒。

空气过滤除菌的原理有以下几种：随流阻留，空气中的颗粒随气流运动直接碰撞于纤维上而被阻留，阻留的颗粒>1μm；重力沉降，当气流通过滤材时，空气中的颗粒由于重力沉降而黏附于纤维上，阻留的颗粒>1μm；惯性碰撞，当气流通过曲折的纤维空隙时，空气中颗粒因惯性作用而撞于纤维之上，阻留的颗粒>1μm；扩散黏留，颗粒在气流中不断进行布朗运动而黏附于纤维上，阻留的颗粒<0.2μm；静电吸附，纤维带电时，可吸附空气中的带电微粒，阻留的颗粒<0.01μm。

常用滤器材料结构和性能　具体如下。

空气滤材　多由各种动物、植物、矿物、塑料等纤维组成，其直径可小于1μm。根据滤器对微生物颗粒的阻留效果及相应的滤材可将其分为4级。粗效滤材多由植物纤维或合成纤维制成，有时涂上黏性物质以增加黏留效果，纤维直径一般在100μm以上，可用作预过滤；中效滤材多用泡沫塑料、玻璃纤维与纸浆做成，适用于通风量大、对滤效要求不太高的场合；高效滤材多用玻璃棉、高级纸浆与石棉纤维制成，多用于通风量较小、对滤效要求较高的场合；超高效滤材多用石棉纤维、超细玻璃棉、矿渣棉或带静电的过氯乙烯纤维制成，其纤维直径在5μm以下，还有纤维直径小于1μm的超细纤维制成的超高效滤器。

空气过滤器 ①5种形式：板式（或垫块状）空气过滤器将滤材制成平板状或将垫块样滤材制成平板状；楔式空气过滤器将平板状滤材交错摆放成楔状；袋式空气过滤器将滤材制成细长的袋子，袋子的两端固定在框架；筐式空气过滤器滤材形状似筐形，性能与袋式、楔式相同；折叠式空气过滤器将垫块状滤材折叠装入较宽的框架内，用板隔开防止滤材变形。自动卷绕式空气过滤器，滤材做成卷状，似履带式地从一端连续或间断地输送至另一端卷绕。③超高效过滤器，用1~5μm纤维直径制成的滤材，折叠成深层的衣褶状或手风琴状，滤材之间插入波纹形隔板。该过滤器其过滤效能要求达到对0.3μm粒子的捕获效率在99.97%以上，其捕获的最小微粒可达0.01μm。

影响因素 滤材的性质和纤维的粗细，滤器的面积，风量、风速，压力，气流的方向。

应用 用于洁净空气。生物洁净室，医疗洁净室，制药工业，食品工业，实验动物的饲养和研究。

（张流波 沈 瑾）

zǐwàixiàn fúshè xiāodú

紫外线辐射消毒（disinfection by ultraviolet radiation） 紫外线分为A波、B波、C波和真空紫外线，其中C波紫外线为杀菌紫外线，其波长范围是200~275nm。目前已有发射不同波长的紫外线灯用于医学，在消毒灭菌上使用的紫外线灯是以辐射253.7nm波长杀菌紫外线为主的汞蒸气灯。

目前使用的紫外线杀菌灯有下述几种类型：热阴极低压汞杀菌紫外线灯，包括直管式紫外线杀菌灯、H型热阴极低压汞紫外线杀菌灯、低O_3紫外线灯和高O_3紫外线灯；冷阴极低压汞紫外线杀菌灯；高压汞紫外线杀菌灯。

紫外线的杀菌机制主要是作用于微生物的核酸，导致其破坏；同时对蛋白质、酶及其他生命有关的物质有一定的作用。

影响因素可分为两类：影响紫外线光源辐射强度和照射剂量的因素，如电压、距离、温度、相对湿度、照射时间和有机物的保护等；微生物方面的因素，如微生物对紫外线的敏感性和微生物数量等。①紫外线可用于病房、手术室、微生物实验室、无菌车间、医院透析室等场所的空气消毒。②用于各种物体表面消毒，传统的方法是将紫外灯悬挂于台面上方1m处，消毒物品放在台面上，照射时间30分钟左右，消毒区有效范围在灯管周围1.5~2m。穿透率较低，对未照射到的部位无杀菌作用，故对表面消毒的应用受到限制。③紫外线对水中的微生物有良好的杀菌作用，而且无残留毒性，消毒后也不形成有害产物，故可被用作饮水消毒。紫外线对污水中的微生物亦有良好的杀灭作用，故被推荐为污水加氯消毒的替代方法。④用紫外线灭菌血液和血制品是当前研究的热门课题，实验证明，单用紫外线或紫外线与其他方法相结合杀灭血液中的致病微生物是行之有效的，其优点是对血液成分无损害，且无残留毒物。

（张流波 沈 瑾）

diànlí fúshè mièjūn

电离辐射灭菌（sterilization by ionizing radiation） 用γ射线、X射线和离子辐射处理物品，杀死其中微生物的冷灭菌方法。该方法是20世纪50年代发展起来的一种新消毒或灭菌方法。辐射消毒灭菌处理时一个将产品暴露于电离辐射的物理过程。

在一个经特殊设计的装置中，产品暴露于钴-60放射性同位素或铯-137放射性同位素产生的γ射线，或由电子束发生器产生的电子或X射线束。若应用恰当，辐射灭菌是一种安全可靠的工业消毒、灭菌方法。因此，这一技术在医疗用品、食品、制药工业和其他工业等领域中得到了日益广泛的应用和飞速的发展，特别是医疗用的辐射加工已进入商业化实践，并由国际原子能机构（IAEA）支持和促进这一领域的发展和主导国际协作研究。对电离辐射加工的安全性问题，各国和国际法规予以充分保证，如IAEA制定的《一次性使用的医疗产品工业辐射灭菌指南》就是国际通用指南。

用于电离辐射的设备有很多种，但是每种设备必须有辐照源，控制传送货物进出的装置和循环式辐射区。同时还必须有足够安全的加工控制系统，辐射监测和测量装置。在辐射消毒中常用的装置有两种，一种是利用放射性同位素作为放射源的装置，另一种是电力加速器。

机制 微生物受电离辐射后，经过能量吸收，引起分子或原子电离激发，产生一系列物理、化学和生物学变化而导致微生物死亡。当水受到辐照时，水分子被激发或电离，形成大量的离子对，经过一系列反应可形成大量的自由基离子和自由基，这两者均破坏正常分子结构并损伤生物靶。这些过氧化物和自由基反应能力很强能破坏微生物核酸、酶或蛋白质而致微生物死亡。离子辐射以相似的方式影响所有活细胞，对 DNA 有直接作用和间接作用，直接作用是吸收放射线的继发电子直接对 DNA 产生作用，间接作用是射线使水分子产生自由基，自由基再对 DNA 产生作用。它还可以损伤 DNA 的修复。

优缺点 电离辐射的优点：穿透力强，灭菌彻底；不污染环境，无残毒；在常温下灭菌，特别适用于处理热敏材料制成的医疗卫生用品的灭菌；可对包装后的产品灭菌；可连续、自动工业化加工灭菌产品，节约能源。缺点是一次性投资高；技术复杂，需要高技术的专门管理人才；物品易损坏，对物品有较强的氧化降解作用，使其易老化变碎，是塑料褪色、玻璃变色等。所以，可用辐射灭菌的材料和物品受到一定限制，也就限制了电离辐射灭菌的应用范围。

应用 ①在医疗用品方面，用放射性同位素 γ 射线源或直线加速器产生电子束流对金属、橡胶、陶瓷玻璃、塑料及纤维等具有抗辐射性能的材料制成的医疗用品和生物医学制品进行辐射灭菌，在国际上已成为一种普遍的灭菌方法，尤其是对一次性使用的医疗产品，密封包装后需要长期储存的器材、精密器械和仪器，以及移植用的组织、人工器官和医疗卫生用品等。②药品的辐射加工，中药材、中成药、化学药品、抗生素、激素和生物制品等的可进行辐射处理。③处理保藏食品，辐射处理工艺对减少收获后的损失和生产安全食品方面具有很大潜力。

电离辐射对人和物品均有一定的损伤，人如果不慎受到电离辐射作用了可导致放射性疾病，物品被辐射后可能会引起某些损害，使用时必须加强个人和物品的防护。

（张流波　沈　瑾）

wēibō xiāodú yǔ mièjūn

微波消毒与灭菌（disinfection and sterilization by microwave）

从 20 世纪 40 年代美国雷声公司制造第一台微波炉，到 50~60 年代伴随着大功率磁控管的研制成功，使微波技术得到迅速的发展。微波被广泛地应用于工农业生产、科学研究、军事装备、通信广播等各个领域中。微波技术的发展使微波能在应用上掀起了一场新的能源革命行动，物质吸收微波能所产生的热效应可用于加热，这种加热方式主要用于食品、药材、农副产品、木材、纸板、化工工业产品等加热干燥。在加热、干燥和食品加工中，人们又发现微波具有杀菌的效能，于是又被逐渐用于消毒领域中，微波作为当今高新技术，在医院与卫生防疫消毒中已从实验室走向生产实用阶段。

机制 微波可杀灭各种微生物，不仅可以杀灭细菌繁殖体，也可杀灭真菌、病毒和细菌芽胞。杀菌机制存在两种观点，一种认为是热效应使微生物死亡，另一种是除热效应外，还有非热效应为综合杀菌作用。目前，国际上多数学者认为微波有非热效应的存在，也有学者坚持用微波的热效应来解释对微生物的杀灭作用。

微波消毒设备根据需要可分为两种方法，一种为箱式结构，用于小量物品的消毒，医疗器械的消毒多采用此种结构。另一种是传送带式结构，工业上大量连续的生产，采用传送带自动化流水方式进行。

影响因素 微波是由磁控管振荡电路产生的一种电磁波，因此影响消毒效果的因素有多方面，如电压、微波输出功率、频率、波长、物品的性质、微生物的种类及消毒方法等。

应用 食品和餐具的消毒；医疗卫生用品的消毒与灭菌，可用来对医疗药品、器械进行消毒灭菌，也可用于消毒根管治疗牙周炎；也可用于消毒衣服，杀虫，粮食、胶片、纸张、药物、食品的干燥等方面。

优点和缺点 ①优点。能量集中，内外同热，加热迅速均匀，作用时间短，消毒速度快；温度增升不高，热损坏物品较轻，适用于已包装好的、不耐热的物品进行消毒处理；设备简单，操作方便，效率高；不产生放射性危害物质，不产生余热和粉尘污染，且整个过程无有害气体排放。②缺点。基本建设费用较高，耗电量大；微波辐射泄漏时，对人体有一定伤害。微波辐射对人体的作用按其机制可分为热效应和非热效应。热效应对细胞而言，当温度超过细胞正常温度，细胞的基础代谢率即增加，还会导致该区域的血流量增多，温度过高或长时间受热会使蛋白质变性和细胞死亡。非热效应是对人体组织器官的生理影响，可引起中枢神经系统功能变化，听觉和视觉功能下降，内分泌变化，机体免疫能力和血象的变化。所以在使用时需采取以下防护措施：防止微波辐射吸收剂减少微波辐射的泄漏；合理配置工作环境；个人防护。

（张流波　沈　瑾）

dĕnglízĭtĭ xiāodú yŭ mièjūn

等离子体消毒与灭菌（disinfection and sterilization by plasmas） 等离子体指高度电离的气体云，是气体在加热或强电磁场作用下电离而产生的，主要有电子、离子、原子、分子、活性自由基及射线等，其中活性自由基及射线，如紫外线等对微生物具有很强的杀灭作用。等离子体被称为继固、液、气三态以外的新的物质聚集态，即物质第四态，因其中的正电荷总数和负电荷总数在数值上总是相等的，故称其为等离子体。

用于消毒与灭菌的等离子体为低温等离子体，其气体电离度比较低，低温等离子体中所含的OH、H_2O_2 等自由基以及 O_3 等强氧化性分子以及放射出紫外线、γ射线颗粒具有良好的杀菌作用。

发展历史 等离子体灭菌技术创始于20世纪60年代，美国首先对等离子体杀灭微生物的效果进行了研究，梅纳西（Menashi）等对卤素类气体等离子体进行杀灭微生物研究证明，等离子体具有很强的杀菌作用，并于1968年研制出等离子体灭菌设备。现已有不少关于等离子体灭菌技术的研究报告和专利产品，1990年前后已经有低温等离子体灭菌设备进入市场。低温等离子体灭菌技术克服了甲醛、戊二醛和环氧乙烷灭菌时间长、有毒性的缺点，实现了灭菌快速、无毒性和不弄湿物品的要求，适用于多种怕热怕湿医疗器材的灭菌。20世纪90年代初，低温等离子体灭菌设备首先在美国上市并得到美国FDA注册。2003年中国已研制出低温等离子体设备，关于等离子体空气消毒和物体表面消毒已有研究报告，中国在低温等离子体消毒与灭菌技术研究方面已经取得很大进展。

等离子体是近年来有关器械灭菌的主要进展之一，大量研究结果证明，等离子体有很强的杀灭微生物的作用。如果将某些气体作为底气或加入空气中来激发电离产生等离子体，其杀灭微生物的效果更佳。目前研究较多的是将某些消毒剂的气体加入等离子体腔内，这种混合气体可以大大增强等离子体的杀菌效果。如醛类中加入氧气、氩气、氮气等，但研究最多的是空气中加入过氧化氢气体。等离子体是近些年出现的一种新的杀菌因子，目前研究主要在设备和杀菌效果及其应用方面，因而对其杀菌机制的研究还没有系统的报道。

等离子体灭菌设备的基本组成 等离子体灭菌设备是由电源、激发源、气源、传输系统和灭菌腔等部分组成。因激发源不同可有如下类型：激光等离子体装置，微波等离子体装置，非热放电低温等离子体消毒器，高频等离子体灭菌装置和过氧化氢气体低温等离子体。

优点和缺点 ①优点：等离子体具有作用快，温度低，杀菌谱广，效果可靠，清洁无残留毒性等特点，目前主要用于怕热医疗器材的消毒与灭菌。②缺点：作为一种新的灭菌技术亦存在某些问题，首先是等离子体穿透性差，这在应用上受到一定的限制；其次是设备制造技术难度大，成本费用高；另外，目前很多技术尚不完善，理论尚不清楚，有待进一步研究。

（张流波　沈　瑾）

chāoshēngbō xiāodú

超声波消毒（disinfection by ultrasonic waves） 超声波是常用的一种物理消毒手段，具有杀菌速度较快，对物品无损害的优点，从1927年伍德（Wood）和卢米斯（Loomis）就开始研究超声波消毒，但由于其消毒效果不易彻底，始终进展缓慢。

超声波对微生物的杀灭作用不仅与超声波的频率和强度有关，也同生物体本身的结构及功能状态有关。杀灭效果是：杀灭杆菌比球菌快，杀灭大肠埃希菌比杀灭小杆菌快；酵母菌对超声波的抵抗力比细菌繁殖体强，结核菌抵抗力较强，细菌芽胞及真菌菌丝体抵抗力更强；病毒和噬菌体的抵抗力和细菌相近；原虫的抵抗力因其大小和形状不同而异，并与细胞膜的抗张强度有关，但抵抗力多小于细菌。

某些细菌在浓度较低时，对超声波敏感。超声波可使烟草花叶病毒、脊髓灰质炎病毒、狂犬病毒、流行性乙型脑炎病毒和天花病毒等失活，但对葡萄球菌、链球菌等效力较小，对白喉毒素则完全无效。因此，人们常用超声波与其他消毒方法协同作用，超声波与紫外线、与热、压强、与化学消毒剂均有协同消毒作用。

影响因素有频率、强度、照射时间、媒质的性质和细菌浓度等因素。

超声波消毒的特点是速度较快、对人无害、对物品无损害，但消毒不彻底，影响因素较多。一般只适用于液体或在液体中的物品的消毒，且消毒物品的量不能太大，消毒时探头必须接触被消毒的液体。目前主要作为一种有效的辅助消毒方法，如机械清除，用于清洗精密仪器、无线电元件和光学元件等。其次是与其他物理化学消毒方法联用来提高消毒效果。再次是用于制备免疫活性制剂。

随着对超声波研究的深入，有些学者开始探讨把超声波技术应用到医疗器材的清洗消毒及饮用水的处理等方面，并从不同角度进行了研究，发现如果把超声波和其他杀菌工艺联合起来，效果会更好，但资料显示超声波与其他工艺的联合杀菌作用正在进一步探索。

（张流波　沈　瑾）

quánlèi xiāodújì

醛类消毒剂（aldehyde disinfectants）　在醛类化合物中，作为消毒剂应用最早的是甲醛，至今已有近百年历史。自20世纪60年代以来，国内开始对戊二醛在消毒灭菌上的应用进行了大量研究，发现戊二醛是一种比甲醛更好的灭菌剂，被誉为第三代化学灭菌剂。1994年，阿尔法（Alfa）等人用0.5%的邻苯二甲醛（OPA）溶液浸泡100支内镜，消毒5分钟后，发现菌量下降5log以上，从此人们开始了邻苯二甲醛作为内镜消毒剂的研究和开发。研究表明，OPA作为一种新型消毒剂，与戊二醛相比，不仅具有广谱、高效和低腐蚀的优点，还具有刺激性小、使用浓度低等自身特点。

甲醛对各种微生物都有杀灭作用，包括细菌繁殖体、细菌芽胞、分枝杆菌、真菌和病毒。一般来说，细菌芽胞比繁殖体对消毒剂的抵抗力大得多，有时可相差数百倍至数千倍，而对甲醛两者则相差不太大，仅为3~5倍。甲醛的气体和液体都有广谱杀菌作用，但其消毒的速度都比较慢，需要较长的消毒时间。

戊二醛是一种灭菌剂，可以杀灭包括细菌芽胞、真菌孢子、分枝杆菌，病毒和细菌繁殖体在内的一切微生物。戊二醛的生物学活性主要是靠它的两个活泼的醛基。自由醛基不仅可以和蛋白质发生交联反应将其破坏，而且也可以和糖及核酸发生反应而导致微生物的灭活。

邻苯二甲醛能和组氨酸、氨基乙酸、过氧化氢溶液等发生特殊的反应。邻苯二甲醛与组氨酸发生反应生成浅黄色物质，该物质具有荧光特性和特殊的紫外吸收波长，由此可用荧光光度测定法和可见光测定法测定邻苯二甲醛。表面活性剂、乙醇和螯合剂等可增加邻苯二甲醛溶液的稳定性，而硼酸盐可增强其与蛋白质、氨基酸的交联反应速度。OPA属于二醛类化合物，像戊二醛一样主要是通过醛基与氨基酸、蛋白质和微生物一些其他成分的氨基酸基团发生交联反应。

（张流波　沈　瑾）

fēnlèi xiāodújì

酚类消毒剂（phenol disinfection）　含有酚结构的一类消毒剂。羟基（—OH）直接连在芳香环上的有机化合物称为酚，酚分子中的羟基通常称为酚羟基。酚按分子中所含酚羟基数目的多少，可以分为一元酚和多元酚。一元酚中最简单的就是苯酚。多元酚在自然界通常以醚、酯、苷或其他衍生物的形式存在，经过适当的化工处理，就可以得到多元酚。

杀菌机制：①作用于细胞壁和细胞膜，破坏其通透性，并渗入细胞内，破坏其基本结构；也可使菌体内含物逸出。②作用于胞质蛋白，导致其凝固和沉淀。③作用于微生物的酶，使其灭活。

苯酚最早是从煤焦油中发现的，具有特殊气味，呈酸性，所以又称石炭酸。因这种天然酚对组织有腐蚀性和刺激性，其蒸气对人有毒性，因此目前不主张用苯酚作为消毒剂。它已被更有效、毒性较低的人工合成的酚类衍生物所代替。为增加杀菌能力，减小毒性，人们曾以苯酚为基础，研究合成了大量酚衍生物。例如卤化酚（halogenated phenols）、甲酚类（cresols）、二甲苯酚（xylenol）和双酚类（bisphenols）等。目前，虽然苯酚已失去它在消毒中的位置，但仍用它作为苯酚系数来表示杀菌强度，以便了解各种酚类衍生物和其他消毒剂的杀菌能力。

酚苯环上的氢被卤素取代的化合物统称卤化酚类化合物，卤化酚是人工合成酚类的一种古老消毒剂，卤化酚类消毒剂与酚类消毒剂相比杀菌作用明显加强，但仍有酚的臭味和毒副作用。

人类利用酚类消毒剂进行消毒已有100多年的历史，至今为止，酚类消毒剂种类虽有很多，但真正用于实际工作中的却有限，均为中低水平消毒剂，可杀灭细菌繁殖体和病毒，而不能杀灭细菌芽胞，对真菌的杀灭作用也有限。用于实际消毒的酚类化合物有：苯酚（石炭酸），甲酚、氯甲酚、氯二甲苯酚、六氯双酚、甲酚皂溶液（来苏尔）等。国内最常用的是煤酚皂溶液（又称来苏尔）。在20世纪80年代以前，煤酚皂曾广泛用于医疗机构消毒和卫生防疫消毒。由于酚类消毒剂不易裂解，它的应用对环境有污染，目前有些国家限制使用酚类消毒剂。

（张流波　沈　瑾）

chúnlèi xiāodújì

醇类消毒剂（alcohols disinfectants）　具有速效、无毒、对皮肤黏膜有刺激性、对金属无腐蚀性，受有机物影响很大，易挥发、不稳定等特点。具有杀菌作用的醇类化合物有乙醇、异丙醇、甲醇、正丙醇、正丁醇、正戊醇、己醇、庚醇、辛醇、苯甲醇、二苯乙醇、乙二醇、丙二醇、三乙烯二醇、二氯苯甲醇、三氯叔丁醇、苯氧乙醇等。由于毒性、杀菌作用、价格等方面的原因，大多数醇类化合物没有在消毒上普遍应用，而应用较多的有乙醇和异丙醇。醇类对蛋白质有凝固变性作用，通过对菌体结构蛋白和酶蛋白的破坏，溶解细胞和干扰微生物的代谢，从而起到杀菌作用。

乙醇 乙醇是一种应用非常广泛的消毒剂，它消毒效果可靠、对物品损害小，不仅本身是一种广谱杀菌剂，而且又是良好的有机溶液，对其他消毒剂例如戊二醛、碘附和氯己定（洗必泰）等有增效或协同作用，目前仍在广泛应用。乙醇是中水平消毒剂，因此它对芽胞无杀灭作用。近年来的研究发现，乙醇对肝炎病毒具有灭活作用。乙醇对微生物的杀灭机制包括，对蛋白凝固变性作用，对微生物代谢的干扰，细胞的溶解作用。

由于乙醇容易挥发，常用于需要快速发挥作用而不需要持续作用情况下的消毒。最常用的是皮肤消毒、表面消毒和诊疗器材的消毒，也可作为增效、助溶剂与其他消毒剂复配，或作为尸体、组织和解剖物的防腐固定。

乙醇对细菌繁殖体、病毒、分枝杆菌、真菌均有杀灭作用，对细菌芽胞仅能抑制其发芽。乙醇对黏膜有刺激性，一般不用于黏膜消毒。乙醇对消毒物品一般无损害，但橡胶制品和塑料制品长时间接触乙醇会变硬，对纤维内镜，用乙醇消毒可使其胶合处变软。

异丙醇 异丙醇有与乙醇相似的特性和作用，但毒性要比乙醇高。异丙醇的杀菌机制与乙醇相似，主要是靠其蛋白变性作用，通过对菌体结构蛋白和酶蛋白的破坏，起到杀菌作用，异丙醇的杀菌作用比乙醇强，且稀释后不易失效。

异丙醇是一种中水平消毒剂。可以杀灭细菌繁殖体、病毒、真菌、分枝杆菌，但不能杀灭细菌芽胞。近年研究发现，异丙醇对肝炎病毒有杀灭作用。由于异丙醇杀菌作用强，渗透性强，价格较低，故在消毒上，国外多用异丙醇而对乙醇应用较少。目前异丙醇是一种很受重视的消毒剂，一般来说，凡是可以用乙醇消毒的地方，均可用异丙醇消毒。

异丙醇为低毒消毒剂，空气中容许浓度为980mg/m^3。气体中浓度达到1 368mg/m^{3}时，对呼吸道黏膜和结膜有刺激作用，人吸入后会有不适感觉，如持续吸入可导致组织坏死。异丙醇液体的溶脂力强，经常使用可致皮肤脱脂。异丙醇对一般消毒物品无损害，但可致醇溶性涂料溶解。

（张流波　沈　瑾）

guòyǎnghuàwùlèi xiāodújì

过氧化物类消毒剂（peroxide disinfectant）

化学分子结构中含有二价基“—O—O—”的强氧化剂。该类消毒剂主要有过氧乙酸和过氧化氢等。

过氧乙酸 作为一个高效灭菌剂，源于20世纪60年代末期，过氧乙酸能快速杀灭各种细菌繁殖体、真菌、芽胞、病毒，杀菌性能可靠，使用方便，配制方法简单，在低温下杀菌效果也很好。它对于细菌、芽胞、真菌和病毒均有很强的杀灭作用，所需的浓度低，而且作用时间又短；在低温下，如零下20~30℃，只要适当提高浓度，也有良好的杀菌作用；在微生物被有机物保护的情况下，仍有良好的杀灭效果；与醇类等协同使用时，更能提高其杀菌效果，于20世纪70~80年代得到了广泛的应用。其缺点是有腐蚀性，有刺激性气味，过氧乙酸本身不稳定，储存过程中会逐步自然分解，致使含量降低，使用时浓度得不到保证，且急剧分解时会发生爆炸。因而在某些领域的应用逐渐被其他消毒剂取代。但由于它的杀菌性能优良，杀菌效果可靠，故在某些灭菌要求严格的场合，对传染病的有效控制方面，仍然必须使用过氧乙酸。在军事方面，如应对细菌战或生化武器，以及在应对突然性公共卫生事件方面，过氧乙酸仍具有重要的意义。过氧乙酸具有强大的杀灭微生物的能力，主要是因它本身具有很强的氧化作用，同时又有过氧化氢和醋酸的协同效果。过氧乙酸因灭菌效果可靠，使用方便，故应用的面很广，可广泛应用于体温表、压舌板消毒，注射器、输液用具消毒，药杯、药瓶、试管消毒，食具消毒，热水器、冰袋、听诊器等物品的消毒，搪瓷面盆、便器、马桶、漱口杯等的消毒以及医院污水、室内空间的消毒。

过氧化氢 又称双氧水。是一种过氧化物类灭菌剂，是自然界中某些还原性物质与氧化合的产物，很少见，仅微量地存在于某些植物汁液中及雨雪中。其杀菌作用早在100多年以前就已被证实，用于临床消毒也有近百年的历史，但未引起足够重视，应用不多。近年来，随着过氧化氢浓度提高和稳定性问题的逐步解决，国外许多研究者对过氧化氢在消毒方面的研究与应用逐渐增多，并认为过氧化氢是一种成熟、稳定、保证效果且对人和环境无害的高水平消毒剂；国内也对其杀菌效果有所研究，但尚处于起步阶段。由于过氧化氢主要是通过氧化作用杀菌，且分解后无残留毒性，过氧化氢作为消毒剂又重新受到重视。

过氧化氢属高水平化学消毒剂，一定浓度的过氧化氢溶液可杀灭包括细菌繁殖体、芽胞、真菌和病毒在内的所有微生物。杀菌作用机制是：通过改变微生物的通透性屏障，破坏微生物的蛋白质、酶、氨基酸和核酸，最终导致微生物的死亡。

过氧化氢作为消毒剂，经常被配制成不同浓度的溶液用于丙烯酸树脂制成的外科埋植物、隐形眼镜、头皮针具、不耐热的塑料制品、餐具、食品、服装、饮水、交通工具、宇航器材等的消毒灭菌。在临床方面，过氧化氢常用于感染的预防和治疗。过氧化氢经过超声波、微粒子（气溶胶）喷雾器雾化成气溶胶微粒，对于空气和各种物体表面都可以达到良好的消毒灭菌效果。

过氧化氢是强氧化剂，对金属、织物有腐蚀作用，对有色织物具有褪色、漂白作用。对人体皮肤、黏膜有腐蚀性，浓溶液可引起皮肤黏膜烧伤；人吸入过多过氧化氢可产生中毒，因此作业场所的空气中允许阈限值 1ppm（1.4mg/m^3）。过氧化氢是不稳定性物质，分解时释放热量和氧气，如遇有机氧化剂存在，极易发生爆炸，所有固体可燃物或多或少都可能引发过氧化氢爆炸，特别是高浓度（70%~90%）的过氧化氢，因此在使用过氧化氢时要特别注意远离可燃物和高温。

臭氧 是一种强氧化剂和催化剂，具有广谱、高效的杀菌作用。臭氧用于消毒已有近百年的历史，最初用于水消毒，现已成为重要的消毒方法。目前 O_3 主要用于饮水消毒、污水处理、空气消毒、食品保鲜、冷藏冷冻物品除菌、医院消毒、家庭消毒等方面，在工农业中的应用也日趋广泛和深入，但尚未充分发挥其优势。

臭氧杀灭微生物的作用机制一般认为主要靠其分解后产生的新生氧的氧化能力，此外臭氧在水中分解后所形成的自由基如氢氧基（HO_2）和羟基（OH）等也有很强的氧化能力，在消毒过程中起重要作用。

臭氧对细菌的杀灭机制以往认为臭氧先与细胞壁的脂类双键起作用，穿破细胞壁，进入细胞内，作用于外壳脂蛋白和内面的脂多糖，使细胞的通透性发生改变，导致细胞溶解死亡。国外认为臭氧一种较好的杀病毒制剂，其对病毒的作用机制是直接破坏其核糖核酸（RNA）或脱氧核糖核酸（DNA），并使逆转录酶灭活，或扰乱病毒结合到靶细胞受体上的能力。

（张流波　沈　瑾）

èryǎng huàlǜ

二氧化氯（chlorine dioxide）

以二氧化氯为有效杀菌成分的消毒剂，包括使用前需通过化学作用活化的二氧化氯消毒剂和无需通过化学作用活化（免活化）的二氧化氯消毒剂。可用于水（饮用水、游泳池水、医院污水）、普通物体表面、食饮具、食品加工工具和设备、瓜果蔬菜、医疗器械（含内镜）、空气的消毒处理。饮用水、游泳池水和医院污水采用投加的方式消毒；物体表面采用喷洒或擦拭的方式消毒；食饮具、食品加工工具和设备、瓜果蔬菜和医疗器械采用浸泡的方式消毒；空气采用气溶胶喷雾或汽化或熏蒸的方式消毒。

（张流波　沈　瑾）

guālèi xiāodújì

胍类消毒剂（disinfectants of guanidine）

在胍类消毒剂中，氯己定（洗必泰）已得到广泛的应用，近几年来国外又报道了一种新的胍类消毒剂，即聚六亚甲基胍及其衍生物。

六亚甲基胍 聚与洗必泰同属胍类消毒剂，近几年在国外相继报道并开始应用于各领域的消毒。聚六亚甲基胍是一种多用途高分子聚合物，适用于皮肤、黏膜、手、足、果蔬、空气、一般物体表面、皮革、衣物及水产养殖、畜牧养殖、石油开采等行业的杀菌消毒，可广泛应用于医疗卫生、石油、皮革、水产、农业、畜牧等各领域。目前，国内对此种消毒剂的研究及开发应用报道较少。

盐酸聚六亚甲基胍对细菌和病毒有较强的杀灭作用。由于盐酸聚六亚甲基胍是高分子聚合物，不易被动物体内组织吸收，大大降低了其毒性，使其对高等生物的细胞基本无影响；而且其对各种材料无侵蚀作用，无腐蚀性，可降解，对环境无污染。盐酸聚六亚甲基胍具有的优异特性，使它广泛应用于医疗卫生方面的消毒、灭菌；在饮料及食品加工作业对管道和容器的消毒；应用于饮水和游泳池的水进行消毒；也可用于湖水、水塘、冷却塔、喷泉除藻；还可应用在石油开采方面等。

氯己定（洗必泰） 种毒性、

腐蚀性和刺激性都低的安全消毒剂，具有杀菌范围广、合成简单、成本低、性能稳定、加热不易分解、使用方便等特点，自1954年合成以来已得到广泛的应用。于1959年收入英国药典。1977年载入中国药典。可用于人体表面消毒，常用于皮肤或黏膜消毒。

目前国内生产的有双醋酸洗必泰（$C_{22}H_{30}Cl_2N_{10} \cdot 2C_2H_4O_2$）双盐酸洗必泰（$C_{22}H_{30}Cl_2N_{10} \cdot 2HCl$）和葡萄糖酸洗必泰。洗必泰能杀灭革兰阳性与阴性的细菌繁殖体，但对结核杆菌、细菌芽胞及某些真菌仅有抑菌作用，在所有消毒剂中其抑菌能力最突出，即使稀释到微量也有很强抑菌作用，但不能杀灭细菌芽胞、真菌和结核杆菌。近几年来，从发展趋势上看向复合配方发展，洗必泰—碘络合物为洗必泰与无机碘合成的水溶液络合物，具有良好杀菌作用，并用于临床。克服了洗必泰的抗性，使用合理浓度与其他消毒剂配伍取得良好消毒效果。

主要杀菌机制是：①迅速吸附于细胞表面，破坏细胞膜，使细胞质成分变性渗漏。②抑制细菌代谢酶系统。③直接凝聚细胞质。

它的使用浓度非常低，因此不易发生中毒，而且没有副作用，适用于皮肤、黏膜以及创面的消毒处理，也可用于其他物品消毒。可通过浸泡、擦拭、冲洗、喷雾的方式进行消毒。

（张流波　沈　瑾）

lǔsùlèi xiāodújì

卤素类消毒剂（disinfectants of haolgen）　含氯、溴、碘成分的消毒剂统称卤素类消毒剂，卤素类消毒剂对细菌（如气单胞菌、弧菌、爱德华菌等）和病毒（如鲤春病毒、草鱼出血病病毒等）感染的水体消毒均有很好的效果。

含氯消毒剂　在水中能产生具有杀菌活性的次氯酸的消毒剂。含氯消毒剂是世界上最早发现、也是目前在中国使用最广泛的一类消毒剂。其种类较多，可分为无机化合物类与有机化合物类。前者以次氯酸盐类为主，作用较快，但不稳定；后者以氯胺类为主，性质稳定，但作用较慢。无机含氯消毒剂有漂白粉、漂白粉精、三合二、次氯酸钠、氯化磷酸三钠等；有机含氯消毒剂有二氯异氰尿酸钠、三氯异氰尿酸及其他氯胺类消毒剂。

含氯消毒剂的杀菌作用与其有效氯含量成正比，所谓有效氯不是指氯的含量而是指消毒剂的氧化能力相当于多少氯的氧化能力。所以，消毒剂有效氯越高，消毒剂消毒能力越强；反之消毒能力就越弱。含氯消毒剂具有以下特点：杀菌谱广，能有效杀灭细菌、病毒、真菌、阿米巴包囊和藻类等多种微生物和原虫，作用快速，使用方便，生产简易，价格低廉，便于推广使用；同时，其也存在一定缺点，有刺激性气味，易受有机物及酸碱度的影响，对物品有漂白、腐蚀作用，水溶液稳定性差。近年来，含氯复配消毒剂的研制取得了很大进展，缓蚀剂和稳定剂的加入在一定程度上减轻了其腐蚀性大，稳定性有了提高。含氯消毒剂在国内主要用于医疗机构和公共场所的环境及生活饮用水、游泳池水、各种污物、污水、环境物体表面、医疗器械等物品的消毒。含氯消毒剂的杀菌机制包括次氯酸的氧化作用、氯化作用和新生氧的作用。含氯消毒剂的杀菌作用受有效氯浓度、温度、pH、有机物、作用时间等很多因素的影响。

含溴消毒剂　溶于水后，能水解生成次溴酸并具有杀菌作用的消毒剂。目前主要有溴氯-5, 5-二甲基乙内酰脲和1, 3-二溴-5, 5-二甲基乙内酰脲等。含溴消毒剂适用于游泳池水、污水、普通物体表面和疫源地消毒。

含碘消毒剂　以碘为主要杀菌成分的消毒剂，包括碘伏、碘酊和复合含碘消毒剂等。碘伏是由碘、聚氧乙烯脂肪醇醚、烷基酚聚氧乙烯醚、聚乙烯吡络烷酮、碘化钾等组分制成的络合碘消毒剂。碘载于表面活性剂形成的胶粒束中央，在水中可逐渐释放出游离碘，从而产生持续的杀菌作用。碘伏于20世纪50年代开始用于临床消毒，国外碘伏的主要品种是聚乙烯吡咯烷酮碘（PVP-I），中国于20世纪70年代先后研制投产了聚乙烯吡咯烷酮碘（PVP-I），聚乙烯醇碘（PVA-I），聚乙二醇碘（PEG-I）、聚醇醚碘（NP-I）等。碘伏克服了碘对皮肤黏膜刺激性大，可引起过敏反应，难溶于水，易升华、不稳定，易黄染等缺点，保留了碘的良好杀菌性。碘伏的出现使含碘消毒剂的应用取得了突破性的进展，碘伏在国内医院消毒中得到广泛的应用。碘伏适用于外科手及皮肤消毒；手术切口部位、注射剂穿刺部位皮肤以及新生儿脐带部位皮肤消毒；黏膜冲洗消毒；卫生手消毒。

含碘消毒剂除碘伏外，还有碘酊和复合含碘消毒剂。碘酊是碘和碘化钾的乙醇溶液。适用于手术部位、注射和穿刺部位皮肤以及新生儿脐带部位皮肤消毒；不适用于黏膜、对醇类刺激敏感部位和破损皮肤消毒。复合含碘消毒剂是以有效碘和氯己定类、季铵盐类、乙醇为主要杀菌成分的复合消毒剂，其应用与碘伏相同。

（张流波　沈　瑾）

wánjīhuà qìtǐ xiāodújì

烷基化气体消毒剂（alkylating gaseous disinfectants）　主要通过对微生物的蛋白质、DNA和RNA的烷基化作用而将微生物灭活的消毒灭菌剂。虽然这类化合物的液体也有杀灭微生物的作用，但在消毒灭菌工作中主要是用其气体。主要特点是：杀菌广谱；杀菌力强；对物品无损害或损害轻微。缺点是对人有一定的毒性，有些烷基化剂可能有致癌作用，如乙型丙内酯、环氧丁烷和环氧乙烷。

烷基化气体消毒剂始于20世纪初期，主要用于消毒怕热、怕水、怕腐蚀的物品。近年来，由于需要消毒灭菌的物品种类越来越多，在医学上大量的电子仪器、塑料制品和人造纤维织物的出现，给诊疗器材的消毒带来许多新问题。一些烷基化气体消毒剂正好弥补了其他消毒方法的不足，目前不仅在医药工业上，在医院、实验室物品的消毒灭菌上，均有应用。包括甲醛、环氧乙烷、乙型丙内酯、环氧丙烷、溴化甲烷等。环氧乙烷应用比较广泛，其他消毒剂在医学消毒方面应用不广，仅用于特殊情况下的消毒灭菌。

环氧乙烷　早在1929年就有人指出，环氧乙烷（ethylene oxide）具有杀菌作用。但这种化合物最早作为消毒、灭菌剂应用是在1936年。在第二次世界大战期间及其以前，环氧乙烷主要是在食品工业上用于对产品的灭菌防霉，使用范围仅限于对热敏感的产品。1949年，飞利浦（Phillips）和凯（Kaye）等对环氧乙烷进行了系统而较全面的研究。此后在医药工业、医院消毒灭菌和传染病疫源地内污染物品的消毒灭菌上，环氧乙烷受到了普遍的重视。在欧美国家，广泛使用环氧乙烷对医疗器械、各种织物、塑料制品、毛皮制品等的消毒灭菌。在中国，在医院诊疗器材的消毒灭菌、传染病疫源地物品的消毒以及在皮毛工业、制药工业和食品工业上，环氧乙烷已经成为一种成熟的灭菌方法。但由于环氧乙烷具有易燃、易爆、致癌、消毒设备要求高等缺点，更广泛地使用受到限制。环氧乙烷液体和气体均有较强的杀微生物作用。相比之下，气体的杀微生物作用更强，所以在消毒灭菌上一般多用其气体。环氧乙烷的消毒作用受多种因素的影响，包括消毒剂的浓度，消毒环境的温度和相对湿度，消毒处理的时间，消毒物品的质量和厚度，微生物的菌龄和含水量等。只有准确而合理地掌握各种参数，才能很好地发挥其杀微生物的作用，达到消毒或灭菌的目的。环氧乙烷的沸点很低（10.8℃），在室温下易气化，故必须贮存于密封而又能耐受一定压力的容器内。目前常用的容器有安瓿、铝罐和钢瓶三种。各类容器又可分为大、中、小不同的类型。用环氧乙烷消毒时，可根据需要选择适当的包装容器的剂型。国内外对环氧乙烷消毒方法的研究很多，其中比较常用的有固定容器消毒法、消毒袋消毒法、塑料篷幕消毒法和自动控制消毒箱消毒法。环氧乙烷具有穿透性强，不损害消毒物品，不残留毒性，杀菌广谱，消毒效果可靠等优点，故在医学消毒和工业灭菌上用途均非常广泛。常用于其他消毒剂及消毒方法不能消毒的物品的消毒灭菌。国内外报告的用环氧乙烷消毒的物品有：皮革、皮毛制品、棉制品、化学纤维织物、电子仪器、医疗器械、精密仪器、生物制品、纸张、书籍、文件、油画、衣服、香料、金属器具、家具、塑料制品、某些药物、橡皮制品和细菌培养基等。在医学消毒中，环氧乙烷可用于下述物品的消毒或灭菌：外科手术器械、眼科、牙科和泌尿科器械、石膏绷带、导尿管、膀胱镜、支气管镜等内镜、体温表、橡皮手套、缝线、针头、麻醉用具、心肺机、心脏起搏器、照相机、照相软片、输氧装置、青霉素等。

环氧乙烷虽然有许多优点，但亦有不足之处，例如，消毒方法比较复杂，消毒条件不易控制，消毒时间比较长，安全性比较差。在消毒对象方面，虽然应用范围很广，但仍有些物品用环氧乙烷消毒效果不好，例如，液体不能用环氧乙烷灭菌，大多数药品和食品亦不宜采用环氧乙烷灭菌。美国食品、药品管理局规定，禁止用环氧乙烷对人吃的食物进行灭菌，因为用环氧乙烷处理可能产生乙二醇，这种产物对人有一定的毒性。如果用环氧乙烷灭菌的食物中含有盐，则还能产生一种水解产物氯醇（chlorhydrin），它比乙二醇的毒性更大。另外，环氧乙烷还可破坏某些食物的维生素和氨基酸。环氧乙烷对人及动物的毒性高于四氯化碳和氯仿，低于二氧化硫和氯化氢和氨气相似。使用时应采取必要的防护措施。

乙型丙内酯　1951年哈特曼（Hartman）等发现，乙型丙内酯（beta-propiolactone）具有杀菌和杀病毒作用，并将其用于血浆和血液的灭菌。此后国外对乙型丙内酯液体的消毒作用进行了大量研究。1958年霍夫曼（Hoffman）等证明，乙型丙内酯气体亦有很强的杀菌作用，并且研究了温度、浓度、相对湿度对其消毒过程的影响，为乙型丙内酯气体的合理应用提供了有用的参数，国外曾对这种化合物的应用给予高度重视，美国曾作为反生物战消毒剂装备部队，然而由于沃波尔（Walpole）等发现乙型丙内酯对动物有致癌作用，且这一发现后来又被其他研究者所证实，故大大限制了人们对这种消毒剂的使用。目前乙型丙内酯在消毒学上的应用不广泛，近年来关于这一消毒剂的研究亦很少。

环氧丙烷 作为一种消毒剂应用大约开始于20世纪40年代。尤其是1949年飞利浦（Phillips）和凯（Kaye）的研究之后，人们曾对环氧丙烷抱有希望，但后来发现，它的挥发性差，穿透力低，生物学活性仅相当于环氧乙烷的一半。故当环氧乙烷在消毒学上受到重视后，人们减弱了对环氧丙烷的兴趣，然而后来发现，环氧乙烷虽然具有穿透性强，杀菌作用强等优点，但消毒后可在消毒物品内残留有少量对人有毒性的乙二醇。1958年国外限制将环氧乙烷用于食物和药物的灭菌。由于环氧丙烷的水解产物为无毒的丙二醇，故在食物和药物的灭菌上容许用环氧丙烷。目前环氧丙烷仍主要用于食品工业的灭菌，而在医学消毒上应用不广。

（张流波 沈 瑾）

jiǎnyánlè ixiāodújì

季铵盐类消毒剂

（disinfectants of quaternary ammonium compounds） 一类阳离子表面活性消毒剂，它是铵离子 NH^{4+} 中四个H被四个烃基取代生成的化合物；是以氯型季铵盐或溴型季铵盐为主要杀菌有效成分的消毒剂，包括单一季铵盐组分的消毒剂以及由季铵盐组分为主要杀菌成分的复配消毒剂。季铵盐类消毒剂在水中水解后带正电荷，吸附于微生物表面，形成离子微团，逐步渗入细胞质的类脂层和蛋白层，从而改变细胞膜的通透性，使细胞内容物外渗，导致微生物死亡，从而起到消毒作用。同时又可使细胞蛋白凝固，使酶及其结构蛋白变性，破坏微生物的代谢和使胞质蛋白、胞膜沉淀，将微生物杀死。

应用：季铵盐类消毒剂适用于一般物体表面与医疗器械表面的消毒；织物的消毒；外科手消毒、卫生手消毒、皮肤与黏膜的消毒；食品加工设备与器皿的消毒，但不适用于瓜果蔬菜的消毒。

（张流波 沈 瑾）

fùfāng huàxué xiāodújì

复方化学消毒剂

（compound chemical disinfectant） 为提高杀菌效果、克服或改善单方消毒剂单独使用时存在的不足，将几种消毒剂复配后使用的一种较为完美和理想的化学消毒剂。

复方化学消毒剂的配伍主要有两种：一类是消毒剂与消毒剂的复配，另一类是消毒剂与辅助剂的复配。消毒剂与消毒剂的复配主要为发挥消毒剂的协同作用，以提高消毒剂的杀菌能力，可以用同一种类的不同消毒剂进行复配，也可用不同类型的消毒剂加以复配。消毒剂与辅助剂的复配主要为改善消毒剂的综合性能，如提高稳定性，减轻消毒剂对物品的腐蚀损害等。一般可针对不同消毒剂加入适当的稳定剂、缓冲剂等。

复配方案的设计涉及面较广，可从理论和实际应用技术加以考虑，以选定一个合适的安全有效地配方。一般而言应遵循以下原则：协同或相加的杀菌作用；完善或改变药剂性能；主要成分的明确；不配入无效成分；掌握配伍禁忌。

（张流波 沈 瑾）

shēngwù xiāodú

生物消毒

（disinfection by biological factors） 生物消毒是利用动物、植物、微生物及其代谢产物消除或杀灭环境中的致病微生物的过程。目的是控制疾病发生和传播。主要用于水、土壤和生物体表面的消毒处理，目前可用作消毒的生物有以下几种。

植物 中草药的抗菌作用及抗菌机制的研究已有几十年，但用于消毒方面，只是近十几年的研究课题。中草药消毒剂大多数采用多种中草药提取物，混合成消毒剂，在中国流通的这样的配方有30多种，主要用于空气消毒、皮肤黏膜消毒，少数也用于环境物品的消毒。常用中草药多采用药水煎剂型作为消毒剂，也有采用提取精油做消毒剂，中草药能抑制和防止微生物生长繁殖的作用为抑菌作用。中草药能杀灭微生物的作用为杀菌作用。一些中草药在低浓度时有抑菌作用，浓度增大或作用时间延长时，可呈现杀菌作用。不同中草药对不同微生物的抑制和杀灭作用也不同。中草药种类甚多，一味植物药，其有效成分不止一种，故具有多方面的药理作用。

细菌 目前用于消毒的主要是噬菌蛭弧菌，可裂解多种细菌，包括霍乱弧菌、志贺菌、大肠埃希菌、沙门菌等，目前已有多种含蛭弧菌的生物消毒产品问世，分别用于畜禽细菌病的防治，污水处理、微生物环境修复等。其他细菌，如梭状芽胞菌，类杆菌属中的某些细菌，可用于污水、污泥的净化处理。

复合溶菌酶消毒剂 广泛存在于高等动物的组织及分泌物、原生动物、昆虫及微生物中，是能使微生物细胞壁溶解而死亡的一类蛋白酶，除天然溶菌酶外，还可通过生物工程方法生产。作用机制大多为直接裂解细菌的细胞壁。但各种酶的具体作用位点和酶活性有较大差异。由于酶作用专一性的特点，其杀菌谱单一。因此酶作为生物消毒杀菌制剂，只能通过酶群，即几种酶协同作用，效果更佳。国内20世纪90年代初开始有复合溶菌酶消毒剂研究，在实验和应用研究中取得了重要突破，现有关产品已应用于临床消毒与治疗。由于其具有杀菌特异性强、作用条件温和，速度较快，不易产生耐药菌株，易溶于水，对物品无腐蚀性，无臭、无味、毒副作用低，对皮肤黏膜无刺激，不易燃烧，使用安全的特点，广泛应用在皮肤黏膜、烧伤、口腔、鼻咽部位消毒，也可用于畜牧业、动物的黏膜消毒及食品的消毒。

微生物代谢等产物 一些真菌和细菌的代谢等产物如毒素，具有抗菌或抗病毒作用，亦可用做消毒或防腐。

噬菌体 随着抗生素耐药菌株的不断出现以及人们对理化杀菌因子应用所致的菌群失调和对环境再污染的认识，近年来噬菌体的杀菌效应被重新受到重视，在抗感染、治疗、生态环境的净化领域噬菌体技术开始重返舞台。在应对多重耐药菌株、制备抗烧伤感染的人工皮肤、治疗和预防炭疽病、净化炭疽杆菌污染场所、食品加工卫生、建立新型畜牧和发酵工厂的消毒程序等方面有着无限的应用潜力。

随着近代生命科学与生物技术的迅速发展，生物消毒也取得了突破性进展，不断发现一些具有消毒杀菌功能的物种。生物消毒剂是利用动植物天然抑菌成分、抗菌肽、生物酶类及基因工程方法生产的生物酶类、多肽和化学方法合成多肽等配制成的消除或杀灭致病微生物的消毒剂。这方面的研究进展主要有以下几个方面：①利用现代生物学技术对靶生物进行选种、诱变和转基因操作，获得消毒功能更优的物种。②利用重组DNA技术对有消毒潜力但资源少、成本高的溶杀菌（病毒）生物酶类进行基因工程高表达，实现规模化生产。③利用化学方法合成或半合成具有消毒功能的抗菌肽及天然活性物质。④对具有消毒功能的生物酶类及天然活性物质进行化学修饰与改造，以期延长其半衰期、增加其稳定性或增加其杀菌谱。⑤多种天然活性物质的复配新制剂。⑥抗病毒作用的新物质与新技术。

（张流波 沈 瑾）

yīyuàn xiāodú yǔ mièjūn

医院消毒与灭菌（disinfection and sterilization in hospital）

医院感染是指在医疗机构内获得的感染。医院消毒与灭菌是预防医院感染的重要手段，包括医疗器械清洗消毒灭菌、病房环境消毒等。

医疗器械和用品的分类 医疗器械和用品，根据污染后危险的程度，可以分为3类：高度危险品、中度危险品和低度危险品。

高度危险性物品 被微生物污染后可造成严重危害的诊疗器材和用品，这类物品是穿过皮肤或黏膜而进入无菌的组织或器官内部的器材，或与破损的组织、皮肤黏膜密切接触的器材和用品，例如，手术器械和用品、穿刺针、输血器材、输液器材、注射的药物和液体、透析器和透析液、血液和血液制品、导尿管、膀胱镜、腹腔镜、脏器移植物和活体组织钳等。

中度危险性物品 受微生物污染后可造成中等程度危害的诊疗用品。这类物品仅与皮肤黏膜相接触，而不进入无菌的组织内。例如，体温表、呼吸机、胃肠道内镜、气管镜、麻醉机、压舌板、喉镜、口罩、便器、餐具、茶具等。

低度危险性物品 虽有微生物污染，但一般情况下无害，只有当受到致病菌大量污染时才造成危害的物品。这类物品和器材仅直接或间接地与健康无损的皮肤黏膜相接触。例如，生活卫生用品和患者、医护人员生活和工作环境中的物品。例如：毛巾、脸盆、痰盂（杯）、地面、墙面、桌面、床面、被褥、一般诊断用品（听诊器、血压计等）等。

选择消毒、灭菌方法的原则 具体如下。

根据物品污染后的危害程度选择消毒、灭菌方法 高度危险的物品，必须选用灭菌法灭菌，使其灭菌指数达到10^6。中度危险性物品，一般情况下达到消毒即可，可选用中水平消毒法或高水平消毒法，要求消毒指数达到10^3以上，即对试验微生物的杀灭率≥99.90%，对自然污染的微生物杀灭率≥90%。但中度危险性物品的消毒要求并不相同，有些要求严格，如内镜等必须达到高水

平消毒，需采用高水平消毒方法消毒。低度危险性物品，一般可用低水平消毒方法，或只作一般的清洁处理即可，仅在特殊情况下，才作特殊的消毒要求。当传染病病原体污染时，必须针对污染微生物的种类选用有效的消毒方法。根据消毒对象，选用合适的消毒方法。尽量防止和减少消毒过程对物品的危害。

根据污染微生物的种类和数量选择消毒、灭菌方法和使用剂量 芽胞污染的物品，须用高水平消毒法。亲脂病毒污染的物品，可选用中水平或低水平消毒法。消毒物品上微生物污染特别严重时，应加大处理剂量和延长消毒时间。

根据消毒物品的性质选择消毒方法 选择消毒方法的原则，一是要保护消毒物品不受损坏，二是使消毒方法易于发挥作用。耐高温、耐湿物品和器材，应首选压力蒸气灭菌或干热灭菌；怕热、忌湿和贵重物品，应选择甲醛或环氧乙烷气体消毒、灭菌；器械的消毒灭菌，应选择对金属腐蚀性小的灭菌剂；选择表面消毒方法，应考虑表面性质：光滑表面应选择紫外线消毒器近距离照射，或液体消毒剂擦拭。多孔材料表面可采用喷雾消毒法。

医院消毒的程序 凡受到患者排泄物、呕吐物、血液、尿液、粪便污染的器材和物品，应先消毒、再清洗，使用前再按物品污染后危险性的种类，选择合理的消毒、灭菌方法进行消毒或灭菌。

消毒灭菌工作中的自我防护 消毒因子大多是对人有害的，因此，在进行消毒时工作人员一定要有自我保护的意识并采取自我保护措施，防止消毒事故和消毒操作方法不当对人的伤害。

热力灭菌 干热灭菌时防止燃烧；压力蒸气灭菌防止爆炸事故及操作人员的灼伤事故。

紫外线、微波消毒 防止对人的直接照射。

气体化学消毒、灭菌剂 防止有毒的消毒气体泄漏，经常检测消毒环境中气体的浓度，对环氧乙烷气体灭菌还应防止燃烧和爆炸事故。

液体化学消毒、灭菌剂 防止过敏和对皮肤黏膜的伤害。

锐利器械 应单独消毒、处理，避免对人损伤。

（张流波　沈　瑾）

yìyuándì xiāodú

疫源地消毒（disinfection of epidemic focus） 对存在或曾经存在传染源的场所进行的消毒的过程。其目的是杀灭或清除传染源排出的病原体，按照消毒组织、技术措施、消毒时间、消毒范围的不同有多种划分。传染病疫源地消毒的总体要求是及时、有效和彻底。

分类 根据消毒的组织和技术措施的不同，疫源地消毒可分为医院消毒和病家消毒两大类。医院消毒主要指传染病医院与综合医院的传染病区或隔离病房的消毒，病家消毒指除医院以外的传染病患者隔离场所的消毒。

根据消毒处理时间的不同，疫源地消毒分为随时消毒和终末消毒。随时消毒指疫源地内有传染源存在时随时进行的消毒，其目的是及时杀灭或清除患者和病原携带者排出的病原体，防止其扩散。终末消毒指传染源离开疫源地后，对疫源地进行的一次彻底消毒，如传染病患者住院、转移或死亡后，对其住所及污染的物品进行的消毒。

传染病的传播与流行，严重危害人民健康，制约国民经济的发展。近年来，由于新发传染病的传播与流行，人类面临新的生存挑战。切实做好传染病疫源地的消毒工作，对切断传播途径，防止传染病的传播蔓延具有十分重要的意义。

疫源地常用的消毒方法 ①煮沸消毒法。本法适用于餐（饮）具、服装、被单等不耐湿、耐热物品的消毒。②消毒剂溶液浸泡消毒法。本法适用于餐（饮）具、服装、污染的医疗用品等的消毒。③消毒剂溶液擦拭消毒法。本法适用于家具等物体表面的消毒。④消毒剂溶液喷雾消毒法。本法适用于室内空气、居室表面和家具表面的消毒。⑤环氧乙烷简易熏蒸消毒法。本法适用于棉衣、书信、皮革制品、电器及电子设备等耐湿、热和易被腐蚀物品的消毒。

疫源地消毒剂的选择 包括以下几个方面。

根据污染病原体的种类与抗力确定常用的消毒剂 ①朊病毒污染物：选择含氯消毒剂或氢氧化钠，配合压力蒸气灭菌方法。②芽胞污染物（如炭疽杆菌芽胞、破伤风杆菌芽胞污染物等）：选择含氯类、过氧化物类、含溴类和甲醛等消毒剂。③分枝杆菌（如结核分枝杆菌、麻风分枝杆菌）、亲水病毒（如脊髓灰质炎病毒、诺如病毒、腺病毒、轮状病毒、甲型肝炎病毒、戊型肝炎病毒及引起手足口病病原体）、支原体、衣原体、立克次体等病原体的污染物：选择含氯类、含溴类、过氧化物类、醛类和含碘类等消毒剂。④细菌繁殖体（如霍乱弧菌、痢疾杆菌、白喉棒状杆菌、伤寒沙门菌和副伤寒沙门菌、布鲁氏菌、淋病奈瑟菌等）、亲脂病毒

（如流感病毒、麻疹病毒、汉坦病毒等）及螺旋体等病原体的污染物：选择含氯类、含溴类、过氧化物类、醛类、含碘类、醇类、胍类、季铵盐类等消毒剂。⑤一些易受到有机物影响且引发严重疾病的病原体（如乙型肝炎病毒、丙型肝炎病毒、丁型肝炎病毒、人类免疫缺陷病毒等）的污染物，宜选用高水平消毒剂，如含氯类、含溴类、过氧化物类等消毒剂。⑥特殊传染病病原体（如SARS-冠状病毒、MERS-冠状病毒、埃博拉病毒、高致病性禽流感病毒、H7N9禽流感病毒、鼠疫耶尔森菌和狂犬病病毒等病原体）的污染物，按照国家制定的相应指南进行。

根据病原体污染的消毒对象确定的常用消毒剂 包括以下几个方面：①常用的物体表面消毒剂：含氯类、含溴类和过氧化物类消毒剂等。②常用的空气消毒剂：过氧化物类消毒剂（如过氧乙酸、二氧化氯、过氧化氢、臭氧等）。③常用的污水消毒剂：含氯类、含溴类和过氧化物类消毒剂。④常用的餐饮具消毒剂：含氯类、含溴类和过氧化物类消毒剂。⑤常用的排泄物、分泌物及尸体消毒剂：含氯类和过氧化物类消毒剂。

根据环境保护要求确定的常用消毒剂 在确保消毒效果的情况下，推荐选择过氧化物类消毒剂（如过氧化氢、过氧乙酸、二氧化氯）、季铵盐类消毒剂等对环境影响较小的消毒产品。

（张流波　沈　瑾）

shíyǐnjù xiāodú

食饮具消毒（disinfection for tableware） 食饮具是传播肠道传染病的重要途径，食饮具的消毒在食品卫生工作中显得尤为重要。

分类 食饮具消毒方法主要有两大类：一类是加热消毒，另一类是化学消毒。前者为国内外多数单位所采用。后者一般作为临时性没有加热条件以及不方便采用加热法消毒时采用。食饮具在消毒前必须先经过洗涤。对食饮具进行洗涤常用洗、刷、冲三种方法。洗是将食饮具上的食物残渣去除；刷是在50℃左右含碱水或洗涤剂的液体中洗刷，将食饮具上的污物、油垢去除干净；冲是用洁净的水将食饮具上的碱或洗涤剂冲洗干净。可采用浸泡、喷射、淋洗3种洗涤方式。

食饮具的热力消毒包括湿热消毒和干热消毒。湿热消毒法是食饮具消毒的首选方法。具体使用方法是煮沸和蒸气消毒。干热消毒法包括红外线消毒和食具消毒柜，另外还有自动冲洗消毒洗碗机。食饮具化学消毒法适用于不具备热力消毒条件的单位，或不能使用热力消毒的食饮具。使用的化学消毒剂应注意失效期，有条件的单位可定期测定其有效成分的含量，并有专人负责保管。

（张流波　沈　瑾）

yǐnshuǐ xiāodú

饮水消毒（disinfection for drinking water） 杀灭或去除水中的肠道致病微生物，防止饮用者发生肠道传染病。提供安全饮用水一直是备受世界卫生组织关注的问题，而水的消毒是提供安全饮用水的重要手段之一。

饮水消毒方法 有物理方法和化学方法。一般情况下，集中式供水采用化学消毒法，个人饮水消毒大都采取煮沸消毒方法，但在某些情况下无法进行煮沸消毒时，采用化学消毒法。20世纪初发现氯可以灭活水中致病微生物后，氯消毒在给水处理中得到广泛应用。但自20世纪70年代发现氯消毒产生“三致”物质以后，人们开始重新审视消毒问题，并进行了大量的研究工作。由于氯消毒产生“三致”物质，并且不能有效杀灭隐孢子虫及其孢囊，因此，其他高水平消毒剂或消毒技术日益受到青睐，如二氧化氯、臭氧、含溴消毒剂、紫外线及控制释放技术等。

理想的饮水消毒剂应符合下列要求：无毒、无刺激性；能迅速溶于水并能快速释放出杀菌有效成分；对各种天然水中所有类型的肠道致病微生物都有较强的杀灭效果；不与水中含有的有机物起化学反应而降低或破坏其杀菌作用或产生有毒的化合物；能耐储存；便于运输；操作使用简单方便；价格便宜，能普及使用等。

常用的饮水消毒剂 有以下几种。

含氯消毒剂 在保证饮水卫生安全，防止肠道传染病的流行中起了很重要的作用。现在用氯消毒饮用水已达到了自动化程度。氯对微生物杀灭能力强，在水中能长时间的保持一定数量的余氯，具有持续消毒作用。虽然氯消毒产生“三致”物质，由于未找到更好的能取代氯的饮水消毒剂，所以世界上多数国家仍采用氯制剂消毒饮用水。含氯消毒剂的种类较多，有液氯、漂白粉、漂粉精、三合二、次氯酸钠、氯胺T、二氯胺对羧基苯磺酸、二氯异氰尿酸钠、二氯异氰尿酸等。含氯消毒剂的消毒效果随它的化学性能、存在状态和水质情况不同而差别较大。一般来说，游离氯的消毒效果比结合氯好，酸性条件比碱性条件消毒效果好，温度越

高消毒效果越好。根据水质情况不同，加氯量一般为 3～10mg/L，接触 30 分钟，余氯达 0.3～0.5mg/L 即可。

二氧化氯　二氧化氯是公认的高效、广谱、速效消毒剂，被认为是含氯消毒的理想替代产品。消毒饮水的优点是：高效、广谱、速效，消毒持久；具有脱色、除臭、除味功能；不生成三卤甲烷类副产品；二氧化氯在水中不发生水解，在 pH4～10 范围内消毒效果的影响。

臭氧　臭氧对细菌繁殖体、芽胞、病毒及寄生虫卵均有良好杀灭效果。井水和清洁河水消毒臭氧浓度需 1.5mg/L，有可疑污染时臭氧浓度不低于 3mg/L，10 分钟内剩余臭氧浓度不低于 0.5mg/L。

（张流波　沈　瑾）

shāchóng yǔ mièshǔ

杀虫与灭鼠（pest control and deratization）　在医学中是对人体健康造成危害的节肢动物或鼠类进行有效防治的总称。是预防控制媒介生物传染病的重要手段。人类对有害生物的防治过程中，逐渐加深了对有害生物的认识，提出了有害生物综合治理的概念，并逐渐代替了过去杀虫和灭鼠的传统提法，但是因杀虫灭鼠的提法更简单而易于理解，故在预防医学中还经常用到。

（刘起勇）

wèishēng hàichóng

卫生害虫（sanitary pest）　可对人类健康造成直接或间接危害、影响人们正常生活的所有节肢动物。它们包括昆虫纲的蚊、蠓、蚋、虻、白蛉、蝇、蜚蠊（蟑螂）、蚤、虱、臭虫和蛛形纲蜱螨亚纲的蜱类、革螨、恙螨、疥螨、蠕形螨、粉螨、蒲螨等，一般通称为医学昆虫。此类害虫可通过吸血、刺螯、骚扰、寄生或引起变态反应等直接危害人体健康，并能传播多种疾病。

有害生物除了包括卫生害虫，还包括对人类生产、生活造成危害的其他生物，如农业、林业和城市环境有害节肢动物和啮齿类动物。而卫生有害生物则既包括卫生害虫，还包括对人类健康造成危害的啮齿类动物。

（刘起勇）

bìngméi shēngwù

病媒生物（disease vector）能传播人类疾病的生物，又称媒介生物。包括脊椎动物和无脊椎动物。脊椎动物媒介主要是鼠类，属哺乳纲啮齿目动物；无脊椎动物媒介主要是昆虫纲的蚊、蝇、蟑螂、蚤、白蛉等和蛛形纲的蜱、螨等。通过对病媒生物的有效控制，不仅能减少它们对人群的骚扰和经济损失，更重要的是预防和控制媒介生物传染病的传播。

病媒生物危害：病媒生物不仅可以直接通过叮咬人类和污染食物，影响或危害人类的正常生活，更可以通过多种途径传播一系列的重要传染病。在中国法定报告的传染病中有许多属于媒介生物传染病，如鼠疫、流行性出血热、钩端螺旋体病、疟疾、登革热、流行性和地方性斑疹伤寒、丝虫病等。而一些消化道传染病如痢疾、伤寒等，亦可通过病媒生物的机械性传播在人群中扩散。

病媒生物监测：指以科学的方法，长期、连续、系统地采集病媒生物，对其种类、数量、空间分布和季节变化等资料进行整理分析，并对结果进行解释和反馈，作为卫生行政部门和疾病预防控制机构制定、实施、评价和调整病媒生物控制的策略和措施的依据。

系统地开展病媒生物监测，可以掌握监测对象的种类、数量、分布及季节变化，为预测预警、应急处理、制定科学合理的病媒生物防治方案提供依据，也为分析病媒生物的长期变化和与当地传染性疾病的相关性提供基础资料。

病媒生物危害评估：病媒生物控制作为传染病防治的重要手段，在实施之前需要进行病媒生物危害的评估，确定该地区主要病媒生物种类、密度、危害程度等。

（刘起勇）

wèishēng yǒuhài shēngwù zōnghé zhìlǐ

卫生有害生物综合治理（integrated sanitary pest management）　21 世纪初随着化学合成工业的兴起与发展，尤其在第二次世界大战以后新发现的有机氯、有机磷类杀虫剂的大量出现，对病媒生物的防治主要采取单纯依赖化学药物的杀灭策略。但随着化学杀虫剂的使用时间的延长和数量的增加，环境污染问题日益严重；杀虫剂杀灭害虫的同时，大量非靶标生物受到伤害，破坏了生物多样性和生态系统的平衡；杀虫剂的不合理使用引起有害生物抗药性，使防治效果日渐下降。人们逐渐认识到有害生物的防治必须从生态系统的总体出发，充分利用自然界中抑制有害生物繁殖和危害的条件，采取综合治理措施。

1967 年联合国粮农组织的专家们对有害生物综合治理（integrated pest management，IPM）的定义为："对有害生物的一种管理系统。它按照有害生物的种群动态及其与环境的关系，尽可能协调运用适当的技术和方法，使其种群密度保持在经济允许的危害水平以下。”中国学者结合国内实际情况，根据长期病媒生物防治经验提出媒介生物综合治理策略，即“从媒介及其环境和社会条件的整体观点出发，根据标本兼治而以治本为主，以及有效、经济、简便和安全，包括对环境无害的原则，因地和因时制宜地对媒介种类，综合采用合理的环境治理、化学防治、生物防治或其他有效手段，组合成一套系统的防治措施，把防治的媒介种群控制在不足为害的水平，并争取予以清除，以达到除害灭病或减少骚扰的目的”。

有害生物综合治理以生态系统作为管理单位，注重合理调整系统内部各组成部分的相互关系，而不仅针对有害生物本身。它允许有害生物在有害密度水平以下继续存在，并提出以预防为主，重视发挥生态系统中与有害生物种群数量变化有关的自然因素的控制作用。强调治理策略整体效益，尽可能地综合各种安全、有效、经济、简便的治理措施，相互补充，扬长避短。综合治理不仅需要专家和专业机构的努力，还要依靠政府部门和其他相关机构以及社区群众的参与和配合，才能最大限度地发挥措施协调的功能，取得最大的社会、经济与生态效益。

环境治理 根据有害生物的生物学、生态学特点，加以利用而达到防治它们的目的，是有害生物综合治理的基本措施。它包括环境改造、环境处理以及改善人类居住环境和习惯等，以防止有害生物滋生，或减少与人的接触而免受其害。化学防治作用一般较短暂，而环境治理效果常可持续较久。

环境改造 对土地、水体或植被进行的各种改造，以清除或减少有害生物滋生地。长期或永久的对环境的治理，亦是防治有害生物的治本措施。在城镇卫生基础设施建设中统一规划，建设垃圾、粪便、污水无害化处理场，改造城市排水系统，规划街道和土地以及进行卫生管理和工艺系统的改造等。一些规模较大的改造措施需要相关工程人员、农学家与媒介生物控制工作者协作努力，才可较好开展。

环境处理 在有害生物滋生地造成暂时性不利于其滋生的各种措施，如水位波动、间歇灌溉、焚烧或清除陆生植被、隐蔽或曝晒、控制水生生物以及设闸冲刷、居住环境翻盆倒灌等。这些措施可以暂时性抑制有害生物滋生，如能坚持长期使用，可以有效降低媒介生物的密度。

改善人类居住环境和习惯可以减少人、病媒、病原体 3 者的接触，从而减少感染的机会。如住房改造、新村建设、设置动物屏障、污水和垃圾处理以及个人防护等。

环境治理是多部门联合行动，尤其是政府部门的组织和动员社区成员参与，才能取得理想效果。

化学防治 以天然或合成药物毒杀或驱走害虫以达到防治目的的措施。杀虫剂对害虫的作用方式主要有：①胃毒。即经害虫消化道系统进入体内产生毒性作用。②触杀。接触害虫体表，进入体内，使之中毒或死亡。药物微粒弥散于空间，接触幼虫体而引起的触杀作用，又称空载触杀。③熏蒸。以气体状态经害虫气孔进入体内产生毒性作用。④内吸。先由动物或植物吸收，经过害虫刺叮或食入而引起的中毒或死亡。⑤驱避。药剂涂在皮肤或衣物上逐步挥发，引起昆虫感觉器官难以忍受而离去的作用方式。具有此作用的化合物称为驱避剂。目前常用药物以合成化学杀虫剂为主，如有机氯、有机磷、氨基甲酸酯与拟除虫菊酯类杀虫剂。

化学防治见效快，实行方便，适合应急控制时的大规模处理，在虫媒传染病流行时常首先采用此法以控制发病，为综合治理措施的重要组成部分。但随化学杀虫剂的长期大量使用，也产生了抗药性、污染环境、破坏生态平衡等一系列新问题。为克服这些缺点，除努力寻找高效低毒、易于降解的新杀虫剂外，应加强杀虫剂的合理使用，包括有计划地轮换使用等。

物理防治 利用机械、光、声、电、温度等物理因素进行杀虫或防虫的措施。如拍打苍蝇、诱捕陷阱等均为常用的物理防治方法。近年来国内外正在发展各种光诱捕器以诱杀成蚊。使用纱窗、纱门、蚊帐等机械阻隔以防蚊、蝇侵害，亦属于物理防治的范畴。

生物防治 利用生物或其代谢产物以控制有害生物的措施。此法对人畜无害，一般不造成环境污染，某些天敌的引入尚可对有害生物起到长期抑制作用，故近年国内外均较重视。生物防治的基本方法有：①养殖自然界天敌或培植病原微生物，大量释放以增加其在环境中的数量，使有害生物受到抑制。如稻田中放养鱼类吞食孑孓。②从外地移植新天敌，使害虫受到更多新的抑制。如某些太平洋岛屿引入巨蚊以控制容易滋生的伊蚊。

法规防治 利用法律或条例规定，防止有害生物传入，用监督及强制手段进行有害生物防治。检疫是防止从国外或外地传入有害生物的重要措施。目前，空运日益发达，飞机传播病媒生物的危险性也越来越大。法规防治虽带有强迫性，但为了保障广大群众健康，某些合理规定仍属必要。

其他防治措施 通过射线照射、化学不育剂或遗传方法对媒介蚊虫进行处理，改变其遗传物质，降低其繁殖势能，从而消灭种群的方法称为遗传防治，如使用β或α射线使雄蚊失去精子生成能力或精子失去受精能力，使遗传物质受损，向环境中释放这种雄虫与野外雌虫交配后不能产生后代。近年来，转基因蚊虫研究较多，但尚未进入实用阶段。

（刘起勇）

wèishēng shāchóngjì

卫生杀虫剂（sanitary pesticide） 控制卫生害虫的药物。18世纪~20世纪初，多使用无机杀虫剂巴黎绿、砷酸钙、氟化钠或植物杀虫剂除虫菊、鱼藤等。自1939年发现滴滴涕的良好杀虫作用及1942年发现六六六杀虫效力后，有机磷、氨基甲酸酯、拟除虫菊酯类与昆虫生长调节剂类等各种类型的杀虫剂相继出现，为化学杀虫药的发展开创了新局面。

化学杀虫剂一般具有广谱、长效、高效等特点，可迅速压低虫群密度，为目前防治卫生害虫的主要药物。此类杀虫剂发展非常迅速，除滴滴涕、狄氏剂与六六六等杀虫剂因在自然界不易降解，毒性高，在某些国家已限用或禁用外，大多数化学杀虫剂仍然是有害生物控制的主要手段。

常用卫生杀虫剂 常用卫生杀虫剂剂型有粉剂、可湿性粉剂、乳油、烟剂、气雾剂与缓释剂等，制剂的品种则更为繁多。杀虫剂需通过剂型和制剂的合理配伍才可充分发挥作用。

粉剂适用于喷洒地面、床铺，以灭蚤、臭虫、蜚蠊、蜱和螨等，或用于衣、被灭虱。药效持久，皮肤不易吸收，不污染衣物，但作用较油剂、乳剂慢。

可湿性粉剂水悬液，用于处理粗糙表面，药物不易被吸收，效果持久，但不如油剂与乳剂速效，常用于室内滞留喷洒。

油剂与乳剂穿透性好，作用快，药效持久。高浓度油剂可用于超低容量空间喷洒，制剂需有适宜的黏度、挥发度与表面张力，并对植物无药害。

烟剂或热雾剂适用于闭合空间和林区，可大范围施放，作用迅速，但无滞效。在开阔地施放，需要掌握气象条件，利用好地形地势。

气雾剂为一种使用方便的剂型，可装于金属罐内，以氟利昂作为发射剂喷出，或经特殊器械用压缩空气喷出。含天然除虫菊或拟除虫菊酯的气雾剂，作用快，效果好，低毒高效，为室内速效杀虫优良制剂，但残效期短。

缓释剂为近年发展的新剂型，是将杀虫剂经特效处理吸附或保藏于某些载体内，使之缓慢释放以延长药效，降低毒性，减少环境污染。多用于杀灭水体内蚊类幼虫。

理想杀虫剂 理想杀虫剂应具备以下特点：①对害虫有剧毒，对人、畜低毒或无毒。②有多种杀虫作用，既可直接经昆虫的消化道、表皮、气孔引起中毒，亦可经内吸方式间接引起中毒。③可制成多种剂型，并可混合配制成各种制剂而性质不变。④化学性质稳定，耐储存，在自然环境中可逐渐降解。⑤无不良气味，无驱虫作用。⑥一般用量对植物无害。⑦不腐蚀物品，特别是金属器具。⑧生产简易，价格便宜。显然，寻找完全符合上述条件的药物尚需作巨大努力。既要寻找新型药物，又要对原有品种进行改造。

（刘起勇）

huàxué shāchóngjì

化学杀虫剂（chemical pesticide） 以控制媒介昆虫及其他有害节肢动物的天然或合成药物。常用于卫生杀虫用杀虫剂包括有机氯、有机磷、氨基甲酸酯类和拟除虫菊酯类。

（刘起勇）

yǒujīlǜ shāchóngjì

有机氯杀虫剂（organochlorine pesticide） 用于杀灭害虫的含氯有机化合物。是发现和应用最早的一类人工合成有机杀虫剂。20世纪40~70年代曾在全球广泛应用，目前已有约60余种，具有杀虫谱广，毒性低、残效时间长的特点，在防治卫生害虫方面发挥过重大作用。但此类杀虫剂化学性质稳定，在自然环境中难以分解，长期大量使用易污染环境，并可在人、畜肝脏及脂肪中蓄积，引起慢性中毒或损伤。因此滴滴涕、六六六等已被禁用。

三氯杀虫酯为可被生物降解的滴滴涕类似物，高效低毒，对人畜安全，可用于防治蚊、蝇、臭虫等，并可杀灭对有机磷产生抗药性的蝇类。本品为触杀剂，药效可持续数周。中国仅用于灭蚊烟片，但因有一定的呼吸道刺激作用且气味不好，不适合家用。

（刘起勇）

yǒujīlín shāchóngjì

有机磷杀虫剂（organophosphate pesticide） 用于杀灭害虫的含磷有机化合物。目前常用的有：磷酸酯、硫代磷酸酯、二硫代磷酸酯与磷酰胺4大类。此类杀虫剂具有快速触杀与胃毒作用，某些则兼有熏杀或内吸作用。多数品种具有高效广谱杀虫特点，少数有较强选择毒性。有机磷杀虫剂品种多，可适应防治不同害虫需要。某些品种交互使用，可缓解害虫抗药性，如苯硫磷可解除对马拉硫磷的抗药性，马拉硫磷又可解除对敌百虫的抗药性。气温较高时，多数品种具良好杀虫活性。某些品种残效长，如倍硫磷、马拉硫磷、杀螟松与甲基嘧啶磷；某些品种残效短，如辛硫磷与氯辛硫磷。世界卫生组织推荐马拉硫磷、杀螟松、甲基嘧啶磷与氯辛硫磷等用于防治媒介按蚊。有机磷杀虫剂在自然界中易水解或生物降解，较少造成污染，在动物体内无蓄积中毒危险。对哺乳动物毒性因品种不同而差异悬殊，用于卫生杀虫者均属低毒或中等毒性品种。

有机磷杀虫剂的化学结构与生物活性存在某些规律性联系，故可通过改变某些基团，将高效、高毒品种改造为高效、低毒的新品种。

敌百虫于碱性液体中变为敌敌畏，具胃毒与触杀作用。对蚊、蝇、蜱、螨、蚤、臭虫等卫生害虫以及动物体外寄生虫均有杀虫作用。可用于喷雾或制备毒饵。

马拉硫磷易溶于多种溶剂，于酸或碱性物质中易分解，铁、铝、铜亦可促其分解。对蚊、蝇、虱、臭虫、蜱、螨等皆有毒杀作用。对哺乳动物毒性低，可用于室内滞留喷洒，防治疟疾媒介，用量$2g/m^2$，残效期可达1~2个月。水中浓度为0.5~1.0ppm时，2小时内可杀死全部蚊类幼虫。喷洒0.2%乳剂，用量$500ml/m^2$，12小时内可杀死全部蝇蛆。

杀螟松极易溶解于醇、酮及芳香烃中，高温或碱性液中易分解。主要为触杀作用，兼有胃毒、空载触杀与内吸作用，对蚊、蝇、臭虫、蜱等均有效。用于防治疟疾媒介，室内滞留喷洒用量为$2g/m^2$。

（刘起勇）

ānjījiǎsuānzhǐ shāchóngjì

氨基甲酸酯杀虫剂（carbamate pesticide）

氨基甲酸酯类杀虫剂是由氨基或胺基直接与甲酸酯的羰基相连的化合物。其杀虫作用机制也是抑制胆碱酯酶的活性，昆虫不能分解乙酰胆碱，使昆虫的神经持续兴奋，直至死亡。但氨基甲酸酯类在昆虫体内不需要水解而起作用，水解后毒性降低。其毒性一般比有机磷类低，在动植物和土壤中能较快地分解为无害物质，无蓄积作用。常用的有甲萘威、恶虫威、残杀威、丁硫克百威等。

（刘起勇）

nǐchúchóngjúzhǐlèi shāchóngjì

拟除虫菊酯类杀虫剂（pyrethroid pesticides）

根据除虫菊酯的化学结构而人工合成除虫菊酯的类似物的杀虫剂。天然除虫菊酯是古老的植物性杀虫剂，是除虫菊花的有效成分，其化学结构到20世纪40年代才被研究确定，其含有杀虫活性成分环丙烷羧酸酯类化合物，包括除虫菊素Ⅰ和Ⅱ。这类化合物对害虫具有强烈触杀作用，击倒作用快，高效广谱，并有驱避作用，用于防治蚊虫等类害虫。但是此类天然化合物在空气中和阳光下极不稳定，易分解失效。1947年，开始人工合成除虫菊酯的类似物。现在除了环丙烷羧酸酯类，还进一步开发出卤代环丙烷羧酸类，后者对光稳定、杀虫效力更高。因拟除虫菊酯类杀虫剂具有杀虫谱广、高效低毒、低残留、生物降解性能好等优点，现已得到广泛应用。

拟除虫菊酯对昆虫的作用机制比较复杂，普遍认为它是神经毒剂，通过使钠离子通道长期开放，最终导致昆虫兴奋过度。一般认为拟除虫菊酯引起昆虫的中毒征象可分为两个阶段，即兴奋期和抑制期。兴奋期昆虫受到刺激而乱爬乱动，之后进入抑制期，活动减少，出现麻痹，昆虫可能会死亡或复苏。拟除虫菊酯在昆虫体内代谢主要经过氧化和酯解，参与代谢的酶类包括多功能氧化酶和羧酸酯酶。

根据构成酯中羧酸的不同而分为两大类：即环丙烷羧酸类和不含环丙烷羧酸类。前者又分为：①菊酯类，如丙烯菊酯、胺菊酯等。②卤代菊酯类，如氯菊酯、溴氰菊酯等。③其他含环丙烷羧酸酯类如杀螟菊酯等。后者主要是α-异丙基-对氯苯乙酸酯，氰戊菊酯等。拟除虫菊酯类杀虫剂存在立体异构体，其立体结构与杀虫活性关系极大。

氯菊酯是人工合成的第一个光稳定型拟除虫菊酯，是一种高效、广谱杀虫剂。对蚊、蝇、蟑螂及多种农业害虫均有极好的杀灭作用。对人畜低毒，又无刺激性，所以应用非常广泛。是世界卫生组织推荐最早的卫生杀虫剂之一，也是中国生产和应用最早的拟除虫菊酯杀虫剂。产品有原药、10%乳油各种含量的喷射剂、气雾剂及各种混配制剂。主要用于杀灭蚊、蝇、蟑螂和虱等。

氯氰菊酯具触杀和胃毒作用，杀虫谱广，作用迅速，对热稳定，药效比氯菊酯高，持效亦较长。

对某些害虫的卵具有杀伤作用，还对有些害虫有拒食活性，主要用于农业害虫，但在卫生害虫上也可以使用，主要用于防治飞行和爬行害虫，如蚊、蝇、蟑螂。

顺式氯氰菊酯是氯氰菊酯中杀虫效力高的两种顺式异构体1∶1的混合物，其杀虫活性比氯氰菊酯高，并且有更长的持效，用药量小。高效氯氰菊酯又叫高效顺反式氯氰菊酯，它是氯氰菊酯中杀虫效力高的顺式和反式两对外消旋体（简称高效体）的混合物，顺式和反式的比例约为2∶3。顺式氯氰菊酯和高效氯氰菊酯的杀虫特点与氯氰菊酯相同。高效氯氰菊酯对人畜的毒性低很多，对卫生害虫的毒力等于或大于顺式氯氰菊酯，因而在卫生害虫的防治上更具某些优点，剂型有5%可湿性粉剂和5%悬浮剂，采用滞留喷洒、浸泡蚊帐、涂刷物体表面，用于防治蚊、蝇、蟑螂、臭虫、蚂蚁等。

丙烯菊酯蒸气压大小适中，具有熏蒸和触杀使用，对人畜低毒，主要用于蚊香、电热蚊香，可和其他杀虫剂混配成喷射剂和气雾剂，用于室内蚊蝇和其他害虫以及牲畜的体外寄生虫的防治，包括家蝇、蚊、蟑螂、臭虫、虱、蚤等。

右旋丙烯菊酯和富右旋丙烯菊酯的作用与丙烯菊酯相同，但其毒力是丙烯菊酯的2倍。主要用于加工成蚊香和电热蚊香片以防治蚊虫。

胺菊酯为世界卫生组织推荐用于公共卫生的主要拟除虫菊酯杀虫剂之一。对人畜低毒，对蚊、蝇等卫生害虫具有快速击倒的效果，但致死作用较差，常有复苏现象，故常与其他杀死力强的杀虫剂复配使用，或添加增效剂。对蟑螂具有驱赶作用，可把栖息在黑暗处的蟑螂驱赶出来，在与其他杀虫剂的共同作用下将其杀死。胺菊酯主要是用来与其他卫生杀虫剂复配，用于防治家庭和畜舍的蚊、蝇和蟑螂等卫生害虫。

醚菊酯从化学结构来看，它属醚类化合物，但它的空间结构与拟除虫菊酯相类似，所以又称为类拟除虫菊酯杀虫剂。它杀虫谱广，杀虫活性较强，击倒速度快，持效期较长。对害虫以触杀和胃毒作用为主，对螨无效。对人畜毒性极低，大鼠急性口服$LD_{50}>10000mg/kg$体重。室内喷雾，以$5mg/m^3$，淡色库蚊和家蝇死亡率达100%。可使用滞留喷洒和空间喷雾，用于防治蚊、蝇、蟑螂等。

溴氰菊酯具有很强的触杀和胃毒作用，是高效的拟除虫菊酯类杀虫剂之一，药效比氯菊酯高一个数量级，对家蝇的毒力比天然除虫菊素高1000倍，而且持效长，杀虫谱广。已经广泛应用于农林、仓贮、卫生和畜牧害虫的防治。溴氰菊酯性质稳定，耐贮存。对哺乳动物毒性属中等，但经皮毒性较低，而且对皮肤无刺激，对眼睛有轻度刺激作用。用于防治卫生害虫，有2.5%可湿性粉剂、2.5%悬浮剂。使用滞留喷洒、空间喷雾、浸泡蚊帐防治蚊、蝇、蟑螂、蚤、虱、臭虫等。

（刘起勇）

shēngwù shāchóngjì

生物杀虫剂（biopesticide） 能够杀死有害昆虫的生物来源的物质。生物杀虫剂使用历史可以追溯到一千多年以前，其历史远早于化学杀虫剂。随着化学杀虫剂的发现和使用，生物杀虫剂一度被忽视。然而，随着化学杀虫剂对环境污染的日益受到重视，以及抗药性问题的不断加重，生物杀虫剂逐渐受到重视。根据生物杀虫剂的来源可以把生物杀虫剂分为植物源、动物源和微生物源3类。

植物来源的杀虫剂有除虫菊素、烟碱、鱼藤酮、印楝素和川楝素等，这些物质来源不同，作用机制各异，杀虫效率也不同。

病原微生物可以用来防治卫生害虫，这类微生物包括真菌、细菌、病毒和微孢子虫。苏云金芽胞杆菌和球形芽胞杆菌是目前应用最广、使用最成功的灭蚊的病原微生物，其灭蚊选择性强，对非靶生物和人畜无毒性，在自然界中易降解不污染环境。这两种细菌产生毒素，用于防治蚊的幼虫。其作用机制是被蚊幼虫吞食后，破坏胃壁，浸入中肠，阻碍蚊幼细胞对钾离子的通透性，使上皮细胞脱落，最终导致虫体死亡。

（刘起勇）

kūnchóng shēngzhǎng tiáojiéjì

昆虫生长调节剂（insect growth regulator） 通过抑制昆虫生理发育，如抑制蜕皮、抑制新表皮形成、抑制取食等最后导致害虫死亡的一类药剂。由于其作用机制不同于以往作用于神经系统的传统杀虫剂，毒性低，污染少，对天敌和有益生物影响小，被称为第三代农药。早期研究的一些化合物因在化学性质上是昆虫天然保幼激素、蜕皮激素的类似物，其缺点是环境和代谢上不稳定，限制了应用范围。研究发现了一批化学结构上完全不同的物质，但仍可通过抑制表皮形成，产生相似效果，并且具有稳定性好，选择性强，更加安全的特点。这一类化合物作用缓慢，不能对害虫快速致死，而是阻碍或干扰昆虫个体的正常发育，使昆虫个体生活能力降低、死亡，进而使种群灭绝。

目前已发现的具有昆虫生长调节作用的化合物包括萜类、苯酰胺类、氨基甲酸酯类、三嗪类、苯甲酰脲类及其他一些化合物。在卫生害虫防治上应用的主要有保幼激素类似物和几丁质合成抑制剂，包括除虫脲、灭幼脲、氟虫脲、苯氧威、吡丙醚等。

（刘起勇）

shāchóngjì shīyào fāngshì

杀虫剂施药方式（pesticide application method） 合理选择杀虫剂和施药方式，对提高防制效果有重要意义。常见的杀虫剂施药方式包括滞留喷洒、空间喷洒、热烟雾、烟剂、诱杀、药物浸泡、驱避剂等。

滞留喷洒 将具有触杀作用（有时兼有胃毒作用和熏蒸作用）且残效长的化学杀虫剂喷洒在病媒昆虫经常栖息、停歇的物体表面，当病媒昆虫在这些地方栖息、停歇时接触化学杀虫剂而中毒致死。作为滞留喷洒的化学杀虫剂必须具备触杀作用和持效时间长这两个基本条件。施行滞留喷洒时根据杀虫剂有效成分含量和使用剂量确定药品喷洒的稀释倍数，经过稀释以后，用喷雾器施药，将药物均匀喷洒到物体表面。喷药部位在媒介栖息、停歇之处，对不同的媒介昆虫喷洒部位不同。影响滞留喷洒的因素包括杀虫剂的种类、媒介昆虫对杀虫剂的敏感性、施药剂量、药物剂型、喷洒物表面的性质和施药部位。滞留喷洒灭蚊、灭蝇、灭蟑螂常用的几种杀虫剂见表1。

空间喷洒 在室内或野外，把杀虫剂直接喷射到空中，使防治对象黏着药剂雾粒而中毒死亡。与滞留喷洒不同的是直接毒杀害虫，多用于防治蚊、蝇，也可用于毒杀其他室内害虫。空间喷洒具有快速杀虫作用，但一般无残效，或仅有很短残效。它适用于蚊媒病，如登革热等流行时做紧急灭蚊处理。

超低容量喷雾是利用特制雾化喷头将高浓度杀虫剂通过离心分散或高速气流的冲击作用，雾化成微小均匀的雾滴，喷洒到靶标昆虫。它具有省药、快速以及减少杀虫剂污染量的优点，适用于紧急控制或预防虫媒疾病的流行，可在短期内处理广大地区。缺点是无残效，易受风力等气象条件影响。

热烟雾 热烟雾杀虫技术是将液体或固体杀虫剂有效成分溶解在具有适当闪点和黏度的有机溶剂中，再添加其他必要成分调制成制剂，利用脉冲式喷烟机产生的气流，将杀虫剂喷射到热气流中，制剂被加热气化后排出，遇到外界空气形成直径为数微米至数十微米大小的颗粒，分散悬浮在空中，形成气溶胶。热烟雾具有很好的扩散性和穿透性，对害虫具有触杀和熏杀作用，特别适合杀灭缝隙裂孔中的害虫。在仓库、暖气管道、下水道、船舶、牲畜棚、列车、地下室等不易施药的场所，对隐藏的害虫杀灭效果显著。

烟剂 是由杀虫剂有效成分与可燃物质、发烟剂、助燃剂、降温剂等混合配制成，点燃后杀虫剂借助燃烧产生的热迅速蒸发、形成气溶胶，分散到空气中而杀灭医学昆虫。烟雾颗粒小、悬浮

表1 滞留喷洒灭蚊、灭蝇、灭蟑螂常用的几种杀虫剂

杀虫剂	灭蚊		灭蝇		灭蟑螂	
	用量（g/m^2）	持效期（月）	用量（g/m^2）	持效期（月）	用量（g/m^2）	持效期（月）
残杀威	1~2	2~3				
混灭威	2.0	≥≥1				
恶虫威	0.4	2~3	0.1~0.2	2~3	0.2~0.4	2~3
马拉硫磷	2.0	2~3	1~2	1~2		
氯辛硫磷	2.0	1~3				
杀螟硫磷	2.0	≥3				
甲基嘧啶磷	1~2	≥2~3	1~2	≥3		
毒死蜱	2.0	≥4			1~2	3~4
溴氰菊酯	0.05	2~3	0.0075~0.15	2~3		
氯氰菊酯	0.01~0.03	≥4	0.025~0.10	≥3	0.015~0.03	≥3
氯菊酯	0.5	2~3	0.025~0.05			

时间长，对害虫除了触杀及胃毒，还有熏蒸作用。适用于室内等密闭场所灭蚊、蝇或其他卫生害虫，室外可用于森林、竹林中防治野栖吸血昆虫。

诱杀 将杀虫剂有效成分加入到有害昆虫喜食的具有引诱性的基饵中，配制成毒饵，引诱害虫进食并将其杀灭。毒饵诱杀具有相对安全、使用方便、对环境污染小的优点，适用于防治蝇类、蟑螂和蚂蚁等。杀虫剂成分的种类和使用浓度须根据的防治对象来确定，使用具有胃毒、刺激性小、高效低毒的种类。目前使用合成的生物信息素作为引诱剂，效果较好，缺点是只对某些种类有效。

药物浸泡 使用拟除虫菊酯杀虫剂浸泡蚊帐，既可以防治蚊虫对人的叮咬，又能杀灭室内栖留的蚊虫，阻断蚊虫传播的传染病，是世界卫生组织全球疟疾控制策略的重要组成部分。药物浸泡蚊帐方法简便，经济有效，一次用药可持续6个月，对人畜毒性低，不污染环境。世界卫生组织推荐顺式氯氰菊酯、氟氯氰菊酯、溴氰菊酯、三氟氯氰菊酯、醚菊酯和氯菊酯。水乳剂、悬浮剂和油剂均可用于蚊帐浸泡。

驱避剂 驱避剂本身无杀虫性能，依靠其自然挥发或借助于某些载体挥发出来的气味，使吸血昆虫嗅到后产生驱避而难以接近人或动物，达到预防叮咬、侵袭，保障健康的目的。驱避剂是野外工作、训练和旅游时重要的个人防护用品。

理想的驱避剂应具有高效、长效、广谱的驱避作用，对人畜无毒，对皮肤无刺激，无难闻气味，不污染衣物，不腐蚀物品，以及性质稳定、价格低廉、使用方便等特点。

人工合成的避蚊胺（DEET）、驱蚊酯邻苯二甲酸二甲酯（DMP）和天然提取物桉油精等都有驱蚊作用。

（刘起勇）

wèishēng shāchóngjì píngjià

卫生杀虫剂评价（evaluation on sanitary pesticide） 卫生杀虫剂作用于人的生活或工作环境，是以人为保护对象，故对其要求要比对其他杀虫剂产品更高。因此，应从有效性、安全性、稳定性和经济性4个方面对其进行综合评价。

杀虫剂的有效性指其对靶标害虫是否具有良好的生物效果；安全性指杀虫剂是否对人毒性小且对环境不造成影响；稳定性指杀虫剂在使用有效期内物理状态和化学成分是否会发生改变，有效成分改变是否在规定范围之内；经济型指杀虫剂在有效、安全、稳定的前提下是否价格低廉。

卫生杀虫剂登记 根据中国《农药管理条例》（2017修订）的规定，中国卫生杀虫剂归属于农药范畴，应实行农药登记制度。在卫生杀虫剂进入市场前，国家主管部门对其按法定程序和标准进行规定项目的审查，对符合要求的给予登记，批准其生产、流通和使用。只有经过登记的卫生杀虫剂才可以用于防治卫生害虫。登记制度基本要素包括登记资料的要求、登记审批程序、审批标准和监督处罚。卫生杀虫剂的登记管理与农用药剂基本一致，但因其使用的特殊性，在进行不同阶段或不同种类的登记时也有相应的特殊要求。登记资料包括药效试验、临时登记和正式登记3个阶段。

杀虫剂毒理学 研究杀虫剂对害虫的毒杀机制和害虫对杀虫剂药剂反应的学科。包括药剂的穿透与分布、生物转化与排除、靶标部位的作用以及选择性与抗药性等内容。随着昆虫生理学、生物化学、组织化学和遗传学以及一些精密分析技术的发展，杀虫剂毒理学的研究领域与手段也有了很大发展。

杀虫剂毒力测定 杀虫剂的毒力是衡量药剂对有害生物毒作用大小的指标之一，是药剂对有害生物所具有的内在致死能力。其大小一般用半数致死剂量或浓度（LD_{50} 或 LC_{50}），半数致死或击倒时间（LT_{50} 或 KT_{50}）或半数有效剂量或浓度（ED_{50} 或 EC_{50}）等参数表示。这些参数受生物个体的影响较小，能客观地比较药剂的效应。测定药剂毒力同药效试验不同，必须在室内的一定的控制条件下（如温度、湿度、光照等），采用精确的器具和数量的操作技术，使用标准化饲养出的供试有害生物进行测定，所得出的毒力大小，在相同条件下进行相对毒力比较。通过药剂的同一种供试生物对象的等效剂量计算相对毒力指数，明确药剂相对毒力大小。在多种药剂毒力测定时，可以其中某一药剂作为标准，设定其相对毒力指数为100，计算其他药剂的相对毒力指数。

杀虫剂生物测定 生物测定是度量杀虫剂对害虫产生效应大小的农药测定技术。具有灵敏度高、操作容易的优点。在同一时间和同样控制条件下，比较昆虫对一系列标准杀虫剂和处理药剂样品的反应，以评价杀虫剂的相对效力。这些反应包括击倒、死亡或其他因受药剂的作用而引起的反应。生物测定内容包括通过杀虫剂对昆虫的效力测定明确相对药效，研究杀虫剂的理化性状同药效的关系，研究昆虫内在因素和外界条件同杀虫剂药效的关系，筛选新化合物的杀虫活性，研究杀虫剂混合使用的效果，鉴定昆虫对杀虫剂的抗药性及选用有效杀虫剂或混合配方以防治抗药性昆虫，测定杀虫剂在动植物体内外、土壤、水中的残留量。

根据不同种类杀虫剂对昆虫的作用方式及测试对象、目的的不同，按杀虫剂进入昆虫的部位和途径可以分为胃毒毒力测定、触杀毒力测定、熏蒸毒力测定、内吸毒力测定、杀幼虫毒力测定、驱避效力测定等。

生物测定需选用易于饲养并且是常见防治对象的种类，且对杀虫剂敏感的昆虫虫种，对昆虫的虫态（幼虫或成虫）、性别、龄期的选择都有严格要求。

杀虫剂抗药性 昆虫具有耐受杀死大部分正常种群个体的药量的能力，并在其种群内发展起来的现象。抗药性是昆虫在杀虫剂选择压力下，获得生存的适应机制。抗药性还是一种可遗传的生物进化现象，其产生机制包括表皮对药物穿透的降低、杀虫剂代谢酶类活性增强和杀虫剂靶标敏感性降低。抗药性的发展过程就是药物选择使害虫种群体内敏感基因频率降低，而抗药性基因的频率上升的过程。因此，抗药性治理的出发点是科学防治、减少用药及保护和利用敏感基因。

抗药性的测定是通过某种药剂对两个以上来源不同的同种生物种群的毒力大小测定，鉴定生物种群是否已产生抗药性。测定时必须用肯定未产生抗药性的敏感种群为标准，通过各种群对药剂反应的等效剂量计算抗药性系数。抗药性系数越大，表示抗药性越强。

$$\text{抗药性系数}=\frac{\text{抗药性种群的等效剂量}}{\text{未产生抗药性种群的等效剂量}}$$

（刘起勇）

mièshǔjì

灭鼠剂（rodenticide）

用于防治鼠类的药剂。一般指用于配制毒饵的肠道毒物，不包括熏蒸剂。灭鼠剂的使用已有很长历史，最早使用矿物和天然或人工合成无机化合物、植物提取物，20 世纪 40 年代以后出现了许多有机合成灭鼠剂。理想的灭鼠剂应符合以下原则：①对鼠类毒性较强，对人和其他畜、禽的毒性低。②经济、廉价。③在使用浓度范围内，鼠类不会产生拒食性。④和食物易于配伍，使用方便。⑤所毒杀的鼠均死于洞外，便于捡尸，而不是死于洞内。⑥重复使用不易产生抗药性。⑦无蓄积毒性，在环境中很快分解成无毒害的产物。⑧有特效解毒剂。根据灭鼠剂作用速度又可分为急性灭鼠剂和慢性灭鼠剂。

（刘起勇）

jíxìng mièshǔjì

急性灭鼠剂（acute rodenticide）

毒性发作快，潜伏期一般不超过一天，一次摄食能达到致死剂量的灭鼠剂。这类药物具有以下特点：①对鼠类毒性作用快，潜伏期短，投药后 24 小时即可获得较好灭鼠效果。②鼠类一般取食一次即可被毒杀。③反应强烈，鼠易产生拒食性和耐药性。④多数对人、畜、禽不安全，有些会产生二次中毒，且无特效解毒剂。

因急性灭鼠作用快，易见地面鼠尸，迎合了群众对鼠痛恨和立竿见影的心理，但从灭鼠效果和安全两方面，急性灭鼠剂都存在较大的缺点。由于家栖鼠类的摄食行为零散，对新出现的物体包括毒饵有新物反应，鼠类种群中大多数个体在还没有吃够致死剂量前即出现不适症状，而停止摄食毒饵。因此用于防治家鼠效果较差。如在毒饵投放前先投放 3~7 天无毒的饵料做前饵，使鼠类适应之后再改用毒饵，可以提高杀灭效果。即使如此，一般也只能达到 60%~70% 的杀灭效果。

一些历史上曾经使用过的急性灭鼠剂如亚砷酸、碳酸钡、硫酸亚铊、黄磷已经淘汰。中国曾经使用的 5 种急性灭鼠剂氟乙酰胺、氟乙酸钠、甘氟、毒鼠强、毒鼠硅已被禁用。目前可用的急性灭鼠剂有毒鼠磷、灭鼠安、灭鼠优、溴甲灵、敌溴灵等。

毒鼠磷：为白色粉末或结晶，难溶于水。纯品无明显气味，干燥状态下比较稳定。进入鼠体后抑制神经组织和红细胞内的胆碱酯酶，其毒作用机制类同于其他有机磷类药物。毒鼠磷是广谱灭鼠剂，对禽类毒性较低。对鼠类适口性好，毒性个体差异小。其作用缓慢，服药后 18~24 小时出现症状，较难引起拒食和抗药性。

（刘起勇）

mànxìng mièshǔjì

慢性灭鼠剂（chronic rodenticide）

老鼠在多次取食 1~2 天以后，因蓄积中毒而致死的灭鼠剂。又称缓效灭鼠剂或多剂量灭鼠剂。这类药物的特点是：①对鼠作用缓慢，1~2 周方可收到最高灭鼠效果。②鼠易于接受，不易产生拒食性。③一般需要多次进食毒饵后蓄积中毒致死。④灭鼠效果好，可达 90% 以上。⑤对人畜安全，有特效解毒药维生素 K_1。⑥消耗毒饵一般较多，较费人工。现有的慢性灭鼠剂都是抗凝血类化合物，即抗凝血灭鼠剂。

（刘起勇）

kàngníngxuè mièshǔjì

抗凝血灭鼠剂（anticoagulant rodenticide） 有羟基香豆素和茚满二酮两类，其毒性机制相同，具有慢性毒性和急性毒性。杀鼠作用主要通过两条途径实现：①作用于血管壁，增加通透性，使得易出血。②通过干扰凝血酶原等凝血因子合成，使血液不易凝固。中毒鼠表现虚弱、怕冷、饮水量增加、行动迟缓，并时常伴有口、鼻、肛、爪或尿道出血，继而死亡。尸检时常可见肝脏色淡和皮下血肿等出血病变。

抗凝血灭鼠剂对所有温血动物和多数鸟类的毒力几乎相同，但因慢性毒力比急性毒力大，采用低浓度毒饵让鼠类反复取食而积累中毒，可减少人畜中毒机会，且鼠类不易拒食。从灭鼠效果和安全两方面衡量，慢性灭鼠剂是理想的灭鼠剂。中国自20世纪80年代引进以来已得到广泛应用，具有很好灭鼠效果。

分类 抗凝血灭鼠剂又可以分为一代和二代产品。

第一代香豆素类抗凝血灭鼠剂 包括杀鼠灵、杀鼠迷、氯杀鼠灵和克灭鼠。特点是慢性毒性远大于急性毒性。

第一代茚满二酮类抗凝血灭鼠剂 包括敌鼠和敌鼠钠盐、氯鼠酮、鼠完等。因使用比较安全，急性毒性大于第一代香豆素类。

第二代抗凝血灭鼠剂 包括大隆、鼠得克、溴敌隆、杀它仗和硫敌鼠。都属于香豆素类化合物，但由于结构式末端甲基被若干个苯基所取代，加大了亲脂性，使得生物半衰期延长、毒性增强。故急性毒性高，急慢性毒力差不明显，能杀死杀鼠灵抗性鼠。第二代抗凝血灭鼠剂强大的急性毒性，可以一次投饵，投饵量较少，克服了第一代产品一次投药效果差的缺点，节省人力和粮食，但增加了对非靶动物的危险性，使得它比第一代产品安全性差一些。

抗凝血灭鼠剂均为粉末或结晶，不溶或微溶于水，易溶于丙酮，在正常储存条件下稳定。抗凝血灭鼠剂对常见鼠类毒力和使用浓度见表1、表2。

（刘起勇）

wèishēng shāchóng qìxiè

卫生杀虫器械（sanitary pest control equipment） 杀虫器械指施用杀虫剂以杀灭有害生物的工具。随着杀虫剂的问世，杀虫器械成为卫生害虫防治技术中重要组成部分。施药手段包括喷粉、撒施或喷雾，喷雾在卫生杀虫剂的使用中最为常用。根据雾化原理可以把杀虫器械分为离心雾化、高速气流雾化、液力雾化、静电雾化和热力雾化。根据携带方式可以分为手持式、手提式、背负式、担架式、车载式和飞机装载式。也可以根据雾化的动力分为手动式、机动式、电动势和静电雾化。

雾滴大小和数量的控制，在防治有害生物作业中起着很大的作用。根据直径的大小，雾滴一般分为5级：气雾：$<50\mu m$；弥雾：$50\sim100\mu m$；细雾：$101\sim200\mu m$；中雾：$201\sim400\mu m$；粗雾：$>400\mu m$。

小型家用喷雾器，适用于家庭消除卫生害虫的施药。可以通过手揿、扳压、外力充气使液体雾化并把药剂喷射出去的小型喷雾装置。气雾罐也是家庭常用的杀虫剂施药器械，其使用易挥发气体液化后作为抛射剂，药剂通过抛射剂进入空气中立即蒸发，成为雾滴。

手动压缩喷雾器，包括手持

表1 常用灭鼠剂的性能

药名	性状				鼠对毒饵的接受性	毒理	死亡时间	有效杀灭鼠种	备注
	性状	颜色	臭味	水溶性					
毒鼠磷	粉末或结晶	白	无	不溶	较好	抑制胆碱酯酶活力	1天内	广谱	阿托品、解磷定可解毒
敌鼠钠盐	粉末	黄	无	不溶	好	抑制血中凝血酶原时间，使凝血时间显著延长；损伤毛细血管，增加管壁通透性；引起广泛性出血	1周左右	广谱	维生素K_1可解毒
氯敌鼠	粉末	淡黄	无	不溶	好		1周左右	广谱	
杀鼠灵	粉末或结晶	白	无	不溶	好		1周左右	广谱	
杀鼠迷	粉末或结晶	黄白	无	不溶	好		1周左右	广谱	
溴敌隆	粉末或结晶	白	无	不溶	好		1周左右	广谱	
大隆	粉末	白	无	不溶	好		1周左右	广谱	
杀它仗	粉末	白	无	不溶	好		1周左右	广谱	

表 2 常用灭鼠剂的使用浓度

药品	使用浓度（%）	
	家鼠	野鼠
毒鼠磷	0.5~1.5	1~3
敌鼠钠盐	0.025	0.05
氯敌鼠	0.0125	0.05
杀鼠灵	0.025	—
杀鼠迷	0.0375	0.05
溴敌隆	0.005	0.01
大隆	0.005	0.01
杀它仗	0.005	0.01

式、手提式、背负式压缩喷雾器，具有轻便、容量大、操作简单、使用方便的特点。适用于室内、仓储、室外等各种环境作滞留喷洒、空间喷洒，用于杀灭蚊、蝇、蟑螂、跳蚤和其他卫生害虫。

电动喷雾器，一般有电动喷雾器和转盘式点动超低容量喷雾器。转盘式超低容量喷雾器结构简单、使用轻便、用药量少。可用于外环境如蚊蝇滋生地防治。

机动式喷雾器是由汽油发动机带动离心式风机形成离心力，产生高压气流，把药液（粉）喷向目标，其雾粒直径在 50~100μm，可作弥雾、超低容量喷雾，有的还可能喷粉。它功效高、喷幅宽，适用于大面积快速杀灭卫生害虫或进行消毒作业。

热烟雾机，利用内燃机排气管排出的废气热能使油剂杀虫剂形成烟雾颗粒的烟雾发生机。适用于仓库、垃圾站、城市下水道、大型密闭空间杀灭蟑螂、蚊蝇以及消毒处理。

车载杀虫器械，指汽车上安装的杀虫装置，有两种类型：一类是固定在专用车上，称杀虫车；另一类为单一喷雾机，使用时可装在不同型号的中小型汽车上，不用时取下。从喷雾类型看，车载杀虫装置有超低容量喷雾和常量喷雾或弥雾。车载超低容量喷雾适合于快速大面积杀灭蚊蝇等飞翔害虫，尤其适合于疫情发生时的紧急处理，如登革热病流行时处理疫区，消灭埃及伊蚊或白纹伊蚊。平时有条件的城镇，可在蚊蝇高峰季节处理蚊蝇密度较高的场所。另外，在夏秋季如发生自然灾害、害虫数量骤增时，凡有行车条件的地方，均可使用。

（刘起勇）

wèishēng yǒuhài shēngwù fēnlèi zhìlǐ

卫生有害生物分类治理

（sanitary pest management category） 卫生有害生物种类繁多，生态习性各异，对人类的危害方式也各不相同，针对各种有害生物应采取不同的治理措施。对卫生有害生物防治应建立在调查和监测的基础上，通过监测掌握本地有害生物的种类、密度、季节消长规律、滋生场所、生态习性，对不同生物的种类，采取有针对性的防治措施。

（刘起勇）

wénchóng zhìlǐ

蚊虫治理（mosquito management） 蚊虫属于昆虫纲双翅目蚊科的节肢动物，全世界已知超过 3 200 种，中国记载达 360 余种。雄蚊不吸血，雌蚊除少数自育的种类外，大多需要吸血才能完成卵巢的发育，从而完成蚊虫的世代交替。蚊虫的危害包括直接和间接两个方面，即骚扰吸血和传播疾病。蚊虫在吸血过程中能够传播多种疾病，如疟疾、登革热、黄热、淋巴丝虫病、流行性乙型脑炎等，这些疾病统称蚊媒病。

有害生物综合治理强调的是把有害生物种群密度降低到经济阈值以下的平均水平而不需要把害虫完全消灭，对蚊虫来说，这个阈值指病媒生物传播有关的阈值。影响传播病原体的因素包括蚊虫对病原体的易感性、嗜血性和种群密度。易感性和嗜血性决定蚊虫是否能感染和传播该病原体，而蚊虫的种群密度低于某一水平，病原体也无法引起疾病的流行。这一种群密度水平就是媒介蚊虫对该病原体的传播阈值。媒介蚊虫治理的目的就是通过各种方法，降低蚊虫密度使其低于传播阈值，从而控制疾病的流行。

环境治理 媒介蚊虫都是存在于一定的环境中，环境的改变不仅影响蚊虫的滋生，也影响虫媒病的发生和流行。蚊虫的环境治理手段包括消灭蚊虫滋生场所，改变蚊虫滋生环境，减少人和蚊接触等几个方面。

根据幼虫滋生环境可以把蚊虫分为容器型、污水型、稻田型、溪流型和丛林型。通过针对不同滋生地，采取不同措施，达到控制蚊虫的目的。容器型的蚊虫，如埃及伊蚊和白纹伊蚊，可采取翻盆倒罐，清除积水或给容器加盖，结合环境卫生的治理，清除环境中垃圾，杜绝废旧物品的积水等措施。污水型，如淡色库蚊、致倦库蚊，应采用添平坑洼，改造排污沟渠，疏导河道的方法，彻底清除滋生地。稻田型，如中华按蚊、三带喙库蚊，宜结合农业技术，改进耕作制度、革新耕作方法，在稻田采取湿润灌溉，阻碍蚊虫产卵和幼虫生长发育。

通过改善居住条件和习惯，住房安装纱窗、纱门，使用蚊帐，可减少与蚊虫的接触。尤其是使用杀虫剂处理的蚊帐，可以达到很好的保护作用。

化学防治 使用杀虫剂依然是目前蚊虫治理的重要手段之一，具有见效快，有持效，使用简便，适于大规模应用的优点。在城镇灭蚊中，杀虫剂主要用以杀灭幼虫，只有在特殊场合才用于杀灭成蚊。

杀灭幼虫适用于已经滋生幼虫而一时无法清除的水体。非饮用水可使用倍硫磷、杀螟松、双硫磷、辛硫磷和马拉硫磷等杀虫剂处理水体，在幼虫羽化之前将其杀死。但是这种措施是暂时性的，需要定期检查和处理。

使用空间喷雾喷洒杀虫剂，具有快速杀灭媒介成蚊作用，但没有持效，适合在虫媒病发生或流行时进行区域性或疫点周围喷杀灭蚊。可以使用超低容量喷雾器，室外喷洒 2.5% 马拉硫磷或 40%杀螟松，一般用量为（450~750）ml/hm^2，室内使用拟除虫菊酯类。一些特殊场所使用超低容量喷洒杀灭成蚊。

使用具有一定持效的杀虫剂室内滞留喷洒，如用有机磷、氨基甲酸酯或拟除虫菊酯类杀虫剂，喷洒室内蚊虫栖息的表面，主要是墙壁、天花板、衣柜等处，使入室吸血的蚊虫接触药物而中毒死亡。对周围的滋生环境难以彻底治理的疫区，尤其农村、乡镇，能够减少蚊虫传播疾病的机会，切断蚊媒疾病的流行。滞留喷洒药物包括有机磷如马拉硫磷 2g/m^2，拟除虫菊酯类如溴氰菊酯（15~30）mg/m^2、顺式氯氰菊酯（30~40）mg/m^2 等。

拟除虫菊酯处理的蚊帐既可以用于防蚊，也能杀灭成蚊，适用于夜间吸血的蚊虫。世界卫生组织推广药物浸泡蚊帐作为控制疟疾的重要措施之一。浸泡蚊帐的杀虫剂有溴氰菊酯（15~20）mg/m^2、氯菊酯（300~500）mg/m^2、顺式氯氰菊酯（25~40）mg/m^2。

生物防治方法已取得使用价值的有苏云金杆菌、球形芽胞杆菌、鱼类、寄生线虫、捕食性中剑水蚤等。

对野外工作或旅游、训练的人员，可使用蚊虫驱避剂，避免或减少蚊虫叮咬。

（刘起勇）

yínglèi zhìlǐ

蝇类治理（fly management）

通过开展调查，查清当地优势蝇种及其滋生和活动规律，找出合适的治理对象与方法，以治本为主，本标兼治的过程。双翅目环列亚目昆虫称为蝇类，全世界有4万余种，中国有近5 000种，其中与卫生有关的住区蝇类包括花蝇科、厕蝇科、蝇科、丽蝇科、麻蝇科和舌蝇科的部分种类，此外还有一些寄生性蝇类。居民区常见蝇类有家蝇、丝光绿蝇、大头金蝇等。住区蝇类一般把卵产在人畜粪便、腐败动植物和垃圾中，幼虫生活在这些地方，并在周围土壤中化蛹。蝇类是重要的卫生害虫之一，它骚扰人畜并能通过体内外携带、传播多种病原体，少数种类幼虫寄生在人和动物体内，引起蝇蛆病。

蝇类的综合治理是一项艰巨而复杂的社会化工程，需各部门密切配合。除了专业防治队伍，还需要政府组织和群众的参与。建立和实施必要的制度与法规，加强监督与监测，才能取得较好的控制效果。

环境治理 蝇类的治理应以控制蝇蛆滋生的环境治理为主。采取的措施包括住区卫生保洁和小型蝇类滋生物的清除，修建卫生基础设施，垃圾粪便无害化处理和综合利用，特殊行业废弃物的处理与利用。

通过开展爱国卫生运动，清除垃圾污物，及时清运垃圾，修建和改建厕所、改良厩舍，提倡良好的卫生习惯，改善环境卫生状况，可以控制生活区蝇类的滋生。垃圾和粪便采用高温堆肥，防止成蝇在粪便中产卵，堆肥发酵产热达 50~60℃ 并产生有害气体，能够杀灭蝇卵、蛆、蛹和致病菌。沼气发酵可处置大量人畜粪便，防止蝇类滋生，但应注意搞好进料池口的卫生。对特殊行业如屠宰场、酿造厂、食品加工企业等尽可能结合生产工艺的改革，防治生产环节中蝇类滋生，各种废弃物和下脚料存放在封闭式的垃圾房，经过再加工和综合利用，减少蝇类滋生物。

化学防治 使用杀虫剂是重要的辅助性措施，尤其在特殊情况下，如大的自然灾害之后或肠道传染病发生流行时，能快速降低蝇密度。化学防治可分为针对幼虫和针对成蝇两个方面。

蝇类幼虫阶段一般比较集中，易于使用药物处理。可选用 0.3%~0.5%敌百虫、0.2%马拉硫磷、0.1%倍硫磷、0.1%杀螟硫磷、0.05%二嗪磷喷洒或泼洒。也可使用昆虫生长调节剂，干扰蝇类幼虫的发育。但需注意的是，使用杀虫剂防治蝇蛆，易诱导抗药性的发生，尤其是幼虫与成蝇使用相同类型的杀虫剂更易发生抗药性。粪便的形状对杀灭效果有很大影响，药物喷洒到粪便表面，影响对幼虫杀灭效果。

成蝇可使用停留面的滞留喷洒，对蝇类滋生地的表面及周围、室内外及牲畜棚等处成蝇停留处的表面，使用有滞效的杀虫剂喷洒。可选用敌百虫、倍硫磷、杀螟松、马拉硫磷和溴氰菊酯、二氯苯醚菊酯等杀虫剂。

空间喷洒宜采用超低容量喷雾，可快速杀灭室内外成蝇，但费用高，适合在肠道传染病流行时快速杀灭成蝇时使用。

室内的成蝇可以采用毒蝇绳，利用家蝇喜欢停留在室内悬挂绳索上的习性，将2mm的棉绳浸泡于有机磷或长效拟除虫菊酯类杀虫剂中，晾干后分成1~2m一段，悬挂于室内或厩舍内天花板、横梁上。

根据蝇类的取食习性，将杀虫剂与蝇类引诱物按一定比例配制毒饵，常被加工成干（如粉状、颗粒状、块状）、湿（糊状、胶状、膏状）两种制剂类型。毒饵具有使用方便，成本低廉，对环境污染小等优点，容易被人们接受，是化学杀灭成蝇的重要手段之一。引诱物可以使用腐败、发酵食物等，但感官不好，可用人工合成的蝇类引诱剂。毒饵结合缓释剂型，建立持久性毒饵点，更可省力省时地达到灭蝇效果。

物理防治 粘蝇纸加上引诱剂或糖饵可增加效果。室内安装纱窗、纱门、可有效阻止家蝇入侵室内，特别是餐厅、厨房、厕所、住房更应使用这些防护设施。诱蝇笼常用来做蝇类监测和调查用，也可用于社区灭蝇。一些特殊场所也可用灭蝇灯、自动捕蝇器等新式灭蝇工具。

生物和其他防治 通过使用蝇类的天敌、寄生性小蜂和病原微生物可以起降低蝇类数量的作用。

（刘起勇）

fěilián zhìlǐ

蜚蠊治理（cockroach management）

蜚蠊俗称蟑螂，属蜚蠊目，全世界约有5 000余种，中国记载有180余种，其中绝大部分生活在野外，与人类关系不大，据世界卫生组织报道，进入居室的种类有16种。中国室内常见种类包括德国小蠊、美洲大蠊、澳洲大蠊、褐斑大蠊和黑胸大蠊。德国小蠊是世界性分布的城市害虫，在许多地区数量不断上升，是重要的室内卫生害虫之一。蟑螂喜生活在阴暗、潮湿且有可取食物及水的场所，不同种类栖息场所有差异。德国小蠊多见于有取暖设备的室内、大饭店、交通工具之内，喜栖于各类缝隙中。美洲大蠊喜栖于潮湿环境，在阴沟、下水道、机房、积聚油脂的水沟等处常成群聚集。蟑螂是杂食性动物，侵入人类居住环境的种类都是夜行性昆虫，擅长疾走，可在垂直的墙面和玻璃上行走。它们不仅毁坏食物、令人产生厌恶感，还能传播消化道疾病。

环境治理 蟑螂的侵害程度与卫生状况的好坏关系密切。环境凌乱、食物和水丰富的环境为其提供足够的栖息场所和食物，蟑螂密度会显著高于环境整洁的场所。环境治理是防治蟑螂侵入和滋生的根本性措施，还可提高和巩固化学防治的效果。环境治理的措施包括：①保持室内整洁、清除垃圾和杂物。②收藏好食物和动物饲料，对散落的食物残渣、用过的餐具、泔水等要及时清除。③修复房屋破损、填堵缝隙。④进入室内的货物、食品等要仔细检查有无蟑螂或卵鞘。

化学防治 化学防治之前应调查蟑螂密度，确定防治范围，掌握蟑螂种类和栖息场所，选择合适的药物和施药方法。常用的化学防治方法包括滞留喷洒、空间喷洒和投放毒饵。

滞留喷洒需选择有持效的杀虫剂，如1%残杀威、1%乙酰甲胺磷、0.02%溴氰菊酯、0.05%氯氰菊酯等，喷洒在蟑螂栖息活动的场所。亦可利用针形喷头将杀虫剂喷入缝隙中。具有经济、安全、持效时间长的优点。

超低容量喷雾、热烟雾可用于室内空间和下水道等密闭场所。微小的药滴能穿入蟑螂栖息场所，功效高，短时间内可处理较大面积，可快速杀死蟑螂。但是没有持效，适合与滞留喷洒结合使用。喷雾的方法对外出活动的成虫效果显著，但对躲在缝隙中的幼虫效果差，一般不能杀灭虫卵。

灭蟑毒饵具有效果好、价格低廉、使用方便的优点，近年得到广泛应用。伏蚁腙、氟虫胺、氟虫腈、吡虫啉等杀虫剂与有机磷、拟除虫菊酯无交叉抗药性，具有较好杀灭效果。氟蚁腙、氟虫胺是迟效的毒剂，作用较慢，成虫取食后不会马上死亡，回到栖息场所后排除粪便可以继续毒杀蟑螂若虫，具有连锁药效，是杀灭蟑螂的较理想药物。毒饵制成胶饵，投放时需结合环境清理，清除食物，增加蟑螂进食机会，才能取得较好杀灭效果（表1）。

其他防治措施 粘蟑纸、诱捕盒等物理方法可以粘捕或诱捕蟑螂，可用香甜食物做诱饵，也可采用性信息素作为引诱剂，增

表 1 可用于制作蟑螂毒饵的杀虫剂及推荐浓度

化学类别	杀虫剂	浓度（%）
无机物类	硼酸	8~10
氨基甲酸酯类	残杀威	1
	茚虫威	0.5
有机磷类	毒死蜱	0.5
	杀螟松	1~5
	乙酰甲胺磷	1
氯代烟酸类	吡虫啉	0.18~0.22
氨基吡唑类	氟虫腈	0.05
有机氟类	氟蚁腙	1.65
	氟虫胺	1

加引诱力，是简便易行的方法，但是难以达到完全消灭蟑螂的目的。

（刘起勇）

shǔlèi zhìlǐ

鼠类治理（rodent management） 使用鼠类防治技术以控制鼠类种群数量的过程。是防治鼠源性疾病，减少啮齿动物造成经济损失的重要手段。鼠类综合治理的目标并非要求将鼠类彻底消除，从卫生角度，对家栖鼠治理应做到建筑物内无鼠，对野生鼠类的防治一般要求将密度控制在足以切断鼠间疾病传播、保护经济利益不受损失为度。

鼠类是啮齿动物的俗称，包括啮齿目和兔形目的小型兽类。全世界啮齿动物有记载的现存2 300余种，中国啮齿目200余种。兔形目国内现报告30余种。啮齿动物个体小，数量大，其中一些种类依靠人类而生存，称为家栖鼠或共居鼠。中国家栖鼠有褐家鼠、黄胸鼠和小家鼠。主要有害野生啮齿动物有：黑线姬鼠、黄毛鼠、黄鼠、沙鼠、大沙鼠、布氏田鼠、旱獭、鼠兔等。

鼠类栖息在建筑物内，破坏物品，盗吃粮食，破坏森林草场，还可传播疾病。据世界卫生组织1974年资料，全世界啮齿动物中约90%的种与疾病有关，至少可传播35种人类疾病。中国有20种鼠源性疾病，其中重要的有肾综合征出血热、新疆出血热、森林脑炎、恙虫病、鼠型斑疹伤寒、北亚蜱传斑点热、鼠疫、钩端螺旋体病、蜱传回归热、土拉菌病、血吸虫病、广州管圆线虫病等。

环境治理 控制、改造、破坏有利于鼠类生存的环境和条件，采取一定措施和方法以影响鼠类数量的增殖，从而达到防鼠的目的。

环境改造 及时清理箱柜、堵塞鼠洞、墙缝；在居民区搞好环境卫生，保持室内外清洁；清除住房周围杂草和垃圾，猪圈、草垛、畜棚等应设在居民区外。结合农业生产，改旱田为水田，减少田埂数量，改大田埂为小田埂等，减少野外鼠类的栖息场所。

断绝鼠粮 粮食、蔬菜、饲料应垫高存放，食物放在封闭容器、橱柜里，垃圾、粪便及时清除。

建筑防鼠 改良建筑，门和窗框无缝隙；墙体、地面硬化；墙基用水泥砌成，应深入地面1m，有50cm以上的光滑墙裙；穿墙的管道、通风孔应加孔径小于0.6cm的铁网。

物理防治 采用器械捕捉、杀灭或驱逐鼠类，其方法简便易行、无环境污染。鼠夹、鼠笼和粘鼠板适合家庭灭鼠，也用于厨房、食品仓库等不适合使用药物灭鼠的特殊场合。器械需布放在鼠类经常活动的场所。但同种器械反复使用效率显著下降，并需要人力较多，不适宜大范围应用。

化学防治 是使用毒物杀灭鼠类的方法。常用毒饵和熏蒸灭鼠。毒饵是最常用的灭鼠方法，具有效果好、功效高、成本低和使用方便等优点，缺点是可能误伤非靶标动物或污染环境，有些慢性鼠药已出现抗药性的问题。

毒饵由灭鼠剂、诱饵和添加剂配制而成。诱饵一般使用粮食、瓜果蔬菜等，使用的粮食要新鲜，可加入植物油、盐、糖、奶粉等提高适口性，潮湿环境可加蜡制成蜡块。配制的毒饵需添加警戒色，防止被误食。毒饵配制方法有浸泡、黏附、混匀制成颗粒和蜡块等方法。毒饵可投放在鼠洞口周围或鼠类经常活动的场所。较宽阔的室内可沿墙根等距离投药，野外可采用等距离棋盘式投药。重点疫区可推广毒饵盒或投饵站，可以为鼠类提供取食毒饵的场所，避免非靶标动物误食，防止毒饵受潮，延长毒饵适用期。毒饵盒可购买市售塑料毒饵盒，也可以因地取材，使用本地常见材料如竹筒、木板、砖块、土坯等制作。

大面积灭鼠前、后应调查鼠密度，计算灭鼠效果，对灭鼠效果做出评估。调查方法常用鼠夹法、粉迹法和鼠迹法。

即使是理想的灭鼠剂对人也具有一定毒性，因此毒饵灭鼠时应注意（表1）：①毒饵配制场所需通风，远离水源、厨房、禽畜舍，使用专用器具，配制人员需穿戴手套、口罩、工作服，不许吸烟、饮水和吃食物。②毒饵使用警戒色，包装有清楚有毒或剧毒标签。③投毒饵前应深入宣传，做到家喻户晓，防止儿童误食，管理好家禽、家畜。④将所有食物收藏好，防止鼠类对其污染。⑤发放鼠药登记，记录布放毒饵数量，灭鼠后毒饵全部回收销毁。⑥灭鼠中收集鼠尸，予以深埋或焚烧。⑦疫区灭鼠后需采取杀虫措施，消灭居住环境中的游离寄生虫。⑧发现误食中毒者，应立即催吐，并迅速送往医疗机构救治。

熏杀灭鼠指鼠类经呼吸道吸入有毒气体致死，可通过化学反应或燃烧产生。该法具有强制性，不需考虑鼠类食性，收效快，同时具有杀虫作用，但是费用较高，对人毒性大，使用不当易中毒，适用于船舶、列车、仓库等密闭场所，也可用以杀灭野外鼠洞内的鼠类。使用时必须有严密的组织。常用药物有氯化苦、溴甲烷、磷化铝或磷化钙（均产生磷化氢）等。

生物防治 应提倡保护鼠类的野生天敌如鹰、蛇等，但不能作为疫区处理的主要手段。

（刘起勇）

表1 常用灭鼠剂对鼠的毒力（mg/kg）

药名	褐家鼠	黄胸鼠	小家鼠	黑线姬鼠	黄毛鼠	东方田鼠	黑线仓鼠	达乌尔黄鼠	长爪沙鼠	达乌尔鼠兔	小白鼠	大白鼠
磷化锌	40.5	27.6	150	32.56	29.68	17	40	22.3~36.3	12.04		52.7	47
毒鼠磷	3.5	50	8.7		16.93			23.43	11.61	9.8	8.7	3.5
杀鼠灵	186 1×5		374 0.6×3									80
杀鼠迷	16.5 0.3×5		155 6.5×5									
敌鼠钠盐	0.25	8.39 1.54×3	119.5 3.16×4	59.3 2.36×3	0.871×4				1 0.087×3	8.684 3.167×4	28.57 0.808×4	78.5 0.81×4
氯敌鼠	5.0	0.8 0.2×3	1.06		10.7 0.08×3				0.05 0.01×3		87.2 1.8×4	20.5 0.6×5
溴敌隆	1.12 1×5		0.99					0.43	0.636		1.19 0.22×5	0.86 0.16×5
大隆	0.32 0.06×5	0.39 0.06×5	0.85 0.1×5		0.4 0.035×5	0.29		0.093	0.002~0.003		0.58 0.07×5	0.57 0.08×5
杀它仗	0.4		1.3						0.18		0.79	0.46

索　引

条目标题汉字笔画索引

说　明

一、本索引供读者按条目标题的汉字笔画查检条目。

二、条目标题按第一字的笔画由少到多的顺序排列，按画数和起笔笔形横（一）、竖（丨）、撇（丿）、点（丶）、折（乛，包括フ乚く等）的顺序排列。笔画数和起笔笔形相同的字，按字形结构排列，先左右形字，再上下形字，后整体字。第一字相同的，依次按后面各字的笔画数和起笔笔形顺序排列。

三、以拉丁字母、希腊字母和阿拉伯数字、罗马数字开头的条目标题，依次排在汉字条目标题的后面。

二　画

三　画

四　画

五　画

六　画

七 画

八　画

九　画

十 画

十一　画

十二　画

十三　画

十四　画

十五　画

十六 画

拉丁字母

条目外文标题索引

A

B

C

D

E

F

G

H

I

K

L

M

N

O

P

Q

R

S

T

U

V

W

内容索引

说明

一、本索引是本卷条目和条目内容的主题分析索引。索引款目按汉语拼音字母顺序并辅以汉字笔画、起笔笔形顺序排列。同音时，按汉字笔画由少到多的顺序排列，笔画数相同的按起笔笔形横（一）、竖（丨）、撇（丿）、点（、）、折（乛，包括亅乚く等）的顺序排列。第一字相同时，按第二字，余类推。索引标目中夹有拉丁字母、希腊字母、阿拉伯数字和罗马数字的，依次排在相应的汉字索引款目之后。标点符号不作为排序单元。

二、设有条目的款目用黑体字，未设条目的款目用宋体字。

三、不同概念（含人物）具有同一标目名称时，分别设置索引款目；未设条目的同名索引标目后括注简单说明或所属类别，以利检索。

四、索引标目之后的阿拉伯数字是标目内容所在的页码，数字之后的小写拉丁字母表示索引内容所在的版面区域。本书正文的版面区域划分如右图。

a	c	e
b	d	f

C

D

E

F

G

H

J

R

S

T

W

Y

本卷主要编辑、出版人员

执行总编　谢　阳

编　　审　张之生

责任编辑　李元君

索引编辑　王小红

名词术语编辑　王晓霞

汉语拼音编辑　潘博闻

外文编辑　顾　颖

参见编辑　周艳华

责任校对　张　麓

责任印制　张　岱

装帧设计　雅昌设计中心·北京